# 创新老年医学科管理模式

CHUANGXIN LAONIAN YIXUEKE GUANLI MOSHI

主　编　王　亮

副主编　肖　军　　王天天　　程代玉　　谢金凤

顾　问　邱贵兴　　朱　平　　陶天遵　　潘长玉　　谭映军

编　者（以姓氏笔画为序）

| 丁仲如 | 于　龙 | 于浩天 | 弓　滟 | 马伟凤 |
| 马金奎 | 王　芳 | 王　昊 | 王　亮 | 王　艳 |
| 王　晶 | 王天天 | 王亚真 | 王钰静 | 龙　婷 |
| 左小霞 | 叶丽萍 | 叶昭阳 | 田芳芳 | 朱冰冰 |
| 乔　娟 | 刘　莹 | 刘　雪 | 刘明娟 | 刘聚伟 |
| 齐秦甲子 | 闫　旭 | 关长勇 | 汤玉萌 | 孙　杨 |
| 孙　沛 | 孙　晶 | 孙淋霞 | 纪冉冉 | 苏　轮 |
| 李　蕊 | 李小凤 | 李妍妍 | 李春晖 | 李树华 |
| 李新英 | 肖　军 | 肖　漓 | 吴　凯 | 吴亚娟 |
| 邱　峰 | 张　岩 | 张　明 | 张　燕 | 张子旋 |
| 张玉想 | 张进平 | 张金花 | 张俊红 | 陈　娟 |
| 陈立英 | 陈亚育 | 陈鹏卉 | 范永霞 | 罗展鹏 |
| 周　怡 | 周　静 | 周惠琼 | 郑晓勇 | 郝红霞 |
| 胡　超 | 侯艳红 | 贾晓炜 | 徐鹏慧 | 徐数娜 |
| 郭　琦 | 郭　聪 | 郭玉松 | 陶　笙 | 曹海虹 |
| 龚文平 | 彭　聪 | 韩　悦 | 程　鹏 | 程代玉 |
| 谢金凤 | 翟武杰 | 翟俊山 | 颜　倩 | 魏　臻 |

河南科学技术出版社

· 郑州 ·

# 内容提要

本书是一部介绍创新老年医学科建立与发展的专业图书。本书介绍了创新老年医学科的内涵及理念,老年医学科的创新管理模式,并按系统分别讲解了老年医学科常见疾病的临床诊治思路,以及临床营养、园艺治疗、心理治疗、森林治疗、缓和医疗、叙事医学、音乐治疗、人工智能等治疗方法与临床应用,强调从多维度、全角度、全方位对老年疾病进行诊疗的新模式。本书适合老年医学科及相关科室医护人员参考使用。

**图书在版编目(CIP)数据**

创新老年医学科管理模式/王亮主编. —郑州:河南科学技术出版社,2023.3
ISBN 978-7-5725-1110-3

Ⅰ.①创… Ⅱ.①王… Ⅲ.①老年病学 Ⅳ.①R592

中国国家版本馆 CIP 数据核字(2023)第 027472 号

---

**出版发行**:河南科学技术出版社
北京名医世纪文化传媒有限公司
地址:北京市丰台区万丰路 316 号万开基地 B 座 115 室  邮编:100161
电话:010-63863186  010-63863168
**策划编辑**:张利峰
**文字编辑**:郭春喜
**责任审读**:周晓洲
**责任校对**:龚利霞
**封面设计**:龙 岩
**版式设计**:崔刚工作室
**责任印制**:程晋荣
**印 刷**:河南瑞之光印刷股份有限公司
**经 销**:全国新华书店、医学书店、网店
**开 本**:787 mm×1092 mm 1/16 **印张**:19 **字数**:430 千字
**版 次**:2023 年 3 月第 1 版 2023 年 3 月第 1 次印刷
**定 价**:89.00 元

# 前　言

　　我国是当今世界老年人数最多的国家,我国 60 岁以上人口已达 2.64 亿,如何应对人口老龄化,国家面临严峻的挑战。作为老龄社会应运而生的一门新兴学科——老年医学科,像初升的太阳冉冉升起,担当国家战略重任,机遇与挑战并存,理想与现实碰撞,未来可期,任重而道远。

　　《创新老年医学科管理模式》一书,是我国第一部提出传统老年医学与绿色医疗相融合,全方位、一体化、360 度介绍老年医学科创新管理模式的图书,旨在探索老年患者的综合诊疗模式。

　　创新老年医学模式坚持整合理念,将老年人作为整体,体现了对老年患者的整体疗愈,提升多维度、360 度、全方位对老年疾病的诊治能力,从而做出诊疗决策的临床诊疗思维和工作模式。本书内容包括老年患者多发病、常见病采用新方法、新技术临床实践经验,特别关注到老年人身心及多病共存的特点与需求,创新性探索"绿色医学"在老年多种慢性病方面的疗愈作用,从疾病预防、健康教育、中医、康复、护理照护,以及临床营养、园艺治疗、森林治疗、心理治疗、缓和医疗、人工智能、叙事医学和音乐治疗等诸方面展现老年疾病的综合诊治。

　　本书内容分四篇。第一篇概述,介绍了创新老年医学科的内涵及理念,老年医学科创新管理模式等;第二篇,重点介绍了老年医学科常见疾病及骨内科疾病的诊治及临床经验;第三篇,重点介绍了老年医学科临床营养、园艺治疗、心理治疗、森林治疗、缓和医疗、叙事医学、音乐治疗等多学科的基本理论、基本知识及临床实践。第四篇,介绍了创新老年医学科的特色服务。

　　偶尔治愈,常常帮助,总是安慰,医学是艺术,创新老年医学科是艺术,老年科医务人员的心应和患者共鸣共感,不仅具备深广的爱心和同情心,而且拥有丰富而充实的专业知识与理想信念,方能描绘出老年医学科风光霁月。

解放军总医院第八医学中心　王　亮

2022 年 6 月

# 目 录

## 第一篇 概 述

## 第二篇 老年医学科常见疾病诊疗思路

# 第四篇　专科特色案例分享

# 第一篇

## 概　述

# 第1章
# 创新老年医学科思想内涵及理念

创新老年医学科涵盖老年医学科和骨内科两部分,以探索老年多系统慢病和骨病非手术诊疗全程一体化综合管理为目标。科室围绕老年医学＋骨内科开展预防医学、临床医学、康复医学、老年保健医学及老年危重医学相关临床及基础科研工作。专家团队涉及多学科多领域,包括心血管、骨科、呼吸、内分泌、风湿、骨内科、血液、中医、康复、营养、心理等。创新老年医学科坚持整合融合理念,将人作为一个整体,而不是分解成各个器官和系统来看待,追求对老年患者的整体疗愈。

创新性探索"绿色医学"在老年多种慢病方面,融合中西文化,探索人类与自然的基因印记,寻觅疾病疗愈与大自然的内在关联,一草一木,一花一叶,皆是疾病的治疗路径。探索自然环境与老年慢病疗愈关系融合东方与植物文化睿智构建园林疗法理论与实践体系。"白色医学"和"绿色医学"融合,打开五感,拥抱自然,让大自然疗愈身心。

老年医学科住院患者特点如下。

1. 住院患者多高龄,平均年龄 80 岁以上。

2. 住院患者患多种疾病,入院诊断不局限于一个科室,五花八门,涉及多学科、多专业,住院医师写病历复杂。

3. 老年患者用药种类繁多,涉及多系统多器官用药,要求医师掌握知识全面,迫切需要药师参与。

4. 和老年患者本人交流困难,常见理解力、听力下降,老年痴呆等。

5. 需要与家属,陪护沟通,家属们想法复杂,需要耐心和较强沟通能力。

6. 住院老年卧床患者多、失能残疾多,易并发感染(特别是院内感染,一旦感染,病情重,抗生素级别高)、血栓、压疮等。

7. 一级护理、病危、病重、临终患者多。

8. 意外状况多,值班医师和护士更辛苦,往往通宵不能休息。

9. 护理工作量大,操作多,涉及多个气管切开患者的护理,卧床患者鼻饲、吸痰、导尿等。

10. 老年营养不良、抑郁、焦虑、失眠、便秘、尿频等情况非常普遍。

11. 老年患者意外情况多,患者多合并认知障碍,自行拔出尿管导致尿道损伤、尿道出血,自行拔出胃管、拔出输液器等。如厕跌倒导致骨折,甚至跌倒脑出血死亡,各种意外情况都会发生,医护值夜班往往忙碌。

12. 老年患者及家属面对生命终点时的痛苦和焦虑,也需要医护特别关注。

13. 老年患者孤独、寂寞等心理问题非常普遍。

老年医学科诊治患者平均年龄 85.6 岁,高龄老人居多,往往患有多种疾病,服用多种药物。很多传统医学领域高科技诊断治疗手段不能适用于老年科患者,如各种手术、胃镜、肠镜、气管镜、机器人手术等,高龄老人多不能耐受,不能实施,同时,老年人多伴有或多或少心理问题,抑郁、焦虑、失眠等。老年医学领域基础及临床专家应致力于探索高龄患者的新业务、新技术,创新研发针对高龄患者的诊断及治疗模式。

老年医学科是一个新兴的学科,老年人群是异质性非常高的群体,老年人所患慢性病、营养、认知功能、精神心理、支持情况多不相同。老年科医师不仅需要实时更新多学科知识,还需要具备良好沟通能力、团队协作能力、人文关怀能力,以应对老年人全人照护服务需求的长期性、多样性和复杂性。

作为老年医学科医护人员,需要具备爱心、慈悲心、进取心、事业心等,需要具备人文情怀、奉献精神、艺术修养、创新精神等,需要多维度、全角度、全方位面处理疾病,从多种疾病诊治、危重患者救治,到预防、健康教育、中医、康复、护理、照护、营养、运动、心理等,需要深刻理解生命,深刻理解死亡,面对老年医学等于面对生命的终极课题。老年医学是哲学,老年医学也是艺术。

总结老年医学科三要素:第一要素为医学科学;第二要素为人文科学;第三要素为爱与陪伴。"人文科学"与"爱与陪伴"给老年医学插上了高飞的翅膀,让老年医学飞得更高更远。

(王 亮 颜 倩)

# 第 2 章
# 老年医学科创新管理模式

老年医学科是一个新兴的学科,也是和创新骨内科交叉融合形成的以老年多系统慢病和骨病非手术诊疗全程一体化的综合管理学科。诊治患者以高龄老人居多,往往患有多种慢性疾病,且服用多种药物。其要求医师不仅需要实时更新多学科知识,还需要具备良好沟通能力、团队协作能力、人文关怀能力,以应对老年人全人照护服务需求的长期性、多样性和复杂性。专家团队涉及多学科多领域,包括心血管、骨科、呼吸、内分泌、风湿、骨内科、血液、中医、康复、营养、心理等。

其诊疗模式从"以疾病为中心"转向"以患者为中心",从慢性病治疗模式转向失能预防模式,不以治愈疾病为主要目标,而是为老年人提供全面的治疗和护理,尽可能维持或改善老年人的身体功能,维护心理健康,提高自理能力和生活质量。

老年人本身多虚多瘀、病情缠绵难愈合,且易合并多种基础疾病,使得老年性疾病的治疗成为一大难题,但近年研究发现,中医对老年性疾病的防治发挥着至关重要的作用。通过采用中医的手段或者借助一些中医相关的辅助医疗器械,患者的机体功能可得到显著改善,生活能力和质量得到明显提高,尤其对改善微循环、周身疼痛、血管疾病、组织水肿、骨病等疾病。其中传统的中医康复治疗包括针灸治疗、拔罐治疗、艾灸治疗、中药热敷治疗、按摩治疗及功法等,现代的中医康复治疗包括物理治疗、运动疗法、作业治疗、认知疗法及心理治疗等。

对老年患者而言,营养不良与一系列功能损害、医疗并发症及心理问题等密不可分。目前医护人员与患者及其家属对营养的认识度与关注度也在不断提升,其中临床营养治疗是患者综合治疗不可或缺的一环。通过对患者进行营养风险筛查与评估,然后根据具体情况再进行营养干预治疗。值得注意的是,老年患者在接受营养支持前,应纠正低血容量、酸碱失衡,调理各器官功能,保证血流动力学基本稳定。

同时,在老年医学领域中,识别预测认知能力下降的因素并进行针对性的干预变得越来越重要。老年认知功能下降不仅与器质性变化有关,还与一系列可改变的日常生活因素相关。神经认知功能障碍早期隐匿性通常较强,不易被发现,因此早期发现认知能力的下降并对高危个体进行干预会更有效地保护认知功能。参与社交活动,建立知识储备和进行认知训练都是保护认知功能的方法。我们目前开展在老年医学科住院患者中开展每周一次的主题为"大脑和日常生活"的老年认知功能训练就是通过干预这些可改变的风险因素而锻炼老年人的认知功能,可针对多项认知功能进行的训练,包括记忆力、注意力、处理速度、视空间能力和执行能力,不仅带领患者进行程序化的认知训练,同时也普及与认知或记忆相关的知识(如大脑的结构),记忆的类型,适合老年人的饮食及运动,也扩大了老年患者的社会交往等。

园艺治疗是通过植物、植物的生长环境及与植物相关的各种活动,维持和恢复患者身体与精神功能,提高生活质量的有效治疗方法。园艺治疗可依据所覆盖的范围和影响划分为专业治疗、身体治疗、教育治疗、精神治疗、预防治疗及自然恢复治疗。强调完整的治疗即从内在因素到外在因素进行全面考虑,强调人体本身的自愈能力,运用人体与生俱来的免疫力维护或恢复健康。强调良好的医患关系,医者具有同情心、医德,而患者也有同理心、病德,两者是同一战线上的同盟。

园艺治疗具体指的是运用健康检测设备、健康评定量表等手段,采集患者的健康信息,分析等评估健康状况,并选择园艺疗法、园林康养、心理学及康复医学等技术手段,制订康养方案(绿色处方);分析老年性疾病、精神性疾病及慢性病等人群的身心健康状况和行为特征,制订非药物疗愈、康复、减压、保健、养生等康养方案;运用芳香花卉、药用植物及其他花草树木等刺激患者的嗅觉、味觉和视觉等感官,进行心理、生理和精神康养等康养服务;运用花卉、盆景、园艺、冥想等操作疗法,进行生理、心理、认知、社交等方面的疗愈康养服务;针对不同的人群,选择庭院、社区花园、阳台等环境进行园艺疗法;分析康养效果,并不断调整优化康养方案,为患者提供优质的服务。

森林康养是以森林生态环境为基础,以促进大众健康为目的,利用森林生态资源、景观资源、食药资源和文化资源并与医学、养生学有机融合,实现增进身心健康、预防和治疗疾病目标的辅助和替代治疗方法。我国在"十三五"规划中,将森林康养列为重要发展产业。自2016年以来,原国家林业局等部门陆续发布了很多支持鼓励发展森林康养的政策文件,积极引入森林康养、休闲养生产业发展的先进理念和模式。目前国内浙江、上海、北京三甲医院已经开展,对老年人认知障碍、自闭症等心理疾病行森林疗养,其精神和情感表现为安定化,交流行为增加;提升综合治理能力及治疗效果,提升医院及科室知名度,有发展前景,值得引入。

森林对人体健康有保健和疗愈的作用,具有养身、养心、养性、养智、养德的功效。将自己沉浸于森林,"放大"感受器官,感受植物的芬芳即植物精气(芬多精,植物释放出的气态有机物),可自觉调整并平衡神经波动,恢复身体韵律。人体在自然环境中,清新的空气及树木散发出来的挥发性物质,对支气管哮喘、吸入灰尘引起的肺部炎症、食管炎症、肺结核等疾病疗效显著。例如,森林浴,患者可通过沐浴森林里的新鲜空气,通过放大嗅觉、视觉、听觉、味觉、触觉,沉浸于森林,使身体的神经系统得到调整,增强新陈代谢能力和免疫力;森林瑜伽,患者通过完成与大自然贴合的瑜伽动作,放松身心,可缓解压力、恐惧焦虑等情绪,减轻情感和身体上的紧张感,进入"一呼一吸皆自然"的身心合一境界;森林冥想,患者通过在森林冥想台上,在虫鸣鸟叫、水流潺潺声中,调整坐姿、关照呼吸,将注意力收回身心,与大自然融为一体,感受森林无条件的接纳和包裹等。

叙事医学由叙事能力所实践的医学,叙事能力是认识、吸收、解释并被疾病的故事所感动的能力。叙事医学要求医师能获得、接收到发生在患者身上的关于生活的经历、疾病的发生、躯体心理的痛苦、社会层面的诉求等信息,理解并解释其意义,共情患者,提供科学和人文的治疗决策,最终疗愈患者的身体和灵魂。叙事医学的核心内容包括三个焦点(关联性、共情、情感)、三个要素(关注、再现、归属)、两个工具(细读、反思性写作)。

医师和患方都充分参与进决策过程,患方(包括患者和亲属等)积极提供自身信息和愿望诉求,医师仔细聆听患者的故事,用易于理解的语言进行解释,帮助患者从多维角度了解疾病,提供专业的、理性的治疗方案,或给予合适的病情告知。在临床决策过程中,充分的交流和信任是进行正确临床决策的基石,要求医师能关注、倾听、吸收、解释、共情和反思,来理解患者的处境。拥有叙事能力的医师可以建立起和患者的互动关系和归属,了解患者的生活经历和经验,为其提供最适合的治疗方案,更好地贴近患者及家属的意愿。

音乐治疗是治疗师为帮助被治疗者达到健康的目的,利用音乐体验的各种形式作为治疗动力的一种有效治疗方法。音乐刺激可影响大脑某些递质的释放,如乙酰胆碱和去甲肾上腺素,改善大脑皮质功能;可直接作用于下丘脑和边缘系统等人脑主管情绪的中枢,双向调节人的情绪;可发挥镇痛作用;可

应用于儿童早期智力的开发及特殊教育;可有效地铸造人格;可应用于行为治疗,有助于协调身心及建立和谐的人际关系等。

创新老年医学科坚持整合、融合理念,将人作为一个整体,而不是分解成各个器官和系统来看待,追求对老年患者的整体疗愈,创新性探索"绿色医学"(园艺治疗、森林康养和音乐治疗等)在老年多种慢性病方面的影响,融合中、西文化,融合"白色医学"和"绿色医学",探索自然环境与老年慢病疗愈的关系。

(颜　倩)

# 第二篇

## 老年医学科常见疾病诊疗思路

# 第3章
# 老年医学科常见心血管系统疾病

## 第一节 高 血 压

高血压是危害老年人健康的重要慢性疾病之一,其发病率高达 50%～60%,且随年龄的增加其发病率有显著升高。值得注意的是,高血压对心、脑、肾血管的危害极大,容易引发动脉硬化、冠心病、脑卒中、心力衰竭、肾衰竭等疾病,也是老年患者致残甚至致死的主要因素之一。此外,老年高血压的发病机制、临床表现及预后等均有特殊性,因此正确认识老年高血压显得尤其重要。老年人[≥60 岁——中国(老年人权益保障法)第 2 条规定凡年满 60 周岁的中华人民共和国公民]收缩压≥140 mmHg 和(或)舒张压≥90 mmHg,或在家自测血压收缩压≥135 mm-Hg 和(或)舒张压≥85 mmHg 者可诊断为老年高血压。

### 一、分类和分级

1. 分类　按舒张压是否高分为 2 类。单纯性收缩型高血压:收缩压≥140 mmHg,舒张压<90 mmHg;混合型高血压:收缩压≥140 mmHg,舒张压≥90 mmHg。

2. 分级　按血压高低分为 3 级。1 级高血压:收缩压 140～159 mmHg 和(或)舒张压 90～99 mmHg 的患者;2 级高血压:收缩压 160～179 mmHg 和(或)舒张压 100～109 mmHg 的患者;3 级高血压:收缩压≥180 mmHg 和(或)舒张压≥110 mmHg 的患者。

### 二、发病机制

1. 神经机制　各种原因引起大脑皮质下神经中枢功能发生变化,去甲肾上腺素、肾上腺素、多巴胺、血管加压素、脑啡肽和肾素-血管紧张素系统等神经递质的清除、灭活能力随着年龄增加而减弱,且其活性异常,最终使交感神经系统活性亢进,血浆儿茶酚胺浓度升高,阻力小动脉收缩增强从而导致血压升高。

2. 肾机制　老年人随着年龄增加,有效肾单位逐渐下降,引起肾性水钠潴留,增加心排血量,通过全身血流自身调节使外周血管阻力和血压升高。

3. 血管机制　老年人的各种原因的日积月累引起大小动脉结构和功能的变化,如动脉内膜增厚、脂质浸润、炎性细胞浸润、钙盐沉积、中层弹性纤维丧失等,从而导致动脉粥样硬化僵硬、弹性减低、舒张期顺应性下降,动脉越僵硬,心脏射血时遇到阻力越大,产生脉搏速度越快,收缩压就越高。血管弹性和顺应性下降会引起收缩期储备能量减少,舒张期血流会减少,从而导致舒张期血压降低。因此,老年人多为收缩压增高明显,而舒张压增高不明显甚至会降低,从而导致脉压明显增大。同时老年人心脏瓣膜老化常引起主动脉瓣关闭不全,也会引起舒张压降低。

4. 胰岛素抵抗机制　老年人随着年龄增加,胰岛素抵抗逐渐加重,引起胰岛素高于正常水平,从而导致动脉血管硬化收缩从而引起血压升高。

5. 不良生活方式的影响　过多摄入食盐和脂肪,吸烟,饮酒,缺少运动等不良生活方式均会引起血压增高,且随年龄增大而增强。

### 三、临床表现与主要危害

1. 肢体麻木　常见手指、足趾麻木或皮肤如蚁行感或项背肌肉紧张、酸痛。

2. 烦躁、心悸、失眠　性情多较急躁,遇事敏感,易激动。心悸、失眠较常见,失眠多为入睡困难或早醒、睡眠不实、噩梦多、易惊醒。注意力容易分散,近期记忆减退,常很难记住近期的事情,而对过去的事如童年时代的事情却记忆犹新。

3. 头痛　持续性钝痛或搏动性胀痛,甚至有炸裂样剧痛。常在早晨睡醒时发生,起床活动及饭后逐渐减轻。疼痛部位多在太阳穴和后脑。

4. 头晕　有些是一过性的,常在突然下蹲或起立时出现。有些是持续性的,头部有持续性的沉闷不适感。

5. 心、脑、肾等重要脏器功能障碍　急进型高血压和高血压危重症,多会在短期内发生严重的心、脑、肾等器官的损害和病变,如神志不清、抽搐、呕吐、卒中、心肌梗死、心力衰竭、肾衰竭等。

### 四、特征

1. 老年高血压多以收缩压增高为主,脉压大(＞60 mmHg),血压波动较大　老年人大小血管动脉粥样硬化僵硬随增龄而加重,其弹性和顺应性随增龄而下降,从而导致年龄越大收缩压越高。年龄越大舒张期血压越低。从而导致脉压就越大。老年人压力感受器敏感性降低,自我调控血压能力下降,血压波动大。动脉硬化是收缩压增高、脉压增大的重要原因。还与神经、内分泌和血管调节能力降低等有关。

2. 容易发生体位性低血压和餐后低血压　神经、内分泌和血管调节能力随增龄而降低,调控血压能力差,容易发生体位性低血压。除服用降压药外,同时服用治疗前列腺增生及帕金森病药物也会影响血压,外加久坐进餐血液循环不畅,进食过饱胃肠淤血等更容易引起餐后低血压。

3. 合并慢性病多　高血压是动脉粥样硬化的主要危险因素之一,加之年龄因素等,老年高血压常伴动脉粥样硬化性疾病,如冠心病、外周血管病、脑卒中等,同时多伴有糖尿病、高脂血症、慢性支气管炎、前列腺增生、关节炎、老年痴呆等。

4. 容易发生心力衰竭和肾衰竭　老年人常合并糖尿病、高脂血症,与高血压共同作用动脉内膜损伤、脂质沉积,动脉粥样硬化,从而容易导致冠心病、脑卒中、肾功能不全。且老年人脏器功能随增龄而下降,其代偿能力差,更容易发生心力衰竭和肾衰竭。

5. 服用药物种类多,容易相互影响　老年人病种多,合并用药多,多渠道配药多,慢性病多,常需要长期用药,容易相互影响,不良反应也会多。

6. 对治疗反应的个体差异较大　老年人脂肪组织增加,肌肉减少,体内水分减少,肝、肾、胃肠功能下降,都会影响药物的吸收、转化、分布、代谢,从而会引起药物作用差异较大。

### 五、诊断和评价

1. 诊断　在未使用降压药的情况下,在医院诊室采用经标准的汞柱式或电子血压计,测量安静休息坐位时上臂肱动脉部位血压,非同日测量 3 次,收缩压均≥140 mmHg和(或)舒张压均≥90 mmHg;或在家自测血压收缩压均≥135 mmHg 和(或)舒张压均≥85 mmHg 诊断为高血压。既往有高血压病史,正在服用降压药,血压虽然正常,也诊断高血压病。注意同时合并继发性高血压。

2. 评价　主要针对血压水平,心、脑、肾等靶器官受损程度来进行评价,且年龄也是老年高血压和高血压所致心脑肾等靶器官受损的重要危险因素之一。

## 六、治疗

1. 降压目标　常规＜140/90 mmHg。高龄老人＜150/90 mmHg(年龄＞80 岁为高龄)。合并糖尿病和心衰＜130/80 mmHg,不建议＜120/60 mmHg。

机体许多脏器的供血需要血压的支持,血压不是越低越好,特别是舒张压不宜＜60 mmHg,因此血压过低会引起脏器缺血。

2. 强调健康生活方式为治疗的基石　适量补充蛋白质,减少脂肪(＜25 g/d)和钠盐的摄入(＜6g/d),适当运动,充足睡眠,良好乐观心态等有利于防治高血压。

3. 强化健康知识教育,提高健康意识,坚持科学治疗高血压的依从性　夯实三级防治:第一级,健康促进、远离疾病(未病先防);第二级,早发现、早治疗(既病防变);第三级,康复与防止复发(瘥后防复)。

4. 合理服用降压药,强调个体化差异　老年人多主张联合多种类型降压药,既增强降压效果又能减少不良反应。首选钙拮抗药或普利类/沙坦类药物,一般不选 β 受体阻滞药和利尿药。

5. 老年人宜采用逐渐缓慢降压法,防过快过猛　老年人的神经、内分泌和血管调节

能力差,合并慢性病多,多脏器功能低下或受损,过快过猛的降压会引起重要脏器的供血灌注不足,从而加重重要脏器功能损害。初始治疗宜从最小有效剂量开始;宜选择长效制剂;强调联合降压治疗。例如,选用一种或两种不同作用机制的长效降压药,也可选择两种或三种降压药的联合治疗,也可选择单药治疗基础上加用合适的复方降压药物治疗。使用两种药物联合治疗或单片复方制剂治疗,其血压仍未达标,可以选择增加药物剂量,也可以加用第三种降压药物。如普利类/沙坦类药物加钙拮抗药(A＋C),普利类/沙坦类药物加钙拮抗药加噻嗪类利尿药 3 种药物联合使用(A＋C＋D)。若多药联合且足量未能较好控制血压,应警惕除外继发性因素。

## 七、预后

对于高血压患者不论是否有症状,越早开始治疗控制越好,临床获益越大。老年人脏器功能随年龄增大而衰退,对血压的波动更加敏感,特别是收缩压升高,更容易引起脏器功能衰竭,多种药物合用更容易出现不良反应从而加重脏器功能的损害,更容易出现高血压脑病、脑卒中、急性冠状动脉综合征、急性心肌梗死、心力衰竭、肾衰竭等严重并发症,预后较差,随时会有生命危险。

(苏　轮　李春晖)

# 第二节　冠状动脉粥样硬化性心脏病

冠状动脉粥样硬化性心脏病简称冠状动脉性心脏病或冠心病,有时又被称为缺血性心脏病或冠状动脉病,指在冠状动脉发生粥样硬化病理基础上的血管腔狭窄或阻塞,导致心肌缺血、缺氧而引起的心脏病。

由于冠状动脉病变的部位、范围和程度的不同,本病有不同的临床特点,1979 年WHO 将本病分为 5 型:①隐匿性或无症状

性心肌缺血;②心绞痛;③心肌梗死;④缺血性心肌病;⑤猝死。

冠心病已成为危害人们身心健康的一种多发病和常见病。《中国卫生健康统计年鉴2019》报道,2018 年中国城市居民冠心病死亡率为 120.18/10 万,农村居民冠心病死亡率为 128.24/10 万。老年人是冠心病好发人群,但冠心病非老年人群必患疾病。

在临床工作中,不稳定性心绞痛如能及时识别与治疗,绝大多数患者的症状将趋于稳定,甚至消失。否则极易发展为心肌梗死或心源性猝死,需要及时识别和规范处置。同时,避免简单依据某项检查或检验结果,给老年人戴上"冠心病、心绞痛、心肌梗死"的帽子,增加患者精神负担。

## 一、心绞痛及其命名

心绞痛(angina pectoris)是冠状动脉供血不足,心肌急剧的、暂时缺血与缺氧所引起的临床综合征。然而,世界各国的古代医学书籍中,对"心绞痛"的比较可靠的记述几乎没有。中医学中的《黄帝内经》将其描述为"胸痹",认为是"胸部闷痛,甚则胸痛彻背,喘息不得卧"为主的一种主观感受。《灵枢》和《五十二病方》分别称其为"厥心痛"和"心痛",并强调了其发病时的危害性,"心痛者,旦发夕死,夕发旦死"。大多数医家认为本病病机为本虚标实,其病位在心。

德国内科医师 Friedrich Hoffmann 在1730 年首次描述"心绞痛"的症状。1768 年7 月 21 日,英国内科医师 William Heberden 在他著名的"胸部发生的一些问题"报告中,明确提出"angina pectoris"(心绞痛),核心意为"tochoke(窒息感)"。

## 二、心绞痛关键在"绞",痛不一定在心

使用绞刑架是国外处死因犯常用手段之一。"angina"形象地描述了心绞痛患者发病的感受,心绞痛的关键在"绞",重在"绞死感"之意,有的患者感到胸部像压块大石头,有的患者描述如百米冲刺,过终点时辣嗓子,上气不接下气的难受感。其原因是心绞痛发作时,心肌处于缺血状态,导致心室舒张收缩功能不全,引起肺淤血,肺气体交换功能障碍。然而,从中文字面上,大众对它的理解,容易误为"刀绞",从而把心绞痛误理解为刀绞样痛。

缺血的结果会导致心肌内积聚过多的代谢产物,如乳酸、丙酮酸、磷酸等酸性物质;或类似激肽的多肽类物质,刺激心脏内自主神经的传入纤维末梢,经 1～5 胸交感神经节和相应的脊髓段,传至大脑,产生疼痛感觉。这种痛觉反映在与自主神经进入水平相同脊髓段的脊神经所分布的皮肤区域,即胸骨后及两臂的前两侧与小指,尤其是在左侧,而多不在心脏解剖位置处。要注意 1～5 胸椎脊髓段这个中转站,其累及的范围可上至下颌,下至上腹部,左右各达双肩背部及双臂内侧,所以心绞痛也可只表现为"牙痛""腹痛""肩背疼痛"等,为不典型的异位心绞痛。

老年冠心病患者常常合并其他疾病如糖尿病等导致周围神经病变,感觉神经常常受累,以致痛觉迟钝甚至没有痛觉,所以发生心绞痛时,患者可能会感觉不到痛。

很多人按偏正词去理解心绞痛,认为"痛"是落脚点,这是对心绞痛的最大误解,心绞痛关键在"绞",痛不一定在心。

## 三、心绞痛不用药也能缓解,有一定的蒙蔽性

心绞痛最常见原因是冠状动脉粥样硬化导致血管狭窄(当狭窄超过 70％时,血流量减少)。当体力活动及情绪激动等诱因需要心脏工作量增加时,冠状动脉不能相应扩张,导致心肌缺血引起心绞痛,也即当心脏氧供需平衡障碍时,可以导致心绞痛发作。此时,该局部组织因缺血而释放的血管活性物质,如组胺、缓激肽、5-羟色胺等会刺激冠状动脉血管,并使其扩张,血流量增多,导致缺血心肌的血液供应增加;同时,患者一般会安静休息,心肌血氧需求减少。心脏氧供需一增一减,供需重新达到平衡,心肌缺血缺氧得以缓解。

心绞痛的症状持续时间短且能自行缓解,对普通大众具有一定的蒙蔽性,常常不容易引起患者足够重视,延缓了患者就医时间,

降低患者对医嘱的依从性，耽误疾病诊治。

## 四、正常心电图不能排除心绞痛诊断

西医对不同疾病确诊方法不一样，如肿瘤依靠组织病理学诊断，菌血症依靠血培养结果，心律失常依靠心电图检查。心绞痛是一种主观症状，心绞痛的诊断主要依靠症状，症状典型诊断即可成立。

典型的心绞痛症状有以下 6 个特点：①诱因常为劳累和激动；②疼痛部位为胸骨后上中段或咽喉部（可放射至心前区、下颌、左肩、左上肢和后背）；③范围一般为巴掌大小，一般不会是很局限的某一点的疼痛；④性质是压榨感、紧缩感、沉重感或憋闷感，而非针刺或刀割的锐性疼痛；⑤缓解方式有休息或舌下含服硝酸甘油等药物；⑥持续时间为数分钟到十多分钟，一般不超过 30 分钟（超过 30 分钟要考虑心肌梗死）。

心电图是心脏疾病常规检查项目，对心绞痛的诊断和风险评估有重要的参考价值，但不能替代临床症状。笔者曾总结分析 132 例不稳定性心绞痛患者诊断、治疗情况及预后。按就诊时检测的心电图结果分为 ECG 正常组（40 例）和 ECG 缺血组（92 例），ECG 正常组首诊误诊 15 例（占 38%），其中 5 例发生心肌梗死；治疗失当 13 例（占 52%），其中 4 例发生心肌梗死。ECG 缺血组首诊即得到正确诊断及治疗，有 2 例发生心肌梗死。这说明正常心电图不能排除心绞痛诊断，不重视临床症状，容易延误心绞痛的诊治。

冠状动脉病变较严重的心绞痛患者心电图表现可能正常，心电图正常原因可能有：①常规心电图只能反映 100 Hz 以下的低频电流，而 100 Hz 以上的高频成分则被滤过，因此常规心电图对心肌缺血敏感性较低；②不同部位心肌缺血使异常的复极向量发生抵消；③狭窄病变发生缓慢，其他分支具有侧支循环形成，代偿能力强。大家应充分认识

心电图对心绞痛诊治的局限性。

## 五、老年尤其高龄老人冠心病诊治的注意点

必须清醒认识到老年尤其高龄老人在脏器功能、并发症和合并用药、药代动力学、认知和执行能力、社会人文等方面特殊性，在老年冠心病诊治方面要综合临床症状、检查、检验，结合冠心病易发因素及家族史进行全面分析。

1. 注意到心电图 ST-T 异常、肌酸激酶（CK）和肌钙蛋白 I（TNI）升高非冠心病所特有性改变，如血电解质紊乱、心肌肥厚、心肌缺氧、瓣膜病、精神及心理疾患等都可以引起心电图 ST-T 异常；甲状腺功能异常、心肌炎、心包炎、心肌病、心动过速、肺栓塞、脓毒血症、肌肉损伤、脑卒中及肾功能不全等也可以引起 CK 或 TNI 升高。这些疾病在老年人群也不少见，不能简单依据某项检查或检验指标结果进行诊断，给患者带来精神和经济的负担，同时也带来用药风险。

2. 注意在常规检查及检验指标的动态变化中及时诊断冠心病，进行疾病预后及不良风险评估。起病后连续测定血肌酸激酶同工酶（CK-MB），分析其动态变化规律有助于判断急性心肌梗死的发生，CK-MB 峰值前移可以判断梗死相关血管再通，CK-MB 峰值高低可以评估心肌梗死范围。起病后连续行心电图检查，依据心电图的变化也能起到同样的效果，并能与血 CK-MB 结果相互佐证。

3. 注意一些检查手段，如冠状动脉 CT、冠状动脉造影、运动或药物负荷试验等检查不一定适合老年人，需要充分评估这些检查的不良后果（如造影剂肾病、出血、心功能不全等），谨慎选择，避免加重病情或导致新的并发症。

4. 老年患者治疗中应该重视支持治疗、对症治疗、姑息治疗和康复治疗，但绝不意味老年人就不适合外科手术尤其微创介入诊疗措施，注意权衡利弊，抓住合适的救治时间

窗,当机立断实施适宜的救治手段。笔者在急性重症左心衰竭抢救时进行早期气管插管并机械通气,在救治急性心肌梗死相关动脉近端病变患者行介入治疗时应用主动脉内球囊反搏术,均取得较好的救治效果。

### 六、合理用药不间断

小剂量阿司匹林的抗血小板聚集作用机制是不可逆性抑制环氧化酶(COX)和血栓烷 $A_2$(TXA2)的合成,这种抑制作用对已有的血小板是长期存在。然而,人体每天更新大约总量的 1/10 血小板。阿司匹林肠溶片口服后 3.5 小时血药浓度达峰值,血浆半衰期为 0.38 小时,平均驻留时间为 3.9 小时,此后阿司匹林血浆浓度低于有效血药浓度。因此,当日口服的阿司匹林可以抑制已有的血小板的聚集作用,但不足以对次日新生成血小板发挥抑制作用,所以阿司匹林需要每天服用 1 次。

大剂量使用(每日服用 4g)阿司匹林能诱发和加重变异型心绞痛。其机制是大剂量的阿司匹林可抑制前列环素(PGI2)合成酶,使 PGI2(有抗冠状动脉收缩作用)的合成减少,可引起冠状动脉痉挛,故使用阿司匹林应以小剂量为宜,阿司匹林的最佳剂量范围为 75～150 mg/d(常用剂量为 100 mg/d)。

阿司匹林主要不良反应为胃肠道出血或对阿司匹林过敏。不能耐受阿司匹林的患者可改用氯吡格雷作为替代治疗。

冠心病发生发展建立在冠状动脉粥样硬化狭窄基础上,动脉粥样硬化的形成是一个复杂的过程,炎性因子的过度表达和脂质堆积是该过程的主要特点。以低密度脂蛋白胆固醇(LDL-C)或总胆固醇(TC)升高为特点的血脂异常是冠心病重要的危险因素,降低 LDL-C 水平,可显著减少冠心病的发病及死亡危险。他汀类药物为 3-羟基-3-甲基戊二酰辅酶 A(HMG-CoA)还原酶抑制药,通过抑制脂质合成限速步骤中的 HMG-CoA 还原酶而减少甲基戊酸的合成,肝 LDL-C 受体表达代偿性上调,减少了肝极低密度脂蛋白胆固醇(VLDL-C)及 LDL-C 的合成,另一方面加速了血浆 LDL-C 的清除,从而降低胆固醇水平。他汀类药物还有延缓斑块进展、稳定斑块和抗炎等有益作用,广泛应用于冠心病的一、二级预防。

目前认为,对于不同的心血管病人群,血脂达标的要求不一样,不能机械套用正常参考值。《2019 年欧洲心脏学会(ESC)/欧洲动脉粥样硬化学会(EAS)血脂异常管理指南》建议,应根据动脉粥样硬化性心血管疾病危险分层和基线 LDL-C 水平,确定 LDL-C 治疗目标值。首次推荐极高危人群 LDL-C<1.4mmol/L(50mg/dl)且降幅>50%,高危人群 LDL-C<1.8mmol/L(70mg/dl)且降幅>50%,中危人群 LDL-C<2.6mmol/L,低危人群 LDL-C<3.0mmol/L。

应用他汀类药物时,应严密监测转氨酶及肌酸激酶等生化指标,及时发现药物可能引起的肝损害和肌病。采用强化降脂治疗时,更应注意监测药物的安全性。

(肖　军)

# 第三节　心律失常

### 一、概念

心血管疾病(cardiovascular disease,CVD)是 21 世纪我国面临的主要公共健康问题之一。2015 年世界心律失常大会上提出,我国心血管疾病的发病率呈上升趋势,其中心律失常患者有 2000 万人左右,心房纤颤者约有 800 万人,大量心律失常患者急需治疗。我国每年死于心脏性猝死的约 54 万人,且 88% 由心律失常所致,而发病者的成功救治率低于 1%。随人口老龄化及现代社会生活方式的转变,心律失常已经成为全球性的健康问题。现阶段我国存在的心律失常预防和治疗的主要问题为"不认识,不重视,不治疗",民众对心律失常的知晓率、治疗率和控制率严重低下,我国老年人群心律失常的防治工作相当艰巨。

心律失常(arrhythmia)是由于窦房结激动异常或激动产生于窦房结以外,激动的传导缓慢、阻滞或经异常通道传导,即心脏活动的起源和(或)传导障碍导致心脏搏动的频率和(或)节律异常。心律失常是心血管疾病中重要的一组疾病,其可单独发病,亦可与其他心血管病伴发,预后与心律失常的病因、诱因、演变趋势、是否导致严重血流动力障碍等有关,可突然发作而致猝死,亦可持续累及心脏而致其衰竭。

## 二、发生机制

心脏传导系统(cardiac conducting system,CCS)是由窦房结、房室结、房室束、左右束支及浦肯野纤维等构成。CCS 产生并传导冲动,维持心脏的正常收缩,使心房肌和心室肌的收缩达到相互协调。研究发现,心脏传导系统病变与致死性心律失常关系密切。

心律失常(cardiac arrhythmia)是指心脏冲动频率、节律、起源部位、传导速度或激动次序的异常。根据发生原理分为冲动形成异常和冲动传导异常,其中冲动形成异常分为窦性心律失常与异位心律失常;冲动传导异常分为生理性、病理性及房室间传导途径异常。Arutunyan 等认为,心肌缺血时诱发的室性心律失常与折返激动和细胞内钙离子增加引起的触发活动关系密切。在老年人群中传导阻滞也比较常见,考虑与老年人群心肌细胞褐色萎缩、发生淀粉样变性、冠状动脉粥样硬化及束支传导系统发生退行性变关系密切。老年人随年龄的增长窦房结起搏细胞减少,P 细胞功能衰减,使其起搏功能出现生理

性降低,易出现窦性心动过缓。加之老年人对化学感受器和压力感受器的反应性降低及迷走神经张力增加、起搏点固有频率的降低均有关。

## 三、特点

心律失常是老年人群中的常见病和多发病,临床主要症状为心跳节律不整,可出现不同程度的心悸、胸闷、胸痛、气短、头晕,症状严重的可致晕厥。目前临床发现,心律失常的发生率和严重程度有增龄现象,是临床上常见而又极具危险性的心血管疾病。

根据统计,在发达国家大约有 720 万心脏病患者有不同类型的心律失常,其中每年住院患者中原发性心房纤颤达 21.5 万人,继发性心房纤颤超过 140 万人。高龄者的房性期前收缩、室性期前收缩、心房纤颤、窦性心动过缓发生率高于一般成年人。应用 24(48,72)小时动态心电图,对老年心律失常的临床特点进行分析,结果发现以房性心律失常为主,其次是室性心律失常、束支传导阻滞及窦性心动过缓。我国 60 岁以上的人群中心房纤颤检出率超过 1%,70 岁以上者心房纤颤检出率可达 10%,80 岁以上人群中患病率为 6%~8%,其中约 70% 研究对象介于 65~85 岁。此外,老年人群多患有基础心脏病,如高血压、冠心病、退行性瓣膜病等,使左心房增大,进而心房壁受牵拉,同时因心房肌变性,使得心房肌细胞应激性增强,易出现传导和不应期的不一致,导致心房肌电位不稳定,出现房性心律失常。心房纤颤患者具有阳性家族史,呈家族聚集性发病,但目前影响心房纤颤的确切基因及其功能尚未明确。

室性心律失常的发生率为 58.61%,高龄老人随着增龄,多合并心脏兴奋性异常、传导功能障碍,出现窦房结、结间束、希氏束、浦肯野纤维传导阻滞,功能退行性改变,窦性心律减慢,恶性心律失常增加,但由于各种阈值降低,反应迟钝,一般无明显的临

床症状,易被临床医师忽略,不少高龄老人心律失常在体检中发现。而抗心律失常药物对心肌收缩功能、传导系统都会产生抑制作用,特别对于心脏,肝、肾功能不正常的患者,甚至可出现药物的体内蓄积,导致药源性心律失常。

## 四、发病原因及影响因素

引起心律失常的原因非常多,其中基础疾病是重要原因之一。冠心病是引起老年心律失常的主要原因。老年人群室性心律失常及复杂性心律失常发生率高,在很大程度上与器质性心脏病发病率高相关。临床观察证明,90%以上的急性心肌梗死患者存在各种心律失常的心电图改变,且猝死的患者中100%均有恶性心律失常的改变。心功能减退及血液流变学异常,是老年冠心病患者发生室性心律失常的重要原因,病死率较高。常因冠状动脉粥样硬化病变引起管腔狭窄,或血栓阻塞、血管痉挛、高同型半胱氨酸血症、血管内皮功能的不稳定性、心肌内微血管病变等均可因冠状动脉的缺血引起病理性心律失常,且随病变血管数量的增多、程度加重及年龄增长而加剧。

研究资料证实,室性心律失常的发生率和严重程度与高血压左心室肥厚密切相关。已有研究者认为,室性期前收缩可能与外周血压增高、左心室壁压力负荷增加有关,其中舒张功能受损或左心室肥厚更加重这一因素。高血压病患者房性心律失常的发生率明显高于室性心律失常。高血压病是非风湿性心脏瓣膜病心房纤颤及室上性心律失常发生的主要病因之一。高血压患者常伴有肾素-血管紧张素系统的激活,其主要有效成分血管紧张素Ⅱ可降低构成心房细胞缝隙连接的Cx43和Cx40蛋白的表达。可引起心房扩张及压力增高,使心房肌细胞发生电紊乱,从而诱发房性心律失常及持续。

糖尿病、高脂血症是临床常见的代谢性疾病,外周动脉硬化、心脑肾血管损害是该病患者常见并发症,也是当前糖尿病患者死亡的主要原因。通过对2型糖尿病合并冠心病患者进行心电图研究显示,糖尿病患者可导致心电图QT离散度发生变化,是导致心律失常发生的原因之一。

肺心病及胸科手术亦是引起心律失常的常见原因,此类患者可因长期低氧血症、反复肺部感染、心肌慢性缺氧缺血病变、血流动力学改变,或肺叶切除术中或术后,心律失常发生率高,而且以房性心律失常为多。

另外,老年心律失常与中青年不同,因各脏器生理功能低下,反应迟缓,表达能力减低,常常发生与多种疾病、多种内环境紊乱和外界因素改变有关。许多是在体检平静心电图或24小时动态心电图检查时发现异常情况,对临床判断和治疗非常有指导意义。其他可见心律失常发生病因及诱因:老年风湿性瓣膜病、退行性瓣膜病;先天性心脏病(少见);扩张型心肌病;肥厚型心肌病(少见)、贫血、甲状腺功能异常(甲亢性心肌病)、出血或闭塞性脑血管疾病(脑心缺血综合征)、胸科手术中或术后、胆囊术中(胆心综合征的牵拉反应)、鼾症和睡眠呼吸暂停综合征的低氧状态;或因紧张、恐惧、过度兴奋引起心脏自律神经调整功能紊乱,均可出现病理性或功能性、快速性或缓慢性心律失常。

对于气候变化、精神受刺激后情绪发生较大波动、运动速度过快或超负荷量、暴饮暴食、低血糖反应、电解质紊乱(高血钾、低血钾、低血钙)、药物反应(抗心律失常、洋地黄类药物)、不良嗜好(吸烟、酗酒)、饮用浓茶或咖啡等危险因素,均可诱发不同类型的心律失常,有的甚至导致严重后果。应提高老年人多种危险因素的高度重视。

## 五、诊断标准

24小时动态心电图记录是发现老年患者有症状或无症状心律失常和心肌缺血的最

佳检测方法之一。

1. **窦性心律失常**　P 波在 Ⅰ、Ⅱ、aVF 导联上直立，aVR 导联上倒置，P-R 时限 0.12～0.20 秒，频率范围 60～100 次/分。成人窦性心律中频率＞100 次/分为窦性心动过速，＜60 次/分为窦性心动过缓。

2. **房性期前收缩**　提前出现的、激动起源于除窦房结以外的其他心房部位。P-R 时限 0.12～0.20 秒，＜5 次/分为偶发房性期前收缩，＞5 次/分为频发房性期前收缩。

3. **房性心动过速**　连续出现 3 次或以上的房性期前收缩。

4. **心房扑动**　基线、P 波消失，代之以形态、振幅、间距相似的锯齿样 F 波，在 Ⅱ、Ⅲ、aVF、V1、V2 导联明显，F 波的频率为 250～350 bpm。

5. **心房纤颤**　P 波消失，代之以小而不规则的基线波动，形态与振幅均变化不定的 f 波，频率为 350～600 bpm。

6. **室性期前收缩**　提前出现的 QRS 波宽大畸形，时限＞0.12 秒，其前无 P 波或 P 波在其中或其后，T 波、ST 段与 QRS 主波方向相反，常存在完全性代偿间歇。＞5 次/分为频发室性期外收缩，＜5 次/分为偶发室性期外收缩。

7. **室性心动过速**　连续 3 个或以上室性期前收缩。

8. **房室传导阻滞**

(1)一度房室传导阻滞：P-R 间期＞0.20 秒，每个心房冲动都能传至心室。

(2)二度房室传导阻滞：包括 Ⅰ 型（P-R 间期逐渐延长至心搏脱漏）、Ⅱ 型（P-R 间期固定下传，心搏传一漏一）。

(3)三度房室传导阻滞，全部心房冲动均不能下传至心室，心房与心室激动各自为政、互不相关。

9. **室内传导阻滞**

(1)右束支传导阻滞：QRS 时限≥0.12 秒。V1-V2 导联呈 rsR′，R′波粗钝，V5、V6 导联呈 qRS，S 波宽阔。且 T 波与 QRS 主波方向相反。

(2)左束支传导阻滞：QRS 时限≥0.12 秒，V5、V6 导联 R 波宽大，顶部有切迹或粗钝，其前方无 q 波，V1、V2 导联成宽阔的 QS 波或 rS 波形，V5、V6 导联 T 波与 QRS 主波方向相反。

10. **病窦综合征**　是由窦房结病变导致其功能减退，产生快-慢综合征的多种心律失常，窦性心动过缓和快速性房性心律失常交替出现；窦性停搏或窦房传导阻滞；P-P 间期＞2 秒以上，期间无 P 波，而且所失去的 P 波在时间上与正常 P-P 间隔不成倍数关系。或长间歇后反复出现交界区逸搏或逸搏心律、室性逸搏或逸搏心律。

## 六、特殊案例

下述心电图心律失常的出现，均为 24 小时动态心电图检查发现，与前边描述老年易患危险因素有明确的关系。

1. 患者女性，69 岁，主因发作性胸骨后闷痛 2 年，每次发作持续 5～10 分钟，含化硝酸甘油 0.5 mg 后 3～5 分钟症状可缓解。携带 24 小时动态心电图检查前 3 天再次出现胸痛症状，程度较前加重伴自汗、全身乏力，休息后症状缓解不理想。回放动态心电图提示，急性前间壁心肌梗死充分进展期，伴 Ⅱ 度窦房传导阻滞（心电图 3-3-1）。

2. 患者男性，72 岁，主因慢性肾功能不全、高血压 3 级，生化检查血钾 6.5 mmol/L，24 小时动态心电图检查提示：Ⅲ 度房室传导阻滞（心电图 3-3-2）。

3. 患者女性，86 岁，主因高血压 3 级（极高危）15 年；冠心病、心功能不全、心脏扩大 7 年。近 1 年来反复出现头晕、一过性晕厥症状，24 小时动态心电图提示：阵发心房纤颤、反复出现窦性停搏（最长 4.8 秒）、交界区逸搏、窦性夺获，诊断：病窦综合征，安装心脏起搏器治疗（心电图 3-3-3）。

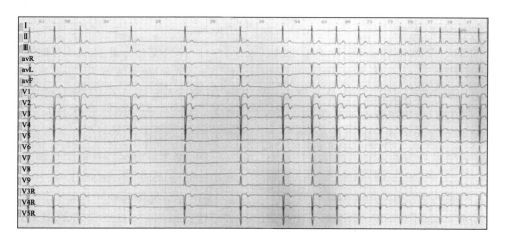

图 3-3-1　急性前间壁心肌梗死充分进展期,伴二度窦房传导阻滞

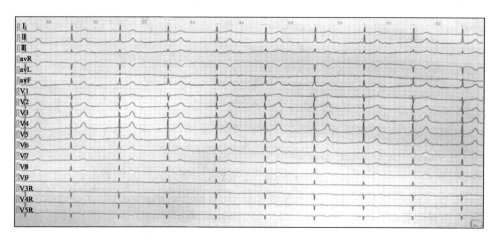

图 3-3-2　三度房室传导阻滞

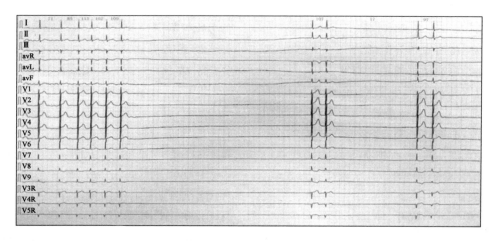

图 3-3-3　病窦综合征

4. 患者女性,81 岁,既往有冠心病 10 余年,高血压 2 级 5 年,超声心动图:左心房内径 4.3 cm。平素正常心电图。携带动态心电图期间参加亲友追悼会,会中因情绪激动突感心悸、胸闷、头晕。回放 24 小时动态心电图提示症状出现时为心房扑动(2∶1下传)(心电图 3-3-4)。

5. 患者男性,77 岁,冠心病 10 余年,近 1 个月反复发作胸闷、心悸、头晕、乏力,24 小时动态心电图检查提示:严重窦性心动过缓伴交界区逸搏心律、窦性夺获、前侧壁 ST、T

缺血性改变。冠状动脉 CTA 检查:前降支近段 80% 钙化狭窄病变,右冠状动脉中段 85% 钙化狭窄病变,行冠状动脉支架植入术治疗,术后复查动态心电图,心律失常明显好转(心电图 3-3-5)。

6. 患者女性,79 岁,高血压病 15 年,冠心病 7 年,阵发性心房纤颤 5 年,持续心房纤颤 2 年。近 2 周来反复发作一过性意识模糊,每次持续数秒可自行缓解,24 小时动态心电图发现:持续心房纤颤并阵发室性心动过速(心电图 3-3-6)。

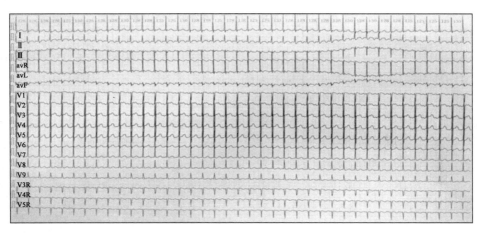

图 3-3-4　心房扑动(2∶1下传)

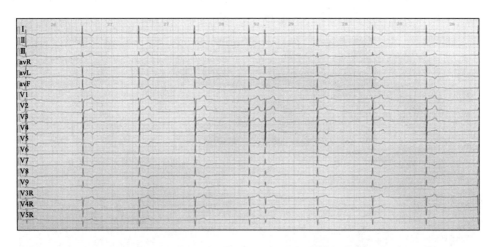

图 3-3-5　严重窦性心动过缓伴交界区逸搏心律、窦性夺获、前侧壁 ST、T 缺血性改变

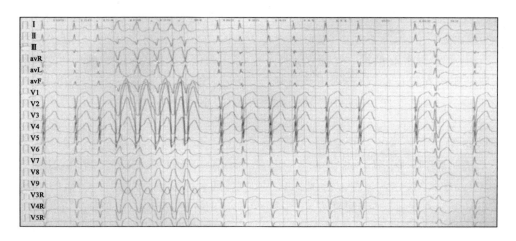

图 3-3-6　持续心房纤颤并阵发室性心动过速

7. 患者男性,84 岁,高血压病 24 年,持续性心房纤颤 5 年,心房扑动 1 年,主因突发意识障碍并左侧肢体瘫痪 1 天住院,脑 CT 示:左侧大面积脑梗死。入院后 24 小时动态心电图检查提示:心房扑动(4:1下传)与心房纤颤交替出现,有 R-R 长间歇,心室率有较大变化,超声心动图:左心室内附壁血栓形成。说明心脏节律突变导致心室收缩、舒张功能紊乱,心内血流速度改变,血栓的碎裂物易脱落栓入体循环任何部位(心电图 3-3-7)。

8. 患者男性 81 岁,既往有高血压、冠心病、心绞痛病史 10 余年。平素不发作时心电图提示:ST Ⅰ、Ⅱ、aVF、V4-V9 下斜型下降或水平下降 0.1~0.2mV(心电图 3-3-8)。

9. 同上患者,在携带动态心电图中发作胸痛、胸闷,伴自汗,分别 2 次含化硝酸甘油 5 mg,症状缓解不理想。回放动态心电图提示心绞痛发作中 ST Ⅱ、Ⅲ、aVF 马鞍型抬高 0.2~0.3mV,T 波高耸,ST Ⅰ、aVL、V2-V6 下斜型或水平下降 0.1mV,T Ⅰ、aVL 倒置,V2-V6 双向,诊断为急性冠状动脉综合征,图形持续 30 分钟未改善,考虑为急性下壁心肌梗死。急诊 PCI 治疗(心电图 3-3-9)。

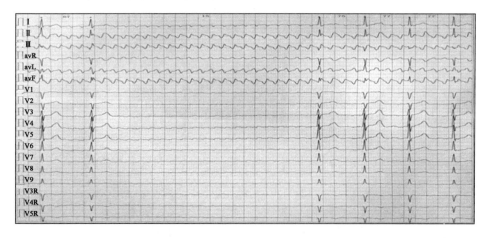

图 3-3-7　持续心房扑动伴房室传导阻滞(R-R 长间歇)

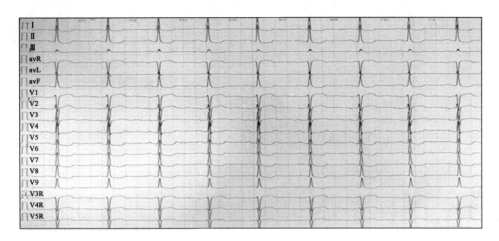

图 3-3-8　慢性冠状动脉供血不足

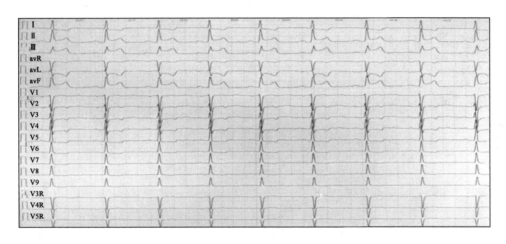

图 3-3-9　急性下壁心肌梗死

10. 患者女性,77 岁,既往有高血压病史 5 年,高脂血症 3 年,阵发性心悸、胸闷半年,24 小时动态心电图提示:频发室性期外收缩 16 600 次/24 小时,多呈 Ⅱ、Ⅲ 联律,短阵心房纤颤 15 次/24 小时,临床分别给予富马酸比索洛尔、盐酸普罗帕酮、盐酸胺碘酮治疗,均不能完全奏效。后加强扩血管药物、改善冠状动脉供血,复查动态心电图室性期外收缩明显减少 96 次/24 小时(心电图 3-3-10)。

11. 患者男性,79 岁,高血压病 10 余年,缺血性心肌病、心功能不全 5 年,近半年出现 3 次一过性黑蒙、意识模糊,每次数秒可自行缓解。平静心电图 ST、T 改变。24 小时动态心电图发现阵发性室上性心动过速后出现全心停搏 7.16 秒,交界区逸搏,是导致一过性意识障碍的原因。诊断:病窦综合征(双结病变),给予心脏植入抗心动过速起搏器(心电图 3-3-11)。

12. 患者女性,78 岁,患高血压 3 级(极高危)、高血压心脏病(左心扩大)、慢性肾功能不全。生化检查:血钾 6.0 mmol/L。24 小时动态心电图发现:慢室律心房纤颤合并房室传导阻滞(R-R 长间歇 3.12 秒)(心电图 3-3-12)。

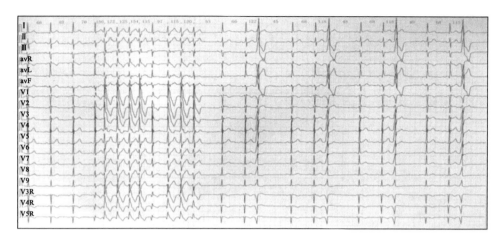

图 3-3-10 短阵心房纤颤频发室性期外收缩二联律并室内差异性传导

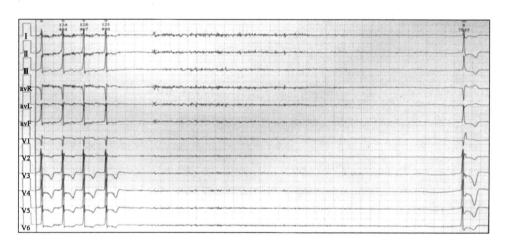

图 3-3-11 阵发性室上性心动过速、全心停搏、交界区逸搏

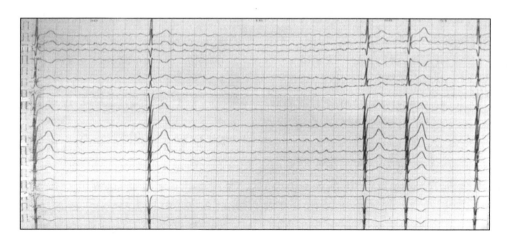

图 3-3-12 慢室律心房纤颤合并房室传导阻滞

13. 患者男性,66 岁,肥胖、短颈体型,高血压病史 20 年,冠状动脉三支血管重度狭窄,行冠状动脉旁路移植术后 3 年。家属反映夜间睡觉"鼾声如雷",并反复出现呼吸暂停。行睡眠监测提示阻塞性暂停 152 次,最长暂停时间 73 秒,最低氧饱和度 72%,诊断为重度夜间低氧血症。24 小时动态心电图提示夜间窦性心动过缓,阵发性房性心律、房室传导阻滞、心房自搏心律。心律失常与呼吸暂停、低氧血症有直接关系(心电图 3-3-13)。

14. 患者男性,90 岁,高血压 20 余年,左心房扩大(45 mm),平素无明显临床症状。携带 24 小时动态心电图发现,其夜间起床排尿时,突发心悸,回放动态心电图提示排尿时点出现阵发心房纤颤(心电图 3-3-14)。

15. 患者男性,63 岁,运动员体质,否认有高血压、冠心病、糖尿病等慢性病史。体检携带 24 小时动态心电图,午睡后感口渴,端杯急速饮水,一口气喝完一瓶矿泉水,中途未喘气,瞬间出现一过性眼黑、头晕,大口喘气

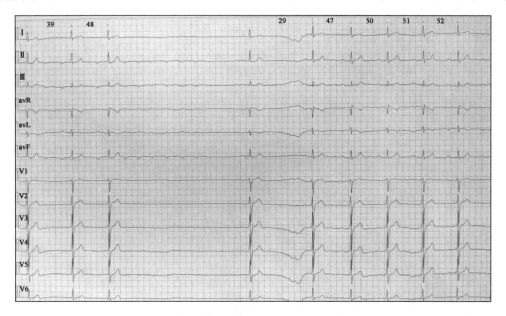

图 3-3-13　夜间窦性心动过缓,阵发性房性心律、房室传导阻滞、心房自搏心律

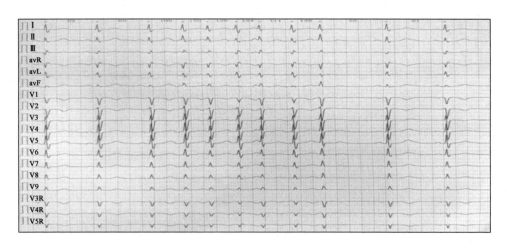

图 3-3-14　阵发心房纤颤

后数秒症状缓解。回放动态心电图提示:窦性停搏 3.16 秒(心电图 3-3-15)。

16. 患者男性,68 岁,因在外执行保健任务,未进午餐,傍晚出现明显饥饿感,快速饱餐两大碗热汤面后,感觉腹胀难忍,伴胸闷、全身出汗,当即测血压 85/50 mmHg,心率 46 次/分,急诊心电图提示窦性心动过缓,考虑急性胃扩张。给予胃肠减压,静脉补液治疗(心电图 3-3-16)。

17. 患者女性,72 岁,携带动态心电图检查期间,中餐进食少量,下午 5 点左右饮咖啡约 200ml,5 分钟后出现明显心慌,出汗,全身无力,自行含化巧克力 10 分钟后症状缓解,考虑为低血糖反应。心电图回放显示症状出现时点为窦性心动过速,心室率 148 次/分(心电图 3-3-17)。

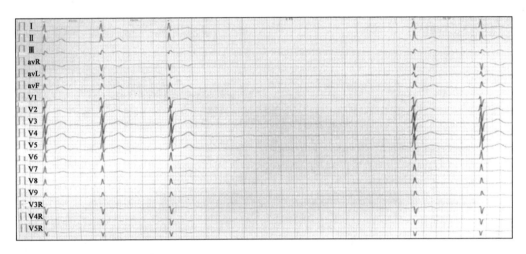

图 3-3-15 窦性停搏

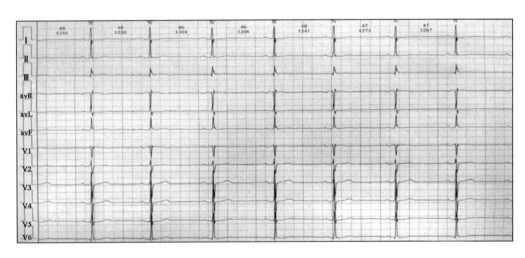

图 3-3-16 窦性心动过缓

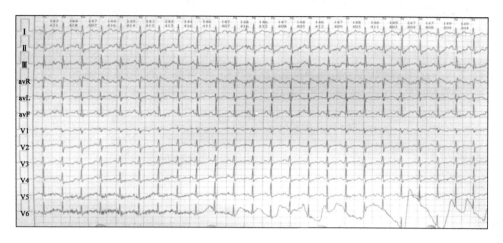

图 3-3-17　窦性心动过速

（王亚真）

## 参 考 文 献

[1] 孙宁玲.《中国高血压防治指南（2018 年修订版）》的重要修改及点评[J].中华心血管病杂志（网络版），2019(1):5.

[2] Al Ghorani H，Götzinger F，Böhm M，et al. Arterial hypertension-Clinical trials update 2021 [J]. Nutr Metab Cardiovasc Dis，2022，32(1):21-31.

[3] Lee JH，Kim KI，Cho MC. Current status and therapeutic considerations of hypertension in the elderly [J]. Korean J Intern Med，2019，34(4):687-695.

[4] Wermelt JA，Schunkert H. Management der arteriellen Hypertonie [Management of arterial hypertension] [J]. Herz，2017，42(5):515-526.

[5] 林果为，王吉耀，葛均波.实用内科学.15 版[M].北京:人民卫生出版社，2017.

[6] 肖军.临床诊疗中的心绞痛之问[J].中国保健营养，2018(380):60-63.

[7] 肖军，王洪叶，王德水，等.早期气管插管行机械通气在急性重症左心衰竭抢救中的价值[J].中华保健医学杂志，2012，14(3):203-205.

[8] 肖军，王洪叶，季春燕，等.主动脉内球囊反搏术在急性心肌梗死相关动脉近端病变患者中

的应用效果[J].中国循证心血管医学杂志，2011，3(4):272-274.

[9] 肖军，唐发宽，尹万里，等.首诊时心电图正常的不稳定型心绞痛预后与诊治的关系[J].山西医药杂志，2007，36(4):308-310.

[10] 肖军，唐发宽，金志浩，等.老年甲亢性心脏病误诊为其他心血管病的原因分析[J].中国综合临床，2003，19(4):382-383.

[11] 肖军，吉朝利，唐发宽.急性心肌梗死而心电图正常 1 例 [J].中国综合临床，2005，21(3):197.

[12] 肖军，唐发宽，陆宏.心电图正常心绞痛 13 例[J].心脏杂志，2004，16(3):293.

[13] 肖军，唐发宽.非冠心病致梗死样 ST 段抬高原因分析[J].心脏杂志，2004，16(5):489.

[14] 马长生.心房颤动—临床实践与治疗进展[M].北京:人民卫生出版社，2005.

[15] 李也菇.研究动态心电图在老年冠心病患者心肌缺血和心律失常生理诊断中的价值[J].中国医药指南，2016(1):64-65.

[16] 陈天佳，赵力.老年人心律失常的动态心电图特点及其临床意义[J].中国老年学杂志，2004(9):783-784.

[17] Koyak Z，Achterbergh RC，de Geoot JR，et al.

Postoperative arrhythmias in adults with congenital heart disease:incidence and risk factors [J]. Int J Cardiol,2013(18):1905.

[18] 李颖,姜玉蓉,吕建琼,等.动态心电图在老年心律失常诊断中的应用[J].临床心电学杂志,2011,20(3):188-191.

[19] 陈晓华,王瑞,赵玥,等.1635例老年及老年前期心律失常、心肌缺血动态心电图观察[J].实用心电学杂志,2015,(4):276-282.

[20] Solomon MD,Yang J,Sung SH,et al. Incidence and timing of potentially high-risk arrhythmias detected through long term continuous ambulatory electrocardiographic minitoring [J]. BMC Cardiovasc Disord, 2016, 16 (1):35.

# 第4章
# 老年医学科常见呼吸系统疾病

## 第一节 肺 炎

### 一、概念

肺炎是呼吸系统的常见病之一,指的是终末气道、肺泡和肺间质的炎症,可由多种病因引起,如感染、理化因素、免疫损伤等。尽管新的强效抗生素和有效的疫苗不断投入临床应用,但近年随着人口老龄化、病原体的变迁、医院获得性肺炎发病率的增高、病原学诊断的困难和不合理应用抗生素等因素引起细菌耐药性的增高,发病率和病死率仍旧较高。

2019 年全球疾病负担研究(GBD)数据显示,包括肺炎和细支气管炎在内的下呼吸道感染影响了全球 4.89 亿人,其中 5 岁以下的儿童和 70 岁以上的成年人是受肺炎影响最严重的人群。在儿童中,早产、营养不良、家庭空气污染、环境颗粒物或次优母乳喂养是社区获得性肺炎(CAP)的主要风险因素;而在成人中,呼吸系统疾病(如 COPD)、糖尿病、心血管疾病和慢性肝病是增加 CAP 风险的最常见的并发症。值得注意的是,男性患CAP 的风险高于女性,这可能是解剖结构、行为、社会经济和生活方式因素等差异所致。

### 二、病因

1. **呼吸道退行性变** 正常的呼吸道免疫防御屏障可使气管隆凸以下的呼吸道保持无菌,而肺炎是否发生主要决定于病原体和宿主这两个因素。如果病原体数量多,毒力强或者宿主呼吸道局部和全身免疫防御系统损伤,可引发肺炎。老年人由于上呼吸道黏膜和腺体萎缩,黏液、唾液分泌减少,黏膜-黏液系统的防御功能下降,病原体易在上呼吸道定植并且繁殖,成为老年肺炎发生的病原学条件。老年人喉头反射与咳嗽反射减弱可引发上呼吸道保护性反射减弱,病原体容易进入下呼吸道;骨质疏松,脊柱后凸和肋软骨钙化,肋间肌和辅助呼吸肌萎缩,胸廓活动受限,并由扁平胸变为桶状胸,使肺通气功能下降;小气道周围弹力纤维减少,管壁弹性牵引力减弱,致使小气道变窄、塌陷,气道阻力增加。这些结构和功能的改变均影响异物和分泌物的排出,易导致感染。病原体可通过下列途径引起肺炎:①空气吸入;②血行播散;③邻近感染部位蔓延;④上呼吸道定植菌的误吸。肺炎还可通过误吸胃肠道的定植菌(胃食管反流)和通过人工气道吸入环境中的致病菌引起。

2. **慢性基础性疾病** 老年人常易合并有各器官功能衰退、营养缺乏状态等多种内外科疾病,易于导致老年人的肺部感染率和病死率增加。临床观察发现,几乎所有老年肺炎患者患有一种或多种基础疾病,如神经系统疾病、糖尿病、慢性支气管炎、充血性心力衰竭、恶性肿瘤等。慢性基础疾病是肺炎重要的危险因素,通常情况下多种基础疾病也是在肺炎的诊断和治疗中具有挑战性的临床问题。

3. 免疫力降低 老龄化带来的免疫老化促进了老年人呼吸道感染的发生。胸腺退化、胸腺激素减少，老年人的巨噬细胞吞噬、趋化性和中性粒细胞杀菌作用等非特异性免疫反应低下，而通过淋巴细胞实现的特异性免疫反应更差。上述各种全身或局部的免疫功能障碍，均可使肺炎的发病率进一步增高。

4. 其他因素 长期吸烟，各器官功能下降，御寒能力降低，容易受凉感染，加之行动障碍，长时间卧床，睡眠障碍而长期使用安眠药等均可增加肺炎的易感性。

## 三、分类

1. 按照解剖学分类

(1)大叶性肺炎：炎症起于肺泡，通过肺泡间孔向其他肺泡蔓延，以致一个肺段或肺叶发生炎症，又称肺泡性肺炎。致病菌多为肺炎链球菌。

(2)小叶性肺炎：病原体经支气管入侵播散引起细支气管、终末细支气管及肺泡的炎症，又称为支气管肺炎。常继发于其他疾病，可由细菌、病毒及支原体引起。

(3)间质性肺炎：为肺间质的有炎症。可由细菌、病毒、支原体、衣原体或卡氏肺囊虫等引起。是以肺间质为主的炎症，病变主要累及支气管壁及其周围组织。由于病变在肺间质，呼吸道症状较轻，异常体征较少。X线通常表现为肺下部的不规则条索状阴影。

2. 按照患病环境分类 由于病原体检出在技术及实施上有时存在困难，结果报告相对滞后，且不同环境下肺炎病原体分类可协助肺炎的诊治，已广泛应用于临床。

(1)社区获得性肺炎（CAP）：也称医院外获得性肺炎，在医院外罹患的感染性肺实质炎症，包括有明确潜伏期的病原体感染而在入院后平均潜伏期内发病的肺炎。传播途径为吸入飞沫、空气或血源传播。主要病原菌为肺炎链球菌。

(2)医院获得性肺炎（HAP）：简称医院内肺炎，指在入院时既不存在，也不处于感染潜伏期，而在入院48小时后在医院内发生的感染，也包括出院后48小时内发生的肺炎。其中以呼吸机相关性肺炎多见，治疗及预防较困难。误吸口咽部定植菌是HAP最主要的发病机制。常见病原菌为革兰阴性杆菌，包括金黄色葡萄球菌、铜绿假单胞菌、肺炎杆菌、肠杆菌等。

3. 按照病因分类

(1)细菌性肺炎：最为常见，最常见的病原菌是肺炎链球菌，其次是葡萄球菌、肺炎杆菌。

(2)病毒性肺炎：冠状病毒、流感病毒、麻疹病毒等感染。

(3)非典型病原体所致肺炎：如支原体、衣原体、军团菌等感染。

(4)真菌性肺炎：如白念珠菌感染。

(5)理化因素所致肺炎：如放射线损伤引起的放射性肺炎、吸入性刺激气体、液化等化学物质亦可引起化学性肺炎。

## 四、临床表现

一般急性起病，典型表现为突然畏寒、发热，或先有短暂"上呼吸道感染"史，随后咳嗽、咳痰或原有呼吸道症状加重，并出现脓性痰或血痰，伴或不伴胸痛。病变范围大者可有呼吸困难、发绀。早期肺部体征不明显，典型体征为肺实变体征、湿啰音。发病迅速，病情恶化较多见，更易发生呼吸衰竭。呼吸系统解剖生理退化改变是呼吸系统发病率高的基础。如同样的病原体、相同部位及范围的肺部感染，急性呼吸衰竭常是肺部病变的首发症状。

肺炎患者的并发症较多，尤其是已经有缺血、重要器官储备功能差。最常见并发呼吸衰竭性和心力衰竭性或高血压性心脏病的患者，以心律失常最为常见。约1/3肺炎患者特别是年龄＞85岁的患者易于并发急性意识识障碍和精神障碍,如谵妄等。其他如酸碱失衡、水电解质紊乱、消化道大出血、急性心肌梗死及多器官功能衰竭常见。

## 五、实验室检查

1. 血常规　细菌性肺炎可见血白细胞计数和中性粒细胞增高,并有核左移,或细胞内见中毒颗粒。年老体弱、酗酒、免疫功能低下者白细胞计数可不增高,但中性粒细胞比例仍高。病毒性肺炎和其他类型肺炎,白细胞计数可无明显变化。

2. 胸部 X 线　可为肺炎发生的部位、严重程度和病原学提供重要线索。如呈肺叶、段分布的片状浸润影,高度提示为细菌性肺炎,实变区内可见含气的支气管影,称之为支气管气象(含气支气管征);呈斑片状或条索状非均匀片状阴影,密度不均匀,沿支气管分布,则多见于细菌或病毒引起的支气管肺炎;空洞性浸润,常见于葡萄球菌或真菌感染。

3. 痰涂片镜检及痰培养　明确病原体有助于临床治疗。最常用的病原学检测方法是痰涂片镜检及痰培养,具有简便、无创等优点,但由于口咽部存在大量定植菌,经口咳出的痰标本易受污染,标本采集须规范操作,必要时可经人工气道吸引或经纤支镜通过防污染样本毛刷获取标本。有胸腔积液时应做胸腔积液培养,疑有菌血症时应采血做血培养。此外,还可通过血清学方法检测某些肺炎病原的抗体以得出病原学诊断。

## 六、诊断

依据病史及临床表现、体征,结合血常规检查及胸部 X 线检查有助诊断,痰培养连续 2 次分离出相同病原菌可确诊。

## 七、治疗

1. 抗感染治疗　是肺炎治疗的最主要

环节。治疗原则为初始采用经验治疗(根据 HAP 或 CAP 选择抗生素),初始治疗后,根据临床反应、细菌培养和药物敏感试验,给予特异性的抗生素治疗。抗生素治疗后 48～72 小时应对病情进行评价,治疗有效表现为体温下降、症状改善、白细胞逐渐降低或恢复正常,而 X 线胸片病灶吸收较迟。

2. 对症和支持治疗　包括祛痰、降温、吸氧、维持水电解质平衡,改善营养及加强机体免疫功能等治疗。预防并及时处理并发症。葡萄球菌肺炎、革兰阴性杆菌肺炎等出现严重脓毒血症,可并发感染性休克,应及时给予抗休克治疗,并发肺脓肿呼吸衰竭的给予相应治疗。

## 八、健康指导

1. 休息与环境　高热患者应卧床休息,以减少氧耗量,缓解头痛、肌肉酸痛等症状。病室应尽可能保持安静并维持适宜的温、湿度。

2. 饮食　提供足够热能、蛋白质和维生素的流质或半流质食物,以补充高热引起的营养物质消耗。鼓励患者多饮水,以保证足够的入量并有利于稀释痰液。

3. 高热护理　可采用温水擦浴、冰袋、冰帽等物理降温措施,以逐渐降温为宜,防止虚脱。患者大汗时,及时协助擦拭和更换衣服,避免受凉。必要时遵医嘱使用退热药或静脉补液,补充因发热而丢失较多的水分和电解质,加快毒素排泄和热量散发。心脏病和(或)老年人患者应注意补液速度,避免过快导致急性肺水肿。

4. 口腔护理　做好口腔护理,鼓励患者经常漱口。口唇疱疹者局部涂抗病毒软膏,防止继发感染。

(李春晖　张金花)

# 第二节　慢性支气管炎

## 一、概念

慢性支气管炎,简称慢支,是临床常见的呼吸系统疾病,发病率占健康成人的 3％～7％,而在被诊断患有慢性阻塞性肺病的患者发病率高达 74％,目前研究发现,该疾病患病率的增加与年龄、吸烟、职业和社会经济地位等存在很大的联系。

慢性支气管炎常继发于慢性阻塞性肺病,是气管、支气管黏膜及其周围组织的慢性非特异性炎症,好发于中老年人,病程缓慢,多隐匿起病,初起常发于秋冬季节。临床上以咳嗽、咳痰为主要症状,或有喘息,每年持续发作 3 个月或更长时间,连续 2 年或 2 年以上,并排除具有咳嗽、咳痰、喘息症状的其他疾病。

## 二、病因

慢支的病因目前还尚不明确,怀疑可能是环境因素和自身因素长期共同作用的结果。

1. **吸烟**　是本病发病的至关重要的因素。吸烟者慢性支气管炎的患病率较不吸烟者高 2～8 倍,烟龄越长,吸烟量越大,患病率越高。香烟中含尼古丁、氰氢酸和焦油等化学物质,可对支气管黏膜产生多种破坏作用,如可损伤气道上的上皮细胞,显著降低纤毛的运动,造成气道自身的净化功能降低;可促使杯状细胞增生、支气管黏膜充血水肿及黏液积聚,诱发感染。此外,香烟烟雾还可促使机体产生过多的氧自由基,从而诱导中性粒细胞释放蛋白酶,抑制抗蛋白酶系统,从而破坏肺弹力纤维,进而诱发肺气肿等。

2. **大气污染**　有害气体(如二氧化硫、二氧化氮、氯气及臭氧等)对气道黏膜上皮均具有刺激和细胞毒作用,使肺自身的清除功能遭受严重损害,促进黏液的分泌,为细菌感染创造了有利条件。

3. **感染因素**　是慢支发生发展的重要因素之一,包括病毒、细菌和支原体等,可导致支气管黏膜的损伤,引发慢性炎症。其中病毒感染有鼻病毒、流感病毒、呼吸道合胞病毒及腺病毒等,细菌感染有以葡萄球菌、肺炎链球菌及流感嗜血杆菌等。细菌感染继发于病毒或支原体感染、气道黏膜受损的基础上发生。

4. **其他因素**　慢性支气管炎急性发作常见于秋冬季,因此气象因子也常被视为发病的因素之一。寒冷空气可刺激腺体分泌黏液增加和纤毛运动,减弱、削弱气道的防御功能,还可通过反射引起支气管平滑肌痉挛、黏膜血管收缩、局部血循环障碍,有利于继发感染。本病大多患者具有自主神经功能失调的现象,部分患者副交感神经功能亢进,气道反应性较正常人增高。此外,老年人肾上腺皮质功能减退、细胞免疫功能受损、溶菌酶活性降低、营养低下、维生素 A 和维生素 C 不足等均可使气道黏膜血管通透性增加和上皮修复功能减退等。

## 三、分型与分期

1. **临床分型**

(1) 单纯型:以反复咳嗽、咳痰为主要表现。

(2) 喘息型:在慢性咳嗽、咳痰的基础上伴有喘息,并经常或多次听到哮鸣音。

2. **临床分期**

(1) 急性加重期:近 1 周内有呼吸道感染,痰量增多,出现黏液脓痰或症状明显加重。

(2) 慢性迁延期:咳嗽、咳痰和喘息症状迁延达 1 个月以上。

(3) 缓解期:症状基本消失并维持 2 个月以上。

### 四、临床表现

1. 症状　慢性支气管炎常缓慢起病，病程较长，且反复急性发作从而使患者病情加重。患者的主要症状表现为咳嗽、咳痰或伴有喘息。

（1）咳嗽：常于晨间或者睡眠时发生。

（2）咳痰：常于清晨或者起床后可出现咳痰，痰液常为白色黏液和浆液泡沫样，很少出现痰中带血。

（3）喘息或气急：若伴有肺气肿时，患者常表现为活动后气急。

2. 体征　早期常无异常体征，而急性发作期时可于背部或者双肺底闻及啰音，咳嗽后症状减轻，甚至消失。

### 五、辅助检查

1. 痰菌检查　急性加重期应做痰涂片革兰染色及细菌培养、药敏试验。

2. 胸部 X 线检查　早期无异常，反复发作者可见肺纹理增粗、紊乱，呈网状、条索状或斑点状阴影，以下肺野为明显。

3. 血常规　外周血白细胞计数正常，并发细菌感染时可增高，喘息型者嗜酸性粒细胞可增多。

4. 肺功能检查　早期无异常，若使用支气管扩张剂后 $FEV_1/FVC < 70\%$ 时，常提示该病已经发展成慢性阻塞性肺疾病。

### 六、诊断

依据咳嗽、咳痰或伴有喘息，每年持续发作 3 个月，连续 2 年或者 2 年以上，且排除其他可以引起类似症状的慢性疾病，可确诊为慢性支气管炎。其中诊断慢性支气管炎最关键的因素是排除其他可能的下呼吸道疾病的典型病史。

### 七、治疗

慢性支气管炎治疗的主要目的是缓解症状、预防并发症和减缓疾病的进展。治疗的主要目标是减少黏液的过度产生、控制炎症和减轻咳嗽。这些是通过药物和非药物干预来实现的。

1. 非药物治疗

（1）戒烟：避免吸入有害气体及其他有害颗粒。戒烟可改善黏液纤毛功能并减少杯状细胞的增生。此外，戒烟可减少气道损伤，降低支气管上皮细胞中脱落的黏液水平。

（2）肺康复：是慢性支气管炎治疗的重要组成部分，包括教育、改变生活方式、规律的体育锻炼和避免在工作或生活环境中接触已知的污染物。

2. 药物治疗

（1）抗生素：一般根据常见的病原菌选择抗生素的种类，一般首次推荐口服，病情严重者可静脉给药，代表药物有左氧氟沙星、罗红霉素、阿莫西林等。

（2）镇咳祛痰药：代表药物有盐酸氨溴索、复方氯化铵和右美沙芬等。

（3）支气管扩张药：β肾上腺素能受体激动药和抗胆碱能药可通过扩大气道管腔、增加纤毛的功能等缓解症状。代表药物有氨茶碱和 $\beta_2$ 受体激动药等。

（颜　倩　张俊红）

# 第三节　肺功能检查

呼吸功能检查在呼吸系统疾病及非呼吸系统疾病肺部损害的诊治中占有重要地位，通过肺功能检查（pulmonary function tests，PFT）可判断受试者有无通气功能障碍、障碍的类型、损害的严重程度等；通过呼出气一氧化氮测定来区分呼吸系统疾病是否为嗜酸性粒细胞性气道炎症所致，并指导和管理哮喘患者激素的合理使用；通过血气分析可判断酸碱失衡,分析体内组织代谢状况,为调节机械通气的参数提供客观指标。随着医疗技术的进步,肺功能检查的应用日渐重视。从呼吸系统的辅助检查、手术前肺通气储备力的评估、职业病的监测、劳动力的鉴定,到高原及潜海后的肺损评估,检查范围更加广泛。检查对象从婴幼儿、儿童、青少年到成年人无所不及。作为呼吸系统疾病重要的检查项目,肺功能检查已在国务院"十三五"卫生与健康规划中确立为常规检查,已像测量血压、血糖、心电图一样普及。一系列的肺功能检查指南相继出台,为肺功能检查的质控和规范化奠定了基础。

随着人口老龄化加速,我国老年人常见的疾病,如慢性阻塞性肺疾病(chronic obstructive pulmonary disease,COPD)、肺部感染等已经成为老年人常见的致死原因之一,并造成极大的经济和社会负担,所以对COPD的早期发现及疾病管理是重中之重。由于COPD是持续气流受限为特征的慢性支气管炎和肺气肿,其气流受限多呈进行性发展,与气道和肺组织对烟草、烟雾等有害气体或有害颗粒的慢性炎症反应增强有关。肺量计是检查气流受限的金标准,对早期发现小气道病变对COPD的防治有重要意义。COPD患者肺功能检查常以小气道功能障碍、阻塞型通气功能减退为主,GOLD指南将吸入支气管扩张药(吸入沙丁胺醇气雾剂)后一秒钟用力呼气容积/用力肺活量($FEV_1/FVC$)<70%作为诊断COPD的必要条件。

PFT对慢阻肺的诊断、严重程度评价、疾病进展、预后及治疗反应等也均有重要意义。它是应用呼吸生理知识和现代检查技术结合的以了解人体呼吸功能的检查技术,其主要有检查项目有的通气功能检查,换气功能检查,脉冲振荡肺功能检查,气道阻力测定等。

## 一、通气功能检查

1. 流量容积曲线测定

(1)测定方法:患者取坐位,夹上鼻夹,口含咬嘴,让患者适应用口呼吸后嘱患者平静呼吸3～5次,待平静呼吸平稳后,在平静呼吸的呼期末深吸气到残气位,再快速用力呼气一直呼到残气位,再深吸一口气即可,以此重复最少3次。

(2)在流量容积曲线测定可得到重要指标

①用力肺活量(FVC):是指最大吸气至肺总量位后,做最大努力、最快速度的呼气,直至残气位所能呼出的气量。正常情况下FVC与VC(肺活量)相等。但当气道狭窄,气流阻塞时用力呼气可引起气道陷闭,这时FVC是小于VC的;正常值≥80% prd预计值。

②一秒量($FEV_1$):指完全吸气至肺总量位后在第1秒以内的快速用力呼气量,既是容积检查又是流量检查,是通气功能严重程度分级的重要指标;正常值≥80% prd预计值。

③一秒率($FEV_1/FVC$):是$FEV_1$和FVC的比值,是判断气流阻塞的主要指标,气流阻塞越严重$FEV_1/FVC$下降得越明显;正常值$FEV_1/FVC$≥92%预计值。

④呼气峰值流量(PEF):是指用力呼气时的最高气体流量,可反映气道通畅性和肌肉力量,与$FEV_1$的一致性高。

⑤最大呼气中期流量(MMEF、$FEF_{25\%\sim75\%}$):指用力呼出25%～75%肺活量之间的平均呼气流量,是反映小气道功能障碍的重要指标;正常值≥65% prd预计值。

⑥用力呼出75%肺活量时的最大瞬间呼气流量($FEF_{75\%}$),正常值≥65% prd预计值。用力呼出50%肺活量时的最大瞬间呼气流量($FEF_{50\%}$),正常值≥65% prd预计值。

MMEF、$FEF_{75\%}$、$FEF_{50\%}$ 是反映小气道功能障碍的重要指标,三项中两项低于实测值与预计值比值的 65% 以下则为小气道功能障碍(图 4-3-1)。

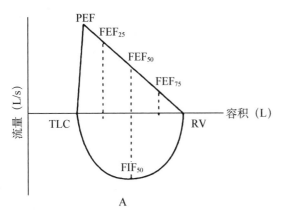

图 4-3-1　流量容积曲线

**2. 肺容量检查**

(1)测定方法:患者取坐位,夹上鼻夹,口含咬嘴,让患者适应用口呼吸后嘱患者平静呼吸 3～5 次,待平静呼吸平稳后,令受检者在平静呼气末做尽力深吸气,达极限后再做最大幅度的深缓呼吸至残气位,随后恢复平静呼吸 2～3 次。以此重复最少 3 次。

(2)重要指标

①肺活量(VC):最大深吸气后所能呼出的全部气量;正常值:≥80% prd 预计值。

②潮气容积(VT):平静呼吸时,每次吸入或呼出的气量。

③补吸气容积(IRV):在平静吸气后,用力吸气所能吸入的最大气量,可反映吸气肌的力量。

④补呼气容积(IRV):在平静呼气后,用力呼气所能呼出的最大气量,可反映胸腹肌的力量。

⑤残气容积(RV):深呼气后肺内剩余的气体容积;正常值:80%～120% prd。

⑥肺总量(TLC):最大深吸气后肺内所含总的气体容量;正常值:80%～120% prd。

**3. 最大自主通气量(MVV)**

(1)测定方法:患者取坐位,夹上鼻夹,口含咬嘴,嘱患者平静呼吸 4～5 次,待呼气容积基线平稳后,以最大呼吸幅度、最快呼吸速度持续重复呼吸 12 秒钟或 15 秒钟。休息 5～10 分钟后重复第 2 次检查。

(2)重要指标:最大自主通气量(MVV),指 1 分钟内以尽可能快的速度和尽可能深的幅度重复最大自主努力呼吸所得到的通气量,即潮气量与呼吸频率的乘积。MVV 可反映呼吸肌的力量、胸廓弹性、肺组织弹性等,是一项综合评价肺通气功能储备量的重要指标,常用作手术适应证指标;正常值为≥80% prd 预计值。

## 二、换气功能检查

肺换气功能检查即为肺弥散功能检查,是指气体通过肺泡-毛细血管膜(包含肺泡上皮及其基底膜、肺泡毛细血管内皮及其基底膜及两个基底膜之间的结缔组织)从肺泡向毛细血管弥散到血液,并且与血液中的血红蛋白结合的能力。

**1. 一口气弥散量测定方法**　受试者取坐位,夹上鼻夹,口含咬嘴,让患者适应用口呼吸后嘱患者平静呼吸 3～5 次,待平静呼吸平稳后,嘱患者呼长气至残气位,再深吸一口气至肺总量位后屏住呼吸 8 秒,让患者匀速呼完气即可。

**2. 重要指标**

(1)一氧化碳弥散量(DLCO):指一氧化碳在单位时间(1 min)及单位压力差(1 mmHg 或 0.133kPa)条件下从肺泡转移至肺泡毛细血管内,与血红蛋白结合的量。是反映肺弥散功能的主要指标;正常值 80%～120% prd 预计值。

(2)DLCO 与肺泡容量比值(DLCO/$V_A$):也称比弥散量,用于排除肺容积对弥散量的影响。弥散功能增加,见于红细胞增多症,支气管哮喘等;弥散功能降低,见于肺间质疾病(肺纤维化),矽肺,重度 COPD,肺叶切除术后等。

## 三、气道可逆试验与气道激发试验

1. 气道可逆试验 阳性见于支气管哮喘、部分 COPD,上呼吸道感染急性期。

(1)测定方法:在患者基础的流速-容量曲线上,给患者吸入沙丁胺醇气雾剂 400 微克,嘱患者休息 15～30 分钟后再查一次流速-容量曲线,比较用药前后 $FEV_1$ 和(或)用力肺活量(FVC)。

(2)判断:若 $FEV_1$ 和(或)用力肺活量(FVC)用药后较用药前增加≥12%,且绝对值增加≥200ml,则为阳性。

2. 气道激发试验 是诊断支气管哮喘的金标准。吸入性支气管激发试验测定方法:测定基础流速-容量曲线后,雾化吸入生理盐水,嘱患者休息 2 分钟,复查流速-容量曲线,观察 $FEV_1$ 的变化。以此方法吸入不同浓度的乙酰甲胆碱溶液,复测流速-容量曲线,同时观察 $FEV_1$ 的变化。直至 $FEV_1$ 较基础值下降≥20%,或明显不适及临床症状,或吸入最高浓度为止。最后吸入支气管舒张药(沙丁胺醇气雾剂),嘱患者休息 15～30 分钟复测流速-容量曲线,直至 $FEV_1$ 恢复后终止试验。结果判读:$FEV_1$ 较基础值下降≥20%,或明显不适及临床症状。

## 四、呼出气一氧化氮测定(FeNO)

呼出气一氧化氮被认为是气道Ⅱ型炎症(嗜酸粒细胞增高的过敏性炎症)的生物标志物,不仅能反映气道炎症水平,还能预测糖皮质激素及Ⅱ型炎症相关单克隆抗体的治疗效应、评估抗炎效果、预测急性加重,常用于过敏性哮喘的辅助诊断及激素治疗的疗效监测手段(表 4-3-1)。

表 4-3-1 呼出气一氧化氮测定

| 指标 | 测定方法 | 临床意义 | 参考值 |
|---|---|---|---|
| $FeNO_{50}$ | 50ml/s 口呼气测定 | **大气道炎症**<br>支气管为主的大气道上皮细胞产生的 NO | 5～25ppb |
| $FeNO_{200}$ | 200ml/s 口呼气测定 | **小气道炎症**<br>小气道产生的 NO | <10ppb |
| CaNO | 50、200ml/s 两口气测定 | **肺泡炎症**<br>肺泡产生的 NO | <5ppb |
| FnNO | 10ml/s 流速单鼻孔抽气 | **上气道炎症**<br>鼻腔及鼻窦产生的 NO | 250～500ppb |

## 五、通气障碍肺功能检查

肺功能检查将通气功能障碍主要分为阻塞型、限制型、混合型等。

1. 阻塞型通气功能障碍 是指由于气道阻塞造成的通气障碍,表现为 $FEV_1$/FVC,$FEV_1$ 显著下降,而 FVC 可在正常范围或轻度下降。流量 — 容积曲线可表现为呼气相下降支向横坐标轴(容量轴)方向凹陷,凹陷越明显常提示气道阻塞,气流受限越严重。常见的引起阻塞性通气功能障碍的肺部疾病包括 COPD、支气管哮喘、闭塞性细支气管炎、囊性纤维化和上气道梗阻(UAO)疾病等。

2. 限制型通气功能障碍 是指由于胸廓或肺的扩张和收缩受限引起肺体积受限导致的肺容量减少,肺功能特征为:VC、TLC 下降至正常低限(LLN)以下,$FEV_1\%$ prd 及

$FEV_1/FVC\%$ prd 正常或增加,多伴随最大呼气流量-容积(MEFV)曲线出现特异性表现 FVC 变小,呼气峰流量显著降低、曲线降支陡直且斜率变大。常见的引起限制型通气功能障碍的疾病有肺间质纤维化,胸腔积液,胸廓畸形等。

3.混合型通气功能障碍　指同时存在阻塞性和限制性通气功能障碍。肺功能表现为 $FEV_1/FVC$ 下降,$FEV_1$ 下降,FVC、VC 下降。混合型通气功能障碍的疾病有严重的 COPD 等。

### 六、常见的通气功能障碍的肺功能病例

病例 1:诊断为 COPD。患者男性,68 岁,慢性咳嗽、咳痰 15 余年,伴喘息胸闷 5 年。肺 CT 示:两肺支气管炎征象;两肺局限性肺气肿。肺功能检查如图 4-3-2 所示。

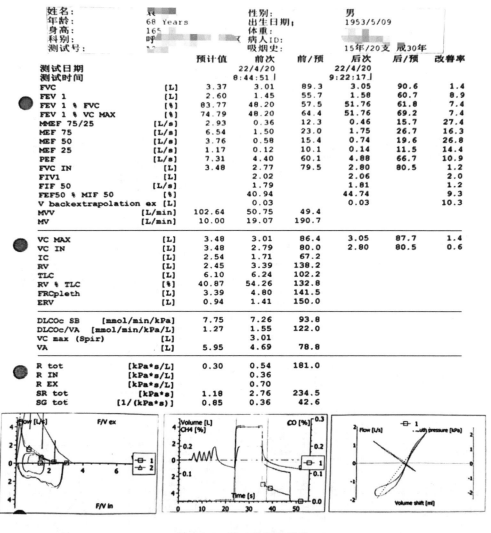

图 4-3-2　肺功能测定报告

肺功能分析：患者 F-V 曲线中质控符合 A 级，曲线流畅，重复性好，外推容积为 0.03 L＜0.15L 符合要求。使用支气管舒张药（沙丁胺醇）后 FEV$_1$/FVC 实测值为 51.76％，＜70％，判定为患者有持续的气流受限。VC 占预计值％为 86.4 ％ prd 正常，FVC 占预计值％ 为 89.3 ％ prd 正常，FEV$_1$/FVC 占预计值％ 为 57.5 ％ prd ↓，FEV$_1$ 占预计值％55.7 ％ prd↓，MMEF$_{75/25}$ 占预计值％ 为 12.3 ％ prd ↓，MEF$_{50}$ 占预计值％ 为 15.4 ％ prd ↓，MEF$_{25}$ 占预计值％ 为 10.1 ％ prd ↓，RV 占预计值％为 138 ％ prd ↑，TLC 占预计值％102 ％ prd 正常，残总比为 54.26％（正常参考值为＜35％）↑，肺功能结论为中重度阻塞型通气功能障碍。

病例 2：诊断为间质性肺炎。患者男性，68 岁，咳嗽伴活动后喘憋半年，多为刺激性干咳为主，偶有咳白色泡沫黏痰，伴活动后喘憋。肺 CT 示双肺多发肺间质纤维化，支气管炎表现，肺功能检查如图 4-3-3 所示。

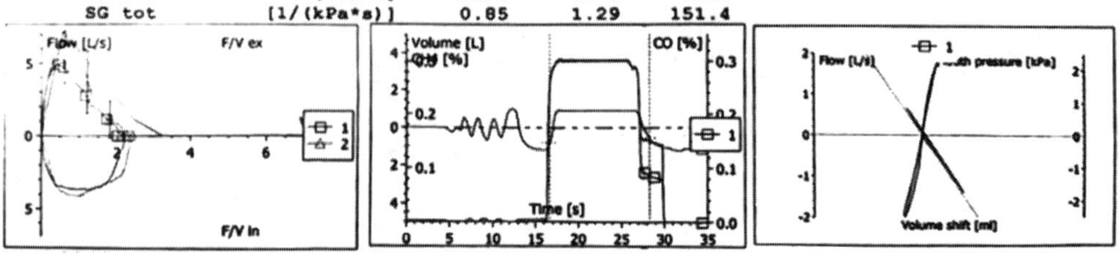

图 4-3-3　肺功能测定报告

功能分析:患者 F-V 曲线中质控符合 A 级,曲线流畅,重复性好,外推容积为 0.07L(<0.15L)符合要求。VC 占预计值% 为 68.1% prd ↓,FVC 占预计值% 为 70.3% prd ↓,$FEV_1$/FVC 占预计值% 为 104.3% prd 正常,$FEV_1$ 占预计值% 79.5% prd ↓,$MMEF_{75/25}$ 占预计值% 为 82.2% prd 正常,$MEF_{50}$ 占预计值% 为 75.1% prd 正常,$MEF_{25}$ 占预计值% 为 103.3% prd 正常,RV 占预计值% 为 61.7% prd ↓,TLC 占预计值% 64.5% prd ↓,残总比为 39.02% 升高,DLco 为 55.8% prd ↓。肺功能结论为:轻度限制型通气功能障碍,弥散功能中度减退。

**病例 3**:诊断为左肺大疱,左侧胸腔积液。患者男性,45 岁,活动后气短、胸闷十余年。肺 CT 示左侧肺叶巨大肺大疱,左侧少量胸腔积液,左肺局部膨胀不全,右肺下叶局限性肺气肿。肺功能检查如图 4-3-4 所示。

## 解放军总医院第八医学中心
### 肺功能测定报告

| 姓名: | | | 性别: | 男 |
| 年龄: | 45 Years | | 出生日期: | 1975/12/2 |
| 身高: | 170 cm | | 体重: | 70 kg |
| 科别: | | | 病人ID: | |
| 测试号: | | | 吸烟史: | |

| | | 预计值 | 前次 | 前/预 | 后次 | 后/预 | 改善率 |
|---|---|---|---|---|---|---|---|
| 测试日期 | | | 21/5/24 | | | | |
| 测试时间 | | | 8:36:12 | | | | |
| FVC | [L] | 4.26 | 2.20 | 51.6 | | | |
| FEV 1 | [L] | 3.49 | 1.25 | 35.9 | | | |
| FEV 1 % FVC | [%] | 83.57 | 57.04 | 68.3 | | | |
| FEV 1 % VC MAX | [%] | 78.94 | 56.15 | 71.1 | | | |
| MMEF 75/25 | [L/s] | 4.02 | 0.45 | 11.3 | | | |
| MEF 75 | [L/s] | 7.48 | 1.87 | 25.0 | | | |
| MEF 50 | [L/s] | 4.67 | 0.60 | 12.9 | | | |
| MEF 25 | [L/s] | 1.90 | 0.17 | 9.1 | | | |
| PEF | [L/s] | 8.61 | 4.13 | 48.0 | | | |
| FVC IN | [L] | 4.43 | 2.23 | 50.3 | | | |
| FIV1 | [L] | | 2.21 | | | | |
| FIF 50 | [L/s] | | 3.09 | | | | |
| FEF50 % MIF 50 | [%] | | 19.44 | | | | |
| V backextrapolation ex | [L] | | 0.07 | | | | |
| MVV | [L/min] | 127.37 | | | | | |
| MV | [L/min] | 10.00 | 17.93 | 179.3 | | | |
| | | | | | | | |
| VC MAX | [L] | 4.43 | 2.23 | 50.3 | | | |
| VC IN | [L] | 4.43 | 2.23 | 50.3 | | | |
| IC | [L] | 3.14 | 1.71 | 54.5 | | | |
| RV | [L] | 2.01 | 1.90 | 94.5 | | | |
| TLC | [L] | 6.50 | 3.92 | 60.3 | | | |
| RV % TLC | [%] | 31.90 | 48.38 | 151.7 | | | |
| FRCpleth | [L] | 3.30 | 2.73 | 82.6 | | | |
| ERV | [L] | 1.29 | 0.83 | 64.0 | | | |
| | | | | | | | |
| DLCOc SB | [mmol/min/kPa] | 9.82 | 5.97 | 60.8 | | | |
| DLCOc/VA | [mmol/min/kPa/L] | 1.51 | 1.63 | 107.8 | | | |
| VC max (Spir) | [L] | | 2.11 | | | | |
| VA | [L] | 6.35 | 3.67 | 57.7 | | | |
| | | | | | | | |
| R tot | [kPa*s/L] | 0.30 | 0.81 | 269.1 | | | |
| R IN | [kPa*s/L] | | 0.70 | | | | |
| R EX | [kPa*s/L] | | 1.07 | | | | |
| SR tot | [kPa*s] | 1.18 | 2.39 | 203.5 | | | |
| SG tot | [1/(kPa*s)] | 0.85 | 0.42 | 49.1 | | | |

图 4-3-4　肺功能测定报告

功能分析:患者 F-V 曲线中质控符合 A 级,曲线流畅,重复性好,外推容积为 0.07L<0.15L 符合要求。VC 占预计值% 为 50.3 % prd ↓,FVC 占预计值% 为 51.6 % prd ↓,FEV$_1$/FVC 占预计值%,68.3 % prd ↓,FEV$_1$ 占预计值%35.9 % prd ↓,MMEF$_{75/25}$ 占预计值% 为 11.3 % prd ↓,MEF$_{50}$ 占预计值% 为 12.9 % prd ↓,MEF$_{25}$ 占预计值% 为 9.1 % prd ↓,RV 占预计值% 为 94.5 % prd 正常,TLC 占预计值% 60.3 % prd ↓,残总比为 48.38% 升高,DL-co 为 60.8 % prd ↓。肺功能结论:重度混合型通气功能障碍,弥散功能轻度减退。

肺通气功能障碍常见三型,即阻塞型通气功能障碍、限制型通气功能障碍、混合型通气功能障碍。它包括了通气功能障碍、换气功能障碍,COPD 在早、中期可以有阻塞性通气功能障碍,当发展到晚期的时候,由于气道的炎症刺激肺间质血管瘢痕限制了肺的扩张也会伴发限制型通气功能障碍,则表现为既阻塞又限制的混合性通气功能障碍,而长期咳嗽使肺泡壁大量破坏,肺有效的交换面积

减少表现肺弥散功能减退;COPD 患者在服用支气管舒张药后复查肺功能可评估气道狭窄的程度及阻塞气道的可逆程度,从而评估药物治疗的效果。肺纤维化分原发性和继发性两种,原发性也是特发性肺纤维化,发病重,起病迅速,一诊断就发现中/重度的换气功能障碍,一般来说不可逆;而继发性的肺纤维化的代表疾病是重症 COPD、结缔组织病,如系统性红斑狼疮、糖尿病、类风湿关节炎晚期等也可以引起肺间质毛细血管膜的增厚引起肺弥散量降低,同时由于纤维化引起的肺和胸廓的扩张受限可以引起肺通气功能障碍,表现限制性通气功能障碍。所以上述疾病表现的呼吸功能受损不同,根据相应不同的肺损害在治疗上也不同。

总之,随着年龄增长,肺呼吸功能逐渐减退,常见疾病以 COPD 为代表,而肺功能检查在其早期诊断上有重要地位,同时气道的激发试验、气道的可逆试验、呼出气一氧化氮测定对呼吸系统疾病的诊断和鉴别诊断,对嗜酸细胞性哮喘的区分及激素的管理有帮助。

(李小凤)

# 第四节　慢性阻塞性肺疾病

## 一、概述

慢性阻塞性肺疾病(简称慢阻肺,chronic obstructive pulmonary disease,COPD)是呼吸系统的常见病,严重危害着人类健康,是导致死亡的重要病因。但是慢阻肺诊断不足普遍存在,主要原因包括两个:一是普通人群对慢阻肺及相关知识缺乏了解及高危人群接受肺功能检查率低;二是老年慢阻肺患者症状缺乏特异性,常因患有多系统疾病而被忽略,且老年人特有的病理生理特点,使老年人群慢阻肺诊治面临挑战。随着吸烟率的升高和人口老龄化的加剧,慢阻肺患者的数量和疾病负担将进一步上升。世界卫生组织

(WHO)关于病死率和死因的最新预测数字显示,慢阻肺的患病率在未来 40 年将继续上升,预测至 2060 年死于慢阻肺及其相关疾病患者数超过每年 540 万人。

慢阻肺是一种具有气流阻塞特征的慢性支气管炎和(或)肺气肿,以持续存在的气流受限和相应的呼吸系统症状为特征的可防可治的疾病;可发展为肺源性心脏病和呼吸衰竭。其病理学改变主要是气道和(或)肺泡异常。主要症状是呼吸困难、慢性咳嗽和(或)咳痰。

## 二、病因

引起慢阻肺的危险因素多种多样,吸烟

是慢阻肺最重要的环境致病因素,大多数COPD患者均有吸烟史。被动吸烟也可导致呼吸道症状及慢阻肺的发生。另外,职业性粉尘、燃料与烟雾,如二氧化硅、煤尘、棉尘等,暴露时间过久,可导致慢阻肺的发生。柴草、畜粪或者煤炭等燃料产生的烟雾中含有大量有害成分,是不吸烟而发生COPD的重要原因。空气污染中的颗粒物质和有害气体,如二氧化硫、二氧化氮、臭氧和一氧化碳等,对支气管黏膜有刺激和细胞毒性作用。有报道,颗粒物质和有害气体的增多与慢阻肺急性加重次数呈正相关。吸烟者中只有20%左右发生COPD,因此个体易感因素也是重要原因。易感因素包括易感基因、肺生长发育、气道高反应性。先天性a1-抗胰蛋白酶基因的缺乏可与肺气肿形成有关。出生时低体重者、儿童时期下呼吸道感染及青少年时期暴露于有害因素均可影响肺的生长发育,肺的生长发育不良是慢阻肺的危险因素。而哮喘不仅可以和慢阻肺共存,也是慢阻肺的危险因素,因此气道高反应性是COPD的一个危险因素,除与基因有关也可后天获得(环境因素)。

### 三、病理生理

在正常人群中炎症反应是肺部的防御机制,但过度炎症反应是慢阻肺发病的重要机制。过度炎症反应引起氧化/抗氧化平衡失调、蛋白酶/抗蛋白酶的失衡,最终导致肺泡附着物破坏(肺气肿)、黏膜和支气管周的炎症和纤维化(闭塞性细支气管炎)。COPD主要病理生理改变包括气流受限、气体陷闭和气体交换异常。其病理学表现是以病理学改变共同构成慢阻肺气流受限的病理学基础。在大气道炎症细胞浸润,上皮损伤,黏液分泌腺增大的杯状细胞增多使黏液分泌增加;而小气道狭窄和管周纤维化导致气道重塑;肺气肿则是终末支气管远端部分膨胀,伴气道壁破坏而形成。

### 四、生理特点

老年人慢阻肺肺功能的表现是肺活量、时间肺活量、最大通气量降低;残气量、功能余气量增高;换气功能下降,氧分压降低,这与老年人呼吸系统生理特点有关。

1. 由于呼吸系统发生老化,从而导致呼吸生理功能的减退。呼吸系统老化在呼吸道的表现是随着年龄增大,老年人免疫功能下降,上呼吸道对有害物质刺激的反应性也大大降低。呼吸道黏膜萎缩,分泌功能降低,喉头的防御功能迟钝,人体对一些侵入呼吸道的有害物质,往往不能及时通过防御反射排出体外,这些因素最终就导致了慢性支气管炎的发病原因。而呼吸道的自净作用的降低,导致下呼吸道感染,致使慢阻肺反复发生,急性加重,从而加重疾病进展。由于老年人呼吸系统化学感受器和神经感受器敏感性降低,对缺氧和酸碱失衡的调节能力下降,老年重度和极重度慢阻肺患者更易发生呼吸衰竭和肺性脑病。呼吸道的阻塞和感染,容易造成老年性支气管炎及慢阻肺的反复急性加重,疾病进展导致肺动脉高压进一步引起肺源性心脏病。

2. 肺功能通气和换气功能的改变,表现是肺泡和毛细血管周围的弹性纤维逐渐减少,肺泡腔扩大,呈现"老年性肺气肿"改变,致使肺组织弹性回缩力降低和对小气道的牵张力减弱;呼吸肌肌力减退和胸廓的顺应性降低。呼吸系统结构的老化使老年人肺通气功能下降,由于老年人肺毛细血管床和肺血流量减少,弥散功能也减退,老年慢阻肺患者肺功能受损更为显著。右心功能下降,动脉硬化,管腔变细,肺血流量减少,加上气肿肺泡的形成,减少了毛细血管网的数量,呼吸膜的有效面积减少,大大影响了气体交换率。

众所周知,慢阻肺临床表现以慢性咳嗽咳痰和呼吸困难为主要症状,起病缓慢,病程长,早期可以没有明显症状或通常表现为咳嗽咳痰。后期出现呼吸困难,为慢阻肺的标志性症状。严重时可出现呼吸衰竭,如嗜睡、神志恍惚,甚至昏迷等肺性脑病的症状。当并发慢性肺源性心脏病出现失代偿时,可出现食欲缺乏、腹胀等症状,也易合并有肺气胸、肺癌、结核、糖尿病及高血压等症状,严重的可同时出现多器官的衰竭,甚至休克并危及生命。因此,在老年慢阻肺确诊存在并发症时,在加强基础病治疗的同时,及时纠正其他并发症,避免病情加剧也是十分重要的。

## 五、诊断

在我国 60 岁以上人群定义为老年人,是慢阻肺的高发人群,肺功能严重受损患者比例高。值得注意的是,老年人活动后气短的症状常常被误以为是年老的表现,或者是冠心病、心功能不全的表现,由此导致慢阻肺诊断延迟。因此,识别慢阻肺的危险因素,有助于早期诊断。当老年人出现活动后气短、慢性咳嗽、慢性咳痰任何一种症状,或反复下呼吸道感染,或存在任何一项重要的危险因素,特别是有长期吸烟史者,均应怀疑慢阻肺。确诊需要进一步行肺功能检查明确有无气流受限,同时排除哮喘、支气管扩张及慢性心功能不全等与慢阻肺具有相似症状的疾病。慢阻肺早期可无异常体征,随着病情发展可出现肺气肿体征:如桶状胸,呼吸变浅,呼吸频率增快;重症患者可出现胸腹呼吸矛盾运动;合并低氧血症时可见皮肤发绀。叩诊呈过清音,可闻及干啰音,合并感染可闻及湿啰音。合并肺心病时可见下肢水肿。

除了症状与体征,完善相关检查可以帮助进一步明确诊断,其中肺功能检查是诊断慢阻肺的金标准,也是严重程度的评价、疾病进展监测、预后及治疗反应评估最常用的指标。胸部 X 线检查,早期可无明显变化。随病情进展可出现双肺纹理增粗、紊乱,合并肺气肿可见胸廓扩张、肋间隙增宽,两肺野透亮度增加。胸部 CT 可更清楚地分辨肺气肿类

型及确定肺大疱的情况。动脉血气分析可确定低氧血症、高碳酸血症、酸碱平衡失调和呼吸衰竭类型。心电图和超声心动图检查对于晚期慢阻肺或合并肺动脉高压、肺源性心脏病的诊断有一定意义。血常规检查提示有无合并细菌感染,痰培养明确病原菌等检查。老年慢阻肺诊断后需对患者进行肺功能、症状、急性加重期风险、并发症、是否合并哮喘及其他并发症等进行全面评估,以制订个体化治疗方案,进行长期管理。

## 六、鉴别诊断

鉴于老年慢阻肺缺乏特异性的临床症状,因此做出诊断需要与下列疾病相鉴别。

1. 支气管哮喘 多在儿童或青少年期起病,一般无慢性咳嗽、咳痰史,以发作性喘息为特征,发作时双肺布满哮鸣音,缓解后症状消失,常有个人或家庭过敏史。气流受限多为可逆性,支气管舒张试验阳性。

2. 肺结核 患者常有午后低热、乏力、盗汗及消瘦、咯血等症状,结合影像学检查、结核相关实验室检查及痰检发现结核分枝杆菌明确。

3. 支气管扩张 有反复咳嗽、咳痰特点,咳大量脓痰,常反复咯血。查体常有肺部固定湿啰音,胸部 CT 可见支气管扩张改变。

4. 间质性肺病 突出表现是进行性气短和干咳,查体可于吸气时闻及 Velcro 啰音,肺功能表现为限制性通气功能障碍,结合高分辨 CT 可明确。

5. 肺癌 多有吸烟史,多表现为咳嗽,痰中带血。胸部影像学可见结节、块状或片状实变影,通过活检组织病理学明确。

6. 血性心力衰竭 一般会有喘息气短或呼吸困难,咳嗽、咯粉红色痰。胸部影像学检查显示心脏扩大、肺水肿表现,查体双下肢水肿,结合患者超声心动图及心肌酶检测可明确。

## 七、治疗

老年慢阻肺分稳定期和急性加重期,针对不同分期的治疗目标及治疗药物等有所不同。稳定期的咳嗽、咳痰和气短等症状稳定或轻微。而急性加重期呼吸道症状加重,短期内咳嗽、咳痰、气短和(或)喘息加重,痰量增多,脓性或黏液脓性,可伴发热等症状。

慢阻肺稳定期管理目标是为了缓解症状,改善活动耐力,改善健康状况,预防疾病进展,预防和治疗急性加重,预防治疗并发症,减少病死率。治疗包括药物治疗和非药物治疗。其中药物治疗包括支气管扩张药、吸入性激素及联合治疗等。药物治疗中支气管舒张药是慢阻肺的基础一线治疗药物,与口服药物相比,吸入制剂的疗效和安全性更优,联合应用有协同作用。

1. 药物治疗

(1)$\beta_2$ 受体激动药:分为短效和长效两种类型。短效 $\beta_2$ 受体激动药(short-acting beta2-agonist,SABA)主要有特布他林及沙丁胺醇。长效 $\beta_2$ 受体激动药(long-acting beta2-agonist,LABA)作用时间持续 12 小时以上,较 SABA 更好地改善肺功能和呼吸困难症状,可作为长期维持治疗药物。相对常见的不良反应有心动过速、手抖、焦虑或难以入睡。与噻嗪类利尿药联用可能出现低钾血症。不正确的使用隐患可能导致有些患者因喘息、气促反复使用(使用次数过多,超过最大剂量)缓解症状,导致 $\beta_2$ 受体激动药的敏感性下降,用药效果下降。

(2)胆碱能受体阻断药:作用是扩张气道平滑肌,改善气流受限、缓解慢阻肺的症状,分为短效和长效两种类型。其中,短效抗胆碱能药物(short-acting muscarinic antagonist,SAMA)主要有异丙托溴铵;长效抗胆碱能药物(long-acting muscarinic antagonist,LAMA)能够延长支气管扩张作用,常用有噻托溴铵。该药物的不良反应比较少

见,常见的有口干、咳嗽、局部刺激、闭角型青光眼、心率加快和尿潴留。老年男性患有前列腺增生或肥大时需评估,注意排尿困难情况。

(3)茶碱类药物:可解除气道平滑肌痉挛,是使用比较广泛的药物。常见不良反应有恶心、呕吐、腹痛、兴奋、心动过速。过量使用可出现心律失常,严重者可引起呼吸、心搏骤停。老年人共患疾病多,由于茶碱的有效治疗窗窄,茶碱与药物联用时需警惕药物相互作用。

(4)其他:因长期吸入糖皮质激素可导致肺炎、糖尿病、骨质疏松等不良反应,有基础疾病的老年患者使用时需注意并预防。祛痰药及抗氧化剂的应用可促进黏液溶解,有利于气道引流通畅,改善通气功能。

2. 非药物治疗　包括以下几个方面:长期氧疗是指每天吸氧>15 小时,可以提高静息状态下严重低氧血症患者的生存率,尤其对于伴随心血管疾病的老年患者。而疫苗接种是预防相应病原体感染的有效治疗手段,可以预防感染导致急性加重。外科肺减容术(LVRS)是通过手术切除部分气肿的肺组织来治疗慢阻肺的手段,而内科介入治疗是基于外科肺减容术的原理和患者获益分析,为减少外科肺减容术相关并发症及病死率,而开展经支气管镜肺减容术(BLVR)。由于反复感染、缺氧等因素,患者能量消耗加剧,故应积极预防营养不良。老年慢阻肺患者呼吸做功增加,饮食结构中多摄入高蛋白、低糖类食物,适度脂肪摄入。在过去的 20 年里,慢阻肺是位于肺移植首位的原发病,占全球肺移植总数的 31%。

老年慢阻肺急性加重期的治疗目标是尽可能减轻当前急性加重产生的负面影响,并预防再次发生急性加重。常见的诱因是呼吸道感染。老年患者中铜绿假单胞菌、肺炎克雷伯杆菌增加;住院的老年患者中铜绿假单胞菌、鲍曼不动杆菌和肺炎克雷伯杆菌增加,

且耐药性呈逐年上升趋势。目前慢阻肺急性加重的诊断完全依靠临床症状，由于老年慢阻肺临床症状缺乏特异性，需加以鉴别。

急性期治疗包括药物治疗和非药物治疗，其中药物治疗包括支气管舒张剂，优先推荐吸入性短效 $\beta_2$ 受体激动药（SABA）联合或不联合吸入性短效抗胆碱能药物（SAMA）。住院患者首选雾化吸入给药。在中重度慢阻肺急性加重患者中，全身激素治疗可以缩短住院和恢复时间。老年慢阻肺急性加重使用全身激素需权衡利弊。使用全身激素不良反应明显增加者，可根据病情选择单独雾化吸入替代口服激素治疗。抗生素治疗可以降低慢阻肺急性加重治疗失败率和病死率。当患者呼吸困难加重、脓性痰液增加或需要机械通气呼吸支持时，推荐使用抗生素药物。老年患者肝肾功能下降，选择抗生素治疗时，应选择安全性较好，相互作用少的药物。非药物治疗包括氧疗，这是慢阻肺急性加重患者住院治疗的基础。经鼻高流量氧疗主要应用于合并轻度呼吸衰竭患者，不建议将经鼻高流量氧疗作为常规一线治疗手段。呼吸机支持治疗分为无创通气和有创通气。无创通气（noninvasive ventilation，NIV）应作为慢阻肺急性加重合并 II 型呼吸衰竭的首选治疗方法。在无创通气治疗后患者呼吸衰竭仍恶化出现危及生命的酸碱失衡和（或）意识改变时，宜给予有创机械通气（invasive mechanical ventilation，IMV）。

## 八、并发症

老年慢阻肺并发症较多，可见于多个系统，每个系统疾病治疗的用药选择上需注意药物相互作用及不良反应。其中心血管系统中的冠状动脉粥样硬化性心脏病（冠心病）是慢阻肺最常见并发症，慢阻肺患者在发生急性心肌梗死时若能接受介入治疗（冠状动脉支架植入）可显著改善急性心肌梗死病死率。治疗药物中 β 受体阻滞药可能引起气流阻塞

加重，尽量应用高选择性 $\beta_1$ 受体阻滞药的使用。除冠心病外高血压也是慢阻肺最常见的并发症。选择降压药物时需注意 ACEI 类可引起咳嗽的风险，同时慢阻肺并发慢性肺源性心脏病时常伴发各类心律失常，治疗心律失常的药物胺碘酮可升高茶碱浓度，与合用需监测血茶碱浓度。心力衰竭与慢阻肺急性加重症状相似，常需仔细甄别。内分泌系统中的糖尿病，由于长期微血管病变可加重肺功能障碍，导致慢阻肺的进展及急性加重的发生。而全身应用激素显著增加骨质疏松风险，应尽量避免激素的全身使用。由于老年慢阻肺患者常有肾功能障碍，合并骨质疏松时双膦酸盐类药物的使用应慎重。心理疾患如焦虑和抑郁是慢阻肺重要并发症，约 1/4 的慢阻肺患者在诊断后 3 年内有持续性抑郁症状，因此在临床中应注意心理健康问题。胃肠道常见并发症是胃食管反流（GERD），是慢阻肺急性加重的独立危险因素，机制不明。质子泵抑制药常用于 GERD 的治疗。老年慢阻肺患者由于衰老及体内炎症因子的改变等因素可导致营养不良，急性加重期营养状况可进一步恶化。合理的营养支持、饮食及运动方案的调整等对改善患者营养状况、缓解病情、改善肺呼吸功能和预后有积极的作用。

老年慢阻肺不仅合并其他系统疾病，也易合并呼吸系统疾病，呼吸系统常见并发症见于以下几种。①支气管扩张：慢阻肺患者支气管扩张的平均患病率为 54.3%，合并支扩与慢阻肺急性加重病程延长、气道铜绿假单胞菌定植、病死率升高相关。②阻塞性睡眠呼吸障碍（OSA）：两者并存时称为重叠综合征，慢阻肺合并 OSA 急性加重发生率、住院率及病死率更高。③肺结核：在老年人群中，随着年龄的增长和体重指数的降低（$\leqslant 18$ $kg/m^2$），结核病的患病风险逐渐增加。④肺癌：吸烟是慢阻肺和肺癌的共同危险因素。与非吸烟者相比，吸烟的慢阻肺患者的肺癌

风险增加。

## 九、预防

基于上述慢阻肺危险因素及相关诊治的认识,合理的护理及预防可减少老年性慢阻肺的急性加重,如吸烟是导致 COPD 的主要危险因素,因此阻止 COPD 发生和进展的关键措施是戒烟。减少职业性粉尘和化学物质吸入,如减少室内空气污染的烧柴做饭、室内生炉火取暖、被动吸烟等也可减少慢阻肺的发生。积极预防和治疗呼吸道感染,秋冬季节注射流感疫苗均可减少感染的发生,从而减少慢阻肺急性加重。理疗、高压负离子氧疗等对慢阻肺患者肺功能的康复有利,保持良好的心情有利于患者积极面对疾病、增加治疗的顺从性,有利于疾病的恢复。结合老年人易合并营养不良,应均衡营养,多吃水果和蔬菜、肉类及豆制品,少食多餐。如有呼吸衰竭建议长期低流量吸氧。

(田芳芳)

## 参考文献

[1]　中华医学会呼吸病学分会.中国成人社区获得性肺炎诊断和治疗指南.2016 年版[J].中华结核和呼吸杂志,2016,39(4):253-279.

[2]　Torres A,Cilloniz C,Niederman MS,et al. Pneumonia [J]. Nat Rev Dis Primers,2021,7(1):25.

[3]　Hooven TA,Polin RA. Pneumonia [J]. Semin Fetal Neonatal Med,2017,22(4):206-213.

[4]　Lahousse L,Seys LJM,Joos GF,et al. Epidemiology and impact of chronic bronchitis in chronic obstructive pulmonary disease[J]. Eur Respir J,2017,50(2):1602470.

[5]　周怡,赖莉芬,赵卫国.肺功能检查临床病例分析[M].北京:人民军医出版社,2012.

[6]　刘晓红,朱鸣雷.老年人疾病特点与老年医学的干预策略[J].中华临床医师杂志,2013,7(2):458-459.

[7]　郑劲平,陈荣昌.肺功能学-基础与临床[M].广州:广东科技出版社,2007.

[8]　中华医学会呼吸病学组慢性阻塞性肺部疾病学组.慢性阻塞性肺部疾病指南[J].中华结核和呼吸杂志,2007,30(1):8-17.

[9]　中华医学会呼吸病学分会肺功能专业组.肺功能检查指南(第三部分)——组织胺和乙酰甲胆碱支气管激发试验[J].中华结核和呼吸杂志,2014,37(8):566-571.

[10]　中国老年医学学会呼吸病学分会慢性阻塞性肺疾病学组.中国老年慢性阻塞性肺疾病临床诊治实践指南[J].中华结核和呼吸杂志,2020,43(2):100-119.

# 第5章
# 老年医学科常见内分泌代谢系统疾病

## 第一节　糖　尿　病

### 一、衰老对胰腺内分泌的影响

Lopez-Otin 等认为,衰老特征应该具有三个标准:一是在自然衰老中出现;二是对这些实验性增强可以加速衰老;三是对这些特征实验性削弱能够延缓自然衰老并增加健康寿命。

在血糖正常的老年人中,空腹血糖随着年龄的增加而轻微增加,口服葡萄糖后血糖恢复正常的时间减慢。血中胰岛素原水平及胰岛素原/胰岛素比值的升高是胰岛 B 细胞功能受损的早期标志,在糖尿病前期老年患者可见到这一现象,胰岛素的早期分泌相和迟发分泌相均有降低。老年人表现出更多的胰岛素抵抗,肥胖增加,消瘦,体重降低和身体活动减少。导致老年胰腺的重量趋于减轻,胰岛 B 细胞的复制和再生能力均下降。

### 二、老年糖尿病的现状与危害

老年糖尿病指的是年龄≥60 岁,包括 60 岁以前诊断和 60 岁以后诊断的糖尿病患者。2017 年糖尿病患病调查提示,老年糖尿病患病率为 30%,且有 45%～47%的糖尿病前期人群。进入老年是患糖尿病的高风险期,国内外报道糖尿病发病最高的年龄段是 65—79 岁,80 岁后趋于平缓。我国老年糖尿病患者知晓率、诊断率、治愈率均不高,血糖总体水平控制不理想。按照现有资料估计糖尿病

和糖尿病前期影响我国 1.0 亿～4.5 亿老年人晚年生活。

### 三、老年糖尿病的临床特点

老年糖尿病以餐后血糖升高为多见,尤其是新诊断者。与进入老年前已诊断患者比较,老年后患糖尿病有明显的胰岛素抵抗和胰岛素失代偿高分泌,并伴随着一系列慢性并发症,如心血管风险、肾功能损害、视网膜病变。

### 四、老年糖尿病的诊断与分型

糖尿病的诊断不受年龄影响。FBG、标准餐符合 2 小时及口服 75g 葡萄糖耐量试验(OGTT)2 小时血糖或随机血糖、HbA1c 是糖尿病诊断的主要依据,没有糖尿病典型临床症状时必须复检,以确认诊断。

初诊的老年糖尿病患者以 FBG 正常、餐后高血糖、胰岛素抵抗为特征。老年糖尿病分为 1 型、2 型和特殊类型糖尿病,2 型糖尿病约占 95%。

### 五、老年糖尿病的治疗策略

1. 老年糖尿病患者综合评估策略　对于就诊的老年糖尿病患者评估策略上,需要关注以下 5 个方面。

(1)患者的血糖控制水平:糖化血红蛋白;实际血糖波动情况,幅度大小和影响因

素;血糖变化特点为空腹或餐后升高为主,短期还是长期高血糖;影响血糖控制因素,饮食运动情况、现有降糖药物方案;低血糖发生风险。

(2)患者自身糖调节能力:了解患者胰岛 B 细胞分泌水平和胰岛素抵抗程度。

(3)并发症:合并高血压、血脂异常、高尿酸血症、肥胖等情况。

(4)并发症与脏器功能:通过眼底检查、足部 10g 尼龙丝检测、尿微量白蛋白/肌酐的比值测定、颈动脉下肢动脉 B 超检查等进行糖尿病并发症的早期筛查,以及鼓励患者主动接受口腔检查,及时防治牙龈病变和龋齿。

(5)患者自我管理水平:智能(文化水平、理解力、智力测评);体能(肢体运动灵活度和耐力),判断患者跌倒和骨折风险;个人行动能力:认知功能判断、精神状态(老年抑郁量表)、视力听力损害程度、日常生活能力量表;自我约束能力(糖尿病知识获取程度和自我健康需求能力);患者治病的财力(个人、家人和社会支持的总和)。

2. 老年糖尿病患者异常指标的控制标准　见表 5-1-1。

表 5-1-1　老年 2 型糖尿病血糖控制标准

| 项目 | 良好控制标准(mmol/L) | 中间过渡标准(mmol/L) | 可接受标准(mmol/L) |
|---|---|---|---|
| 糖化血红蛋白 | ≤7.0 | 7.0～8.0 | 8.0～8.5 |
| 空腹血糖 | 4.4～7.0 | 5.0～7.5 | 5.0～8.5 |
| 餐后 2 小时血糖 | <10.0 | <11.1 | <13.9 |
| 治疗目标 | 预防并发症发生 | 减缓并发症进展 | 避免高血糖的急性损害 |
| 适应的患者条件 | 适用于新诊断、病程短、低血糖风险低,应用非胰岛素促泌剂类降糖药物治疗为主,自理能力好或有良好辅助生活条件的老年糖尿病患者 | 适用于预期生存期>5 年,中等程度并发症伴发疾病,有低血糖风险,应用胰岛素类降糖药物或以多次胰岛素注射治疗为主,自我管理能力欠佳的老年糖尿病患者,希望在治疗调整中转向良好控制 | 适用于预期寿命<5 年,伴有影响寿命的疾病、有严重低血糖发生史、反复合并感染急性心脑血管病变、急性病入院治疗期间完全丧失自我管理能力、缺少良好护理的患者。需避免高血糖造成的直接损害 |

老年糖尿病合并高血压病控制标准:一般情况下,老年糖尿病合并高血压病血压控制目标为<140/85mmHg,目的是改善心脑血管病变。糖尿病患者降血压治疗应掌握"早起步早获益"的原则,如能早期检出,在生活方式管理的基础上,初始即将血压控制在 130/80 mmHg 以下才能远期获益。

老年糖尿病合并高脂血症控制标准:老年糖尿病最常见的血脂异常类型包括高三酰甘油血症、低高密度脂蛋白胆固醇。血清 LDL-C,非 HDL-C 与动脉粥样硬化关联更多。对合并 ASCVD 相关疾病或检测指标异常的糖尿病患者,LDL-C 需要降低至<2.6 mmol/L,有其他心脑血管病变因素存在着(高危)应<1.8 mmol/L。未能达到此标准者,在除外肾疾病和甲状腺功能减退症的影响后,应该长期服用他汀类药物。

高尿酸血症是老年糖尿病患者重要的管理目标之一,是动脉粥样硬化、外周神经病变的独立风险因素。目前的控制目标是单纯糖尿病合并高尿酸血症,血尿酸控制在<420 $\mu$mol/L,如果合并心脑血管或者肾疾病,血

尿酸需降至 360 $\mu$mol/L。

3. 治疗方法

(1)老年糖尿病患者的教育和自我管理:包括教会患者生活(饮食、运动),教会患者测血糖,教会患者用药,教会患者就诊。糖尿病的患者教育可以改善患者 HbA1c 水平和糖尿病整体控制水平。通过三级防治的原则,有针对性地讲解糖尿病的基本管理的要点和实施方法,血糖控制和并发症防治的近期远期目标,日常生活中调整心态、皮肤护理、防跌倒、应激情况的自我救治等。使患者采取有利于疾病控制、改善不良结局的生活方式。

(2)老年糖尿病的血糖监测:自我的血糖监测有利于患者了解自己病情,为下一步治疗提供依据,有计划地进行降糖方案的调整,促进理想血糖控制。常用的监测模式是 7 点血糖监测模式,具体形式包括(三餐前后、睡前)。其中早餐前、晚餐前血糖可以简单反映全天基础血糖,三餐前和睡前可以血糖比较全面反映全天的基础血糖。对于需要详细了解血糖变化情况、用于新诊断时、血糖波动大、急症救治时,常规血糖检测对调整治疗有难度的患者可以进行 24 小时动态血糖监测。学习了"不同点血糖"和"7 点血糖"的控制标准,通过记录自我检测的血糖数值,可以计算 TIR(是否>70%)。便于了解血糖控制水平。

(3)老年糖尿病饮食管理:进入老年后,人体的代谢水平随着年龄的增长而逐渐下降,同时运动功能也逐渐减低,导致肌肉逐年减少。饮食结构单一、精制糖类比例过大、进食方式欠合理的不良饮食习惯是造成血糖波动大、餐后高血糖的重要影响因素,而不恰当地限制饮食也会给老年糖尿病患者带来额外的风险。根据每个人对食物代谢水平选择合适的饮食结构比。合并高 TG 的血症患者需控制脂肪类食物(15%～20%)摄入,高尿酸血症患者控制高嘌呤食物摄入。蛋白摄入,用大豆蛋白替代某种动物蛋白可以改善某些

CVD 危险因素,而肾功能没有变化。与酪蛋白或大豆蛋白相比,乳清蛋白有更好的食物热效应,更强的饱腹感并有益于降低餐后血糖。

(4)老年糖尿病的运动治疗:目标是保持良好身体素质则有助于血糖控制,可以选用个性化、易于进行和坚持、有增肌作用的全身和肢体运动方式,合理安排运动时间。老年糖尿病患者运动管理更需要个体化。适度的运动较单纯饮食控制更有益于老年人代谢和心理平衡的调整。肥胖者可通过适当增加有氧运动量消耗脂肪储存。运动前后应常规对鞋袜和足部进行检查。

(5)老年糖尿病药物治疗:2 型糖尿病的发展包括早期正常血糖-胰岛素代偿性高分泌、糖尿病前期(血糖轻度升高)、胰岛素分泌不足、胰岛素分泌缺乏 4 个代表性阶段,根据这 4 个阶段,应对降糖药物上的选择策略有所不同。在治疗前应评估胰岛功能,同时根据患者治疗时的血糖水平,以 HbA1c 检测为参考依据,制订治疗方案。选择降糖药物需关注心脑血管病变、肾功能、低血糖风险、对体重的影响、成本、不良反应风险、患者医保承受力。制订更多获益的个体化降糖治疗方案。选择简化、易操作、低血糖风险小的用药模式提高依从性。二甲双胍是首选药物。生活方式管理和盐酸二甲双胍治疗的基础上,HbA1c>7.5%,建议使用联合治疗方案。合并动脉粥样硬化性心血管疾病或高风险因素、肾疾病或心力衰竭时,根据患者个体情况优先选择 SGL-2i 或 GLP-1RA。在生活方式和口服降糖药物联合治疗的基础上,若血糖仍未达到目标,应开始胰岛素治疗,建议首选基础胰岛素。如果存在高血糖合并感染或急性并发症、处于手术或应激状态等特殊情况时建议采用多次胰岛素注射(强化治疗)或持续皮下胰岛素输注(CSII)方法。

(贾晓炜)

# 第二节　老年骨质疏松症

## 一、概述

骨质疏松症(OP)是一种以骨量减低、骨组织微结构损坏,导致骨脆性增加、易发生骨折为特征的全身性骨病。骨质疏松症分为原发性骨质疏松症和继发性骨质疏松症两大类。其中,原发性骨质疏松症包括绝经后骨质疏松症(Ⅰ型)、老年骨质疏松症(Ⅱ型)和特发性骨质疏松症(包括青少年型);继发性骨质疏松症指由任何影响骨代谢疾病和(或)药物及其他明确病因导致的骨质疏松。

骨质疏松症是一种与增龄相关骨骼疾病,随着年龄增长发病率增高。联合国将年龄在60—79岁的老年人称为"年轻老人"(younger elderly),年龄在80岁及以上称为"高龄老人"(the oldest old)。中国老年学和老年医学学会将60岁作为老年人口界定年龄。

2020年第七次全国人口普查,60岁及以上人口为2.6亿,占18.7%。2018年,国家卫生健康委员会公开发布的首个中国骨质疏松症流行病学调查结果显示:50岁以上人群骨质疏松症患病率为19.2%,50岁以上女性患病率达32.1%,而65岁以上老年女性骨质疏松症患病率更是达到了51.6%。

骨质疏松带来的最大危害是骨折,最常见脊柱、髋部、前臂骨折。65岁以上人群发生率最高,全球每3秒钟就发生1例骨质疏松性骨折,约50%女性和20%男性在50岁后会遭遇初次骨质疏松性骨折,初次骨质疏松性骨折患者有50%将会发生再次骨质疏松性骨折。

当前,全社会对骨质疏松症认知普遍不足,在骨质疏松症患者中,知晓率、诊断率、治疗率非常低。

## 二、病因及机制

老年人,无论男性、女性,都可能患骨质疏松症。老年性骨质疏松症的发病因素和发病机制是多方面的,不健康生活方式和增龄造成的器官功能减退是骨质疏松症高发的主要原因。不平衡膳食、静坐生活方式、日照过少、吸烟、饮酒、药物使用等因素不仅影响基础骨量积累水平,也导致中老年后的骨量流失,增加骨质疏松症发生风险。除内分泌因素外,多种细胞因子也影响骨代谢,降低成骨活性。钙和维生素D摄入不足,皮肤中维生素D转化不足,肾功能减退,维生素D羟化不足。骨髓间充质干细胞(MSC)成骨分化能力下降。肌肉衰退,对骨骼应力刺激减少,对骨代谢调节障碍。凡此种种,都影响骨代谢,使得成骨不足,破骨有余,骨丢失,骨结构损害,形成骨质疏松。此外,老年人往往是多种器官的疾病共存,这些疾病,以及相关的治疗药物,都可能引起继发性骨质疏松症。

## 三、危险因素

临床上危险因素分为不可控因素与可控因素。其中遗传因素较多影响骨骼大小、骨量、结构、微结构、内部特征等,对峰值骨量的高低起主要作用。人群间骨密度的变异50%～80%归因于遗传因素,为不可控因素。可控因素包括不健康的生活方式、影响骨代谢的疾病和药物等,主要影响成年后的骨丢失速度。进入中老年后,随着年龄增长,骨量呈持续性降低趋势。但是,通过积极干预与骨代谢相关的可控因素,可以延缓骨量丢失的速度,预防或延缓骨质疏松症的发生。也就是说,OP可防、可治、可控,强化主动健康意识,了解骨质疏松症的危险因素尤其是可控因素并积极应对非常重要。

1. 不可控因素　主要包括种族、年龄、性别、女性绝经时间、骨质疏松家族史、脆性骨折家族史等。

2. 可控因素 不健康生活方式,包括饮食中钙元素的摄取不足、营养不良、高钠饮食;缺乏能够促使皮肤合成 VD 的日照;运动或体力活动较少;吸烟;过量饮酒;饮过多含咖啡因的饮料;低体重等。

影响骨代谢的疾病通常为继发性 OP 的常见原因,如甲状腺功能亢进症、垂体前叶功能减退症、库欣综合征、性腺功能减退症、糖尿病等内分泌系统疾病;炎性肠病、胰腺疾病、原发性胆汁性肝硬化、吸收不良等胃肠道疾病;多发性骨髓瘤、白血病、血友病、淋巴瘤、镰状细胞贫血、珠蛋白生成障碍性贫血等血液系统疾病;类风湿关节炎、系统性红斑狼疮、强直性脊柱炎等风湿免疫性疾病;癫痫、

卒中、帕金森病、肌萎缩、脊髓损伤等神经肌肉疾病;终末期肾病、慢性阻塞性肺病、充血性心衰、特发性脊柱侧凸等其他疾病。

影响骨代谢的药物常见的有糖皮质激素、抗癫痫药物、芳香化酶抑制药、促性腺激素释放激素类似物、肿瘤化疗药物、甲状腺激素、质子泵抑制药、抗凝药(肝素)、他克莫司、选择性 5-羟色胺再摄取抑制药、抗病毒药物等。

## 四、风险评估工具

1. IOF 骨质疏松风险一分钟测试题 通过对 19 项骨质疏松危险因素的询问,筛选出风险人群(表 5-2-1)。该测试题简单快速,易于操作,但仅能初步筛查疾病风险,不能用于 OP 的诊断。

表 5-2-1 国际骨质疏松基金会(IOF)OP 风险一分钟测试题

| 编号 | 问题 | 回答 |
|---|---|---|
| 1 | 父母曾被诊断有骨质疏松或曾在轻摔后骨折 | 是/否 |
| 2 | 父母中一人有驼背 | 是/否 |
| 3 | 实际年龄超过 40 岁 | 是/否 |
| 4 | 是否成年后因为轻摔后发生骨折 | 是/否 |
| 5 | 是否经常摔倒(去年超过一次),或因为身体较虚弱而担心摔倒 | 是/否 |
| 6 | 40 岁后的身高是否减少超过 3cm 以上 | 是/否 |
| 7 | 是否体质量过轻?(BMI 值少于 19 $kg/m^2$) | 是/否 |
| 8 | 是否曾服用类固醇激素(如可的松,泼尼松)连续超过 3 个月?(可的松通常用于治疗哮喘、类风湿关节炎和某些炎性疾病) | 是/否 |
| 9 | 是否患有类风湿关节炎 | 是/否 |
| 10 | 是否有甲状腺功能亢进或甲状旁腺功能亢进、1 型糖尿病、克罗恩病或乳糜泻等胃肠疾病或营养不良 | 是/否 |
| 11 | 女士回答:是否在 45 岁或以前就停经 | 是/否 |
| 12 | 女士回答:除了怀孕、绝经或子宫切除外,是否曾停经超过 12 个月 | 是/否 |
| 13 | 女士回答:是否在 50 岁前切除卵巢,又没有服用雌/孕激素补充剂 | 是/否 |
| 14 | 男性回答:是否出现过阳痿、性欲减退或其他雄激素过低的相关症状 | 是/否 |
| 15 | 是否经常大量饮酒(每天饮用超过两个单位的乙醇,相当于啤酒 1 斤、葡萄酒 3 两或烈性酒 1 两) | 是/否 |
| 16 | 目前习惯吸烟,或曾经吸烟 | 是/否 |
| 17 | 每天运动量少于 30 分钟?(包括做家务、走路和跑步等) | 是/否 |
| 18 | 是否不能食用乳制品,又没有服用钙片 | 是/否 |
| 19 | 每天从事户外活动时间是否少于 10 分钟,又没有服用维生素 D | 是/否 |

上述问题,只要其中有一项回答结果为"是",即为阳性,提示存在 OP 的风险,建议进行骨密度检查或 FRAX 骨折风险评估。

2. OSTA　建立于 2001 年,基于对来自 8 个亚洲地区的绝经后妇女的分析,评估了多项骨质疏松危险因素,最后筛选出两项简易指标,即年龄和体重。OSTA 是初步筛查绝经后妇女 OP 方便而有效的工具,但特异性不高。计算方法:OSTA 指数=[体重(kg)－年龄]×0.2(结果判定:指数＞－1 为低风险,－1～－4 为中风险,＜－4 为高风险),如图 5-2-1 所示。

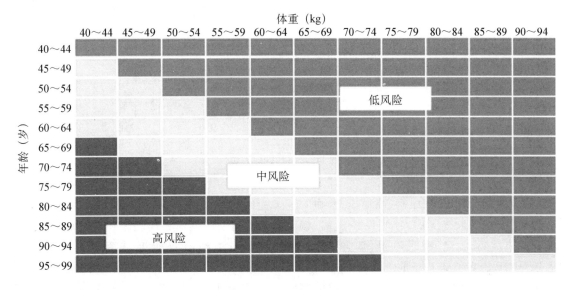

图 5-2-1　OSTA 指数

3. 与老年骨质疏松症相关的机体功能状态评估

(1)肌少症评估:随着年龄增长,机体出现进行性全身骨骼肌数量、质量减少,肌肉力量和功能减退。肌少症与 OP 常常互为影响与并存。肌少症的发病过程分为三个阶段:即第一阶段为肌少症前期,易发生骨质疏松症或骨折;第二阶段为肌少症期,容易跌倒;第三阶段为严重肌少症期,主要表现为行走、起坐、提物等日常动作完成困难,虚弱无力,严重时出现平衡功能障碍,易跌倒,甚至失能、死亡。肌少症缺乏特异的临床表现,患者可表现为虚弱、容易跌倒、行走困难、步态缓慢、四肢纤细和无力等,主要评估指标有肌量减少、肌强度下降、日常活动功能失调等,其筛查流程见图 5-2-2。有氧运动联合抗阻运动可以有效地预防及缓解肌少症。

(2)衰弱综合征评估:衰弱是一组由于机体退行性改变和多种慢性疾病引起的机体易损性增加的综合征,其临床表现包括无意识的体重减轻、肌肉减少、疲惫及行走缓慢等。衰弱评估工具众多,其中骨质疏松性骨折研究(SOF)指数与骨质疏松症及脆性骨折相关且简单有效,骨质疏松性骨折研究(SOF)指数内容包括 3 条,即体重减轻＞5%;无法 5 次不依靠手臂从椅子上站起;做每件事非常费力,满足 3 项标准中的任意 2 项及 2 项以上为衰弱,符合 1 项为衰弱前期。衰弱是老年人失能的前兆,其骨折的发生率明显增高。临床上可以从衰弱的早期筛查和针对性干预中获益。

(3)健康状态综合评估:骨质疏松症多发生在老年人,常合并多种慢性疾病。一项对老年住院患者近十年疾病谱的变化趋势研究显示,患两种或两种以上慢性病的人数占 91.36%,老年共病可高达 95.1%。OP 患者

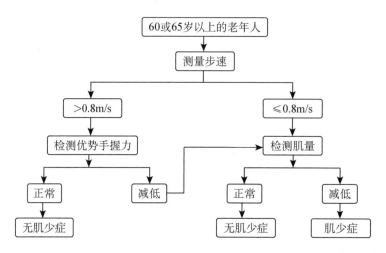

图 5-2-2　肌少症评估

常见的共患疾病包括糖尿病、高血压、心血管系统疾病、消化系统疾病、呼吸系统疾病、慢性骨关节疾病、肿瘤、睡眠障碍、衰弱综合征等。对 OP 患者健康状态的综合评估是制订个体化精准诊疗策略和长期健康管理的基础。健康综合评估的核心内容包括老年人的功能状态、认知和情绪状态、社会支持和经济状况、营养状态、疾病和用药情况及衰弱综合征的评估等。在骨质疏松症的诊疗过程中需要考虑到老年人的生理、心理和社会需求。

## 五、诊断

老年骨质疏松症的诊断基于全面的病史采集、体格检查、骨密度测定、影像学检查必要的生化测定及基于脆性骨折史诊断。临床上诊断老年骨质疏松症应包括两方面，即确定是否为骨质疏松症和排除继发性骨质疏松症。

1. 脆性骨折史　指轻微外力下的骨折，特别是指从站高或者小于站高的高度跌倒所发生的骨折。有过脆性骨折史，即可诊断骨质疏松症。如果同时有过 1 处或多处脆性骨折史，则诊断为严重骨质疏松症。

2. 骨密度　是指单位体积（体积密度）或者单位面积（面积密度）所含的骨量。骨密度及骨测量方法较多，不同方法在骨质疏松

症的诊断、疗效监测及骨折危险性评估中的作用有所不同。目前临床和科研常用的骨密度测量方法有双能 X 线吸收检测法（dual energy X-ray absorptiometry，DXA）、定量计算机断层照相术（quantitative computed tomography，QCT）、外周 DXA（peripheral DXA）和定量超声（quantitative ultrasound，QUS）等。

目前多国指南公认的骨质疏松症诊断标准是基于 DXA 测量的结果，如表 5-2-2 所示，其主要测量部位是中轴骨，包括腰椎和股骨近端。

表 5-2-2　基于 DXA 骨密度 T 值骨质疏松症诊断标准

| 分类 | T 值[a] |
| --- | --- |
| 正常 | T 值≥−1.0 |
| 骨量减少 | −2.5<T 值<−1.0 |
| 骨质疏松 | T 值≤−2.5 |
| 严重骨质疏松 | T 值≤−2.5 合并脆性骨折 |

注：[a] T 值是参考认可的中国人群参考数据库。

QCT 是在 CT 设备上，应用已知密度的体模（phantom）和相应的分析软件测量骨密度的方法。该方法可分别测量松质骨和皮质

骨的体积密度,可较早地反映骨质疏松早期松质骨的丢失状况。

QUS 定量超声测量主要是感兴趣区(包括软组织、骨组织、骨髓组织)结构对声波反射和吸收所造成超声信号的衰减结果,通常测量部位为跟骨。

胸腰椎 X 线侧位平片可作为判定骨质疏松性椎体压缩性骨折首选的检查方法。

## 六、药物治疗

1. 基础用药——钙剂及维生素 D　老年人尤其中、高龄段,营养低下和营养不良极为常见。充足的钙摄入对获得理想骨峰值,减缓骨丢失,改善骨矿化和维护骨骼健康有益。尽可能通过饮食摄入充足的钙,饮食中钙摄入不足时,可给予钙剂补充。

目前国内外指南中推荐:充足钙和维生素 D 摄入对于防治骨质疏松症至关重要。钙剂每日推荐摄入量为 1000～1200mg(1000mg/d 50－70 岁男性;1200 mg/d,≥51 岁女性及≥71 岁男性),如果可能通过饮食来实现,必要时(绝经后女性及老年男性,接受骨质疏松治疗时,如饮食中钙摄入<700 mg/d)补充钙剂。维生素 D 每日推荐摄入量为 800～1000 U(对于 50 岁以上维生素 D 缺乏中等风险的成年人)。考虑 60 岁及以上老年人因缺乏日照及摄入和吸收障碍常有维生素 D 缺乏的特点,结合 2013 年版中国居民膳食营养素参考摄入量建议及国内外指南推荐意见,老年人群及老年骨质疏松症患者建议钙剂摄入量为 1000～1200 mg/d,维生素 $D_3$ 摄入量为 800～1200 U/d。

活性维生素 D 对骨质疏松症患者骨密度及骨转换标物临床作用的系统评价研究表明:活性维生素 D 能够明显升高腰椎骨密度,但似乎对髋部骨密度无明显影响。

近年研究发现,活性维生素 D 及其类似物与双膦酸盐等药物合用时可进一步增加骨密度,降低骨折风险。

此外,研究显示,700～1000 U/d 维生素 D 可使老年人跌倒风险降低 19%,活性维生素 D 可使老年人跌倒风险降低 22%。活性维生素 D 可能较普通维生素 D 更能降低跌倒风险。同时,活性维生素 D 较普通维生素 D 在预防骨量流失和降低骨折发生率方面更有优势。

2. 骨吸收抑制药

(1)双膦酸盐类:目前双膦酸类药物可以有效降低骨质疏松性骨折风险,提高骨密度,对于可以口服且依从性较好的患者,给予阿仑膦酸钠可以有效改善腰椎、股骨颈和全髋骨密度,并降低椎体骨折发生风险;对于不能口服或依从性差的患者,可以选择唑来膦酸,可显著降低绝经后骨质疏松患者骨折风险,并增加骨密度,是预防椎体骨折最有效的双磷酸盐类药物。

但长时间使用双膦酸盐类药物会增加非典型性股骨骨折风险,所以口服双膦酸盐 5 年,或者唑来膦酸钠用药 3 年后,要对患者病情进行评估,也不建议长期使用。此外,一些罕见的不良反应,如严重的肌肉骨骼疼痛和心房纤颤,也与静脉注射双膦酸盐有关,尽管其机制尚不清楚。

对于骨质疏松性骨折患者来说,没有证据表明双膦酸盐类药物会造成骨折延迟愈合,而且对骨质疏松症患者还可缩短椎体骨折融合时间。

(2)雷洛昔芬:是一种选择性雌激素受体调节剂类(selective estrogen receptor modulators,SERMs),SERMs 与雌激素受体结合后,在不同靶组织导致受体空间构象发生不同改变,从而在不同组织发挥类似或拮抗雌激素的不同生物效应。在骨骼与雌激素受体结合,发挥类雌激素的作用,抑制骨吸收,增加骨密度,降低椎体骨折发生风险。

(3)地舒单抗:是 2010 年 FDA 批准的第一种旨在靶向骨重建基本生物学途径的药物。地舒单抗是一种人源 IgG2 单克隆抗体,可与 RANKL 结合,阻止 RANKL 激活其破骨细胞表面的受体（RANK）。在临床试验中,与接受双膦酸盐治疗患者对比,接受地舒单抗治疗的患者中观察到更高的骨矿物质密度（BMD）增加。

（4）降钙素（calcitonin）:是一种钙调节激素,能抑制破骨细胞的生物活性,减少破骨细胞数量,并增加骨量。

（5）四烯甲萘醌（menatetrenone）:是维生素 $K_2$ 的一种同型物,是 γ-羧化酶的辅酶,在 γ-羧基谷氨酸的形成过程中起着重要作用。γ-羧基谷氨酸是骨钙素发挥正常生理功能所必需的,具有提高骨量的作用。

3. 促骨形成药物　PTHa:是促骨形成的代表性药物,国内已上市的 PTHa 是重组人甲状旁腺素氨基端 1-34 活性片段。间断使用小剂量 PTHa（每次 20 μg,皮下注射,每日 1 次）能刺激成骨细胞活性,促进骨形成,增加骨密度,改善骨质量,降低椎体和非椎体骨折的发生风险。

4. 联合用药及序贯治疗　考虑到抗骨吸收及促骨形成药物不同的作用机制,抗吸收药物和促骨形成药物的联合使用被认为是预防和治疗骨质疏松症的更有效方法。

根据目前的临床数据,协同作用并不明显,仅限于某些组合。如前所述,应避免长期使用单一的骨质疏松症药物,因为它与几个问题有关,如严重不良反应和抗骨质疏松症的效力减弱。因此,为了避免中断效应,首先要考虑的是序贯治疗。关于抗骨质疏松症药物序贯治疗的系统评价结果显示:①当从促骨生成药物转换为抑制骨吸收药物时,与转换为安慰剂组相比,可显著提高腰椎及全髋骨密度水平;②当从抑制骨吸收药物转换为促骨生成药物时,与继续使用抑制骨吸收药物相比,在相同治疗时长内,序贯治疗可显著提高腰椎骨密度水平,并几乎等效于促骨形成药的疗效;③当从促骨形成单药转换为联合用药时,与单独用促骨形成药物相比,可显

著提高腰椎及全髋骨密度水平;④单药转换成单药的序贯治疗较联合用药换成单药更有效地升高腰椎骨密度。此外,序贯治疗的疗效可能与促骨形成和抑制骨吸收的用药顺序相关,由促骨形成药物转换成抑制骨吸收药物,似乎能够更有效地升高腰椎及全髋骨密度。

## 七、三级防治体系

1. 骨质疏松症防治的总体原则和目标　总体原则为预防为先,防治结合;分期诊断,分层治疗;综合管理,改善预后。目标为预防或延缓骨质疏松症的疾病进程,减少骨折及其相关的伤残和早亡。

2. 建立骨质疏松症三级防控体系的意义　OP 的预防贯穿生命整个周期,包括成长期改善骨骼生长发育,促进成年期达到理想的峰值骨量;成年期维持骨量和骨质量;中老年预防增龄性骨丢失,避免跌倒和骨折。因此,建立全生命周期的综合防控体系非常重要。

（1）一级预防:在全社会进行骨健康知识宣教,通过普及健康合理的生活方式知识（如合理膳食、日晒、有利于增强骨骼肌肉健康的运动、控制骨质疏松的危险因素等）,减少或延缓风险人群骨丢失的进程,降低罹患骨质疏松症的风险。在人群中广泛开展 IOFOP 风险一分钟测试题或 OSTA 评分或超声骨密度等简单易行的检查,可以提高民众对骨质疏松症的防范意识,也可以早期发现风险人群。

（2）二级预防:对风险人群进行骨密度（包括 DXA 或 QCT）的检查,或临床危险因素的综合判断,可以及时发现并诊断骨质疏松症患者。根据未来骨折发生的风险或临床分期进行强度不同的分层干预和治疗;同时评估患者的跌倒风险,制订并实施预防跌倒的措施,以提高治疗效能,降低骨折的发生。

（3）三级预防:已经发生骨折的患者,应

采取及时有效的综合治疗措施,多学科联合共管。经过综合评估有手术指征的尽早开展手术,对非手术治疗的患者采用包括强效抗骨质疏松药物在内的各项治疗措施,提高患者的生命质量,降低致残率和死亡率,改善预后。

（王　亮　颜　倩　张俊红　徐鹏慧）

# 第三节　痛　风

## 一、概念

痛风是一种常见的尿酸盐结晶沉积于骨关节、肾和皮下等部位,引起的急、慢性炎症与组织损伤,与嘌呤代谢紊乱或者尿酸排泄减少所致的高尿酸血症直接相关,临床病程常分为 4 个阶段,即无症状期、急性关节炎期、痛风石及慢性关节炎期和肾病变。

痛风是全球最常见的炎症性关节炎,根据不同时间、不同地区统计发现该疾病的患病率为 1%～3%,发病率为 0.1%～0.3%,且随着年龄的增长其患病率和发病率增加,80 岁以上人群的患病率可增加到 11%～13%,发病率可增加到 0.4%,常见于 40 岁以上的男性,女性多在更年期后发病,其影响因素可能与生活习惯、饮食结构改变存在很大关联。

## 二、风险因素

1. 遗传因素　痛风具有一定的家族易感性,目前研究发现,与尿酸盐相关的位点大约有 28 个,主要由编码肾和胃肠系统中尿酸转运蛋白的基因控制。

2. 肥胖　是痛风的重要危险因素之一,不仅可增加患者患痛风的风险,而且可较其他患者的发病年龄提前。原因可能为肥胖可造成胰岛素的抵抗,从而影响肾尿酸的排泄;可引起游离脂肪酸的增加,从而影响黄嘌呤氧化酶等关键酶的活性,促进尿酸的合成。

3. 饮酒　酒中含有大量嘌呤成分,可促进胰岛素水平、血尿酸水平升高,抑制肾小管内尿酸的排泄。每日患者饮啤酒或烈性酒的量,与痛风发病和复发风险的增加显著相关。

4. 高血压　为该疾病发作的独立危险因素。其原因可能为高血压患者微血管病变后引起组织缺氧,抑制了肾小管分泌尿酸盐,从而造成尿酸潴留或者患者长期服用利尿药引发血尿酸水平的增加。

5. 高血糖　糖尿病患者对嘌呤的分解代谢能力增强,引起尿酸生成增加,血尿酸水平升高,但血糖与血尿酸水平的关系并非呈现线性相关。

6. 富含嘌呤的食物　食用富含嘌呤的食物是痛风的危险因素,包括凤尾鱼、沙丁鱼和扇贝等鱼类,培根、牛肉、肝脏、火鸡和牛肉等肉类及维他柠檬茶、脉动、雪碧和可口可乐等高果糖含糖饮料。每天饮用两种或多种含糖饮料与男性痛风风险增加密切相关,这也是痛风的已知风险和致病因素。

7. 药物　小剂量阿司匹林、环孢素、他克莫司和吡嗪酰胺及利尿药等药物的使用可促进血尿酸升高,增加痛风的发生风险。

## 三、临床表现

1. 无症状期　仅生化检查表现为波动性或者持续性高尿酸血症。

2. 急性关节炎期　常表现为午夜或者清晨突然发病,首次发作 90% 为单侧第一跖趾关节剧痛,呈现刀割样、撕裂样或者咬噬样,可于数小时内出现关节的红、肿、热、痛和功能障碍,可伴有高尿酸血症,且关节液或者皮下痛风石抽吸物可见双折光的针形尿酸盐结晶,但常自行于数天或者 2 周内缓解,或者使用秋水仙碱可迅速缓解关节症状。

3. 痛风石及慢性关节炎期 痛风石为痛风的特征性表现,外观为黄白色赘生物,表面菲薄,好发于耳郭和反复发作的关节周围。当痛风石发生于关节内,可造成关节软骨及骨质侵蚀破坏、增生、关节周围组织纤维化,出现持续关节肿痛、强直、畸形,甚至骨折,称为痛风石性慢性关节炎。大约1/3患者在痛风的病程中出现肾的症状。痛风性肾病常表现为夜尿增加、低分子蛋白尿和低比重尿等,严重者可出现肾功能不全、贫血和高血压等。尿酸性肾石病若尿酸结石较小时可无明显症状,较大者可引起肾绞痛、排尿困难等。

## 四、实验室检查

1. 血尿酸检测 成年男性为 $3.5\sim7.0$ mg/dl,女性为 $2.5\sim6.0$ mg/dl,绝经后接近男性。值得注意的是,血尿酸往往存在较大的波动,应该反复进行检测。

2. 尿尿酸检测 通过限制嘌呤相关的食物的摄入 5 天,然后检测每日尿酸的排出量,若超过 600 mg 可认为患者存在尿酸生成增多的现象。

3. 关节液或者痛风石内容物的检查 偏振光显微镜视野下可观察到双折光的针形尿酸盐结晶。

4. X 线片 急性关节炎期可观察到非特征性软组织肿胀,慢性关节炎期或者反复发作后可观察到软骨的边缘遭到破坏,关节面呈现不规则形状。

## 五、诊断

急性痛风性关节炎的诊断多采用 1977 年美国风湿病学会(ACR)的分类标准或 1985 年 Holmes 标准进行诊断。

1977 年,ACR 的分类标准为关节液中有特异性尿酸盐结晶,或用化学方法或偏振光显微镜证实痛风石中含尿酸盐结晶,或具备以下 9 项(临床、实验室、X 线表现)中的 6 项:急性关节炎发作>1 次;炎症反应在 1 天内达高峰;单关节炎发作;可见关节发红;第一跖趾关节疼痛或肿胀;单侧第一跖趾关节受累;单侧跗骨关节受累;可疑痛风石;高尿酸血症。

1985 年,Holmes 标准为滑液中的白细胞有吞噬尿酸盐结晶的现象;关节腔积液穿刺或结节活检有大量尿酸盐结晶;有反复发作的急性单关节炎和无症状间歇期高尿酸血症及对秋水仙碱治疗有特效。具备其中 1 项者即可诊断。准确的诊断需要识别痛风的典型和非典型表现,以及可能影响痛风表现和未治疗疾病自然史的因素。尽管基于显微镜的诊断目前仍被视为黄金标准,但可用于一般临床实践并提供痛风早期和特异性发现的成像技术(如超声)可能是有用的,甚至可以取代显微镜诊断。高尿酸血症是痛风的实验室特征,但不是诊断性的,可能导致误诊。由于高尿酸血症在成年人中常见,一些肌肉骨骼疾病可能被误诊为痛风;相反,非典型痛风可能被误诊为其他疾病。临床诊断被认为对具有痛风典型临床表现的患者最为准确,但对于长期痛风患者,临床诊断和分类标准与金标准、基于显微镜的诊断相比,这种方法似乎不太准确。

## 六、治疗

治疗的目的为控制高尿酸血症,减少尿酸盐的沉积;及时控制急性关节炎的发作;防止尿酸结石的形成,并减少由此造成的严重关节损伤和肾功能损害。

1. 非药物治疗 痛风长期治疗的关键措施为宣传痛风相关的知识,调整以往的生活方式及饮食的习惯。控制饮食的总热能、限制乙醇、高脂食物、高糖食物及含高嘌呤食物的大量摄入,保持理想的体重等措施可促进尿酸排泄,可预防尿酸的过量产生。指导痛风患者规律运动,减少对关节的损伤。同时应避免受凉受潮、暴食、过度疲劳、酗酒等应激因素,穿舒适鞋,防止关节损伤。此外,由于尿酸在各个脏器均可沉积,引起脏器微循环障碍,因此应积极并及时防治心脑血管和肾的并发症。

2. **药物治疗**

(1)急性关节炎期治疗:痛风急性发作期推荐及早并足量使用下面三类药物:即非甾体类抗炎药、秋水仙碱和糖皮质激素,可有效抗炎镇痛,提高患者生活质量。但取得疗效后应逐渐减量并停止使用。急性发作期一般不进行降酸治疗,但患者如果已服用降酸药物者则不需停用,以免造成血尿酸的波动,进而造成发作时间延长或再次发作。

①非甾体类抗炎药:为急性关节炎治疗的一线药物,通过抑制环氧化酶的活性,从而抑制前列腺素的合成,进而有效缓解关节的疼痛和肿胀,代表药物有吲哚美辛、双氯芬酸和依托考昔等。禁用于活动性消化性溃疡,慎用于伴有肾功能不全患者。同时禁止使用两种及以上的非甾体类抗炎药,以防加重患者的不良反应。此外,疼痛和炎症缓解后,仍旧继续使用该药物,以防痛风的临床表现再次出现。

②秋水仙碱:为传统治疗急性关节炎的药物,可通过抑制中性粒细胞、单核细胞释放炎症因子,同时抑制炎症细胞的变形、趋化。但该药物对胃肠道有较严重的不良反应,目前市场上使用较少。然而在痛风急性发作期,如果患者属于非甾体类抗炎药的禁忌者,建议单独使用低剂量的秋水仙碱。48小时内使用低剂量的秋水仙碱可发挥较好的疗效,且不良反应少。

③糖皮质激素:对于急性关节炎期的患者具有显著的疗效,起效迅速、缓解率高,主要应用于上述两种药物均治疗无效或者不能使用上述两种药物的患者。在痛风急性发作期,短期单独使用中小剂量的糖皮质激素,其疗效、安全性与非甾体类抗炎药类似。

(2)发作间歇期和慢性期治疗:治疗的目的为维持血尿酸的正常水平,降低或者消除

患者体内沉积的尿酸盐晶体。目前临床上使用较多的降尿酸药物主要有两类,即抑制尿酸生成药和促进尿酸排泄药。两种药物均应在急性关节炎期缓解2周后从小剂量开始逐渐加量,并据患者应该控制的血尿酸水平调整至最小的有效剂量,且终身维持治疗。

①抑制尿酸生成药:该药物主要通过抑制黄嘌呤氧化酶,减少尿酸的生成,使用于尿酸生成过多或者不适用于促进尿酸排泄药的患者,代表药物有别嘌醇和非布司他等。

②促进尿酸排泄药:该药物主要通过抑制近端肾小管对尿酸盐的重吸收,增加肾对尿酸盐的排泄,代表药物有苯溴马隆和丙磺舒等。值得注意的是,用药期间应尽量多饮水,并服用碳酸氢钠。

③碱性药物:该药物通过碱化尿液,减少尿酸在尿液中的沉积,代表药物有碳酸氢钠等。值得注意的是,长期大量使用该药物可引发代谢性碱中毒和水肿。

3. **手术治疗** 必要时可选择剔除痛风石,对变形关节进行矫形等手术治疗。痛风石的手术适应证主要适用于痛风石导致肢体畸形并引起功能障碍而影响日常生活;压迫皮肤,已经形成或即将出现皮肤破溃;窦道形成,粉笔样物质渗出或伴有不同程度的感染;关节活动障碍,神经受压出现卡压症状。

痛风石直径 1.5 cm 者争取尽早手术。大部分痛风患者通过药物即可控制病情发展,而少数患者经内科治疗后,疗效不佳甚至无效,尿酸盐结晶沉积于关节、肌腱,逐渐形成痛风石。12%~15%的痛风患者罹患痛风石,最终表面皮肤破溃,形成溃疡或窦道。研究表明,痛风创面不愈合发生率高达23%,伤口换药时间可达6~8周。平均愈合时间长达4个月,给患者日常生活、心理及肢体功能造成了巨大影响。痛风患者若尿酸控制不理想,急性痛风会反复发作,不利于创面愈合。痛风创面由于血供差,细胞再生力弱,创面常常经久不愈。大多患者入院时创基条件

较差,且常常存在不同程度的感染,局部红、肿、热、痛等炎症表现明显。术前创面每日换药,根据药物敏感试验结果,选用敏感抗生素湿敷创面,同时应用红光治疗仪行物理治疗,必要时联合应用医疗成本较低的简易负压引流装置,改善创基效果显著。血液中尿酸水平升高是罹患痛风的先兆。

(颜　倩)

# 第四节　甲状腺功能亢进症

## 一、概念

甲状腺功能亢进症,简称为甲亢,是甲状腺本身产生甲状腺激素过多所致的甲状腺毒症。非甲状腺功能亢进症是指服用外源性甲状腺激素或炎症破坏甲状腺滤泡致滤泡内储存的甲状腺激素过量进入血液循环而引起的甲状腺毒症。甲亢的病因包括弥漫性毒性甲状腺肿(简称 Graves 病),多结节性毒性甲状腺肿、桥本甲亢等。其中临床上 80% 以上甲亢是 Graves 病引起的,Graves 病属于甲状腺自身免疫性疾病,女性较为常见,男女比例为 1:(4~6),好发年龄为 20-50 岁。

甲状腺毒症指的是血液循环中甲状腺激素过多,引起以神经、循环、消化等系统兴奋性增高和代谢亢进为主要表现的一组临床综合征。其病因包括甲状腺本身功能亢进造成甲状腺激素合成与分泌显著增加,以及甲状腺生理功能被破坏造成甲状腺激素释放入血。根据甲状腺的功能状态,甲状腺毒症可被分为甲状腺功能亢进型和非甲状腺功能亢进型。

## 二、病因

病因目前还尚不明确,目前公认为是遗传因素和环境因素共同作用的自身免疫性甲状腺疾病。

1. 遗传因素　Graves 病有显著的遗传倾向,部分患者有家族史。研究发现,同胞兄妹的患病率为 11.6%,单卵孪生子的发病率具有高度一致率。

2. 免疫因素　Graves 病以遗传易感性为背景,在感染、精神创伤等因素作用下可引发体内免疫功能紊乱,主要特征表现为患者血清内存在甲状腺细胞 TSH 受体的特异性自身抗体即 TSH 受体抗体。

3. 环境因素　细菌感染、应激和精神因素等环境因素对 Graves 病的发生发展具有很大的影响。Graves 眼病的发病危险因素还包括吸烟、局部创伤及药物等。

因此,Graves 病是在遗传易感性的基础上,在感染、应激和药物等因素影响下,造成体内的免疫功能紊乱,甲状腺的生理功能异常。

## 三、临床表现

多数起病缓慢,少数在感染或精神创伤等应激后急性起病。典型表现有甲状腺激素分泌过多所致的高代谢综合征,甲状腺肿和眼征。

1. 高代谢综合征

(1)基础状态:由于甲状腺激素分泌增多导致交感神经兴奋性增高和新陈代谢加速,患者常易出现疲乏无力、多汗、怕热、低热(危象时可伴有高热)、皮肤潮湿,糖耐量异常,负氮平衡,体重下降,尿钙、磷等排出量增高等现象。

(2)精神神经系统:多言好动,紧张失眠,焦虑烦躁,易激动,易怒,注意力不集中,记忆力减退,腱反射活跃,伸舌或双手向前平举时有细微震颤。

(3)心血管系统:心悸,持续性心动过速,睡眠和休息时心率有所降低但仍高于正常。其机制主要通过增强心脏对儿茶酚胺的敏感性,从而发挥正性肌力作用,扩张外周血管,代偿性增加心排血量,造成甲状腺毒症性心脏病,即甲亢性心脏病,主要特征表现为严重的心律失常,如心房纤颤、心房扑动和心脏增大、心力衰竭、心绞痛、心肌梗死。近年来,甲亢性心脏病发病率显著增加,占甲亢的10%～22%。其出现的心力衰竭分为两种类型:一类是由心动过速和心排血量增加导致的心力衰竭,又称为"高排血量型心力衰竭",多见于年轻患者,常随着甲亢的控制,心力衰竭可得到显著缓解;另一类是诱发和加重已有的或潜在的缺血性心脏病而发生的心力衰竭,属于心脏泵衰竭,多见于老年人。此外,收缩压增高、舒张压下降及脉压增大也是甲亢的特征性表现。

(4)消化系统:常表现为食欲亢进,肠蠕动加快,腹泻,排便次数增多。此外,可出现肝大,肝功能异常,转氨酶升高,偶伴黄疸。

(5)肌肉与骨骼系统:主要表现为甲状腺毒症性周期性瘫痪,常见于青年男性,诱因因素包括运动、高糖饮食、饱餐、注射胰岛素等,病变主要累及下肢,常伴有低钾血症。慢性肌病者主要累及近端肌群的肩、髋部肌群,肌无力为进行性,伴肌萎缩,尿肌酸排泄量增高,还可伴发重症肌无力。甲亢也可影响骨骼脱钙而引发的骨质疏松。

(6)生殖系统:女性患者常表现为月经稀少,月经周期延长,严重者可伴有闭经。男性可出现阳痿,偶见乳腺发育。

(7)皮肤、毛发及肢端表现:皮肤温暖湿润,颜面潮红,部分患者色素减退,出现毛发脱落,白癜风或者斑秃。少数患者可出现杵状指,软组织肿胀,甲床分离的现象,称为指端粗厚症。胫前黏液性水肿为Graves病的特异性皮肤损害,常见于白种人,水肿好发于小腿胫前下1/3处,偶见于足背和膝部,与浸润性突眼一样属于自身免疫性病变。

2. 甲状腺肿 多数患者有不同程度的甲状腺肿大,常为弥漫性、对称性肿大,质地

中等,无压痛,随患者吞咽而上下移动。甲状腺血流增多,可触及震颤,闻及血管杂音,为Graves病的特异性体征。

3. 眼部表现

(1)单纯性突眼:其作用机制与甲状腺毒症所引起的交感神经兴奋性增加存在很大联系。轻度突眼临床表现为突眼在3mm以内;眼神炯炯发亮;上眼睑挛缩,眼裂增宽;双眼向下看时,上眼睑不能随眼球下落,显现白色巩膜;向上看时,前额皮肤不能皱起;两眼看近物时,眼球辐辏不良等。重症突眼临床表现与上述症状相反。

(2)浸润性突眼:即Graves眼病,与发生于眼组织的自身免疫炎症反应有关。好发于男性,常表现为眼内异物感,畏光,流泪,复视,视力减退,眼睑肿胀,眼睑不能闭合,结膜充血水肿,眼球活动受限,视野缩小,甚至失明。

## 四、常见特殊甲亢类型

1. 甲状腺危象 也称甲亢危象,是甲状腺毒症急性加重的一个综合征,其死亡率可达20%以上,常发生于较重的甲亢尚未给予治疗或者治疗不太充分的患者,原因可能与较短时间内大量甲状腺激素释放入血存在很大关联。典型临床表现为原有甲亢临床表现基础上加重,高热(体温常在39℃以上)、大汗、心动过速(140次/分)、恶心呕吐、腹痛腹泻、烦躁不安、谵妄等,严重者可表现出心衰、休克及昏迷等。

2. 甲状腺毒症性心脏病 甲状腺毒症可通过增强心脏的受体对儿茶酚胺的敏感性;直接作用于心肌收缩蛋白,起到正性肌力的作用;继发于甲状腺激素造成的外周血管扩张,阻力降低,心脏输出量代偿性增加等作用可引起心动过速、心排出量显著增加、心房纤颤及心力衰竭。

3. 淡漠型甲亢 好发于老年患者,起病较为隐匿,高代谢综合征、体征和甲状腺肿临

床表现均不太明显。但患者可出现明显消瘦、心悸、乏力、腹泻、厌食、抑郁淡漠，有时神志模糊，甚至昏迷等全身症状，同时可伴有心房纤颤、震颤和肌病等特征，一般无甲状腺肿大。

## 五、实验室检查

1. 甲状腺激素测定　游离三碘甲状腺原氨酸（$FT_3$）和游离甲状腺素（$FT_4$），与甲状腺激素密切相关。血清总甲状腺素（$TT_4$）较为稳定，且重复性较好，也是诊断甲亢常见的指标。血清总三碘甲状腺原氨酸（$TT_3$）约80%是由 $T_4$ 转换而成，因此检测时该指标常慢于 $TT_4$。$FT_3$ 和 $FT_4$ 的敏感性和特异性均高于 $TT_3$ 和 $TT_4$。因此，甲状腺激素的测定是诊断临床甲亢的首选指标。

2. 促甲状腺激素（TSH）的测定　血清TSH 水平的变化是反映甲状腺功能最敏感的指标。目前测定血清 TSH 的技术为敏感 TSH（sTSH），是筛查甲亢的第一线指标，可诊断亚临床甲亢（甲状腺激素水平正常，仅存在 TSH 的改变）。

3. $^{131}$I 摄取率　是诊断甲亢的传统方法，目前已经被 sTSH 测定技术所代替。$^{131}$I 摄取率正常值为 3 小时 5%～25%，24 小时 20%～45%，高峰出现在 24 小时。甲亢时 $^{131}$I 摄取率增加，摄取高峰前移，在 3～6 小时出现。

4. 人甲状腺自身抗体测定　TSH 受体抗体（TRAb）、甲状腺刺激抗体（TSAb）是诊断 GD 的指标之一，前者包括刺激性抗体（TSAb）和抑制性抗体，但是指标阳性仅代表针对 TSH 受体抗体阳性，测定条件较为复杂，目前临床上检测较少；后者 TSAb 阳性可代表与 TSH 受体结合，以及产生了对甲状腺细胞的刺激功能。临床上绝大多数新诊断的 Graves 病患者血清中 TRAb 和 TSAb 均表达阳性。

5. 影像学检查　彩色多普勒为甲状腺血流的半定量测定，血流信号的增强可呈现片状分布；CT 和 MRI 可排除其他原因引起的突眼症状，可评估眼外肌受累的状况；放射性核素扫描有助于甲状腺、异位甲状腺及球后病变性质的诊断。

## 六、诊断

甲亢诊断并不困难，通过详细询问病史，依据高代谢症候群、甲状腺肿大及实验室检查发现血清 $TT_4$、$FT_4$ 显著升高，而促甲状腺激素降低等可确诊为甲亢。众所周知，甲亢的种类中以 Graves 病多见，该疾病的诊断除了确诊患者为甲亢外，还需具备 B 超和颈部触诊甲状腺弥漫性肿大等必备条件，以及眼球突出与其他浸润性眼征、胫前黏液性水肿和抗体指标阳性等辅助条件。

## 七、治疗

目前针对甲亢的治疗有三种，即抗甲状腺药物治疗、$^{131}$I 治疗和手术治疗。

1. 药物治疗

（1）抗甲状腺药物：是通过抑制甲状腺激素的合成发挥治疗作用，使用较为安全。适用于病情轻、中度；甲状腺轻、中度肿大者；年龄在 20 岁以下、妊娠、年老体弱或合并严重心、肝、肾疾病，不能耐受手术者；手术前和 $^{131}$I 治疗前的准备；手术后复发且不适合 $^{131}$I 治疗的患者。常用药物有硫脲类和咪唑类两种，其中前者的代表药物丙硫氧嘧啶和甲硫氧嘧啶等，后者代表药物有甲巯咪唑和卡比马唑等。目前我国临床上较为常见的是丙硫氧嘧啶和甲巯咪唑。总疗程一般为 1～1.5 年，包括初治期、减量期、维持期 3 个阶段，且使用药物后每两个月进行复查血清甲状腺激素水平。

（2）β受体阻滞药：阻断甲状腺素对心脏的兴奋作用，还可抑制外周组织 $T_4$ 向 $T_3$ 的转化，用于改善甲亢初期的症状，且疗效较为显著。该药可以和碘剂合用于术前准备。

常用药物有普萘洛尔、阿替洛尔、美托洛尔等。

（3）碘剂：主要作用是抑制甲状腺素的释放，由于碘不能抑制甲状腺素的合成，一旦停服药物，会使甲亢症状重新出现或加重，故仅在手术前和甲状腺危象时使用。

2. $^{131}$I治疗　治疗机制是利用$^{131}$I被甲状腺摄取后可释放出β射线，从而破坏甲状腺组织，减少甲状腺激素的产生。该治疗方法安全简便，费用低廉，且治愈率高。适用于甲状腺肿大Ⅱ度以上；对抗甲状腺药有过敏或治疗无效者；抗甲状腺药治疗或者手术治疗后复发者；甲亢伴有三系减少者；甲亢合并糖尿病或其他心脏病者；拒绝手术或者存在手术禁忌证者；浸润性突眼患者。使用该方法治疗后需定期一个月一次监测甲状腺功能状态，预防甲状腺功能减退的发生。

3. 手术治疗　通过切除甲状腺组织的80%～90%，减少甲状腺素的产生以达到治疗目的，治愈率可达90%～95%。适用于中、重度甲亢，长期服药无效，或停药复发，或不能坚持服药者；甲状腺显著肿大，有压迫症状；胸骨后甲状腺肿；结节性甲状腺肿伴甲亢等。

（颜　倩　张进平　陈立英）

## 参 考 文 献

［1］　刘晓红,陈彪.老年医学［M］.3版.北京：人民卫生出版社,2020.

［2］　国家基层糖尿病防治管理办公室,中华医学会糖尿病学分会.中国糖尿病健康管理规范（2020）［M］.北京：人民卫生出版社,2022.

［3］　Li Y,Teng D,Shi X,et al. Prevalence of diabetes recorded in mainland China using 2018 diagnostic criteria from the American Diabetes Association：national cross sectional study［J］. BMJ,2020,369：m997.

［4］　Yang W,Lu J,Weng J,et al. Prevalence of diabetes among men and women in China［J］. N Engl J Med,2010,362（12）：1090-1101.

［5］　Xu Y,Wang L,He J,et al. Prevalence and control of diabetes in Chinese adults［J］. JAMA,2013,310（9）：948-959.

［6］　Wang L,Gao P,Zhang M,et al. Prevalence and ethnic pattern of diabetes and prediabetes in China in 2013［J］. JAMA,2017,317（24）：2515-2523.

［7］　阚芳芳,方福生,孙般诺,等.不同发病年龄老年2型糖尿病的临床特点［J］.中华保健医学杂志,2015,17（5）：360-363.

［8］　LeRoith D,Biessels GJ,Braithwaite SS,et al. Treatment of diabetes in older adults：an Endocrine Society clinical practice guideline［J］. J Clin Endocrinol Metab, 2019, 104 （5）：1520-1574.

［9］　刘幼硕.老年人糖尿病的流行病学病因和临床特点［J］.中华老年医学杂志,2005,24（9）：718-719.

［10］　周迎生,迟家敏.老年人糖尿病的流行病学特点［J］.中华老年医学杂志,2007,26（8）：565-566.

［11］　Berkowitz SA,Meigs JB,Wexler DJ. Age at type 2 diabetes onset and glycaemic control：results from the National Health and Nutrition Examination Survey （NHANES）2005-2010［J］. Diabetologia,2013,56（12）：2593-2600.

［12］　李妍妍,田慧,李春霖,等.老年男性高胰岛素血症患者的临床特点分析［J］.解放军医学杂志,2008,33（1）：25-27,31.

［13］　LeRoith D,Biessels GJ,Braithwaite SS,et al. Treatment of diabetes in older adults：an Endocrine Society clinical practice guideline［J］. J Clin Endocrinol Metab, 2019, 104 （5）：1520-1574.

［14］　Selvin E,Coresh J,Brancati FL. The burden and treatment of diabetes in elderly individuals in the u. s［J］. Diabetes Care,2006,29（11）：2415-2419.

［15］　中国老年2型糖尿病防治临床指南编写组,中

国老年医学学会老年内分泌代谢分会,等.中国老年 2 型糖尿病防治临床指南 2022 版[J].中华内科杂志,2022,1(61):16-22.

[16] 中国老年医学学会老年内分泌代谢分会,国家老年疾病临床医学研究中心(解放军总医院),中国老年糖尿病诊疗措施专家共识编写组.中国老年 2 型糖尿病诊疗措施专家共识(2018 年版)[J].中华内科杂志,2018,57(9):626-641.

[17] 中华医学会糖尿病学分会.中国 2 型糖尿病防治指南(2017 版)[J].中华糖尿病杂志,2018,10(1):4-67.

[18] 血脂异常老年人使用他汀类药物中国专家共识组.血脂异常老年人使用他汀类药物中国专家共识[J].中华内科杂志,2015,54(5):467-477.

[19] Monnier L, Lapinski H, ColetteC. Contributions of fasting and postprandial plasma glucose increments to the overall diurnal hyperglycemia of type 2 diabetic patients:variations with increasing levels of HbA(1c)[J]. Diabetes Care,2003,26(3):881-885.

[20] Iijima K, Iimuro S, Ohashi Y, et al. Lower physical activity,but not excessive calorie intake,is associated with metabolic syndrome in elderly with type 2 diabetes mellitus:the Japanese elderly diabetes intervention trial [J]. Geriatr Gerontol Int,2012,12 Suppl 1:68-76.

[21] Powell C,Browne LD,Carson BP,et al. Use of compositional data analysis to show estimated changes in cardiometabolic health by reallocating time to light-intensity physical activity in older adults[J]. Sports Med, 2020, 50 (1):205-217.

[22] Academy Quality Management Committee. Academy of nutrition and dietetics:revised 2017 scope of practice for the nutrition and dietetics technician,registered[J]. J Acad Nutr Diet,2018,118(2):327-342.

[23] Bijlsma AY, Meskers CG, Westendorp RG,et al. Chronology of age-related disease definitions:osteoporosis and sarcopenia[J]. Ageing Res Rev,2012,11(2):320-324.

[24] Seriolo B,Paolino S,Casabella A,et al. Osteoporosis in the elderly[J]. Aging Clin Exp Res,2013,25 Suppl 1:S27-29.

[25] 陈蕃.21 世纪老龄问题研究[M].北京:宇航出版社,1993.

[26] 中华人民共和国国家统计局.中国统计年鉴[M].北京:中国统计出版社,2015.

[27] Si L,Winzenberg TM,Jiang Q,et al. Projection of osteoporosis-related fractures and costs in China:2010-2050 [J]. Osteoporos, 2015, 26 (7):1929-1937.

[28] 贺丽英,孙蕴,要文娟,等.2010-2016 年中国老年人骨质疏松症患病率 Meta 分析[J].中国骨质疏松杂志,2016,22(12):1590-1596.

[29] 丁超,孙强.老年性骨质疏松症相关问题研究进展[J].中国骨质疏松杂志,2016,22(3):372-375.

[30] 王洪复.老年性骨质疏松症病理机制与防治原则[J].中华保健医学杂志,2010,12(1):1-4.

[31] 王鸥,邢小平.老年性骨质疏松症发病机制及药物治疗进展[J].中国实用内科杂志,2011,31(8):584-586.

[32] Starup-Linde J,Vestergaard P. Management of endocrine disease:Diabetes and osteoporosis:cause for concern[J]? Eur J Endocrinol,2015,173(3):93-99.

[33] Feng J,Liu S,Ma S,et al. Protective effects of resveratrol on postmenopausal osteoporosis:regulation of SIRT1-NF-kappaB signaling pathway[J]. Acta Biochim Biophys Sin,2014,46(12):1024-1033.

[34] Scuiller A,Pascart T,Bernard A,et al. La maladie goutteuse [J]. Rev Med Interne,2020,41(6):396-403.

[35] Stamp LK,Dalbeth N. Prevention and treatment of gout [J]. Nat Rev Rheumatol,2019,15(2):68-70.

[36] Punzi L,Scanu A,Galozzi P,et al. One year in review 2020:gout [J]. Clin Exp Rheumatol,2020,38(5):807-821.

[37] Singh JA,Gaffo A. Gout epidemiology and comorbidities[J]. Semin Arthritis Rheum,2020,50(3S):11-16.

［38］ Giovanella L. Update on diagnosis and treatment of hyperthyroidism［J］. Q J Nucl Med Mol Imaging,2021,65(2):89-90.

［39］ Asban A,Dream S,Lindeman B. Is Hyperthyroidism Diagnosed and Treated Appropriately in the United States［J］? Adv Surg,2019,53:117-129.

［40］ Barczyński M. Current approach to surgical management of hyperthyroidism［J］. Q J Nucl Med Mol Imaging,2021,65(2):124-131.

［41］ McDermott MT. Hyperthyroidism［J］. Ann Intern Med,2020,172(7):49-64.

# 第6章
# 老年医学科常见神经精神疾病

随着社会老龄化的日益加重,中国的老年人口越来越多,占人口比例也越来越高,截止2021年底,我国65岁以上老年人口比重达14.2%。随着老年人口的不断增加,老年人面临着养老、医疗及精神赡养等诸多社会问题。老年科的患者在本身躯体疾病的基础上,往往伴随着一些精神心理问题,这些精神心理问题会扰乱内分泌系统的良好均衡状态,诱发或加重本身器质性疾病,直接影响老年人的生活质量和寿命。

为了能更好地服务老年患者,做到真诚地关心患者的心身状态,及时回应患者的苦楚,理解患者的感受,从专业角度帮助患者识别情绪问题,并及时指导患者获得相应的专业帮助。我们将在本章节介绍几种常见的老年精神心理疾病。

## 第一节　焦　虑　症

焦虑状态是老年心理疾病的重要成因和伴发表现之一。经常能看到有些老年人心烦意乱、坐卧不安,有的容易为一点小事提心吊胆,紧张恐惧,有的容易担心有不好的事情会发生在自己和亲友身上而惶惶不可终日。这种现象在心理学上称作焦虑状态。焦虑是人对现实或未来事情的价值特性出现严重恶化趋势所产生的情感反应。通俗些讲,焦虑是指个人对即将来临的、可能会造成危险或威胁所产生的紧张、不安、忧虑、烦恼等不愉快的复杂情绪状态。

### 一、焦虑的分类

焦虑本身是人类一种正常的情感反应,但是过度的焦虑或过弱的焦虑都会引发情感性或生理性疾病。焦虑可分为两大类。

1. 现实性焦虑　或者叫作客观性焦虑。这种焦虑表现出的是对现实的潜在挑战与威胁的一种情绪反应,而且这种情绪反应是与现实威胁的事实相适应的,是一个人在面临其不能控制的事件或情景时的一般反应。例如,爷爷渴望心爱的孙子考上大学,孙子目前正在紧张备考,考前爷爷显得非常紧张急躁,却又感到帮不上忙,直到考试结束爷爷才放松下来。这种焦虑的特点是焦虑的强度与现实的威胁程度相一致,并且随着现实威胁的消失而消失,因而具有适应性意义。

这种焦虑有利于个体动员身体的潜能和资源来应对现实的威胁,逐渐达到应对目前挑战所需要的控制感及有效解决问题的措施,直到这种现实威胁得到控制或消除。因此,现实性焦虑是人类适应和解决问题的基本情绪反应,是人类在进化过程中形成的一种适应和应对环境的一种情绪和行为反应方式。

2. 病理性焦虑　指持续性的无具体原因的感到紧张不安,或无现实依据的预感到灾难、威胁或大祸临头感,并伴有明显的自主神经功能紊乱及运动性不安,常常伴随主观痛苦感或社会功能受损。

这种焦虑包含以下基本特点:焦虑情绪的强度并无现实的基础或与现实的威胁程度明显不相符;个体会因为焦虑导致精神十分痛苦和自我效能的下降,是一种非适应性的状态;这种焦虑通常会持续较长时间,并不会随客观问题的解决而消失,常常与个体的人格特征有关;因这种焦虑所表现出来的自主神经症状易与躯体疾病相混淆,如出现明显的胸部不适、心悸、气短等,容易被误认为是心血管疾病的基本症状;通常个体对预感到的威胁异常的痛苦和害怕并感到缺乏应对的能力,甚至出现影响现实生活的现象。

## 二、病理性焦虑的主要临床表现

焦虑情绪如果达到较严重的程度就成了焦虑症,即病理性焦虑,其临床表现主要分为惊恐障碍和广泛性焦虑障碍。

1. 惊恐障碍　症状特点是自发出现的、反复发生的、难以预料的急性焦虑发作,伴有明显的濒死感。典型的惊恐发作常常是突然的、自发出现的。濒死感作为惊恐发作的特征性症状,表现为患者突然产生胸闷、胸部压迫感、窒息感,不能自主呼吸的恐惧紧张感,甚至感到死亡将至。并且患者表现有极度的精神紧张,失控感,甚至有精神崩溃的体验。惊恐发作还常常伴随眩晕感,身体异常的发热或发冷,四肢麻木,震颤等,严重的还可能出现人格解体或现实解体的状态。惊恐的突然发作,通常在 10～30 分钟后症状达到高峰,持续时间较短,可自行消失,极少情况发作超过 1 小时。惊恐发作极易与心血管疾病急性发作相混淆,急诊经常会遇到此类患者,一般特异性生化检测、心电图等可鉴别诊断。

2. 广泛性焦虑障碍　是以慢性的、弥散性的对一些生活场景的不现实的过度担心紧张为特征。常表现为持续性精神紧张伴有头晕、胸闷、心悸、呼吸困难、口干、尿频、尿急、出汗、震颤及运动不安等。但并非有实际的

威胁或威胁所引起,其紧张程度通常与现实情况不符。广泛性焦虑主要有三组临床症状。

(1)精神性焦虑:表现为日常琐事的过度持久的不安和担心。体验为对未来的或不确定的事件的过度担心,或担心灾难、意外或不可控的事件发生,如担心自己患病,担心家人发生意外等。精神焦虑常常伴有睡眠的改变,失眠,多梦,注意力集中困难,易激惹,烦躁不安等。

(2)躯体性焦虑:主要表现为自主神经功能异常,患者可能出现手心出汗、恶心、心慌、心率加快、口干、咽部不适、异物感、腹泻、多汗等;泌尿生殖系统症状有尿频、尿急、性唤起困难等;神经系统症状有耳鸣、视物模糊、周身不适、刺痛感、头晕或晕厥感等。要注意这些症状与器质性疾病鉴别诊断。

(3)神经、肌肉及运动性不安症状:运动方面的症状主要表现为烦躁不安,静坐不能,肌肉震颤、发抖,无目的活动增多,易激惹、发怒,行为的控制力弱等。焦虑患者的外观可见到表情紧张、痛苦,姿势僵硬不自然,多汗,小动作多,个别患者存在口吃,或原有口吃加重。肌肉紧张症状常表现头部挤压性疼痛(以额枕部为主)、肩颈僵硬疼痛,睡眠障碍主要以入睡困难为主,睡前伴思虑增加,噩梦,恐惧感等。

## 三、焦虑症的临床治疗

焦虑症的治疗常见的方法有药物治疗和心理治疗。

1. 药物治疗

(1)常用苯二氮䓬类药物:肌内注射或口服,但因易成瘾性,请在医师指导下应用。

(2)三环类抗抑郁药:如丙米嗪、氯米帕明、阿米替林等。

(3)5-TH 再摄取抑制药:如氟西汀、氟伏沙明、帕罗西汀、舍曲林等。

2. 心理治疗　解释性心理治疗、放松治

疗、行为治疗、认知疗法等均为焦虑症心理治疗的一线选择疗法。

### 四、焦虑症对老年生活的影响

焦虑症是非常常见的一类情绪问题，也是各类慢性疾病常见伴发的一类心理疾病。老年患者往往因为自身基础疾病与焦虑症的临床表现交叉，而不能准确识别自己是否存在焦虑问题。老年人的焦虑状态会带来哪些特殊的影响呢？

1. **对生活的认知消极**　患有焦虑症的老年人对很小的声响都非常敏感和警惕，认为周围随时有可能发生不好的事情。同时老年人的思想也变得十分简单，总担心自己在一次摔跤后就会引发极端严重的后果。内心较为悲观消极，家中的大事小情都会牵动着老人的精神，如果生活中发生一些变化，他们总是会联想出一系列极端糟糕的后果，十分担忧紧张，甚至在事件结束后也依然不能缓解，还沉浸其中无法自拔。

2. **躯体异常感受**　患有焦虑症的老年人，对身体的异常感受十分敏感，经常同时感到多个系统的躯体不适感，如心慌胸闷，口干，多汗，尿频，便秘等，并且夜间难以入眠，睡前思虑增多，反复回想让自己担心的事情，并预计出不好的结果，影响情绪和入睡，第二天精力下降，情绪不佳，形成恶性循环。

3. **情绪不稳定**　老年人因为衰老和生活环境的改变，可能出现性格的变化，易与家人发生冲突，易被激惹，但事后又非常内疚和自责，认为自己不应该这样，但控制不住自己，有些还会站在道德的角度谴责自己，反复思虑，不断自责，担心他人对自己的看法，加重焦虑，痛苦不已。

# 第二节　抑　郁　症

抑郁症是一种常见的心理疾病，以连续且长期的心境低落为主要临床特征，抑郁症每次发作，至少持续 2 周以上，大多数病例有复发的倾向。

人到老年，生理功能出现衰退，各种躯体疾病陆续出现，健康和能力的逐渐丧失，生活环境的变化，都会导致老年人发生各种精神心理障碍，最常见的是老年期抑郁障碍。在一项社区老年人精神疾病的调查中显示，65岁以上的老年人群中，重度抑郁患病率为1%～5%，70－85岁及以上的高龄老年人的患病率增加了 1 倍。老年人的抑郁状态常常出现于慢性疾病、认知损害和功能障碍后，存在很高的自杀风险，给患者及其家庭带来很大的痛苦。

### 一、临床表现

1. **心境低落**　主要表现为显著而持久的情感低落，抑郁悲观。轻者闷闷不乐，无愉快感，兴趣减退；重者痛不欲生，悲观绝望，生不如死。典型患者的抑郁心境有晨重暮轻的节律变化。在心境低落的基础上，患者会出现自我评价降低，无用感、无望感和无价值感，常伴有自责自罪想法，严重的出现罪恶妄想，部分患者可能出现幻觉。

2. **思维迟缓**　抑郁患者思维联想速度缓慢，反应迟钝，感觉自己的脑子好像"生锈了"，临床上课件主动言语减少，语速变慢，声音低沉，对答困难，严重者交流无法顺利进行。

3. **意志活动减退**　抑郁症患者的意志活动呈现显著而持久的抑制。主要表现为行为缓慢，生活被动，不想做事，不愿与外界交往，回避社交，严重时可能出现不能照顾自己基本生活状态，蓬头垢面，不修边幅，甚至发展到不语、不动，称为"抑郁性木僵"。但仔细精神检查，患者仍能流露痛苦抑郁的情绪，严重的患者还伴有自杀观念或行为。

4. 认知功能损害 抑郁症患者存在认知功能的损害。主要表现为近期记忆力下降,注意力障碍,反应时间延长,警觉性增高,抽象思维能力差,学习困难,语言流畅性差,空间知觉、眼手协调及思维灵活性等能力减弱。认知功能损害会导致患者的社会功能明显下降,影响患者远期预后。

5. 躯体症状 抑郁症的躯体症状主要有睡眠障碍、乏力、食欲减退、体重下降、便秘、身体任何部位的疼痛、性欲下降等。躯体不适的主诉可能涉及各系统,如恶心、呕吐、心慌、胸闷、出汗等,且常伴有本身躯体疾病症状的加重。睡眠障碍的主要表现为早醒,一般比正常需要觉醒时间提前 2～3 小时,且醒后不能再次入睡,有的表现为入睡困难,睡眠不深;少数不典型患者表现为睡眠过多。体重减轻与食欲减退不一定成正比,少数患者可能出现食欲增强、体重增加。

## 二、诊断

抑郁症的诊断主要需要根据患者的病史、临床症状、病程及体格检查和实验室检查,典型病例诊断标准国际上通用 ICD-10 和 DSM-V。国内主要采用 ICD-10。患者通常具有心境低落、兴趣和愉快感丧失,精力不济或疲劳感等典型症状。其他常见症状有:集中注意和注意的能力降低,自我评价降低,自罪观念和无价值感,认为未来暗淡悲观,自伤或自杀观念或行为,睡眠障碍,食欲下降,病程至少持续 2 周以上。

## 三、治疗

1. 抑郁发作的主要治疗目标 提高临床治愈率,最大限度减少病残率和自杀率,关键在于彻底消除临床症状;提高患者生存质量,恢复其社会功能;预防复发。

2. 抑郁症的治疗原则 个体化治疗;剂量逐步递增,尽可能采用最小的有效剂量,使不良反应减至最少,以提高药物治疗依从性;

足量足疗程治疗,预防复发;尽可能单一用药,注意药物间相互作用;治疗前知情告知;治疗期间密切关注疗效和不良反应,及时应对处理不良反应;联合心理治疗增加疗效;积极治疗与抑郁共病的其他躯体疾病、物质依赖和焦虑障碍等。

3. 抑郁症的药物治疗 主要包括选择性 5-羟色胺再摄取抑制药(SSRI 类),5-羟色胺和去甲肾上腺素再摄取抑制药(SNR 类),去甲肾上腺素和特异性 5-羟色胺能抗抑郁药(NaSSA 类)等。传统的三环类、四环类抗抑郁药和单胺氧化酶抑制药由于不良反应较大,现在较少应用。

4. 心理治疗 在抑郁症的治疗中占有很重要的比重,常用的心理治疗方法包括支持性心理治疗、认知行为治疗、人际治疗、婚姻和家庭治疗、精神动力学治疗等,其中认知行为对抑郁发作的疗效已经得到了公认。

5. 新兴疗法 对于抑郁发作的治疗,新兴的疗法包括物理治疗,近年重复经颅磁刺激治疗逐渐进入人们的视野,通常适用于轻中度抑郁发作的治疗。

## 四、老年抑郁患者的特点

根据世界卫生组织的统计,抑郁症老人占老年人口的 7%～10%,患有躯体疾病的老人,发病率可高达 50%。随着人均寿命的延长和老年性疾病发病率逐渐增高,老年人抑郁症的患病率也在逐年递增,这严重危害了老年人的身心健康,降低了老年人群的生活质量,严重的甚至有可能直接危及其生命。由于抑郁发作的主要症状是长期的心境低落,因而很容易引发包括心肌梗死、冠心病和肿瘤等疾病,同时抑郁发作又是自杀最常见的原因之一。所以我们对老年人的抑郁发作不能等闲视之。

老年人抑郁发作在症状上有其特殊性,具体来说有以下几个方面的特点,兴趣丧失,愉悦感下降;精力减退,疲乏无力;言行减少,回避社交;自我评价偏低,自信心下降,甚至自责自罪;悲观厌世心态,严重者反复出现自杀念头或直接实施自杀行为,据调查老年抑郁患者中有10%以上会采取自杀行为;自觉疾病严重,对自身未来悲观,有疑病倾向;睡眠障碍,早醒,日间精力不足;食欲不振,体重下降明显;认知功能下降,记忆力下降明显,反应迟钝。

很多老年人因为本身患有基础疾病很难痊愈,会与抑郁情绪相互影响,导致本身疾病症状加重及心境更加恶劣。建议老年人及其家人能重视抑郁情绪对自身的影响,早发现,早干预,这样才能将抑郁情绪对我们的影响降到最低。

# 第三节　老年痴呆

随着全球老龄化的进展,截至2015年全世界约有4700万人罹患老年痴呆,预计到2050年时,这一数字将翻3倍。目前全球范围内,针对痴呆的年均花费在8.18亿美元左右。随着痴呆患者人数的增多,这一数字呈递增趋势。痴呆无疑已经成为21世纪社会医疗卫生保健的重大挑战。虽然目前对于老年期的认知功能障碍尚无有效的治愈手段,但是,越来越多的人意识到对于其进行早期的预防、干预和护理可以大大改善患者及其家属的生活质量,减轻社会和家庭的经济负担和照料负担。

## 一、痴呆症的概念

痴呆症是一种慢性或进行性综合征,通常是认知功能(即处理思想的能力)出现比正常年老过程更严重的衰退。它会影响记忆、思考、定向(时间空间等)、理解、计算、学习、语言和判断能力,但不会影响意识。认知能力损伤通常伴有情感控制能力、社会行为和动机衰退,或晚于上述几种状况出现。痴呆症由多种首要或次要影响大脑的疾病引起,如阿尔茨海默病或脑血管病变。

痴呆症是全世界老年人致残和依赖他人的主要原因之一。它不仅给痴呆症患者本人带来巨大的痛苦,而且给其照料者和家庭带来巨大压力。目前由于大众对痴呆症的认识和理解不足,常常导致对患者的歧视及诊断和护理方面的障碍。痴呆症对护理者、患者、家庭和社会的影响可能是身体上的,也可能是在心理、社会和经济方面。

痴呆症对每位患者的影响方式不同,取决于疾病影响和患者得病前的个人情况。与痴呆症相关的体征和症状可大致分为三个阶段。早期:由于痴呆症是逐步发病,其早期常常被忽略。常见症状包括:健忘,失去时间感,在熟悉的地方迷路。中期:随着痴呆症发展到中期,体征和症状更为清晰,对患者的限制更大症状。包括对最近的事件和人名健忘,在家里迷路,沟通困难增加,需要个人护理人员的帮助,行为变化包括精神恍惚和反复提问。晚期:痴呆症晚期患者近乎完全依赖他人照顾,几乎完全不活动。出现严重记忆障碍,身体上的体征和症状越发明显。症状包括无法感知时间和地点,辨认亲戚朋友存在困难,自我护理方面越来越需要协助,走路困难,更多的行为变化,可能包括具有进攻性。

## 二、痴呆症基本症状解读

1. 记忆力下降　特别是短期记忆,是痴呆症最常见的早期症状。如普通健忘的人是暂时忘记了隔壁邻居的名字,但他们仍然知道那个人是他们的隔壁邻居。患有痴呆症的人不仅会忘记邻居的名字,也忘记了邻居是谁。

2. 做原来熟悉的事出现困难　患了痴呆症后,原来想都不用想的一些日常事务却很难完成。如患有痴呆症的人可能不知道按照什么顺序穿衣服或忘记了做饭的步骤。

3. 语言问题　每个人都有偶尔找不到合适的词的时候；但患有痴呆症的人经常会忘记简单的词或者用一些不寻常的词替代，使得讲话和写得东西很难被理解。

4. 迷失时间和地点　我们有时会忘记今天是周几了或忘记我们要去的地方；但患有痴呆症的人在熟悉的地方（如自己住处附近）也会迷路，忘记了自己身在何处或怎么到了那里，也不知道怎么回家。患有痴呆症的人也可能会分不清是白天还是黑夜。

5. 判断力下降　患有痴呆症的人可能穿戴打扮不恰当，如在热天穿着好几层衣服，或在冷天穿得很单薄。

6. 做事的连贯性出现问题　患有痴呆症的人可能会发现很难跟上交谈的节奏或跟上支付账单。

7. 乱放东西　任何人都可能临时放错钱包或钥匙；但患有痴呆症的人可能会把东西放在不寻常的地方，如把熨斗放在冰箱里或把手表放在糖罐里。

8. 情绪或行为的变化　每个人都可能偶尔悲伤或喜怒无常；患有痴呆症的人可能变得非常情绪化和无明显原因而出现快速的情绪波动，或者可能会出现较以前明显的情绪低落。

9. 人格改变　患有痴呆症的人可能与以前比大有不同，如可能会变得多疑，易怒，抑郁，淡漠或焦虑和不安，尤其是因记忆问题造成困扰的情况下。

10. 做事失去主动性　有时，每个人都可能因家务，商务活动或社会活动等变得疲倦；然而，患痴呆症的人可能会变得非常被动，几个小时坐在电视机前，睡觉比平时多，甚至对自己的业余爱好也失去了兴趣。

### 三、痴呆症的种类

1. 渐进性痴呆　这一类型的痴呆是逐渐进展的而且是不可逆的，包括如下几种类型。

（1）阿尔茨海默病：通常发生在 65 岁及以上的人，阿尔茨海默病是痴呆症的最常见原因。虽然阿尔茨海默病的原因尚不清楚，在患有阿尔茨海默病的患者大脑中经常发现斑块和缠结。斑块是被称为 β-淀粉样蛋白的团块，缠结是由 Tau 蛋白构成的纤维缠结。某些遗传因素可能使这些人更易患阿尔茨海默病。

（2）血管性痴呆：第二种最常见的痴呆类型，由给大脑提供血供的血管损害造成。血管损害可能是因为中风或其他血管病变造成的。

（3）路易体痴呆：路易体是一种蛋白质的异常团块，存在于路易体痴呆、阿尔茨海默病和帕金森病的患者脑中。也是一种较常见的渐进性痴呆。

（4）额颞叶痴呆：这是一组以脑中的额叶和颞叶的神经细胞的破坏（变性）为特征的疾病，这些区域通常与人格、行为和语言相关联。正如其他痴呆，目前病因不明。

（5）混合性痴呆：通过对许多 80 岁及以上岁数的生前患痴呆患者的大脑尸检研究表明，许多患者同时患有阿尔茨海默病、血管性痴呆和路易体痴呆。研究仍在进行，以确定混合性痴呆对症状的影响如何及如何治疗。

2. 可逆转的痴呆样疾病　一些痴呆症的病因或痴呆样症状可以通过治疗逆转。

（1）感染和免疫功能紊乱：身体在对抗感染而产生的发热及其他不良反应也会导致痴呆样症状，如多发性硬化症，身体的免疫系统攻击的神经细胞也可引起痴呆。

（2）新陈代谢疾病和内分泌异常：患有甲状腺疾病，低血糖（低血糖症），过少或过多的钠或钙，或维生素 $B_{12}$ 吸收障碍都可以出现痴呆样症状或其他人格改变。

（3）营养缺乏：没有补充足够的液体（脱水）；没有得到足够的硫胺（维生素 $B_1$），常见的慢性酒精中毒;饮食中没有得到足够的维生素 $B_6$ 和维生素 $B_{12}$ 都会导致痴呆样症状。

(4)药物反应:对一种药物的反应或几种药物的相互作用可能会导致痴呆样症状。

(5)中毒:接触铅等重金属和杀虫剂等其他毒物,以及酗酒或毒品的使用可能会导致痴呆样症状。通过治疗可以缓解症状。

(6)脑肿瘤:虽然很少,但脑肿瘤的损伤也可引发痴呆样症状。

(7)缺氧:器官组织无法得到足够的氧气。缺氧的原因可能是重症哮喘,心脏病发作,一氧化碳中毒或其他原因。

## 四、痴呆的治疗

1. 非特异性干预 评估风险因子,管理可控因素(如糖尿病、高血压、高胆固醇血症、抑郁等),积极控制危险因素是目前被广泛证实有效的干预措施。

2. 调节生活方式是不可忽视的预防和干预措施

(1)进行适当的运动锻炼:运动能促进大脑血液循环,增加脑细胞树枝状突起的体积和数量,增强记忆力。

(2)合理的膳食结构:生活中老年人可食对改善记忆力有帮助的食物,如蔬菜(卷心菜、甘笋、辣椒、胡萝卜、菠菜、紫菜花、椰菜、马铃薯和白萝卜等)、水果(如杏、香蕉、菠萝、葡萄、柠檬、广柑、柚子等)均有益于改善记忆力,甚至可预防老年痴呆症。因人体如缺少不饱和脂肪酸,记忆、思维能力则难以处于正常状态,因此可常吃富含不饱和脂肪酸的鱼类食品。此外,大脑的活动功能、记忆力强弱与大脑中乙酰胆碱的含量密切相关,鸡蛋与瘦肉则含有较多的胆碱。经常饮茶有利于抑制乙酰胆碱酯酶的活性,此酶能破坏神经传递素乙酰胆碱而引发老年痴呆。

(3)积极乐观的心态对改善大脑功能亦具重要作用:情绪乐观的人想得开,放得下,不悲观,不失望,无忧无虑,心理平衡,能充分

调节免疫、神经、内分泌、心脑血管系统的功能,增强记忆力。

3. 认知训练 研究表明,采用记忆加强训练(包括记忆丧失教育、放松训练、记忆技巧训练及认知重建)可明显改善轻度认知功能障碍的记忆功能。日常生活中可以多动脑多学习,如看报读书、下棋、看电视、与人交谈等,都可以帮助保持和增强记忆功能与智能。

4. 药物干预

(1)改善认知功能或益智类的药:目的在于改善认知功能,延缓疾病进展。这类药物的研制和开发方兴未艾,新药层出不穷,对认知功能和行为都有一定改善,认知功能评分也有所提高。按益智药的药理作用可分为作用于神经递质的药物、脑血管扩张药、促脑代谢药等类,各类之间的作用又互有交叉。

①作用于神经递质的药物:胆碱能系统阻滞能引起记忆、学习的减退,与正常老年的健忘症相似。如果加强中枢胆碱能活动,则可以改善老年人的学习记忆能力。因此,胆碱能系统改变与 AD 的认知功能损害程度密切相关,即所谓的胆碱能假说。拟胆碱治疗目的是促进和维持残存的胆碱能神经元的功能。这类药主要用于 AD 的治疗。

②促脑代谢药:此类药物的作用较多而复杂,主要是扩张脑血管,增加脑皮质细胞对氧、葡萄糖、氨基酸和磷脂的利用,促进脑细胞的恢复,改善功能脑细胞,从而达到提高记忆力目的。

(2)对症治疗

①抗焦虑药:有焦虑、激越、失眠症状,可考虑用短效苯二氮䓬类药,如阿普唑仑、奥沙西泮(去甲羟安定)、劳拉西泮(罗拉)和三唑仑(海乐神)。剂量应小且不宜长期应用。警惕过度镇静、嗜睡、言语不清、共济失调和步态不稳等不良反应。增加白天活动有时比服安眠药更有效。同时应及时处理其他可诱发或加剧患者焦虑和失眠的躯体病,如感染、外伤、尿潴留、便秘等。

②抗抑郁药:AD 患者中 20%~50%有抑郁症状。抑郁症状较轻且历时短暂者,应先予劝导、心理治疗、社会支持、环境改善即可缓解。必要时可加用抗抑郁药。去甲替林和地昔帕明不良反应较轻,也可选用多塞平(多虑平)和马普替林。近年来,我国引进了一些新型抗抑郁药,如 5-羟色胺再摄取抑制药(SSRI)帕罗西汀(赛乐特)、氟西汀(优克、百优解),口服;舍曲林(左洛复),口服。这类药的抗胆碱能和心血管不良反应一般都比三环类轻。但氟西汀半衰期长,老年人宜慎用。

③抗精神病药:有助控制患者的行为紊乱、激越、攻击性和幻觉与妄想。但应使用小剂量,并及时停药,以防发生不良反应。可考虑小剂量奋乃静口服。硫利达嗪的体位低血压和锥体外系不良反应较氯丙嗪轻,对老年患者常见的焦虑、激越有帮助,是老年人常用的抗精神病药之一,但易引起心电图改变,宜监测心电图。氟哌啶醇对镇静和直立性低血压作用较轻,缺点是容易引起锥体外系反应。

近年临床常用一些非典型抗精神病药(如利培酮、奥氮平等),疗效较好。心血管及锥体外系不良反应较少,适合老年患者。

## 五、维持大脑活跃

人的大脑如同一部精密的机器,需要进行保养以确保它运转良好。要是有一本保养手册告诉我们该怎么调整它的电路就好了。下面我们就介绍一些小方法来帮助保养大脑。

1. 充分调动您的各感知系统,唤醒身体

(1)闭上眼吃饭,这就是阻断视觉信息,让嗅觉、味觉大显身手,刺激不常用到的脑细胞。也可以闭着眼在家里走动,这很有趣也有挑战性,但要小心别摔跤。

(2)用手指分辨硬币,训练触觉。

(3)在保证安全的情况下戴上耳机上下楼梯。

(4)捏住鼻喝咖啡,阻断嗅觉信息,唤醒味觉。

(5)放开嗓子大声朗读,话说少了,语言能力会下降的。最好再学一门新语言,即使每天记一个新单词,也可训练大脑。

(6)闻咖啡看鱼的图片。打乱脑对气味的记忆,创造新的内部环境。

(7)阅读是全脑活动,阅读时带动视觉皮质,手要翻书眼睛要动,书本上的字转成形、音储存到前脑变成意,阅读提升智能。每读一个字就会激发相关的字,因此也可以提升创造力和想象力。

(8)请保护自己的耳,如果大脑与其感官隔绝,那么它会承受许多折磨。也许它会额外在你的注意力上施加压力,阻碍了我们获取有用刺激的渠道,听力缺失似乎会引发大脑灰质流失;一项研究表明听力缺失可能会在六年内增加人们 24%的认知障碍风险。所以,不论你多少岁,都应该保护你的耳。如果你觉得你已经有听力障碍,试图寻求医师帮助,将这一问题扼杀在萌芽状态可避免更大损失。

2. 寻求脑刺激,努力在生活中寻找新鲜感

(1)到餐馆点没吃过的菜,处处要创新,不搞老一套,自己在家也可以学习做新的菜肴。

(2)专门绕远路,选择不常走的路线,刺激脑神经网络的再扩展,开车不要用 GPS,而要像出租车司机的大脑一样记路。

(3)用左手端茶杯,训练右脑,右脑具有惊人的记忆能力,是左脑的 100 万倍。

(4)听不同类型的歌曲,什么歌都要试着接受,最好还要经常背歌谱和歌词。

3. 补充脑营养

(1)吃早餐能活化大脑。

(2)多咀嚼,增加咀嚼次数可以提高脑部血流量,让脑细胞更有活力。

(3)吃对食物,富含 ω-3 脂肪酸的食物有助于脑细胞保持柔软有弹性、降低罹患心血管疾病及卒中的风险,如油菜籽油、亚麻仁

油、橄榄油、绿色叶菜类、鲑鱼、鲔鱼、鳟鱼等。而蔬果中所含的天然抗氧化剂能保护脑细胞不受自由基侵害并增强记忆力，如梅子、葡萄干、蓝莓、草莓、菠菜、李子、青花菜、柳橙等。

4.越用脑子越好

（1）每天快走 40 分钟，跑步、走路、练习禅太极等运动能充分刺激大脑，改善脑活性。

（2）多做"手指操"，手是大脑灵活的重要指标，尝试做些小肌肉群的精细动作。

（3）学一门语言或者一种乐器，都能全方位锻炼你的大脑，帮助你的精神变得更加敏捷，潜在帮助老年人。

（4）体验自助旅行的乐趣，旅行的意义在于开阔视野、感受新环境的刺激。到当地的集市逛逛，多花一点时间在调味料或香草区，闻闻看你未曾接触的味道，和当地人聊天，使大脑保持能随时面对新问题的最佳状态。意想不到的挑战将使大脑神经细胞有机会发展新联结。

（5）多多参与社交，如果以上建议听上去均难以实施，那么保护你大脑最好的一种方法就是社交。简而言之，人类是社交动物，我们的朋友亲戚刺激着我们，让我们拥有新体验，帮助我们释放压力和不幸。

# 第四节　睡眠障碍

"夕殿萤飞思悄然，孤灯挑尽未成眠。"这是《长恨歌》中描写唐明皇失眠的一段，就算是贵为天子，也有睡不着的时候。现代社会中，随着人们生活节奏的加快，越来越多的人主观或客观地出现睡眠障碍，睡眠问题已经成为全世界都关注的重要公共卫生问题，并且成为诱发其他各种疾病的罪魁祸首。

2016 年《中国中产阶层睡眠指数白皮书》问卷调查的结果指出：健康睡眠者只占人群的 22%。这个数字反映，现阶段大部分人群都处于各种睡眠不健康的状态。中老年人群的生理和心理都面临着健康的挑战，较其他人群更容易患上失眠等睡眠问题。长期睡眠不佳不仅会导致精神萎靡，情绪低落，生活和工作力不从心，严重者还可能引发各类躯体疾病。根据中国睡眠研究会近期一项网络调查结果显示，在 12 000 名 40－60 岁的受访者中，有 60% 的人存在睡眠问题。

## 一、睡眠障碍的概念

从定义上讲，睡眠障碍是指睡眠质和量的异常，或在睡眠时发生某些临床症状，也包括影响入睡或保持正常睡眠能力的障碍，是睡眠和觉醒正常节律性交替紊乱的表现。睡眠障碍有狭义和广义之分。狭义的睡眠障碍是指人们常常说的睡不着、失眠；而广义的睡眠障碍则还包括梦魇、磨牙、打鼾、呓语、睡行症、不宁腿等各类影响正常睡眠质量的症状。当中老人对自己的睡眠时间或者质量不满意，而引起白天乏力、困倦、头晕，甚至烦躁、紧张不安、健忘，本来存在的基础性躯体疾病加重，或者精力减退等就可能患"失眠"了。

## 二、正常情况下老年人的睡眠结构的特点

随着年龄的增长，人的器官功能开始下降，体内的生长激素、性激素和褪黑素的生成亦开始下降。血清皮质醇水平随着年龄增长而升高，夜间皮质醇下降水平也不再明显。这种皮质醇水平的变化，与睡眠昼夜节律变化、年龄相关性快速眼动期睡眠下降相关。70 岁以上人群约有 79% 出现睡眠效率下降。老年人在睡眠过程中，短暂的觉醒相当常见。在各睡眠期之间不能平稳过渡、白天打盹等都是老年人睡眠-觉醒节律的特征。

我们常常认为，退休的老年人没有工作上的压力，就可以每天轻松睡个好觉了。可是，往往较多的老年人，从紧张的工作中退下

后,精神也完全放松,长期形成的生活规律被打破,加之觉得自己不被社会需要了,心理产生了不平衡的感觉。所以退休后,反倒常常失眠,有的人表现为沉默寡言、抑郁和心烦意乱,甚至产生寂寞无助的心理状态。心理因素影响生理功能,身体也会产生不适,甚至加重抑郁状态。所以老年朋友为了防止退休后老年失眠等疾病,首先应合理安排作息时间,并保证每天有轻松愉快的户外活动,选择适宜的锻炼方式,如打太极拳、走路等方式锻炼身体,这样才能保证夜晚的睡眠。其次调节心理平衡,通过适当的方式排解生活中的不如意,可以通过和老年朋友聊天、共同游戏等方式释放自己的情绪。情绪长期不佳者,还可以接受专业的心理帮助,在医师的指导下调节情绪,保障睡眠,使自己的身心达到健康状态。

### 三、健康睡眠

1. 老年人什么时间入睡及起床有益健康　一般来说,老年人在晚上 10 点以前入睡、早上 6 点以后起床为佳。因为进入晚上 11 点,人体各个器官组织都要休息,如果晚睡,延长他们的工作时间,而且长期这样,那么身体的各个器官就十分容易出问题。按照人的睡眠-觉醒周期,每天的零点到凌晨是深睡眠时间,也是最好的睡眠时段。

2. 是否大家都应该以一样的节律休眠　不同的人因为季节、家庭,睡眠习惯等因素的不同都会存在差异,根据中国医学理论,春夏宜晚睡早起;秋季宜早睡早起;冬季宜早睡晚起,这样才能顺应自然规律。此外,即使生活在一起的一家人,入睡及起床时间也不尽相同,有的人睡得早起得晚,白天仍感没有精神;可是另外的人睡得晚起得早,白天仍感觉神清气爽。其原因部分是遗传因素,部分是习惯使然。有关专家对长期熬夜的人和早睡早起的人做了对照研究,发现经常熬夜的人长期处于应激状态,血管收缩较早睡早起的人高 50%,长期熬夜的人更易遭受癌症病

痛,因为癌细胞是在细胞分裂中产生的,细胞分裂多是在睡眠中形成的。但是另一项研究却否认了早睡早起的好处。日本最新上市的《睡眠障碍的对应和治疗指南》一书中指出,"早睡早起的古人遗训也不必拘泥",认为睡眠时间完全因人而异,每个人都有自己的睡眠规律。只要醒后觉得精力充足,达到健康的睡眠就可以了。

### 四、睡眠障碍的治疗

目前,大家在对于睡眠障碍认识不足的同时,关于睡眠障碍治疗中的误区也广泛存在。主要表现为一部分人滥用促睡眠药物,而更多的人过度畏惧睡眠障碍的药物治疗。

长期以来临床上多以苯二氮䓬类药物改善睡眠障碍,部分患者长期(数年,甚至数十年)使用这类药物,导致生理和心理上的药物依赖,药量越用越大,药效却越来越差,药物的不良反应倒是越来越大,最终导致多系统健康危害,其中尤以增加老年痴呆症的发生为严重。相反,大多数睡眠障碍患者恐惧使用任何药物治疗,认为只要是"睡眠药"都会有依赖性,一旦用了就再也无法摆脱,故而拒绝接受合理的药物治疗,使睡眠障碍逐渐加深加重,导致身体健康的全面失控。

睡眠障碍的发生是多种因素所致,睡眠障碍的表现也各不相同。睡眠障碍的治疗已有多种行之有效的、不同的药物或非药物治疗手段,并不是只有安定类药物治疗。临床上除苯二氮䓬类药物以镇静催眠改善睡眠障碍外,依据睡眠障碍的发生原因和睡眠障碍表现的不同,其他如改善情绪的抗焦虑抗抑郁药(SSRIs 类等)、调节大脑兴奋度的非典型抗精神病药物,以及最近社会上广为熟知、以调节睡眠节律为主的褪黑素等,都是改善睡眠障碍的有效药物。这些药物只要在专业医师的指导下合理使用,并不会造成药物依赖或严重不良反应。药物治疗之外,多种心理行为治疗及非创伤性的物理治疗,对睡眠

障碍都具有明确良好的效果。当然,无论是药物治疗,还是心理行为治疗或者物理治疗,都需要去专业医师处就诊,明确睡眠障碍的特征,遵照医嘱要求,采取相应的有效措施治疗,避免不良后果的出现。

## 五、老年人在日常行为习惯中怎样自己调整睡眠

1. 环境及饮食方面　睡前数小时(一般下午4点以后)避免使用兴奋性物质(咖啡、浓茶或吸烟等);睡前不要饮酒,乙醇可干扰睡眠;规律的体育锻炼,但睡前应避免剧烈运动;睡前不要大吃大喝或进食不易消化的食物;睡前至少1小时内不做容易引起兴奋的脑力劳动或观看容易引起兴奋的书籍和影视节目;卧室环境应安静、舒适,光线及温度适宜;保持规律的作息时间。

2. 情绪调整方面　应激、紧张和焦虑是诱发失眠的常见因素。放松治疗可以缓解上述因素带来的不良效应,因此是治疗失眠最常用的非药物疗法,其目的是降低卧床时的警觉性及减少夜间觉醒。减少觉醒和促进夜间睡眠的技巧训练包括渐进性肌肉放松、指导性想象和腹式呼吸训练。患者计划进行松弛训练后应坚持每天练习2～3次,环境要求整洁、安静,初期应在专业人员指导下进行。

3. 重新建立睡眠链接　此方法主要改善睡眠环境与睡眠倾向(睡意)之间相互作用的行为干预措施,恢复卧床作为诱导睡眠信号的功能,使患者易于入睡,重建睡眠-觉醒生物节律。具体内容为只有在有睡意时才上床;如果卧床20分钟不能入睡,应起床离开卧室,可从事一些简单活动,等有睡意时再返回卧室睡觉;不要在床上做与睡眠无关的活动,如进食、看电视、听收音机及思考复杂问题等;不管前晚睡眠时间有多长,保持规律的起床时间,日间避免小睡。

4. 适当睡眠限制　很多失眠患者企图通过增加卧床时间来增加睡眠的机会,但常

事与愿违,反而使睡眠质量进一步下降。睡眠限制是通过缩短卧床清醒时间,增加入睡的驱动能力以提高睡眠效率。具体方式为:减少卧床时间以使其和实际睡眠时间相符,并且只有在1周的睡眠效率超过85%的情况下才可增加15～20分钟的卧床时间;当睡眠效率低于80%时则减少15～20分钟的卧床时间,睡眠效率在80%～85%则保持卧床时间不变;避免日间小睡,并且保持起床时间规律。

5. 调整对睡眠的认知,建立合理期待失眠患者常对失眠本身感到恐惧,过分关注失眠的不良后果,常在临近睡眠时感到紧张、担心睡不好,这些负性情绪使失眠进一步恶化,失眠的加重又反过来影响患者的情绪,两者形成恶性循环。认知调整的目的就是改变患者对失眠的认知偏差,改变患者对于睡眠问题的非理性信念和态度。基本内容是:保持合理的睡眠期望;不要把所有的问题都归咎于失眠;保持自然入睡,避免过度主观的入睡意图(强行要求自己入睡);不要过分关注睡眠;不要因为一晚没睡好就产生挫败感;培养对失眠影响的耐受性。

睡眠是我们日常生活中最熟悉的活动之一,人的一生中大约有1/3的时间是在睡眠中度过的。在都市快节奏的重压下,人们能同时处理好工作、学习、家庭等多方面问题的难度增加,从而给心理造成不少压力,带来一定负面影响,如果不及时减压并找出症结,它同身体器质性疾病一样,逐渐积累最终形成严重的情绪问题,进而产生如睡眠障碍等躯体化问题。希望以上内容能帮助您更好地认识自己的睡眠情况,顺其自然,有的放矢地解决自己的困扰。

## 六、老年科临床医护人员心理工作指导

"及时回应患者的痛苦,治病也治心"。不良情绪是导致疾病的重要原因,所以心理

健康管理愈发在临床医疗过程中凸显了它的重要价值。随着医学高新技术的迅猛发展，"技术至上"思潮导致在很多临床工作中"去人性化的问题"愈演愈烈，导致患者普遍感受到临床医护人员"眼中有病，目中无人"。我们都知道，患者心理健康问题对患者本身疾病的发生、发展都起到重要作用，调整好心理状态对患者战胜疾病，提高其生活质量，构建良好医患关系都起到至关重要的作用。

除了治疗临床躯体疾病，医护人员对患者的情绪管理也是我们医疗工作中重要的一部分。踏入医院的患者都是来寻求帮助的，因此如果我们能够第一时间运用我们的专业知识和善良本性，真诚地关心患者的心理健康状态，及时回应患者的苦楚，理解患者的感受，从专业角度帮助患者识别情绪问题，并及时指导患者获得相应的专业帮助，那么将会真正使"身心同治"的先进医疗理念落到实处。

（齐秦甲子　侯艳红）

# 第五节　阿尔茨海默病

自 20 世纪初（1906 年）Alzheimer 医师首次报告 1 例 51 岁女性病例以来，阿尔茨海默病载入医学史册已近 116 年，该病的发现为人类了解痴呆开辟了崭新的天地。阿尔茨海默病是一种慢性进行性中枢神经系统退行性疾病，以渐进性认知和行为损害为主要临床特点，是老年期痴呆的最常见类型，早期诊断对于延缓 AD 进展甚至逆转病情十分重要。常起病于老年或老年前期，多缓慢发病，逐渐进展，以痴呆为主要表现，多有同病家族史，病情发展较快。症状表现为逐渐严重的认知障碍（记忆障碍、学习障碍、注意障碍、空间认知功能和问题解决能力的障碍），逐渐不能适应社会。

## 一、病因

阿尔茨海默病的病因迄今不明，一般认为 AD 是复杂的异质性疾病，多种因素可能参与致病，如遗传因素、神经递质、免疫因素和环境因素等。

1. 神经递质　AD 患者海马和新皮质的乙酰胆碱（acetylcholine，ACh）和胆碱乙酰转移酶（ChAT）显著减少，ACh 由 ChAT 合成，皮质胆碱能神经元递质功能紊乱被认为是记忆障碍及其他认知功能障碍的原因之一，Meynert 基底核是新皮质胆碱能纤维的主要来源，AD 早期此区胆碱能神经元减少，是 AD 早期损害的主要部位，出现明显持续的 ACh 合成不足；ChAT 减少也与痴呆的严重性，老年斑数量增多及杏仁核和脑皮质神经元纤维缠结的数量有关，但对此观点尚有争议。

2. 遗传素质和基因突变　10% 的 AD 患者有明确的家族史，尤其 65 岁前发病患者，故家族史是重要的危险因素。有人认为，AD 一级亲属 80～90 岁时约 50% 发病，风险为无家族史 AD 的 2～4 倍，早发性常染色体显性异常 AD 相对少见，目前全球仅有 120 个家族携带确定的致病基因，与 FAD 发病有关的基因包括 21 号、14 号、1 号和 19 号染色体。迄今发现，FAD 是具有遗传异质性的常染色体显性遗传病。

3. 免疫调节异常　免疫系统激活可能是 AD 病理变化的组成部分，如 AD 脑组织 B 淋巴细胞聚集，血清脑反应抗体（brain-reactive antibodies），抗 NFT 抗体，人脑 S100 蛋白抗体，β-AP 抗体和髓鞘素碱性蛋白（MBP）抗体增高，AD 的 B 细胞池扩大，可能反映神经元变性和神经组织损伤引起的免疫应答。

4. 环境因素　流行病学研究提示，AD 的发生亦受环境因素影响，文化程度低、吸烟、脑外伤和重金属接触史、母亲怀孕时年龄小和一级亲属患 Down 综合征等可增加患病风险；Apo E2 等位基因，长期使用雌激素和非甾体类抗炎药可能对患病有保护作用，年龄是 AD 的重要危险因素。

## 二、发病机制

1. 大体上脑有萎缩，以颞、顶及前额区的萎缩最明显，枕叶皮质和初级运动及躯体感觉皮质则无明显萎缩，冠状切面示脑室系统对称性扩大，皮质变薄。组织学上，AD 患者大脑皮质神经元不同程度地减少，星形胶质细胞增生肥大，AD 的最典型改变是神经元纤维缠结（neurofibril tangles），老年斑（senile plaque）和颗粒空泡变性（granulovacuolar degeneration）。

2. 神经元纤维缠结，正常生理老化脑只限于古皮质（海马和齿状回），可有严重健忘而人格和思维往往保持良好；而 AD 脑则在新皮质梭状回显著增多，且不受增龄影响，不仅有遗忘，思维和判断也明显衰退，且有人格障碍。另外，唐氏综合征，脑炎后帕金森病，进行性核上性麻痹，肌萎缩侧索硬化-帕金森痴呆综合征，亚急性硬化性全脑炎，婴儿型神经轴索变性，长春碱脑脊髓病，铅性脑病，结节性硬化，苍白球黑质色素变性，脂褐质症和 Pick 病等的典型病理学改变与大量神经元纤维缠结并存。中毒（铝或铅、长春新碱、秋水仙碱、鬼臼脂和亚胶二丙腈等）和缺乏铜或维生素 E 等也发生神经元纤维缠结，提示可能是非特异性神经损伤。

3. 老年斑集中在大脑皮质和海马，也见于纹状体、杏仁核和丘脑的小区域不规则球形组织变性，由沉着的颗粒和残存的神经元突起组成，可以银深染，老年斑及类似的淀粉样变性斑见于有些家族性 AD 患者的小脑中。典型老年斑有 3 层结构，最外层为变性的神经元突起，中层为肿胀的轴索和树状突，中心为淀粉样变性核心。从局部而言，老年斑是神经元纤维缠结发展到晚期的产物。

4. 神经元内颗粒空泡变性，由胞质内成簇的空泡组成。在 AD 中高度选择性地见于海马的锥体细胞或颞叶内侧，60 岁以上无痴呆老人海马中颗粒空泡变性的频度及程度也增加，但极少达到严重程度。

总之，AD 的病理学改变包括神经元纤维缠结，老年斑，颗粒空泡变性，神经元丧失和星形细胞增生。受累神经元有树状突的进行性变性，蛋白合成活性降低，神经细胞传递受损，神经元功能、细胞连接性和突触的关系被破坏，突触前胆碱神经元特别受损害。这种受累神经元集中在颞叶后部、顶叶和额叶联合皮质区以及海马，智能受损的严重度和模式与神经元变化的量和区域分布有关。

## 三、临床症状

该病起病缓慢或隐匿，患者及家人常说不清何时起病。多见于 70 岁以上（男性平均 73 岁，女性为 75 岁）老人，少数患者在躯体疾病、骨折或精神受到刺激后症状迅速明朗化。女性较男性多（女：男为3:1）。主要表现为认知功能下降、精神症状和行为障碍、日常生活能力的逐渐下降。根据认知能力和身体功能的恶化程度分成 3 个阶段。

1. 第一阶段（1~3 年） 为轻度痴呆期。近事遗忘为主的记忆减退；判断、分析和思考能力下降，难以处理复杂问题；工作或家务漫不经心，独立购物和经济事务不能等，社交困难；仍能做些熟悉的日常工作，但对新事物却茫然难解，情感淡漠，激惹多疑；时间定向障碍，对所处的场所和人物能做出定向，对所处地理位置定向困难，复杂结构的视空间能力差；言语词汇少，命名困难。

2. 第二阶段（2~10 年） 为中度痴呆期。远近记忆严重受损，简单结构的视空间能力下降，时间、地点定向障碍；在处理问题、辨别事物的相似点和差异点方面有严重损害；不能独立室外活动，在穿衣、个人卫生及保持个人仪表方面需要帮助;计算不能;可见失语、失用和失认;情感由淡漠变为急躁不安,常走动不停,可见尿失禁。

3. 第三阶段(8~12年) 为重度痴呆期。完全依赖照护者,严重记忆力丧失,仅存片段记忆;日常生活不能自理,大小便失禁,呈缄默、肢体强直,查体可见锥体束征阳性,有强握、摸索和吸吮等原始反射。最终昏迷,一般死于感染等并发症。

## 四、辅助检查

1. 神经心理学测验

(1)简易精神量表(MMSE):内容简练,测定时间短,易被老年人接受,是目前临床上测查本病智能损害程度最常见的量表。该量表总分值数与文化教育程度有关,若文盲≤17分,小学程度≤20分,中学程度≤22分,大学程度≤23分,则说明存在认知功能损害。应进一步进行详细神经心理学测验包括记忆力、执行功能、语言、运用和视空间能力等各项认知功能的评估。

(2)AD评定量表认知部分(ADAS-cog):是一个包含11个项目的认知能力成套测验,专门用于检测AD严重程度的变化,但主要用于临床试验。

(3)日常生活能力评估(ADL):评定患者日常生活功能损害程度。该量表内容有两部分:一是躯体生活自理能力量表,即测定患者照顾自己生活的能力(如穿衣、脱衣、梳头和刷牙等);二是工具使用能力量表,即测定患者使用日常生活工具的能力(如打电话、乘公共汽车、自己做饭等)。后者更易受疾病早期认知功能下降的影响。

(4)行为和精神症状(BPSD)的评估:包括阿尔茨海默病行为病理评定量表(BE-HAVE-AD)、神经精神症状问卷(NPI)和Cohen-Mansfield激越问卷(CMAI)等。常需要根据知情者提供的信息基线评测,不仅发现症状的有无,还能够评价症状频率、严重

程度、对照料者造成的负担,重复评估还能监测治疗效果。

(5)痴呆抑郁量表(CSDD):侧重评价痴呆的激越和抑郁表现,15项老年抑郁量表可用于AD抑郁症状评价。而CSDD灵敏度和特异性更高,但与痴呆的严重程度无关。

2. 血液学检查 主要用于发现伴发病或并发症,发现潜在的危险因素,排除其他病因所致痴呆。内容包括血常规、血糖、血电解质(包括血钙)、肾功能和肝功能、维生素 $B_{12}$、叶酸和甲状腺素等指标。高危人群行梅毒、人体免疫缺陷病毒、伯氏疏螺旋体血清学检查。

3. 神经影像学检查

(1)结构影像学:头 CT(薄层扫描)和MRI(冠状位)显示脑皮质萎缩明显,特别是海马及内侧颞叶,支持 AD 的临床诊断。与CT 相比,MRI 对检测皮质下血管改变(如关键部位梗死)和提示有特殊疾病(如多发性硬化、进行性核上性麻痹、多系统萎缩、皮质基底节变性、朊蛋白病、额颞叶痴呆等)的改变更敏感。

(2)功能性神经影像:正电子扫描(PET)和单光子发射计算机断层扫描(SPECT)可提高痴呆诊断可信度。18F-脱氧核糖葡萄糖正电子扫描(18FDG-PET)可显示颞顶和上颞/后颞区、后扣带回皮质和楔前叶葡萄糖代谢降低,揭示 AD 的特异性改变。AD 晚期可见额叶代谢减低。18FDG-PET 对 AD 病理学诊断的灵敏度为93%,特异性为63%,已成为一种实用性较强的工具,尤其适用于AD 与其他痴呆的鉴别诊断。淀粉样蛋白PET 成像是一项非常有前景的技术,但目前尚未得到常规应用。

4. 脑电图(EEG) 用于 AD 的鉴别诊断,可提供朊蛋白病的早期证据,或提示可能存在中毒-代谢异常、暂时性癫痫性失忆或其他癫痫疾病。

5. 脑脊液检测 脑脊液细胞计数、蛋白

质、葡萄糖和蛋白电泳分析:血管炎、感染或脱髓鞘疾病疑似者应进行检测。快速进展的痴呆患者应行 14-3-3 蛋白检查,有助于朊蛋白病的诊断。脑脊液 β 淀粉样蛋白(Aβ42)水平下降(脑内沉积),总 Tau 蛋白或磷酸化 Tau 蛋白升高。目前尚缺乏统一的检测和样本处理方法。

6. 基因检测　可为诊断提供参考。淀粉样蛋白前体蛋白基因(APP)、早老素 1、2 基因(PS1,PS2)突变在家族性早发型 AD 中占 50%。载脂蛋白 APOE4 基因检测可作为散发性 AD 的参考依据。

7. 光学相干断层扫描(OCT)和光学相干血管造影(OCTA)　视网膜与中枢神经系统具有相同的胚胎起源,在结构与功能上与大脑关系密切,还具有与大脑相似的病理特征。视网膜是唯一可在颅外进行观察的中枢神经系统组织,提示视网膜对 AD 的早期发现具有潜在应用价值。

8. 肠道菌群　菌-肠-脑轴是肠道菌群影响神经退行性疾病的重要途径。肠道菌群参与神经退行性疾病的发生发展,也是神经免疫系统发育和发挥作用的关键因素。作为一条双向通道,菌-肠-脑轴主要通过神经免疫系统等方式连接肠道菌群与大脑,且神经退行性疾病可能起源于肠道神经免疫系统。

## 五、诊断标准

符合脑器质性精神障碍的诊断标准;符合痴呆的诊断标准。痴呆起病和发展缓慢,病程在四个月以上,可有一段时期不恶化,但不可逆。排除脑血管病所致痴呆;排除特定原因所致痴呆;排除抑郁所致假性脑器质性痴呆。

## 六、鉴别诊断

1. 轻度认知功能障碍(MCI)　仅有记忆力障碍,无其他认知功能障碍,如老年性健忘。人类的单词记忆、信息储存和理解能力

通常在 30 岁达到高峰,近事和远事记忆在整个人生期保持相对稳定,健忘是启动回忆困难,通过提示回忆可得到改善;遗忘是记忆过程受损,提示也不能回忆。AD 患者还伴有计算力、定向力和人格等障碍,这在正常老年人很少见。

2. 谵妄　起病较急,通常由系统性疾病或脑卒中引起,谵妄时可意识模糊,痴呆患者意识清楚。

3. 抑郁症　DSM-Ⅳ 提出抑郁症状包括抑郁心境,诉说情绪沮丧,对各种事物缺乏兴趣和高兴感,有罪或无用感;食欲改变或体重明显减轻,睡眠障碍(如失眠或睡眠过度),活动减少,易疲劳或体力下降,难以集中思维或优柔寡断;反复想到死亡或自杀。临床诊断抑郁心境至少要有一个症状,诊断重度抑郁要有 5 个以上症状,持续超过 2 周。

4. 皮克病(Pick's disease)　早期表现为人格改变、自知力差和社会行为衰退,遗忘、空间定向及认知障碍出现较晚。CT 显示特征性额叶和颞叶萎缩,与 AD 的弥漫性脑萎缩不同。

5. 血管性痴呆(VD)　多有卒中史,认知障碍发生在脑血管病事件后 3 个月内,痴呆可突然发生或呈阶梯样缓慢进展,神经系统检查可见局灶性体征;特殊部位如角回、丘脑前部或旁内侧部梗死可引起痴呆,CT 或 MRI 检查可显示多发梗死灶,除外其他可能病因。

6. 帕金森病(PD)　痴呆 PD 患者的痴呆发病率可高达 30%,表现为近事记忆稍好,执行功能差,但不具有特异性,神经影像学无鉴别价值。须注意约 10% 的 AD 患者可发现 Lewy 小体,20%～30% 的 PD 患者可见老年斑和神经元纤维缠结,Guamanian Parkinson 痴呆综合征患者可同时有痴呆和帕金森病症状,常在脑皮质和白质发现神经元纤维缠结,老年斑和 Lewy 小体不常见。

7. 弥漫性 Lewy 体痴呆(dementia with

Lewybody，DLB）　表现为帕金森病症状、视幻觉、波动性认知功能障碍，伴注意力、警觉异常。运动症状通常出现于精神障碍后一年以上，患者易跌倒，对精神病药物敏感。

8. **额颞痴呆（FTD）**　较少见。起病隐袭，缓慢进展，表现为情感失控、冲动行为或退缩，不适当的待人接物和礼仪举止，不停地把能拿到的可吃或不可吃的东西放入口中试探，食欲亢进，模仿行为等，记忆力减退较轻。Pick病是额颞痴呆的一种类型，病理可见新皮质或海马神经元胞质内出现银染包涵体Pick小体。

9. **正常颅压脑积水（NPH）**　多发生于蛛网膜下腔出血、缺血性脑卒中、头颅外伤和脑感染后，或为特发性。出现痴呆、步态障碍和排尿障碍等典型三联症，痴呆表现以皮质下型为主，轻度认知功能减退，自发性活动减少，后期情感反应迟钝、记忆障碍、虚构和定向力障碍等，可出现焦虑、攻击行为和妄想。早期尿失禁、尿频，后期排尿不完全，尿后滴尿现象。CT可见脑室扩大，腰穿脑脊液压力正常。

10. **其他**　AD尚需与酒精性痴呆、颅内肿瘤、慢性药物中毒、肝衰竭、恶性贫血、甲状腺功能减低或亢进、Huntington舞蹈病、肌萎缩侧索硬化症、神经梅毒、CJD等引起的痴呆综合征鉴别。

## 七、治疗

目前，阿尔茨海默病（AD）缺乏有效的预防和治疗药物，给患者及家庭带来沉重的负担，已经成为一个严重的社会问题。迄今为止，对于AD的发病机制仍然没有定论，其新药研发在临床试验阶段屡屡受挫，成功率不足3%。2019年和2021年甘露特钠和阿杜那单抗（aducanumab）相继问世，为AD治疗带来了希望。

1. **胆碱酯酶抑制药**　海马和大脑皮质胆碱能神经元变性死亡，导致突触间隙神经递质乙酰胆碱含量减少，这是造成阿尔茨海默病患者记忆和认知障碍的主要原因。因此，增加脑组织中的乙酰胆碱水平是治疗阿尔茨海默病的重要途径之一。胆碱酯酶抑制药（AChEI）可通过减少乙酰胆碱的水解而增加大脑皮质和海马乙酰胆碱的含量，从而改善认知功能。目前临床常用的药物主要有多奈哌齐、卡巴拉汀、加兰他敏、石杉碱甲等。

1996年，FDA批准上市的多奈哌齐是第2代乙酰胆碱酯酶抑制药，主要用于治疗轻中度AD所致认知障碍。脑组织中的多奈哌齐浓度远高于血浆，呈现出对脑组织的高度选择性和高亲和力。口服易吸收，不受饮食影响，半衰期长且稳定性高。其严重不良反应表现为神经紊乱（如躁狂症、攻击性和暴力行为等），需要临床加以观察。

2000年，FDA批准上市的卡巴拉汀也是胆碱酯酶抑制药，应用于轻中度AD患者，具有双重抑制作用，即同时抑制乙酰胆碱酯酶和丁酰胆碱酯酶活性。对肝功能无影响，不良反应少且轻微，长期服用存在恶心、呕吐、腹泻等。在我国批准上市较晚，主要为进口药品。

2001年，FDA批准上市的加兰他敏可同时作用于活化N型乙酰胆碱受体和抑制乙酰胆碱酯酶活性，即双重作用于胆碱能系统。口服易吸收不受食物影响，半衰期为5～6小时，最常见不良反应是恶心和呕吐。

2. **NMDA受体拮抗药**　NMDA受体是中枢神经系统重要的兴奋性神经递质受体，参与突触传递、控制突触钙离子通道，在学习、记忆和突触可塑性方面发挥重要作用。NMDA受体激活后引起的兴奋性毒性是阿尔茨海默病的重要发病机制之一，在阿尔茨海默病的病理过程中NMDA被过度激活而产生兴奋性毒性，导致神经细胞内钙超载和神经细胞死亡。NMDA受体阻断药可以阻止过量的兴奋性神经递质谷氨酸传递而达到保护神经元的作用。2003年，FDA批准美金刚（memantine）为中度亲和性、非竞争性NMDA受体阻断药，具有阻断谷氨酸盐的作用，抑制谷氨酸的病理性激活，使神经元免遭受过量兴奋性氨基酸造成的毒性作用而维持谷氨酸的正常生理功能。美金刚能够改善中至重度痴呆患者的认知功能，并延迟其日常生活活动能力的退化；不仅对改善阿尔茨海默病患者认知功能有效，而且对血管性痴呆也有特殊治疗作用。美金刚还可以抑制兴奋性氨基酸的神经毒性且不干扰学习、记忆所需要的短暂性谷氨酸生理性释放。临床研究结果显示，单独应用胆碱酯酶抑制药仅对部分患者有效；而美金刚不仅对既往曾经服用过胆碱酯酶抑制药的患者疗效显著，而且还能够降低胆碱酯酶抑制药的不良反应，因此联合应用疗效最佳。

3. 靶向脑肠轴的AD药物 2019年12月29日，甘露特钠胶囊在我国获批上市，是我国科研团队独立研发、拥有完整的知识产权链授权的AD新药。在全球十余年未批准AD新药的情况下，甘露特钠胶囊的上市在国内外引起了巨大反响，当然也伴随着争议。甘露特钠胶囊是首个靶向脑肠轴的AD药物，其主要成分GV-971可以对肠道内的细菌进行重塑，保持肠道内菌群平衡，从而可以降低Aβ和tau蛋白过度磷酸化。据Ⅱ期临床试验结果报告，GV-971能改善轻度或中轻度AD患者的病程终点。截至2022年3月，甘露特钠胶囊的全球多中心Ⅲ期临床试验仍然在进行当中，此次临床研究结果将关系到甘露特钠胶囊能否成功打入国际市场。

通过免疫疗法来治疗AD是备受期待的研究热点，目前进入临床试验的疫苗主要有主动疫苗和被动疫苗两大类。主动疫苗包括AN-1792（靶向清除Aβ）、ACC-001、V950等，被动疫苗包括bapineuzumab、solaneuzumab和poneuzumab等。遗憾的是，目前大多数疫苗的临床试验均以失败告终，问题主要集中在安全性和体内抗体维持时间等方面。目前尚无有效疗法可以根治AD，面对人口老龄化日益加剧的现状，亟待有效疫苗的出现。

2021年，FDA有条件批准aducanumab单抗上市，给十余年没有新药诞生的AD药物市场注入了希望。

4. 针对胰岛素及糖代谢相关的药物 葡萄糖不耐受或胰岛素分泌缺陷是发展为痴呆或阿尔茨海默病的高风险因素。在健康人群中经鼻予以胰岛素可以提高记忆和认知能力，尤其以女性受试者疗效显著，且不影响外周血葡萄糖水平。

5. 抗精神病药物及抗抑郁药物 用于改善部分阿尔茨海默病患者的精神症状及行为异常。

（陈　娟　邱　峰）

# 第六节　脑　梗　死

脑梗死又称缺血性卒中，中医称之为卒中。本病系由各种原因致局部脑组织血液供应障碍，导致脑组织缺血缺氧性坏死，进而产生临床神经功能缺失表现。脑梗死依据发病机制不同分为脑血栓形成、脑栓塞和腔隙性脑梗死等主要类型。

## 一、病因和发病机制

脑血栓形成的病因基础主要为动脉粥样硬化，因而产生动脉粥样硬化的因素是脑梗死最常见的病因。近期在全球范围内进行的INTERSTROKE研究结果显示，脑梗死风险中的90%可归咎于10个简单的危险因素，它们依次是高血压病、吸烟、腰臀比过大、饮食不当、缺乏体育锻炼、糖尿病、过量饮酒、过度的精神压力及抑郁、有基础心脏疾病和高脂血症。

1. 脑血管壁病变 动脉粥样硬化致脑

动脉狭窄或闭塞性病变,以大中型管径(≥500 μm)为主,颅内较颅外动脉更多见;血管壁炎症,如结核、梅毒、结缔组织病等;牙周病,肺炎衣原体感染,幽门螺杆菌感染,慢性鼻窦炎等炎性反应或者慢性感染性疾病也是动脉粥样硬化性脑梗死发病的独立危险因素。先天性血管畸形和血管壁发育不良等也可引起脑梗死。动脉粥样硬化好发于大血管分叉和弯曲处,如颈动脉起始部和虹吸部、大脑中动脉起始部、椎动脉及基底动脉中下段等。血管内膜斑块破裂后,血小板和纤维素等血液中有形成分随后黏附、聚集、沉积形成血栓,血栓脱落阻塞远端动脉导致脑梗死。斑块造成管腔本身明显狭窄或闭塞,引起灌注区域内血液压力下降、血流速度减慢和血液黏度增加,进而产生局部脑区域供血减少或促进局部血栓形成出现脑梗死症状。

2. 脑血液成分改变 真性红细胞增多症、高黏血症、高纤维蛋白原血症、血小板增多症、口服避孕药等均可致血栓形成。恶性肿瘤患者在其病程中因凝血和纤溶机制异常而引发各种血栓栓塞事件统称为 Trousseau 综合征,急性脑梗死是其表现之一。少数病例可有高水平的抗磷脂抗体、蛋白 C、蛋白 S 或抗血栓 III 缺乏伴发的高凝状态等,这些因素也可造成脑动脉栓塞事件或原位脑动脉血栓形成。

3. 其他原因 药源性、外伤所致脑动脉夹层;抗中性粒细胞胞质抗体相关性血管炎并发血管壁环形强化致脑梗死;可逆性血管收缩综合征或烟雾病等。慢性硬膜下血肿显著增加压迫中线结构时,脑血流灌注下降引起局部血流动力学异常,当超过脑循环储备能力代偿的界限后,造成脑神经元功能发生不可逆性改变,最终形成脑梗死。血管球囊扩张术及支架植入术过程中,斑块被推挤到穿支动脉的开口,引起穿支动脉阻塞("雪型效应"),这直接影响患者是否能进行介入治疗。

## 二、病理生理

脑动脉有一定程度自我代偿功能,长期脑动脉粥样硬化斑块形成中,并无明显的临床表现出现。但脑组织本身对缺血缺氧非常敏感,供应血流中断的 4～6 分钟其即可发生不可逆性损伤。故脑血栓形成的病理生理过程可分为以脑动脉粥样硬化斑块形成过程为主的脑动脉病变期和脑动脉内血栓形成伴有脑组织缺血坏死的脑组织损伤期,是一个动态演变过程,在不可逆梗死脑组织周围往往存在处于缺血状态但尚未完全梗死的脑区域(即缺血半暗带)。挽救缺血半暗带是急诊溶栓治疗的病理生理学基础。

## 三、临床表现

本病好发于 50－60 岁以上中、老年人,男性稍多于女性。前驱症状无特殊性,部分患者可能有头昏、一时性肢体麻木、无力等短暂性脑缺血发作的表现。往往持续时间较短和程度轻微而被患者及家属忽略。脑梗死起病急,多在休息或睡眠中发病,发病后数小时或 1～2 天其临床症状达到高峰。神经功能缺损症状与闭塞血管供血区域的脑组织及邻近受累脑组织的功能有关,这有利于临床工作者较准确地对其病变位置定位诊断。以下将按主要脑动脉供血分布区对应的脑功能缺失症状叙述本病的临床表现。

1. 颈内动脉闭塞综合征 病灶侧单眼黑蒙或 Horner 征(因颈上交感神经节后纤维受损所致同侧眼裂变小、瞳孔变小、眼球内陷及面部少汗);对侧偏瘫、偏身感觉障碍和偏盲等(大脑中动脉或大脑中、前动脉缺血表现);优势半球受累可有失语,非优势半球受累可有体像障碍等。尽管颈内动脉供血区脑梗死出现意识障碍较少,但急性颈内动脉主干闭塞可产生明显的意识障碍。

2. 大脑中动脉闭塞综合征
(1)主干闭塞:对侧中枢性面舌瘫和偏

瘫、偏身感觉障碍和同向性偏盲;可伴有不同程度的意识障碍;若优势半球受累可有失语,非优势半球受累可有体象障碍。

(2)皮质支闭塞:上分支闭塞可现对侧偏瘫和感觉缺失,Broca 失语(优势半球)或体象障碍(非优势半球);下分支闭塞可现 Wernicke 失语、命名性失语和行为障碍等,而无偏瘫。

(3)深穿支闭塞:对侧中枢性上下肢均等性偏瘫,可伴有面舌瘫;对侧偏身感觉障碍,有时可伴对侧同向性偏盲;优势半球病变可出现皮质下失语。

3. 大脑前动脉闭塞综合征

(1)主干闭塞:前交通动脉以后闭塞时额叶内侧缺血,出现对侧下肢运动及感觉障碍,因旁中央小叶受累小便不易控制,对侧出现强握、摸索及吸吮反射等额叶释放症状。若前交通动脉以前大脑前动脉闭塞时,由于有对侧动脉的侧支循环代偿,不一定出现症状。如果双侧动脉起源于同一主干,易出现双侧大脑前动脉闭塞,出现淡漠、欣快等精神症状,双侧脑性瘫痪、大小便失禁、额叶性认知功能障碍。

(2)皮质支闭塞:对侧下肢远端为主的中枢性瘫痪,可伴有感觉障碍;对侧肢体短暂性共济失调、强握反射及精神症状。

(3)深穿支闭塞:对侧中枢性面舌瘫及上肢近端轻瘫。

4. 大脑后动脉闭塞综合征

(1)主干闭塞:对侧同向性偏盲、偏瘫及偏身感觉障碍,丘脑综合征,主侧半球病变可有失读症。

(2)皮质支闭塞:因侧支循环丰富而很少出现症状,仔细检查后发现对侧同向性偏盲或象限盲,伴黄斑回避,双侧病变可有皮质盲;顶枕动脉闭塞可见对侧偏盲,可有不定型幻觉痫性发作,主侧半球受累还可出现命名性失语;矩状动脉闭塞出现对侧偏盲或象限盲。

(3)深穿支闭塞:丘脑穿通动脉闭塞产生红核丘脑综合征,如病灶侧小脑性共济失调、肢体意向性震颤、短暂的舞蹈样不自主运动、对侧面部感觉障碍;丘脑膝状体动脉闭塞可出现丘脑综合征,如对侧感觉障碍(深感觉为主),以及自发性疼痛、感觉过度、轻偏瘫和不自主运动,可伴有舞蹈、手足徐动和震颤等锥体外系症状;中脑支闭塞则出现大脑脚综合征(Weber 综合征),如同侧动眼神经瘫痪,对侧中枢性面舌瘫和上下肢瘫;或 Benedikt 综合征,同侧动眼神经瘫痪,对侧不自主运动,对侧偏身深感觉和精细触觉障碍。

5. 椎基底动脉闭塞综合征

(1)主干闭塞:常引起广泛梗死,出现脑神经、锥体束损伤及小脑症状,如眩晕、共济失调、瞳孔缩小、四肢瘫痪、消化道出血、昏迷、高热等,患者常因病情危重而死亡。

(2)中脑梗死:常见综合征如下。

①Weber 综合征:同侧动眼神经麻痹和对侧面舌瘫和上下肢瘫。

②Benedikt 综合征:同侧动眼神经麻痹,对侧肢体不自主运动,对侧偏身深感觉和精细触觉障碍。

③Claude 综合征:同侧动眼神经麻痹,对侧小脑性共济失调。

④Parinaud 综合征:垂直注视麻痹。

(3)脑桥梗死:常见综合征如下。

①Foville 综合征:同侧周围性面瘫,双眼向病灶对侧凝视,对侧肢体瘫痪。

②Millard-Gubler 综合征:同侧面神经、展神经麻痹,对侧偏瘫。

③Raymond-Cesten 综合征:对侧小脑性共济失调,对侧肢体及躯干深浅感觉障碍,同侧三叉神经感觉和运动障碍,双眼向病灶对侧凝视。

④闭锁综合征:又称为睁眼昏迷,系双侧脑桥中下部的副侧基底部梗死。患者意识清楚,因四肢瘫痪、双侧面瘫及延髓麻痹,故不能言语、不能进食、不能做各种运动,只能以

眼球上下运动来表达自己的意愿。

（4）延髓梗死：最常见的是 Wallenberg 综合征（延髓背外侧综合征），表现为眩晕，眼球震颤，吞咽困难，病灶侧软腭及声带麻痹，共济失调，面部痛温觉障碍，Horner 综合征，对侧偏身痛温觉障碍。

6. 基底动脉尖综合征　基底动脉顶端 2cm 内包括双侧大脑后动脉、小脑上动脉及基底动脉顶端呈“干”字形的 5 条血管闭塞所产生的综合征。其常由栓塞引起，梗死灶可分布于枕叶、颞叶、丘脑、脑干和小脑，出现眼部症状，意识行为异常及感觉运动障碍等症状。

7. 分水岭脑梗死　系两支或以上动脉分布区的交界处或同一动脉不同分支分布区的边缘带发生的脑梗死。结合影像检查可将其分为以下常见类型。

（1）皮质前型：如大脑前与大脑中动脉供血区的分水岭，出现以上肢为主的中枢性偏瘫及偏身感觉障碍，优势侧病变可出现经皮质性运动性失语，其病灶位于额中回，可沿前后中央回呈带状前后走行，可直达顶上小叶。

（2）皮质后型：病灶位于顶、枕、颞交界处，如大脑中与大脑后动脉，或大脑前、中、后动脉皮质支间的分水岭区，其以偏盲最常见，可伴有情感淡漠，记忆力减退和 Gerstmann 综合征。

（3）皮质下型：如大脑前、中、后动脉皮质支与深穿支或大脑前动脉回返支（Heubner 动脉）与大脑中动脉的豆纹动脉间的分水岭区梗死，可出现纯运动性轻偏瘫和（或）感觉障碍、不自主运动等。

8. 急性双侧梗死　在 DWI 上存在≥2 个不连续新发脑梗死灶，且梗死灶同时分布在中线结构两侧，包括前循环和后循环。根据梗死灶分布分组：双侧前循环梗死（前循环组），双侧后循环梗死（后循环组），一侧前循环合并对侧后循环梗死（合并组）。血管解剖

基础包括：基底动脉向双侧发出后循环；大脑前动脉共干；前交通动脉侧支开放；一侧血管越过中线供应对侧的变异；丘脑、延髓和小脑也存在单支血管供应双侧部位。心脏和主动脉弓来源的栓子较其远端动脉来源的栓子有更多概率迁移至双侧，导致急性双侧脑梗死。双侧大脑中动脉血管病变和低灌注，3 对小脑动脉供血交界区的桥臂和小脑低灌注的双侧梗死。近端重度狭窄或闭塞所致低灌注的依据是经颅多普勒检查提示颅内远端血管血流速度明显减低，部分患者经 CT 灌注检查发现存在双侧低灌注区。

## 四、分型

高山等学者按照 MRI-T2WI、FLAIR 和 DWI 将脑梗死分型。①深穿支梗死：豆纹动脉供血的梗死灶（直径≥15 mm），包括纹状体内囊梗死和腔隙性脑梗死等；②皮质梗死：大脑中动脉主干、髓质支、皮质支和半卵圆中心等的梗死；③分水岭梗死：前分水岭（大脑中-前动脉交界）、后分水岭（大脑中-后动脉交界）、内侧分水岭（大脑中皮质支-旁边深穿支）。再分为单发梗死（1 个梗死灶）和多发梗死（≥2 个梗死灶）。

颅内侧支循环有 3 级：1 级为大脑 Willis 环，构成大脑左右半球及前后循环的联系，主要负责动脉急性闭塞的血流重分布。2 级为颅内外动脉分支吻合，包括眼动脉与面动脉、上颌动脉及脑膜中动脉的吻合，软脑膜动脉分别与大脑前动脉、大脑中动脉的吻合，椎动脉与颈部肌肉血管之间的吻合，脊髓前后动脉分别与脑桥动脉、延髓动脉之间吻合，其中最重要的就是软脑膜动脉与皮质分支动脉的吻合。3 级指新生毛细血管，主要在供血动脉慢性闭塞的情况下出现。

侧支循环有效性评价可用组织灌注来衡量。CT 灌注成像（CTP）不仅可反映组织灌注，还可通过对组织灌注的动态评价弥补血管成像技术的不足。脑血流量和脑血容

量均可区分半暗带及梗死核心，达峰时间、平均通过时间、最大通过时间则可反映组织灌注不足的情况。达峰时间、平均通过时间、最大通过时间的延迟反映了血流通过侧支循环到达供血组织的时间延长，其中达峰时间对于反映组织缺血更敏感，而平均通过时间、最大通过时间易受梗死区域微循环改变的影响。

### 五、辅助检查

1. 血液化验　血小板聚集率、中性粒细胞/淋巴细胞比值、凝血功能和纤维蛋白原水平、血糖、血脂水平、同型半胱氨酸、尿酸、C反应蛋白、肝肾功能等；心电图、X线胸片、心脏超声。这些检查有助于明确患者的基本病情，部分检查结果还有助于病因的判断。

2. 影像学检查

(1)脑结构影像检查

①头颅CT：最方便和常用，发病6小时的超早期阶段发现一些细微的早期缺血改变，如大脑中动脉高密度征、皮层边缘(尤其是岛叶)及豆状核区灰白质分界不清楚和脑沟消失等。但是CT对超早期缺血性病变和皮质或皮质下小的梗死灶不敏感，尤其后颅窝的脑干和小脑梗死更难检出。大多数病例在发病24小时后CT可显示均匀片状的低密度梗死灶，但在发病2～3周由于病灶水肿消失导致病灶与周围正常组织密度相当的"模糊效应"，CT难以分辨梗死病灶。

②头颅MRI：常规MRI序列(T1、T2和Flair)可清晰显示缺血性梗死、脑干和小脑梗死、静脉窦血栓形成等，但对发病几小时内的脑梗死不敏感。脑梗死后期持续存在组织缺血缺氧时，细胞膜破裂坏死，水分子游离则以细胞血管源性水肿呈现，T2WI高信号。弥散加权成像(DWI)可早期(发病2小时内)显示缺血组织的大小、部位，甚至可显示皮质下、脑干和小脑的小梗死灶。结

合表观弥散系数(ADC)，DWI对早期梗死的诊断敏感性达到88％～100％，特异性达到95％～100％。

(2)脑血管影像学

①脑血管超声检查(颈部血管超声和TCD)：可作为首选的脑血管病变筛查手段，最常用于检测颅内外血管狭窄或闭塞、动脉粥样硬化斑块的无创手段，亦可用于手术中微栓子的检测。但不宜将其结果作为血管干预治疗前的脑血管病变程度的唯一判定方法。

②磁共振血管成像(MRA)和计算机成像血管造影(CTA)：这两种技术可作为脑血管评估的可靠但有创的(需要注射对比剂)检查手段。

③数字减影血管造影(DSA)：是评价颅内外动脉血管病变最准确的诊断手段，也是脑血管病变程度的金标准，因而其往往也是血管内干预前反映脑血管病变最可靠的依据。DSA属于有创性检查，通常其致残及致死率不超过1％。

④高分辨率磁共振(high-resolution magnetic resonance imaging，HRMRI)：较高的软组织分辨率，被认为是唯一可活体检测颅内动脉血管壁结构的无创成像技术，并逐渐应用于颅内AS血管壁结构的无创成像技术，并逐渐应用于颅内AS血管壁和斑块特征的诊断研究中。

⑤磁共振弥散加权成像(MRI-DWI)：可显示脑梗死的坏死区域，灌注加权成像(PWI)可显示脑梗死的坏死区域及其周围的缺血半暗带，两者联合运用可明确脑梗死及缺血半暗带范围。缺血半暗带脑细胞活动暂时停止，功能暂时丧失，为可逆性损伤区域，是及时治疗可以挽救的区域。PWI对脑组织毛细血管灌注情况改变非常敏感，可反映病灶及其周围组织的血流灌注异常，通过CBF、CBV等信息，有效显示低灌注缺血区域。

DWI 异常区域的范围小于 PWI,它们之间差异的范围就是缺血半暗带,此时应尽早行静脉内溶栓及血管内治疗,减少脑梗死范围。当 DWI 异常区域的范围等于或大于 PWI 时,说明所有低灌注区域已出现坏死,静脉内溶栓及血管内治疗已没有意义。

⑥脑灌注检查:是评估脑动脉血流在不同脑区域的分布情况,发病早期快速完成的灌注影像检查可区分核心梗死区和缺血半暗带区域,从而有助于选择再灌注治疗的合适病例,另可评估神经保护剂疗效、手术干预前评估等作用。目前临床上较常用的脑灌注检查方法有多模式 MRI/PWI、多模式 CT/CTP、SPECT 和 PET 等。

⑦脑功能评定:主要包括功能磁共振、脑电图等对认知功能及情感状态等特殊脑功能的检查方法。

## 六、诊断

本病的诊断要点:①中老年患者,多有脑血管病的相关危险因素病史;②发病前可有 TIA;③安静休息时发病较多,常在睡醒后出现症状;④迅速出现局灶性神经功能缺失症状并持续 24 小时以上,症状可在数小时或数日内逐渐加重;⑤多数患者意识清楚,但偏瘫、失语等神经系统局灶体征明显;⑥头颅 CT 早期正常,24~48 小时后出现低密度灶。

## 七、鉴别诊断

1. 脑出血　发病更急,数分钟或数小时内出现神经系统局灶定位症状和体征,常有头痛、呕吐等颅内压增高症状及不同程度的意识障碍,血压增高明显。但大面积脑梗死和脑出血,轻型脑出血与一般脑血栓形成症状相似。头颅 CT 可鉴别。

2. 脑栓塞　起病急骤,数秒钟或数分钟内症状达到高峰,常有心脏病史,特别是心房纤颤、细菌性心内膜炎、心肌梗死或其他栓子来源时应考虑脑栓塞。

3. 颅内占位　某些硬膜下血肿、颅内肿瘤、脑脓肿等发病也较快,出现偏瘫等症状及体征,需与本病鉴别。头颅 CT 或 MRI 可鉴别。

## 八、药物治疗

1. 急性期血压控制

(1)准备溶栓者,应使收缩压<180 mmHg,舒张压<100 mmHg。

(2)缺血性脑卒中后 24 小时内血压升高的患者应谨慎处理。应先处理紧张焦虑、疼痛、恶心呕吐及颅内压增高等情况。血压持续升高,收缩压≥200 mmHg 或舒张压≥110 mmHg,或伴有严重心功能不全、主动脉夹层、高血压脑病,谨慎降压并严密观察血压变化,必要时微量输液泵静脉使用短效药物(如拉贝洛尔、尼卡地平等),避免血压降得过低。

(3)正在服用降压药者可于脑卒中 24 小时后开始恢复使用降压药物。

(4)脑卒中后低血压应积极处置,必要时扩容升压。

2. 血糖控制　空腹血糖应<7 mmol/L(126 mg/dl),糖化血红蛋白<6.5%。血糖>11.1 mmol/L 时予胰岛素治疗,血糖<2.8 mmol/L 时予 10%~20%葡萄糖口服或注射治疗。

3. 调脂治疗　对于有颅内外大动脉粥样硬化性易损斑块或动脉源性栓塞证据的缺血性脑卒中和 TIA 患者,推荐尽早启动强化他汀类药物治疗,建议目标 LDL-C<2.07 mmol/L 或使 LDL-C 下降幅度>40%。有脑出血病史或脑出血高风险人群应权衡风险和获益,建议谨慎使用他汀类药物。

4. 溶栓治疗　缺血性脑卒中发病 3 小时内和 3~4.5 小时的患者 rtPA 溶栓 0.9 mg/kg(最大剂量为 90 mg)静脉滴注,10%在最初 1 分钟内静脉推注,余持续滴注。发病 6 小时内尿激酶 100 万~150 万 U,溶于生理盐水 100~200 ml,持续静脉滴注 30 分钟。大脑中动脉闭塞 6 小时内和后循环动脉闭塞发病 24 小时内导致的严重脑卒中且不适合静脉溶栓的患者,经过严格选择后可在有条件的单位进行动脉溶栓。抗血小板聚集或抗凝推迟到溶栓 24 小时后开始。

溶栓治疗适用于年龄 18—80 岁;发病 4.5 小时以内(rtPA)或 6 小时(尿激酶);脑功能损害的体征持续存在超过 1 小时,且比较严重;脑 CT 已排除颅内出血,且无早期大面积脑梗死影像学改变;患者或家属签署知情同意书。

溶栓治疗禁用于既往有颅内出血,包括可疑蛛网膜下腔出血;近 3 个月内有头颅外伤史;近 3 周内有胃肠或泌尿系统出血;近 2 周内进行过大的外科手术;近 1 周内有在不易压迫止血部位的动脉穿刺。近 3 个月内有脑梗死或心肌梗死史,但不包括陈旧小腔隙梗死而未遗留神经功能体征。严重心、肝、肾功能不全或严重糖尿病患者。体检发现有活动性出血或外伤(如骨折)的证据。已口服抗凝药,且 INR>15;48 小时内接受过肝素治疗(APTT 超出正常范围);血小板计数<$100 \times 10^9$/L,血糖<2.7 mmol/L(50mg/dl);血压:收缩压>180 mmHg,或舒张压>100 mmHg;妊娠;患者或家属不合作;其他不适合溶栓治疗的条件。

5. 抗血小板聚集治疗　不符合溶栓适应证且无禁忌证的缺血性脑卒中患者应在发病后尽早给予口服阿司匹林(每日 150~300 mg)。急性期后可改为预防剂量(每日 50~150 mg);在溶栓 24 小时后开始使用;不能耐受阿司匹林者,可考虑选用氯吡格雷等抗血小板治疗。以单药治疗为主,氯吡格雷(每日 75 mg)、阿司匹林(每日 50~325 mg)都可以作为首选药物;有证据表明,氯吡格雷优于阿司匹林,尤其对于高危患者获益更显著;不推荐常规应用双重抗血小板药物。但对于有急性冠状动脉疾病(如不稳定型心绞痛,无 Q 波心肌梗死)或近期有支架成形术的患者,推荐联合应用氯吡格雷和阿司匹林。

6. 抗凝治疗　对大多数急性缺血性脑卒中患者,不推荐无选择地早期进行抗凝治疗。少数特殊患者(如主动脉弓粥样硬化斑块、基底动脉梭形动脉瘤、卵圆孔未闭伴深静脉血栓形成或房间隔瘤等)的抗凝治疗,可在谨慎评估风险、效益比后慎重选择。特殊情况下溶栓后还需抗凝治疗的患者,应在 24 小时后使用抗凝药。

无抗凝禁忌证的动脉夹层患者发生缺血性脑卒中或者 TIA 后,首先选择静脉肝素,维持活化部分凝血活酶时间 50~70 秒或低分子肝素治疗;随后改为口服华法林抗凝治疗(INR 2.0~3.0),通常使用 3~6 个月;随访 6 个月如果仍然存在动脉夹层,需要更换为抗血小板药物长期治疗。

7. 神经保护药　如自由基清除剂、电压门控性钙通道阻断药、兴奋性氨基酸受体阻断药等,对急性期脑梗死患者可试用此类药物治疗。

8. 其他特殊治疗　如有条件的医院可对合适的脑梗死患者进行急性期血管内干预和外科手术治疗;如对发病 6 小时内的脑梗死病例可采用动脉溶栓及急性期支架或机械取栓治疗;对大面积脑梗死病例必要时可采用去骨板减压术治疗。

9. 脑梗死并发症　吸入性肺炎、压疮、尿路感染、下肢深静脉血栓形成及肺栓塞、吞咽困难所致营养不良等可明显增加不良预后的风险。

10. 功能康复训练　脑梗死发病后 6 个月内是神经功能恢复的"黄金时期",对语言功能的有效康复甚至可长达数年。同时,对脑梗死患者心理和社会上的辅助治疗也有助于降低残疾率,提高生活质量,促进其早日重返社会。

(陈　娟　邱　峰)

# 第七节　帕金森病

帕金森病（Parkinson's disease，PD）又名震颤麻痹，是仅次于阿尔茨海默病的第二常见的神经退行性疾病。PD 的发病率和患病率虽随年龄增长而增加，但其并不是只影响老年人。约 25% 的患者为 65 岁以下发病，5%～10% 的患者为 50 岁以下发病。临床特征是其标志性的运动症状，如静止性震颤、强直、运动迟缓和姿势不稳。各种非运动症状，包括认知障碍、便秘、抑郁症、嗅觉障碍、视觉障碍、感觉障碍、自主神经功能障碍及睡眠障碍等。目前的治疗方法并不会改变 PD 的进程，约 5% 的患者最终会出现阿尔茨海默病。PD 病因及发病机制尚未明确，可能与社会、药物、患者因素等有关。超过 90% 的 PD 患者是特发性的，没有明确的病因。PD 病理改变为中脑黑质致密部、蓝斑神经元色素脱失，黑质色素变淡及出现路易小体。PD 主要病理特点为中脑黑质多巴胺能神经元严重缺失和纹状体多巴胺神经递质减少。相关研究显示，多种信号转导通路参与了帕金森病的发病过程，PD 基因和相关蛋白质共同组成了细胞信号转导通路，在细胞分化、增殖及凋亡活动中均会有这些信号通路的参与，对分子水平进行有效调控，所以从分子水平入手对 PD 进行分析，深入研究各种信号转导通路与 PD 发生发展的关系，及各信号转导通路之间的相互联系，从而为 PD 的进一步诊疗提供临床参考。

## 一、病因和发病机制

PD 是临床上一种严重的神经系统变性疾病，是在多种因素共同作用下而导致的结果，与年龄、环境、自身免疫、细胞凋亡等因素有关系。而 PD 的各种信号转导通路是通过参与调控免疫、炎症及凋亡等活动，对分子水平进行有效调控，提示我们从分子水平入手对 PD 进行分析。

1. **年龄老化只是帕金森病发病的促发因素**　30 岁以后，黑质多巴胺能神经元、酪氨酸氧化酶和多巴脱羧酶活力、纹状体多巴胺递质水平随年龄增长逐渐减少。然而，仅少数老年人患此病，说明生理性多巴胺能神经元蜕变不足以致病，年龄老化只是本病发病的促发因素。

2. **帕金森病患病率的地区差异提示环境毒素损伤**　环境毒素接触损伤大脑神经元。

3. **神经递质网络紊乱是帕金森病发病的物质基础**　黑质纹状体 DA 耗竭是 PD 的发病基础；乙酰胆碱、单胺类（5-羟色胺）、氨基酸类神经递质（谷氨酸及 γ-氨基丁酸）参与 PD 的全过程。神经递质、神经递质受体和转运蛋白为靶点的治疗途径将成为预防和减缓神经退行性病变的新方向。

4. **α-突触核蛋白（α-syn）异常聚集和传播介导帕金森病发生发展**　α-突触核蛋白（α-syn）在中脑黑质-纹状体区的异常聚集，造成多巴胺能神经元死亡。α-syn 介导星形胶质细胞功能异常，导致血脑屏障破坏和小胶质细胞介导炎性因子释放。α-syn 通过朊蛋白样、隧道纳米管、外泌体等方式传播，与帕金森病的发生发展密切相关。

5. **帕金森病相关损伤及保护性机制与信号通路相关联**　PI3K/AKT/mTOR 信号通路激活可导致帕金森病发生，也可抑制其发生，同时还可抑制细胞自噬，减少细胞凋亡，从而发挥对多巴胺能神经元的保护作用。p38MAPK 信号通路和 JNK/SAPK 信号通路均可在紫外线、渗透压、细胞因子和生理应激条件下被激活，参与炎症、应激反应下的细胞凋亡，从而损伤多巴胺能神经元。Nrf2/ARE 信号通路在细胞受到氧化应激损伤时被激活并发挥保护作用。TLR3/TRIF信号通路和 Notch 信号通路都与小胶质细胞激活有关,其中 TLR3/TRIF 信号通路对多巴胺能神经元的作用与小胶质细胞激活有关。

6. 铁离子异常代谢可能是引起 PD 相关机制的触发点　黑质多巴胺能(dopaminergic,DA)神经元和其他非 DA 神经元发生不可逆死亡,也可能与铁进行性沉积有关,铁离子的沉积会激发大量的小胶质细胞及氧化应激反应。服用铁螯合剂可改善 PD 患者的症状。从与铁代谢紊乱的相关通路出发,寻找新的 PD 治疗方法有重要意义。

7. 帕金森病炎症学说　发病机制可能与线粒体功能障碍、氧化应激、蛋白质改变及炎症反应相关。小胶质细胞与炎症反应密切相关,而小胶质细胞过度激活是帕金森病发病的病理生理基础。血清炎症因子升高与帕金森病有关,可用于早期诊断并预测疾病预后。抗炎治疗成为帕金森病新的研究热点。

8. 帕金森病运动不对称受累的影像学特征及其机制　双侧多巴胺能系统生理上的不对称,疾病状态下病变模式的不对称,都是导致 PD 运动不对称受累的重要机制。

9. 肠道菌群与帕金森病　研究表明,肠杆菌科的丰度与 PD 的严重程度呈正相关。PD 患者的大肠埃希菌和血清脂多糖水平升高,表明 PD 患者肠道通透性与肠道内毒素暴露相关。肠道菌群在调节 PD 和症状方面具有关键作用,抗生素治疗可改善 PD 中 α-突触素的表达,而口服特定的微生物代谢物则会影响运动行为、小胶质细胞的激活和 α-突触素的聚集。

## 二、临床表现

PD 是老年人多发的一种疾病,在患病人群中 90% 以上>50 岁,此病进展较为缓慢,在发展 5～8 年以后多半患者需要在他人的帮助下行动。

1. 运动症状　PD 的起病隐匿,早期无特征性症状和体征。但随着病情的进展,临床上可出现四大运动症状,即运动过缓、肌强直、静止性震颤、姿势步态异常。首发症状依次是震颤(70.5%),强直(19.7%),失灵巧(12.6%),步态障碍(11.5%),肌痛痉挛和疼痛(8.2%),精神障碍如抑郁和紧张等(4.4%)。一般情况下认为,PD 从发病到诊断时间平均为 2.5 年。

(1)震颤:出现的主要原因就是肢体的促动肌和拮抗肌出现节律性交替收缩的状况。一般情况下,是从一侧上肢的远端开始出现,逐步发展到相同侧的下肢和对侧上肢,同时口唇、下颌及头部等部位也会受累出现一些症状。出现震颤的患者一般上肢震颤要重于下肢,手指也常会出现节律性的震颤,形成"搓丸样动作"。发病初期患者一般是在静止的情况下肢体才会出现震颤的症状,当患者进行运动时震颤症状会减轻,如果患者情绪激动震颤会加重,当患者进入睡眠状态时震颤会加重。

(2)强直:是以促动肌和拮抗肌的肌张力增长为主要特征的一种临床表现,这种肌张力增高的情况会持续保持一致,一般将其称之为"铅管样强直"。如果患者合并出现震颤和强直的症状,这时伸屈肢体都会感觉均匀的阻力在不断增加,但是阻力会出现停顿的情况,我们将其称之为"齿轮样强直"。当人的肌肉处于强直状态时,患者就会表现出一种特殊的姿势,头部会向前倾斜,躯干会处于俯屈状态,且上臂会内收,手指内收,拇指对掌,髋、膝关节会呈现弯曲状。随着患者病情的不断发展,这种障碍的姿势会不断加重,严重情况下颌甚至会贴到胸前。

(3)运动障碍(失灵巧):是导致 PD 患者伤残的主要原因,主要是运动肌强直所导致。手术治疗以后,患者的强直状况会得到有效治疗,但是对于运动障碍的治疗效果并不大。目前认为,DA 缺乏与运动减少有直接关系。

（4）姿势保持与平衡障碍：临床研究表明，PD 最初的临床症状就是姿势与步态异常。有研究认为，导致姿势和步态异常的主要原因就是主动运动反射性姿势调节出现障碍，这种症状也会在早期 PD 患者中出现。常见的表现为行走缓慢，步伐较小，在行走时起步难度较大，但是迈出一步以后会以非常小的步伐向前俯冲，且会越走越快，不能立刻转弯或者停止。而导致患者转弯困难的主要原因就是躯干僵硬和平衡出现障碍，所以在转弯时患者应通过连续小步的方式，让躯干和头部一起转弯。

2. 相对次要的运动症状　PD 的运动症状以"四主征"为主，但有相对次要的运动症状，如精确抓握障碍、手写障碍、语言功能受损及构音障碍等轴性症状，这些次要的运动症状同样需要引起重视。

3. 运动并发症　PD 中晚期常见的症状，其发生不可避免，但应适当控制左旋多巴剂量，延迟和减少运动并发症的发生。运动并发症的发生可加重 PD 患者的病情。症状波动及异动症的发生率均较低，可能与患者服用 LD 药物的平均时间较短/LED 较小有关。

（1）清晨"关"期：70% 的 PD 患者出现"剂末现象"，>50% 的 PD 患者"剂末现象"发生在夜间或清晨，表现为晨起后起床穿衣、翻身困难，不能独立完成日常洗漱，需要寻求帮助。

（2）异动症：一种较为严重的 PD 运动并发症，以非自主运动为主要临床特征，其发生受多种因素影响，如与遗传因素、类多巴胺（dopamine，DA）能药物、PD 临床亚型、冲动控制障碍、起病年龄、体重、性别及病程等多种危险因素相关。有些患者在发病早期即出现异动症，而部分患者长时间大剂量应用左旋多巴却未出现异动症表现。目前认为，异动症的发生是 DA 相对用药过量的表现，多与左旋多巴血浆浓度过高有关。约 25% 的

PD 患者在接受左旋多巴治疗 5 年后会出现异动症。治疗达 10 年时出现异动症者增加至 80%。

（3）反常运动：在某些条件下，如恐惧情绪、视觉刺激等，帕金森病患者能够短暂恢复正常运动功能，称之为帕金森病中的反常运动现象。

4. 非运动症状　常发生在疾病早期且贯穿疾病的全过程，表现为认知/精神异常、睡眠障碍、自主神经功能障碍（便秘、泌尿障碍、嗅觉、视觉障碍）、疼痛感觉障碍。

（1）眼部及视觉功能障碍：是 PD 常见的非运动症状之一，主要包括干眼症状、眼动障碍、角膜感觉障碍、视力下降、色觉、视野、对比敏感度、视觉注意的异常、视幻觉及视空间功能障碍。视网膜受累的 PD 患者，表现为视网膜内多巴胺浓度的减少及 α 突触核蛋白的沉积。PD 前驱期就已存在，在出现认知功能障碍后加重。由于视网膜血管和脑血管之间具有解剖及生理的同源性，可以推测 PD 中所伴随的脑内微血管异常可能会扩展到视网膜，从而导致视网膜微血管发生改变。由此可见，视网膜相关检测可能成为评估 PD 患者脑病理严重程度的指标，并且帮助疾病诊断和监测疾病的进展。

（2）嗅觉障碍：作为帕金森病重要的非运动性症状，发生率高达 50%。嗅觉障碍可能是帕金森病最早出现和最常见的非运动症状之一。嗅觉检测可为帕金森病早期诊断和鉴别诊断提供依据。

（3）疲劳：是一种易被忽视的帕金森病非运动症状，一旦出现往往症状持续，甚至随着时间的延续而恶化，导致患者工作时间有限，无法参加社会活动、运动和业余爱好，被认为是帕金森病患者最易致残的非运动症状之一，对患者的生活质量和职业生涯产生负面影响。疲劳可出现在帕金森病的临床前期，是导致早期帕金森病患者生活质量恶化的主要原因，也是许多患者最讨厌的症状之一。

但疲劳是一个复杂的多维现象,由于其临床表现多样、混杂因素多、既往研究定义模糊、评价量表异质性、特异性生物学及影像学标志物缺乏等原因,使得帕金森病伴发疲劳病因和治疗的相关研究受到诸多限制,目前进展甚微,临床医师对其识别及干预不足。

(4)疼痛:是 PD 非运动症状致残的原因之一。疼痛在 PD 患者中的患病率为 $40\% \sim 85\%$。疼痛可分为两种:继发性伤害性疼痛和原发性中枢性疼痛。继发性伤害性疼痛与运动症状和关节变形有关,通常出现在疾病后期,并与运动症状波动密切相关。原发性中枢性疼痛,被认为是疾病本身的直接后果,可能在首次出现运动症状之前发生。这种疼痛描述为模糊的紧张感、瘙痒或灼烧感,与运动并发症无关,通常对多巴胺能药物反应较差。

(5)睡眠障碍:是 PD 最常见的非运动特征,早期正确认识和治疗睡眠障碍将有助于 PD 患者改善症状及预后。常见的睡眠障碍包括失眠、快速眼动期睡眠行为障碍、睡眠呼吸障碍(sleep disordered breathing,SDB)、不宁腿综合征、白天过度嗜睡。

(6)心理障碍:临床上约 50% 的帕金森病患者伴有多种心理障碍,如焦虑、抑郁等。目前认为,帕金森病伴焦虑、抑郁存在共同的神经生理机制。帕金森病患者焦虑、抑郁的产生涉及多个脑部核团结构及神经递质与边缘系统多巴胺浓度降低有关,与黑质、蓝斑、丘脑、下丘脑、中缝核的神经元退化及相应神经递质的浓度有关,与脑内多巴胺、5-羟色胺、去甲肾上腺素系统紊乱有关。这些都与焦虑、抑郁的发生有关,所以帕金森病患者极易伴发焦虑、抑郁。

(7)智能减退:帕金森病患者智能损伤程度从轻度智能减退至严重痴呆,是帕金森病常见的非运动症状。帕金森病痴呆可致残,生活不能自理,故目前对其关注度逐渐增高。在初诊帕金森病患者中,有 20% 合并轻度智能减退,随着病程延长,部分患者演变为帕金森病痴呆,如何早期识别帕金森病智能减退,早期干预,减少帕金森病痴呆的发生尤为重要。

(8)胃肠道和排尿功能障碍:是 PD 患者最常见的自主神经功能紊乱。便秘是帕金森病最常见的非运动症状之一,不仅严重影响患者的生活质量,而且会对左旋多巴的吸收产生负面影响,严重的便秘甚至会引发帕金森病的恶性综合征。帕金森病患者的便秘症状可以通过增加饮水量、在饮食中添加益生菌,改善肠道菌群,口服聚乙二醇、鲁比前列酮、β 受体阻滞药等药物,注射肉毒毒素,应用功能性磁刺激、腹部按摩等物理治疗获得改善。排尿功能障碍是帕金森病常见的非运动症状,表现为尿急、尿频、夜尿症、急迫性尿失禁等,严重影响患者的生活质量。

## 三、辅助检查

1. 光学相干断层扫描 OCT 技术　该技术为一种简单、无创的快速成像技术,可以提供视网膜结构的高分辨率图像,对于 PD 的早期诊断、病情评估、鉴别诊断方面显示出一定的作用,并且与 PD 认知功能障碍、视幻觉相关。但今后仍需要大样本、多中心重复研究以提供更为可靠的结果,同时需要控制药物、年龄、测量仪器、测量方法等混杂因素的影响。显示视网膜各层微细结构及微血管的异常,视网膜 RNFL 厚度:视网膜中多巴胺是调节各种视觉过程的关键物质,PD 患者 RNFL 厚度较正常人变薄。PD 患者视幻觉可能与黄斑区 RNFL 厚度变薄有关,而与总的黄斑厚度和其他视网膜各层的厚度无关。

2. 光学相干断层扫描血管成像 OCTA 技术　该技术在 PD 中的研究才刚刚起步,发现 PD 患者存在视网膜微血管的异常,并且可能与其神经变性相关,对于 PD 的早期诊断也有一定的辅助作用,这为进一步探讨 PD 的发病机制及早期诊断提供了新思路,值得深入研究。

3. **嗅觉检测** 嗅觉障碍与疾病进展、运动功能及抗 PD 药物治疗无关，因此通过嗅觉功能检测可鉴别 PD 和其他震颤性疾病，并有较高特异性。

4. **皮肤活检** 皮肤神经纤维中出现磷酸化的 α 突触核蛋白，相比之下在对照组的 35 名健康人皮肤中未检测出这种蛋白。脑脊液，甚至外周血液、唾液、皮肤中检测到 α 突触共核蛋白，可为帕金森病的早期诊断提供重要依据。

5. **经颅超声成像** 经颅超声成像表现为黑质回声增强。经颅磁刺激（transcranial magnetic stimulation，TMS）肌强直是 PD 的主要症状之一，但是早期 PD 患者肌强直非常轻微，常规检查不易确定。运用 TMS 检测早期帕金森病（PD）患者肌强直增强现象相关的运动诱发电位幅度变化有助于检测出早期 PD 患者肌张力变化。

6. **CT 检查** 非特异性脑萎缩，基底节区钙化。

7. **MRI 检查** 脑室扩大等脑萎缩表现，$T_2WI$ 在基底节区和脑白质内常可见多发斑点状高信号，二者均无特异性。

8. **功能磁共振成像（functional magnetic resonance im aging，fMRI）** 有研究证实，PD 病变并不局限在黑质伴随路易小体形成，其病理改变还累及纹状体、边缘系统、大脑皮质的多个脑区。Rs-fMRI：PD 患者某些脑功能运动区与杏仁核之间功能连接存在异常，并且杏仁核与前额叶皮层间的功能连接减弱，杏仁核是边缘系统的重要组成部分，负责学习记忆、注意和情感调节，杏仁核连接功能异常可能会导致 PD 患者发生认知功能障碍。fMRI 技术能反映临床 Hoehn-yahr 分期为早期的 PD 患者，其与杏仁核相关的神经功能网络连接的改变为研究 PD 认知和运动功能受损提供了影像学基础。

9. **磁共振波谱（MRS）** 显示黑质和纹状体 NAA/Cr 比值明显下降、Cho/Cr 比值明显升高，可以较敏感地反映帕金森病线粒体新陈代谢。

10. **扩散张量成像（DTI）** 黑质和纹状体部分各向异性（FA）值变化可能有助于预测帕金森病的早期发病。

11. **神经黑色素敏感 MRI** 含黑色素的黑质和蓝斑呈现特异性高信号，有助于帕金森病的早期诊断。

12. **磁敏感加权成像（SWI）** 通过测量相位值评价脑组织内铁沉积，有助于对帕金森病和亚临床型帕金森病的诊断。

13. **PET 显像** 多巴胺能神经元末梢突触前膜和突触后膜功能显像。突触前膜功能显像包括多巴胺能神经元显像、多巴胺转运蛋白显像和微囊泡单胺转运蛋白 2（VMAT2）显像等。突触后膜功能显像主要为多巴胺受体显像，包括多巴胺 $D_1$ 和 $D_2$ 受体。

### 四、鉴别诊断

1. **帕金森综合征** 帕金森病又称特发性帕金森病，一般是指原发性的，找不到明确病因。帕金森综合征是有帕金森病一样的症状，但是能找到原因，医学术语来讲叫继发性症状。帕金森综合征则是由于脑炎、颅脑损伤、一氧化碳中毒、基底节肿瘤或钙化、锰、汞、氰化物、利血平、吩噻嗪类和丁酰酚苯类药物及三环类抗抑郁药物（如丙咪嗪、阿米替林等）中毒，均可产生与帕金森病类似的临床症状或病理改变。这些情况统称为继发性帕金森综合征或震颤麻痹综合征。

2. **帕金森叠加综合征** 指一组神经系统的变性疾患，在病理上属于多神经系统的变性疾患，病因不清。其症状类似帕金森病，但症状和病变的范围都要比帕金森病广泛。多系统萎缩（MSA）、进行性核上性麻痹（PSP）、皮层基底节变性（CBGD）、路易体痴呆（DLB）等。

（1）多系统萎缩（MSA）：临床表现肌强直和运动迟缓而震颤不明显，可伴随小脑受损征和自主神经受损征，对左旋多巴制剂反应较差。神经病理见壳核、苍白球、尾状核、黑质及蓝斑明显的神经细胞脱失、变性和神经胶质细胞增生，神经胶质细胞胞质内可发现嗜银包涵体。

（2）进行性核上性麻痹（PSP）：轴性、对称性帕金森病样表现，早期出现姿势不稳向后倾倒，震颤少见。特征性的垂直性凝视麻痹，表现为眼球共同上视或下视麻痹。左旋多巴制剂治疗反差应。头部 MRI 可表现有"蜂鸟征"。

（3）皮质基底节变性（CBGD）：可有姿势性或动作性震颤、肌强直，对左旋多巴制剂反应差，失用，异己手征，皮层性感觉障碍，部分有认知障碍，晚期可轻度痴呆。

（4）路易体痴呆（LBD）：痴呆较重，发病早于帕金森病样表现，也可在 PD 发病后一年内发生痴呆。早期出现视幻觉、妄想、谵妄，波动性认知障碍，觉醒和注意力变化。病理为大脑皮质和脑干神经元胞质内可见 Lewy 小体和苍白体。

3. 变性（遗传）性帕金森综合征

（1）亨廷顿病（HD）。

（2）肝豆状核变性（WD）肝损害，角膜 K-F 环，血清铜、铜蓝蛋白减低。

（3）苍白球黑质红核色素变性（HSD）MRI 检查 $T_2$WI 示双苍白球外侧低信号，内侧有小的高信号，称为"虎眼征"。骨髓巨噬细胞和周围血淋巴细胞的 Giemsa-Wright 染色中可找到海蓝色组织细胞。

（4）原发性基底节钙化。

4. 原发性震颤　是震颤相关疾病中最常见的一种，与震颤为主要症状的帕金森病患者早期难以鉴别。原发性震颤发病较早，有阳性家族史，为常染色体显性遗传。震颤的特点为姿势性或动作性，频率为 4~8Hz，幅度较小，通常在运动和紧张时加重，饮酒可减轻症状。可波及头部，服普萘洛尔有效。无肌强直和运动迟缓等症状。

## 五、治疗

帕金森病的发生和发展，与遗传、环境及人口老龄化等因素密切相关，而具体机制涉及氧化应激及神经炎症等。由于帕金森病病因不清，发病机制复杂，因此临床治疗措施较为复杂。

目前临床治疗该病，药物、外科手术、细胞移植等均为常规手段，但以上措施均存在不同程度的弊端。还有基因治疗、康复训练和饮食治疗等，但仍难以根治 PD。

1. 抗帕金森病药物　现发展到第 3 代，第 1 代抗帕金森病药物为抗胆碱能药物、第 2 代为左旋多巴、第 3 代为多巴胺能受体激动药（DAs），其他药物新剂型有以下几种。

（1）腺苷 A2A 受体阻断药。

（2）新一代单胺氧化酶 B（MAO-BI）抑制药，如雷沙吉兰。

（3）加速吸收药，如左旋多巴乙酯等。

（4）持续多巴胺能受体激动药，如罗替戈汀、盐酸普拉克索缓释片、左旋多巴甲酯等。辅助药物包括普萘洛尔、纳洛酮、神经节苷脂、拉莫三嗪、维生素 E、维生素 C、吡拉西坦等。

2. 针对多巴胺能系统的药物抗帕金森病药物

（1）IPX066：是一种新型卡比多巴/左旋多巴制剂，因兼有即释和缓释两种剂型，既迅速有效地控制运动症状，又能延长药物起效时间。

（2）Sailnamide：具有抑制单胺氧化酶 B、多巴胺再摄取和谷氨酸盐等多重作用。能够显著提高帕金森病患者 UPDRS 运动功能评分，亦可提高服用多巴胺能受体激动药患者的 UPDRS 运动功能评分。

（3）Pardoprunox：是 5-羟色胺 1A 受体和部分多巴胺能受体激动药。可以显著提高患者 UPDRS 运动功能评分，显著增加"开"期时间、减少"关"期时间，且不引起明显的运动障碍。

3. 帕金森病睡眠障碍的治疗　帕金森病患者有明确病因的失眠病因治疗，如调整药物剂量及时间、改善夜间运动症状、治疗焦虑抑郁等。非药物治疗包括失眠认知行为治疗、中-高强度体育锻炼、强光治疗、重复经颅磁刺激。夜间帕金森病运动症状控制不佳的患者可选用罗替高汀贴剂、普拉克索缓释片、罗匹尼罗缓释片。

4. DAs　与左旋多巴相比，DAs 的一个显著不良反应是冲动控制障碍 ICDs 的风险更高。所以使用前需要向患者及其家人和照顾者（酌情）提供下列口头和书面信息，并进行记录：服用 DAs 治疗会增加 ICDs 的风险，而且这些风险可能被受影响的人所掩盖（因为他们感到羞耻、内疚或未意识到这些是他们的药物治疗的结果）；不同类型的 ICDs（如强迫性赌博、性欲亢进、暴饮暴食和强迫性购物）；如果出现 ICDs，应该联系谁；如果出现有问题的 ICDs，DAs 治疗的可能性将被重新评估，并可能减少或停止。降低 DAs 剂量可能只导致部分 ICDs 症状缓解或无症状缓解，DAs 完全停药可能是解决 ICDs 的唯一方法。

DAs 减量或停药将面临另一个挑战：DA 戒断综合征（DAWS）。DAWS 是一种被忽略的且可能危及生命的并发症，再次给予足量 DAs 才能缓解症状。DAWS 患者生活质量及社会功能严重下降，出现惊恐发作、抑郁、出汗、躁动（最常见）、疲劳、疼痛、直立性低血压和药物渴求等精神和身体上的痛苦症状，甚至出现自杀行为。

5. MAO-BI　常见 MAO-BI 包括第一代 MAO-BI 司来吉兰及第二代 MAO-BI 雷沙吉兰。推荐用于治疗早期 PD 患者，特别是早发型或初治 PD 患者；也可用于进展期 PD 患者的添加治疗。

6. 细胞治疗帕金森病　细胞治疗为 PD 治疗提供了新的策略，通过移植胎儿腹侧中脑组织至患者纹状体，可使患者运动功能得到一定程度的恢复，证实细胞移植具有治疗 PD 的作用；干细胞，包括多能干细胞、神经干细胞和间充质干细胞通过定向分化为多巴胺能神经元，为临床应用提供了可再生的细胞来源，进一步拓展了细胞治疗的前景；诱导神经元治疗 PD 避免了建立体外干细胞库的高成本，有望实现神经元原位再生。

## 六、帕金森病症状程度及治疗效果评价量表

1. 帕金森病生活质量问卷（通用）

（1）健康相关生活质量（HRQoL）。

（2）简化 36 医疗结局研究量表（SF-36）。

（3）欧洲五维健康量表（EQ-5D）。

（4）疾病影响程度量表（SIP）。

（5）诺丁汉健康调查表（NHP）。

（6）生活满意度调查问卷（LSQ）。

（7）世界卫生组织生活质量评价量表简表（WHOQoL—BREF）。

（8）健康质量量表（QWBS）。

2. 帕金森病专用量表（仅针对帕金森病）

（1）39 项帕金森病调查表（PDQ-39）。

（2）帕金森病生活质量问卷（PDQL）。

（3）专用量表统一帕金森病评价量表（UPDRS）。

（4）8 项帕金森病调查表（PDQ-8）。

（5）帕金森病影响量表（PIMS）。

（6）帕金森病预后量表心理部分（SCO-PA—PS）。

（7）帕金森病生活质量量表（PDQUALW）。

3. 帕金森病睡眠障碍评价量表

（1）睡眠障碍问卷（sleep disorders questionnaire）。

（2）帕金森病预后量表——睡眠部分（SCOPA—SLEEP）。

（3）匹兹堡睡眠质量指数（PSQI）。

（4）帕金森病睡眠量表（PDSS）。

（5）PDSS-2 是 PDSS 量表的改良版。

（6）Epworth 嗜睡量表（ESS）。

（7）多导睡眠图（PSG）。

4. 帕金森病嗅觉障碍评价量表　目前，常用的嗅觉检测方法有 3 种：采用问卷量表进行自我评价；进行嗅觉物理心理测试；使用电生理测试或神经功能成像进行嗅觉功能评估（包括嗅觉诱发电位、功能正电子发射断层扫描和功能磁共振成像）。常用的问卷量表有李克特问卷、自我评价嗅觉障碍问卷、嗅觉障碍生存质量量表等，少数学者还通过参考视觉模拟评分法对嗅觉障碍严重度进行评估。

5. 帕金森病视觉障碍评价量表　帕金森病视力障碍问卷（visual impairment in Parkinson's disease questionnaire，VIPD-Q）。

6. 帕金森病疲劳评价量表　疲劳严重程度评分（FSS），修订的疲劳影响量表（MFIS）。

7. 帕金森病焦虑评价量表

（1）简易老年焦虑问卷。

（2）HADS 量表、Beck 焦虑量表（BAI）。

（3）汉密尔顿焦虑量表（HAMA）。

（4）7 条目广泛性焦虑量表（GAD-7）。

（5）2 条目广泛性焦虑量表（GAD-2）。

（6）健康问卷（PI-IQ）抑郁量表。

8. 帕金森病抑郁评价量表

（1）BDI 量表。

（2）汉密尔顿抑郁量表（HAMD）。

（3）医院焦虑和抑郁量表（HADS）。

（4）抑郁自我评价量表（SDS）。

（5）MontgoITIery-Asbe 抑郁等级量表（MADRS）。

9. 帕金森病认知损害常用量表

（1）Benton 视觉保持测验。

（2）简易智能状态检查量表（MMSE）。

（3）Rosenbaum 视觉筛查。

（4）画钟测验（CDT）。

（5）韦氏记忆量表（WMS）。

10. 帕金森病神经心理学测验量表

（1）受控词语联想测验（COWAT）。

（2）符号数字模式测验（SDMT）。

（3）加利福尼亚词语学习测验（CVLT）。

（4）Delis-Kaplan 执行能力系统（D-KEFS）。

（5）同步听觉系列加法测验（PASAT）。

（6）帕金森病简易精神心理测验（psychonetric mini—mental Parkinson）。

（7）帕金森病预后量表-认知部分（SCOPA—COG）。

（陈　娟　邱　峰）

# 第7章

# 老年医学科常见血液系统疾病

造血器官指生成血细胞的器官,包括骨髓、胸腺、淋巴结、肝及脾。其中骨髓、胸腺、淋巴结及脾又称淋巴器官。

人体处于不同的时期,造血器官有所不同。1～2个月的胎儿,卵黄囊为其造血器官。2～5个月的胎儿,肝、脾、淋巴结开始造血。胎儿从第5个月开始出现骨髓造血,胎儿后期出现胸腺造血。成人的造血器官就是骨髓。骨髓分红髓(造血细胞)和黄髓(脂肪细胞)两部分。骨髓造血在开始时分布在全身骨骼,以后逐渐局限于颅骨、肋骨、胸骨、脊柱、髂骨及肱骨和股骨的一部分,其他部位逐渐由黄髓所替代。黄髓不能造血。

骨髓造血是人体血细胞必需的一个功能,骨髓的造血主要是指三大部分,包括红细胞、白细胞、血小板。如果其中的一种或两种,甚至三种出现故障,称为造血功能低下。

对于老年人来讲,正常人体各个器官都会逐渐地衰老。骨髓造血组织所占据的空间,从出生时的90%,下降到30岁时的50%,到70岁时只有30%,胸腺也发生类似的变化,脂肪侵入骨髓和胸腺导致造血组织体积减小。随着年龄增加,CD34$^+$造血干/祖细胞也出现衰老,这导致其增殖分化能力降低,进而可能导致人体出现造血功能的异常及减退。

造血功能低下指的是在判断造血功能上,骨髓的活检要更优越骨髓的穿刺涂片。当造血功能低下时,主要的特点就是反映出骨髓有脂肪变,三系的造血细胞和有效的造血面积都减少,可以减少到25%以下。骨髓穿刺可以提示造血功能是活跃还是减低了,如果造血功能低下时,骨穿常提示骨髓的颗粒减少,非造血细胞的成分增多,脂肪滴增多,如淋巴细胞、浆细胞、网状细胞等非造血细胞的增多。

以上这些改变与衰老、造血和免疫等相关,未来会进行越来越多的研究来更好地理解衰老的基本生物学和对疾病产生易感性的机制。本章主要介绍老年人常见的血液系统疾病及诊治方法与注意事项。

(叶丽萍)

## 第一节 老年贫血

### 一、概述

随着人口老龄化,贫血已经成为影响老年人生活质量和预期寿命的全球问题,发病率随着年龄逐渐升高。第三次美国健康与营养学会(NHANES Ⅲ)调查结果显示,65岁以上老年人贫血发生率11%,85岁以上贫血发生率可高达26.1%。2010－2012年中国居民营养与健康状况监测数据显示,60岁以上老年人贫血发生率12.5%。门诊和住院老年患者贫血发生率更高。贫血是老年患者独立预后因素,即使是轻度贫血也可导致严重的组织器官损害,甚至危及生命。

## 二、诊断标准

贫血是指循环血单位容积内血红蛋白的浓度、红细胞计数或血细胞压积低于相同年龄、性别和地区的正常值。世界卫生组织（WHO）贫血诊断标准：男性血红蛋白水平低于 130 g/L，女性低于 120 g/L。国内诊断标准：海平面地区，男性成人血红蛋白<120 g/L，女性成人（非妊娠）血红蛋白<110g/L。是否要建立老年人贫血的诊断标准，尚有不同的看法。依据美国 NHANES 调查资料，男性在 65 岁以后血红蛋白的正常值较 65 岁以前低，但女性无差异。其原因为老年男性雄激素分泌减少，造血功能减退，女性则于绝经后所受影响已不大，现行的 WHO 诊断标准不适合老年人。日本一调查结果显示，高龄者可将血红蛋白 110～115 g/L 视为贫血。我国张纯等检测 717 例健康人发现排除性别和体重对血红蛋白的影响，老年人血红蛋白水平低于中青年，老年人血红蛋白<110 g/L 可诊断为贫血。

## 三、分类

国内贫血按细胞形态学分为大细胞性贫血、正常细胞性贫血、单纯小细胞性贫血、小细胞低色素性贫血；按疾病的严重程度分为轻度贫血、中度贫血、重度贫血。按病因学分为缺铁性贫血、巨幼细胞性贫血、慢性病贫血、再生障碍性贫血、慢性系统疾病性贫血、原因不明贫血等。

1. 贫血的细胞形态学分类标准　见表 7-1-1。

表 7-1-1　贫血的细胞形态学分类标准

| 类型 | MCV(fl) | MCH(pg) | MCHC(g/L) |
| --- | --- | --- | --- |
| 大细胞性贫血 | >100 | >34 | 320～360 |
| 正常细胞性贫血 | 80～100 | 27～34 | 320～360 |
| 单纯小细胞性贫血 | <80 | <27 | 320～360 |
| 小细胞低色素性贫血 | <80 | <27 | <320 |

2. 按贫血的严重程度分级　见表 7-1-2。

表 7-1-2　贫血的严重程度分级

| 类型 | 血红蛋白浓度(g/L) |
| --- | --- |
| 轻度贫血 | >90<正常参考值下限 |
| 中度贫血 | 61～90 |
| 重度贫血 | 31～60 |
| 极重度贫血 | ≤30 |

## 四、老年贫血的特点

与年轻人贫血相比，老年人贫血有以下特点。

1. 老年人贫血起病缓慢，症状隐匿或不典型，易被其他疾病所掩盖。

2. 老年人常合并心、脑或其他器官疾病，对贫血的耐受性差，轻度或中度贫血也能导致机体重要功能损害和死亡率增加。

3. 老年人造血储备功能减退，贫血症状在身体健康的情况下表现不明显，但在感染、外伤、手术、肿瘤、营养不良等情况下就会出现贫血的症状。

4. 老年人贫血常继发于其他疾病，如肿瘤、感染、慢性肾病、慢性肝病、高血压、糖尿病等。

5. 老年人可能同时存在营养性贫血、炎症性贫血、慢性系统疾病性贫血等，因此老年人贫血的原因可能是多因素的，需要综合考虑。

6. 老年人贫血易伴发精神神经症状,如抑郁、淡漠、精神错乱、妄想、失眠等,容易误诊为老年精神病。

7. 大约 1/3 的老年贫血患者不能确定特定的贫血原因,称不明原因贫血。

8. 老年期疾病多、病情进展快、容易发展为重症,老年人输血指征可适当放宽。

## 五、老年贫血类型

老年人贫血常见的原因有缺铁性贫血、巨幼细胞性贫血、慢性病贫血、慢性系统疾病性贫血、再生障碍性贫血及不明原因贫血等。美国 NHANES Ⅲ 调查结果显示,老年人发生贫血的原因约 1/3 为营养性贫血,1/3 慢性炎症或慢性肾疾病贫血,1/3 为原因不明贫血。

1. 缺铁性贫血(IDA) 是由于各种原因引起的体内贮存铁缺乏,不能满足正常红细胞生成而发生的贫血。IDA 居老年人贫血原因的首位。

(1)老年 IDA 常见的原因

①铁摄入不足或吸收障碍:老年人长期素食导致铁摄入不足,胃黏膜萎缩、胃酸过低、全胃切除或次全胃切除后,均可影响铁的吸收。

②慢性失血:是老年 IDA 最多见、最重要的原因。老年人出现 IDA,单纯由营养缺乏所致者很少,消化道慢性失血常常是主要原因,需要排除消化道肿瘤,要反复查大便潜血,必要时行消化道内镜检查;另外,老年人常患有高血压、冠心病、风湿性疾病等慢性疾病,需要长期口服非甾体抗炎药物或抗血小板抗凝药物,可出现消化道出血。

(2)老年 IDA 的临床表现:有贫血的表现(头晕、乏力、头痛、易倦、心悸、活动后气短、眼花、耳鸣等)、缺铁的特殊表现(口角炎、舌乳头萎缩、舌炎、反甲、食欲减退、恶心、便秘、异食癖)及造成缺铁的基础疾病所组成。

(3)IDA 诊断标准(符合第 1 条和 2～9

条中任何两条以上)

①小细胞低色素性贫血,MCV＜80 fl,MCH＜27 pg,MCHC＜320 g/L。

②有明确的缺铁病因和临床表现。

③血清铁＜8.95 $\mu$mol/L(50 $\mu$g/dl),总铁结合力＞64.44 $\mu$mol/L(360 $\mu$g/dl)。

④运铁蛋白饱和度＜0.15。

⑤骨髓铁染色显示骨髓小粒可染铁消失,铁粒幼红细胞＜15%。

⑥红细胞游离原卟啉＞0.9 $\mu$mol/L(50 $\mu$g/dl)(全血),或血液锌原卟啉＞0.96 $\mu$mol/L(60 $\mu$g/dl)(全血)。

⑦血清铁蛋白＜14 $\mu$g/L。

⑧血清可溶性运铁蛋白受体浓度＞26.5 nmol/L(2.25 mg/L)。

⑨铁剂治疗有效。

(4)老年 IDA 治疗:治疗原则是尽可能去除缺铁的原因,同时予补充铁剂治疗。

①口服铁剂:常用的有琥珀酸亚铁或富马酸亚铁,于进餐时或餐后服用,常见的不良反应为胃肠道反应。老年人基础疾病多,用药多,或现有胃肠道疾病(如萎缩性胃炎、消化性溃疡、肠道疾病等)可能加重口服铁剂不良反应。

②静脉铁剂:不能耐受口服铁剂或口服铁剂效果不佳者可选择静脉铁剂。常用的静脉铁剂有低分子右旋糖酐铁、羧基麦芽糖铁、蔗糖铁、异麦芽糖酐铁。低分子右旋糖酐铁是可以单次大剂量(总剂量)输注的静脉铁剂。静脉铁剂的不良反应有非过敏性输注反应(如心悸、头晕、自限性荨麻疹)、肌痛、关节痛等,全身性过敏反应极其罕见。

2. 巨幼细胞性贫血(MA) 是由于叶酸和(或)维生素 $B_{12}$ 缺乏所致细胞 DNA 合成障碍引起的大细胞性贫血。

(1)老年人叶酸和维生素 $B_{12}$ 缺乏常见的原因

①叶酸缺乏常见的原因:食物中新鲜蔬菜及水果量少,食物高温下烹调时间长,患糖

尿病而节制饮食，患脑血管病饮食困难而摄入减少，口服影响叶酸代谢的药物（如抗惊厥药、甲氨蝶呤等）、存在小肠疾病等。

②维生素 $B_{12}$ 缺乏常见的原因：老年人和胃切除患者常有胃酸和胃蛋白酶缺乏，不易将食物中与蛋白结合的维生素 $B_{12}$ 释放，会引起维生素 $B_{12}$ 缺乏；萎缩性胃炎、全胃切除术后和恶性贫血患者内因子缺乏，可影响维生素 $B_{12}$ 吸收。

（2）MA 的临床表现：除了贫血的表现，常有舌痛、舌质红、舌乳头萎缩、舌面光滑、食欲缺乏、上腹部不适、腹胀或腹泻。因维生素 $B_{12}$ 缺乏所致者可有脊髓后、侧索和周围神经症状，表现为手足对称性麻木、无力、感觉障碍、步态不稳、走路困难。老年人可表现为精神异常、无欲、淡漠、抑郁、嗜睡或精神错乱。

（3）MA 诊断：患者有贫血的症状，常伴消化道症状，可同时存在神经系统症状，外周血表现为大细胞性贫血，可合并白细胞、血小板减少，骨髓增生明显活跃，红细胞呈典型的巨幼红细胞生成，巨幼红细胞 $>10\%$，粒细胞系及巨核细胞系亦有巨型变。血清叶酸和（或）维生素 $B_{12}$ 减低，可诊断 MA。MA 和骨髓增生异常综合征（MDS）都可表现为全血细胞减少、大细胞性贫血，MA 抗贫血治疗无效时需要警惕 MDS，建议完善 MDS 相关检查。

（4）MA 治疗

①治疗基础疾病。

②补充叶酸，建议同时补充维生素 $B_{12}$，避免维生素 $B_{12}$ 缺乏导致的神经系统损害。严重的 MA 患者，在贫血恢复的过程中，大量血钾进入新生细胞内，注意补钾。

3. 炎症病贫血（AI） 既往称为"慢性病贫血（ACD）"，是继发于慢性疾病（如慢性感染、炎症和恶性肿瘤等）的一组贫血。发病率仅次于 IDA，老年人多见，其核心发病机制是铁利用障碍。慢性系统性疾病如肝病、肾病、内分泌疾病等，由于失血、营养不良、肾功能不全等其他原因造成的贫血，不属于慢性病贫血。

（1）AI 原因及发病机制：发病涉及多个方面，基础疾病通过一系列细胞因子影响肝铁调节蛋白铁调素的合成，阻止铁从巨噬细胞和肝细胞的释放，从而造成红细胞生成障碍；红系前体细胞增殖受损；红细胞生成素分泌相对不足及作用钝化；红细胞破坏增加、寿命缩短等。

（2）AI 临床表现：基础疾病（慢性感染、炎症或肿瘤）的临床表现，轻度至中度贫血的症状，基础疾病的症状常常掩盖了贫血。

（3）AI 诊断标准

①临床表现为轻度至中度贫血，常常伴随慢性感染、炎症或肿瘤。

②实验室检查多为正细胞正色素性贫血，也有 $30\%\sim50\%$ 为小细胞低色素性贫血，但 MCV 很少 $<72$ fl；网织红细胞正常或下降；红细胞游离原卟啉增多；血清铁及总铁结合力均低于正常，转铁蛋白饱和度正常或稍低，血清铁蛋白水平高于正常；红细胞生成素水平与贫血时应有的水平相比是降低的；骨髓细胞铁染色提示红系细胞中铁粒减少，而在巨噬细胞内铁粒增多。

③诊断 AI 需要除外这些慢性疾病本身造成的失血性、肾衰竭、感染及药物导致骨髓抑制或肿瘤侵犯骨髓引起的贫血。

（4）AI 治疗

①重点在治疗基础疾病。

②促红细胞生成药物治疗：促红细胞生成素 150 U/kg，每周 3 次；或 40 000 U，每周 1 次，至少用药 4 周。应用促红细胞生成药物可减少患者对输血的需求，改善贫血相关症状，但会增加高血压、血栓的风险，有高血压和脑卒中病史老年患者慎用。

③慢性病合并绝对的铁缺乏或促红细胞生成药物治疗后功能性铁缺乏均应考虑补铁治疗。

4. 慢性系统疾病性贫血 也称为继发性贫血,主要指由于各种慢性系统性疾病而导致的贫血,如慢性肾病、肝病、内分泌系统疾病等,不存在 ACD 的铁代谢障碍。慢性系统疾病性贫血根据不同的贫血原因有针对性治疗。

(1)肾性贫血:是指由各类肾疾病造成促红细胞生成素的相对或绝对不足导致的贫血,以及尿毒症患者血浆中的一些毒性物质通过干扰红细胞的生成和代谢而导致的贫血。慢性肾功能不全是导致老年贫血的主要原因,老年肾性贫血的诊断标准参考成人标准,男性血红蛋白<130 g/L 或女性<120 g/L;老年肾性贫血治疗的靶目标参照成人标准:血红蛋白 110~130 g/L,但需要个体化调整。

老年肾性贫血治疗时机:血红蛋白<100 g/L。血红蛋白<70g/L 且有贫血症状及血流动力学不稳定的患者需要考虑输血,存在促红细胞生成素抵抗、无肾移植计划,可以放宽输血标准。老年人肾性贫血的治疗药物主要有铁剂与促红细胞生成药物。促红细胞生成素用量每周 50~150 U/kg,分为 1~3 次给药。患者存在铁绝对缺乏应同时补充铁剂,存在功能性铁缺乏者应权衡治疗获益与风险后决定是否予铁剂治疗。

(2)肝病性贫血:常见的有重症肝炎、脾功能亢进、酒精性肝硬化等引起的贫血。肝病性贫血的原因主要是由于造血物质缺乏、营养摄入不足导致的营养性贫血,或继发脾功能亢进导致红细胞破坏增多,或肝炎病毒/乙醇对造血功能的抑制等。治疗原发病的同时,予补充造血原料,加强支持治疗。

(3)内分泌系统疾病引起的贫血:如甲状腺功能亢进或甲状腺功能减退均可导致贫血。甲状腺功能亢进所致的贫血可能与骨髓无效造血、肾促红细胞生成素合成减少、红细胞生存期缩短,造血原料不足等有关。甲状腺功能减退所致的贫血可能与造血原料缺乏、促红细胞生成素分泌减少、自身免疫性溶血性贫血等有关。治疗甲状腺功能亢进的同时,部分患者贫血可自行恢复,如有造血原料缺乏可补充。

5. 再生障碍性贫血(AA) 是一种以全血细胞减少及骨髓造血功能衰竭为特征的血液系统疾病,老年 AA 约占全部 AA 的 1/3。老年 AA 具有发病率高、感染及出血风险大、治疗耐受性差、生存期短等临床特点。

(1)老年 AA 诊断标准:与非老年无异。

①血象:全血细胞减少,网织红细胞减少,淋巴细胞比例增高。

②骨髓象:多部位(不同平面)骨髓增生减低或重度减低,小粒空虚,非造血细胞(淋巴细胞、网状细胞、浆细胞、肥大细胞等)比例增高,巨核细胞明显减少或缺如,红系、粒系细胞明显减少;骨髓活检(髂骨)显示增生减低,造血组织减少,脂肪组织和(或)非造血细胞增多,网硬蛋白不增加,无异常细胞。

③其他:除外其他先天性和获得性、继发性骨髓衰竭症。

(2)老年 AA 治疗:老年 AA 患者对治疗耐受性差,应仔细评估患者的并发症情况及治疗意愿,生存质量是老年患者非常重要的考量标准。免疫抑制治疗是老年 AA 患者的首选治疗,治疗药物包括抗胸腺细胞球蛋白、环孢素、艾曲波帕、司坦唑醇/达那唑等。异基因造血干细胞移植不是老年 AA 患者的一线治疗选择。随着造血干细胞移植技术的进步,>60 岁且<65 岁体能状况良好者,有合适的供者可考虑行异基因造血干细胞移植。

6. 骨髓增生异常综合征(MDS) 是一组起源于造血干细胞的异质性髓系克隆性疾病,表现为无效造血、难治性血细胞减少及高风险向急性髓系白血病转化。多发生于中老年人,老年 MDS 患者多有输血依赖、反复感染及出血,预后差。

(1)老年 MDS 诊断标准:最低诊断标准(满足两个必要条件和一个主要标准)

①必要条件(两条均须满足):持续4个月一系或多系血细胞减少(如检出原始细胞增多或MDS相关细胞遗传学异常,无须等待可诊断MDS);排除其他可导致血细胞减少和发育异常的造血及非造血系统疾病。

②MDS相关(主要)标准(至少满足一条)。a.发育异常,骨髓涂片中红细胞系、粒细胞系、巨核细胞系发育异常细胞的比例≥10%;b.环状铁粒幼红细胞占有核红细胞比例≥15%,或≥5%且同时伴有SF3B1突变;c.骨髓涂片原始细胞达5%～19%(或外周血涂片原始细胞达2%～19%);d.常规核型分析或FISH检出有MDS诊断意义的染色体异常。

(2)老年MDS分组:MDS患者常用危险度分层系统包括国际预后积分系统(IPSS)、WHO分型预后积分系统(WPSS)和修订的国际预后积分系统(IPSS-R)。MDS按预后积分系统分为较低危组和较高危组。

(3)老年MDS治疗:老年MDS患者的自然病程和预后的差异性很大,治疗应遵循个体化原则,应根据患者的预后分组,同时结合患者年龄、体能状况、合并疾病、治疗依从性等进行综合分析,选择最合适患者的治疗方案。

①较低危组治疗:患者无临床症状,骨髓原始细胞<5%,无不良预后核型异常,可随访观察;有症状性贫血,可予雄激素、来那度胺、促红细胞生成素治疗,贫血严重者予输红细胞;有症状性血小板减少或粒细胞减少或原始细胞增多,可予免疫抑制药、去甲基化药物(阿扎胞苷、地西他滨)、免疫调节药(来那度胺)治疗。

②较高危组治疗:患者>60岁体能状况不佳,支持治疗的同时可予去甲基化药物(阿扎胞苷、地西他滨)治疗;>60岁且<65岁体能状况良好者,有合适的供者可考虑行异基因造血干细胞移植,等待移植的过程中可予化疗或去甲基化药物或二者联合桥接异基因造血干细胞移植。

去甲基化药物是高危MDS患者的标准治疗方案,>50%患者有效,但大多数患者会发生疾病进展。选择性BCL-2抑制剂维奈克拉联合去甲基化药物方案在初治及复发难治MDS治疗中取得了不错的疗效。

7. 不明原因贫血　约占老年贫血的1/3,可能是多因素导致的,包括睾酮水平下降、炎症、肾功能损害伴有促红细胞生成素降低及部分患者存在早期骨髓增生异常等。其发生率随年龄增长而增高,大多数为轻度贫血,通常红细胞大小正常,外周血涂片检查无红细胞血管内破坏的证据。老年不明原因贫血常常被忽略,有研究表明,75%老年贫血患者的病历记录中没有把贫血作为问题记录下来,轻度贫血与重要功能的降低有关,即使轻度贫血,死亡率也增高。老年不明原因贫血可试用小剂量促红细胞生成素治疗。

(刘明娟)

# 第二节　老年恶性血液病

## 一、急性白血病

1. 概念　急性白血病(acute leukemia,AL)是一种起源于造血干/祖细胞的造血系统恶性肿瘤,起病急,进展快,一般自然病程仅数周或数月。1976年,法-美-英协作组(French-American-British Group,FAB)首先提出AL的分类标准,将原始细胞≥30%作为AL的诊断门槛。按照细胞形态和细胞化学染色分为急性髓系白血病(AML)和急性淋巴细胞白血病(ALL)。

白血病有明确的诱发因素,大量流行病学调查和生物试验已经证明,离子射线、某些化学物质、病毒感染和遗传因素都与白血病有关。不同的因素日积月累引起造血干/祖细胞发生改变,最终改变了细胞生物学行为,诱发白血病的发生。

值得注意的是,骨髓增生异常综合征(MDS)是起源于造血干/祖细胞的高度异质性克隆性疾病,在老年人中高发,而 MDS 高风险向急性髓系白血病进展,MDS 转化的急性髓系白血病对治疗反应差,缓解率低,生存期短。

老年急性髓系白血病(AML)占全部 AML 的 50% 以上。AML 是以成人患者为主的疾病,我国 1986 年白血病流行病学调查 AML 发病率为 1.62/10 万,中位年龄在 65-70 岁。60 岁时发病率为 5/100 000,至 80 岁时可超过 20/100 000。根据 1986 年我国白血病流行病学调查研究显示,老年急性淋巴细胞白血病(ALL)占成人 ALL 的 16%~30%。

**2. 临床表现**

(1)感染:是急性白血病最常见的临床表现之一。因患者患有急性白血病时自身正常造血受到抑制,正常中性粒细胞极度减少,免疫功能低下等原因导致感染风险明显增加,常见的口腔、鼻腔、呼吸道、消化道、泌尿系感染等,可发生细菌、真菌、病毒感染。

(2)出血:是急性白血病的另一常见临床表现。因为血小板减少,凝血功能异常等原因导致出血概率明显增加,如皮肤出血点、瘀斑、口腔血疱、牙龈出血、消化道出血等,严重时可出现中枢出血、肺出血,甚至可危及生命。

(3)贫血:也是急性白血病的一个常见临床表现。患者可表现为头晕、乏力、耳鸣、心悸、气短、恶心、消化不良等。贫血是因骨髓受白血病细胞浸润导致,造血原料一般无明显缺乏。

(4)其他:患者还可表现为肝、脾、淋巴结及胸腺增大,皮肤组织破坏,骨痛,恶心,呕吐,牙龈增生等。

**3. 怀疑急性白血病应做的检查**　常规的实验室检查有血常规、血生化、出凝血检查。骨髓形态学(包括细胞形态学、细胞化学、组织病理学)、免疫分型、细胞遗传学、分子学检测。

**4. 老年急性白血病治疗**

(1)支持治疗:包括输血、抗生素及营养支持治疗。

(2)传统化疗:标准化疗和减低剂量化疗,针对 MDS 转化的 AML 多使用含去甲基化药物的方案。

(3)靶向药物治疗:存在特异靶点可选择靶向治疗或靶向治疗联合化疗。

(4)干细胞移植:包括自体干细胞移植,异基因干细胞移植等。依据患者病情、体能及器官功能等情况评估,造血干细胞移植的年龄最大可延长至 70 岁。鉴于骨髓增生异常综合征转化的急性白血病预后差,若条件允许则尽早行异基因干细胞移植治疗。

**5. 老年急性白血病的新进展**　目前在老年急性髓系白血病中出现治疗突破,维奈克拉联合 HMA 或 LDAC 是治疗老年 AML 的首选方案。维奈克拉是 BCL-2 的选择性抑制剂,解除 BCL-2 抗凋亡蛋白的抑制作用,促进白血病细胞凋亡。研究维奈克拉+HMA(地西他滨、阿扎胞苷)方案的临床试验表明,维奈克拉+阿扎胞苷组中位生存期(14.7 vs. 9.6 个月)及应答率(66.4% vs. 28.3%)均优于阿扎胞苷单药组。一项Ⅲ期临床试验结果表明,在不适合强化疗的 AML 患者中维奈克拉+LDAC 组中位生存期(8.4 vs. 4.1 个月)及应答率(48% vs. 13%)显著优于 LDAC 单药组。

FLT 抑制剂、IDH 抑制剂、Glasdegib、Magrolimab 等小分子靶向药物逐渐被用于临床,并取得不错疗效;CD33 CAR-T 治疗在急性髓系白血病取得突破进展。另外,以 CD19 和 CD22 为靶点的 CART 治疗已被列入急性 B 淋巴细胞白血病中国专家共识。

## 二、恶性淋巴瘤

1. **概念**　是发生于淋巴结和(或)结外淋巴组织的肿瘤,是一组可以高度治愈的肿瘤。根据病理、临床特点及预后转归等将恶性淋巴瘤分为霍奇金淋巴瘤(HL)和非霍奇金淋巴瘤(NHL)。HL 经过合理治疗,预后相对较好。NHL 具有高度异质性,不同病理亚型恶性程度及预后差异大。

感染因素与多种成熟 B 细胞、T 细胞和 NK 细胞淋巴瘤的发生有关。例如,EB 病毒与多种老年 B 细胞淋巴瘤有关。细菌或其他致病微生物感染,或至少是感染所诱发的免疫反应,与黏膜相关淋巴瘤的发病有关。许多研究表明,HIV 感染者 NHL 的发病率是普通人群的 60~100 倍。

H 发病年龄相对较年轻,而 NHL 的发病率随年龄的增长而增加,据美国国立癌症研究所(National Cancer Institute,NCI)报道 NHL 中位发病年龄 64 岁。

2. **临床表现**　淋巴瘤的症状包括全身和局部症状。全身症状包括不明原因的发热、盗汗、体重下降、皮肤瘙痒和乏力等。局部症状取决于病变不同的原发和受侵部位,淋巴瘤除发生于淋巴结外,也可发生于身体的任何器官和组织。最常表现为无痛性进行性淋巴结增大。

3. **实验室检查**

(1)常规实验室检查:包括血常规、肝肾功能、乳酸脱氢酶、红细胞沉降率、乙型肝炎病毒、丙型肝炎病毒、人类免疫缺陷病毒,必要时进行骨髓穿刺和(或)活检。怀疑中枢受侵犯时需完善腰椎穿刺。考虑 EB 病毒相关淋巴瘤需完善 EB 病毒相关检查。

(2)影像学检查:可通过 CT、MRI、PET-CT、超声和内镜等检查协助明确淋巴瘤累及范围,明确淋巴瘤分期。

(3)病理学检查:是淋巴瘤诊断的主要手段,可获得完整淋巴结时尽量切除完整淋巴结,如果无法切除或切取病理标本时可通过粗针穿刺获得病变组织标本进行诊断。淋巴瘤的病理诊断需综合应用形态学、免疫组织化学、流式细胞术及遗传学和分子生物学技术等。

4. **老年恶性淋巴瘤治疗**　对于老年恶性淋巴瘤的主要治疗手段包括化疗、放疗和生物免疫治疗。对于恶性淋巴瘤患者,初治的首要目的是在尽可能减小毒性的基础上获得治愈。治疗的选择需要根据患者全身状况、病理类型、原发病变部位、临床分期等制订综合治疗计划。在放化疗期间、抗肿瘤恢复期及姑息治疗的患者可适当使用中药治疗。

5. **老年恶性淋巴瘤的新进展**　靶向药物利妥昔单抗的出现使许多非霍奇金淋巴瘤的患者获得更好的缓解和治疗。另外,随着基因检测在淋巴瘤中的应用,更多的分子靶向药物被用于淋巴瘤,如弥漫大 B 细胞淋巴瘤中根据基因进行分型后部分患者可选择 BTK 抑制剂靶向治疗。而 PI3Kδ 激酶抑制剂、Obinutuzumab、Rituximab、纳武利尤单抗、帕博利珠单抗等分子靶向药物及 CD-19 CAR-T 的细胞治疗为复发难治的淋巴瘤患者创造了新的希望。

## 三、多发性骨髓瘤

1. **概念**　多发性骨髓瘤(multiple myeloma,MM)是恶性浆细胞病中最常见的一种类型,MM 的特征是单克隆浆细胞恶性增殖并分泌大量单克隆免疫球蛋白,引起广泛骨质破坏、反复感染、贫血、高钙血症、高黏滞血症、肾功能不全等临床表现。

MM 的病因目前尚不明确,结合临床观察、流行病学调查及动物实验提示,电离辐射、慢性抗原刺激、遗传因素、病毒感染、基因突变可能与 MM 的发病有关。

多发性骨髓瘤(MM)是中老年疾病,欧美国家患者的中位发病年龄约为 65 岁,我国的中位发病年龄为 57 岁。发病年龄高峰在欧美国家是 70－80 岁,而我国是 50－60 岁。

2. 临床表现　MM 的临床表现多种多样,首诊科室也各不相同,有些患者因骨痛、骨质破坏就诊于骨科。有些患者表现为贫血、出血而就诊于血液科。有些患者因严重肾功能不全就诊于肾内科。有些患者因反复感染而就诊于感染科。还有些患者因神经系统受损害,出现神经症状而就诊于神经科。除上述症状外,MM 还可因骨质破坏导致高钙血症,继发或加重肾功能不全,严重时可威胁生命。血液中单克隆免疫球蛋白异常增多可导致高黏滞血症,可造成微循环障碍,亦可诱发心功能衰竭。另外,有些患者还可出现高尿酸血症、淀粉样变性,肝脾大等临床表现。

3. 实验室检查

(1)常规实验室检查,包括血常规、肝肾功能、电解质、尿酸、乳酸脱氢酶、凝血功能、尿便常规等检查。

(2)骨髓形态学/骨髓活检、免疫分型、遗传学及基因学检测。

(3)血清异常单克隆免疫球蛋白检测、血清游离轻链检测。

(4)X 线检查具有重要意义,可协助判断骨质疏松、溶骨性病变、病理性骨折、骨质硬化等。若条件允许,CT、MRI、PET 检查可更全面了解病情,为诊断和临床分期提供准确依据。

4. 治疗　对于确诊骨髓瘤的患者首先判断是否有治疗指征,对于非进展性、无 MM 相关症状的患者,即冒烟型骨髓瘤可以密切观察为主。但当骨髓瘤一旦进展出现各种临床表现时应开展治疗。

支持治疗及并发症的治疗在骨髓瘤治疗中占有重要地位,如高钙患者需给予降钙素降钙治疗,贫血及血小板低下患者需给予酌情输血,反复感染患者需给予积极抗感染治疗,骨折的患者需给予限制活动、镇痛,严重肾损害的需要血液透析等。

针对 MM 的抗肿瘤治疗先给予诱导化疗,待缓解后再进入维持巩固治疗。对于 65 岁以下患者在获得缓解后可考虑行自体干细胞移植,可明显延缓疾病进展。

5. 多发性骨髓瘤治疗新进展　随着新药的不断涌现,单克隆抗体药物使 MM 的治疗获得了突破性进展。达雷妥尤单抗作为首个批准用于治疗 MM 患者的 CD38 单克隆抗体药物在复发或难治性 MM 及新诊断的 MM 的治疗中取得良好效果。达雷妥尤单抗联合自体干细胞移植,可能进一步延长 MM 患者的生存时间。另外,国内外临床试验的对难治复发的骨髓瘤患者用 BCMA 的 CAR-T 细胞疗法也取得了较好的疗效。

(徐敏娜)

# 第三节　老年人常用药物对造血系统的影响与注意事项

## 一、常用抗感染药物

本节只探讨老年人最常用的抗感染药物,而抗病毒及抗真菌类药物不良反应有相似之处,不在此讨论。

老年人器官老化和功能衰退,易患多种疾病,是发生感染的高危人群,故合理应用抗感染药物一直备受关注;美国疾控中心对 2009 年 1 月至 2011 年 12 月,被诊断为上呼吸道感染的门诊患者进行了回顾性研究显示:595 例(35.8%)患者接受了适当抗生素的治疗,1067 例(64.2%)患者接受了不适当的治疗。

国内的情况更不乐观:抗感染药物不合理应用不仅会增加耐药性,药物不良反应(ADR)发生率会更高。北京某三甲医院报道了 513 例抗感染药物不良反应,>60 岁 89 例,占 ADR 17.4%,513 例患者 ADR 中累及血液损害 12 例(2.34%)。

1. **头孢菌素类** 众所周知,抗感染药物如部分 β-内酰胺类抗生素可引起凝血功能障碍和溶血性贫血,氯霉素、磺胺等可引起再生障碍性贫血,利奈唑胺可引起血小板减少及贫血等。胡美芬报道了 395 例 60 岁以上老年人使用头孢菌素类抗生素发生 ADR,三代头孢菌素占比最高 75.4%,其中血液系统 ADR 78 例(19.7%),见表 7-3-1。

表 7-3-1 头孢菌素类药物引起不良反应的临床表现、累及部位与转归

| 累及系统、部位 | 例数与构成比 [例(%)] | 临床表现 | 转归情况(例) | | |
| --- | --- | --- | --- | --- | --- |
| | | | 治愈 | 好转 | 持续无好转 |
| 消化系统 | 12(3.0) | 腹泻、恶心、呕吐、腹痛、结肠炎、黄疸、胀气、味觉障碍和消化不良等 | 10 | 2 | 0 |
| 皮肤及附件 | 156(39.6) | 皮疹、瘙痒、局部肿胀、红斑 | 99 | 55 | 2 |
| 神经系统 | 37(9.4) | 头晕、头胀、头痛、乏力、双手麻木、肢体麻木 | 30 | 6 | 0 |
| 泌尿系统 | 43(10.9) | 肾功能异常、二重感染 尿痛、肾炎 | 38 | 5 | 0 |
| 呼吸系统 | 54(13.7) | 支气管痉挛 气急、哮喘 | 49 | 4 | 1 |
| 血液系统 | 78(19.7) | 嗜酸性粒细胞增多、血小板增多或减少、白细胞减少、出血点、瘀斑 | 65 | 12 | 1 |
| 免疫系统 | 15(3.8) | 淋巴结增大 | 13 | 2 | 0 |

2. **喹诺酮类** 彭云等对国内(2006—2009 年)35 篇应用喹诺酮类抗生素(三至四代:口服及静脉:诺氟沙星、氧氟沙星、左氧氟沙星、环丙沙星、氟罗沙星、洛美沙星、司帕沙星、依诺沙星、培氟沙星、加替沙星;芦氟沙星、莫西沙星)发生药物不良反应的文献进行分析,共计 187 例(20—81 岁),其中＞60 岁 85 例,占 ADR 45.45%;而血液系统(贫血、白细胞减少、血小板减少等)的 ADR 占全部患者 ADR 的 9.09%。

3. **抗结核药** 某胸科医院统计 9845 例肺结核患者用抗结核药物,2908 例患者发生 ADR,约占 1/3 (29.54%)的患者出现,而发生血液系统异常 686 例(6.97%)。

文献均提示,随着年龄的增长,各器官功能衰退,新陈代谢及血液中蛋白质含量减少,与药物的结合能力下降,同时老年人患多种疾病,合并用药种类多,更容易发生 ADR;临床医师要重视抗感染药物 ADR,注意阅读药物说明书,药物的相互作用,根据各类抗感染药物的应用指南合理选择抗感染药物种类、用药时间及剂量,注意个体化用药,必要时监测血药浓度(如万古霉素),随时检测血液相关指标,提早发现异常,给予合理减量或停用,适当给予对症支持治疗。

## 二、常用抗凝血药物

血管血栓性疾病(动脉粥样血栓形成、缺血性卒中、静脉血栓与动脉栓塞症)是全世界首位致死及致残性疾病。WTO 2016 年发布的数据显示,5690 万例死者中有 1520 例死于缺血性心脏病与卒中。国内 2008 年对 22 个地区 60 多家三甲医院统计显示,住院患者肺栓塞发生率 0.1%。老年人更易发生心肌梗死与脑梗死、卒中,下肢及肺的动、静脉血栓。因此,抗凝药物是预防与治疗这类疾病的有效手段,但同时出现许多的安全问题。

1. **出血** Monaco 等报道,至 2014 年 12 月 WHO-VigiBase 数据库供收到 115 412

例抗凝药物 ADR 与药物不良事件（ADE）报告,可疑由达比加群酯、华法林、利伐沙班与阿哌沙班导致的 ADR 与 ADE 占比分别为:51%、28%、19% 与 2%。抗凝药物所致的 ADR 与 ADE 常是严重及致命的。

（1）华法林:最常见的是出血。美国每年有 33 171 例 65 岁以上老年人因华法林相关的 ADR 与 ADE 住院,约 67 200 例患者发生华法林相关出血。EeK 等对 2013－2015 年挪威药物中心与药物警戒中心收到的 409 例华法林、达比加群酯、利伐沙班与阿哌沙班相关 ADR 的报告分析显示:出血是最常见 ADR(348 例占 85.1%),其中颅内出血 183 例(52.6%)、皮肤黏膜出血 63 例(18.1%)、胃肠道出血 49 例(14.1%)、其他部位出血或出血性贫血 53 例(15.2%);因出血死亡 62 例(17.8%:颅内 56 例、胃肠 6 例)。

（2）达比加群酯:新型口服抗凝药（NOAC）的出血事件低于华法林,但可诱发肝、皮肤、肾损伤。丁倩等收集了 77 篇文献,自 20

个国家(包括中国)101 例(56－94 岁)应用达比加群酯相关的严重 ADE 患者,发生严重 ADE 时间最短为服药后 2 分钟,最长为用药后 5 年,出血为最常见(占 80.2%)。出血后的主要治疗措施为停药,未好转者给予输血和止血药,仍无效者给予血液透析或手术止血,29 例死亡(28.7%)。

101 例患者中有 42.6% 存在用药错误,其中 32.7% 的患者给药剂量过大,5.94% 有用药禁忌证,4% 为给药方式错误。在用药错误的患者中 61% 的患者年龄≥80 岁,39% 的患者存在≥2 个其他危险因素(≥75 岁、联用抗血小板药物、联用非甾体抗炎药、联用激素、联用胺碘酮、联用维拉帕米、有胃肠道出血史、肾功能不全等),以上患者属特殊人群,均未按说明书及相关指南的建议给予低剂量达比加群酯。

**附:**常用口服抗凝药物作用机制见图 7-3-1 及监测见表 7-3-2、表 7-3-3、表 7-3-4、表 7-3-5、表 7-3-6。

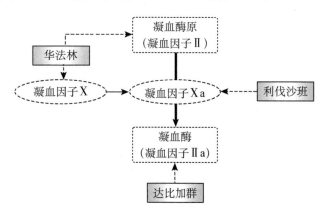

**图 7-3-1　常用口服抗凝药物作用机制**

表 7-3-2　非肝素类（胃肠外）抗凝药物的特点

| 特点 | 阿加曲班 | 比伐芦定 | 磺达肝癸钠 |
| --- | --- | --- | --- |
| 作用机制 | 直接凝血酶抑制药 | 直接凝血酶抑制药 | 选择性 Xa 因子抑制药 |
| 半衰期 | 40～50 min | 25 min | 17 h |
| 清除途径 | 肝 | 酶解途径 80%,肾 20% | 肾 |
| HIT 获批适应证 | HIT 治疗/PCI | PCI/心外科手术 | 否 |

（续 表）

| 特点 | 阿加曲班 | 比伐芦定 | 磺达肝癸钠 |
|---|---|---|---|
| 用法 | 静脉输注 | 静脉输注 | 皮下注射 |
| 监测项目 | APTT、ACT | APTT、ACT | 抗凝血因子Ⅹa活性 |
| 影响INR | ＋＋＋ | ＋＋ | － |
| 免疫特点 | 无 | 与来匹芦定及重组水蛭素抗体潜在交叉反应 | 尚未确立磺达肝癸钠和HIT发生之间的因果关系 |
| 拮抗剂 | 无 | 无 | 无 |
| 胎盘透过 | 不清楚 | 不清楚 | 微量 |
| 血液透析清除率（%） | 20 | 25 | 20 |

APTT. 活化的部分凝血时间；ACT. 活化凝血时间。

表 7-3-3　利伐沙班临床适应证及抗Ⅹa检测范围

| 适应证 | 剂量 | 谷值（范围），$\mu g/L$ | 峰值（范围），$\mu g/L$ |
|---|---|---|---|
| 全髋关节置换术后VTE预防 | 10 mg，1/d | 8（1～38） | 125（91～196） |
| DVT治疗 | 20 mg，1/d | 26（6～87） | 270（189～419） |
| 非瓣膜性心房纤颤（肌酐清除率≥50 ml/min） | 20 mg，1/d | 44（12～137） | 249（184～343） |
| 非瓣膜性心房纤颤（肌酐清除率30～49 ml/min） | 15 mg，1/d | 57（18～136） | 229（178～313） |
| 急性冠状动脉综合征的二级预防 | 2.5 mg，2/d | 17（6～37） | 46（28～70） |

VTE. 静脉血栓栓塞症；DVT. 深静脉血栓。

表 7-3-4　NOAC监测

| 指标/药物 | 达比加群 | 阿哌沙班 | 依度沙班 | 利伐沙班 |
|---|---|---|---|---|
| 血浆峰浓度 | 服药后2 h | 服药后1～4 h | 服药后1～2 h | 服药后2～4 h |
| 血浆谷浓度 | 12～24 h | 12～24 h | 12～24 h | 16～24 h |
| PT | 不适用 | 不适用 | 延长，但与出血风险关系未知 | 延长可能提示高出血风险，但需确定当地参考值范围 |
| INR | 不适用 | 不适用 | 不适用 | 不适用 |
| aPTT | 谷值时＞2×ULN提示高出血风险 | 不适用 | 延长，但与出血风险关系未知 | 不适用 |
| dTT | 谷值时＞200 ng/ml或≥65 s提示高出血风险 | 不适用 | 不适用 | 不适用 |
| 抗FXa活性测定 | 不适用 | 尚无数据 | 可定量；但无出血或栓塞的界值 | 可定量；但无出血或栓塞的界值 |
| ECT | 谷值时＞3×ULN提示高出血风险 | 无影响 | 无影响 | 无影响 |

\* dTT. 稀释的凝血酶时间；ECT. 蛇毒凝血时间；NOAC. 新型口服抗凝药物。

表 7-3-5　与 NOAC 合并用药的建议

| 药物 | 不能联用 | 联用需谨慎 | 肾功能不全时 | |
| --- | --- | --- | --- | --- |
| | | | 不能联用 | 联用需谨慎 |
| 达比加群酯 | P-糖蛋白诱导剂(利福平、圣约翰草、卡马西平、苯妥英),HIV 蛋白酶抑制剂,口服或静脉酮康唑,伊曲康唑,环孢素,他克莫司,决奈达隆 | P-糖蛋白强诱导剂,抗血小板药物,非甾体类药物,溶栓药物,肝素 | 维拉帕米,奎尼丁胺碘酮,克拉霉素 | 未知 |
| 利伐沙班 | P-糖蛋白与细胞色素 P4503A4 强抑制剂(酮康唑、伊曲康唑),HIV 蛋白酶抑制剂,P-糖蛋白和细胞色素 P4503A4 强诱导剂(利福平、圣约翰草、卡马西平、苯妥英) | 抗血小板药物,非甾体类药物,溶栓药物,肝素 | 未知 | P-糖蛋白抑制剂和细胞色素 P4503A4 弱抑制剂(维拉帕米、奎尼丁、地尔硫草、胺碘酮、决奈达隆、非洛地平、红霉素、阿奇霉素) |
| 阿哌沙班 | P-糖蛋白与细胞色素 P4503A4 强抑制剂(酮康唑、伊曲康唑),HIV 强蛋白抑制剂,P-糖蛋白和细胞色素 P4503A4 强诱导剂(利福平、圣约翰草、卡马西平、苯妥英) | 未知 | 未知 | 未知 |
| 依度沙班 | 未知 | 未知 | 未知 | 维拉帕米,奎尼丁,决奈达隆 |

表 7-3-6　肾功能不全患者 NOAC 的剂量推荐

| 药物 | CrCl(ml/min) | | |
| --- | --- | --- | --- |
| | ≥50 | 30～49 | 15～29 |
| 达比加群 | 150mg,2/d | 110mg,2/d(高出血风险患者) | 禁忌 |
| 利伐沙班 | 20mg,1/d | 15mg,1/d | 15mg,1/d |
| 阿哌沙班 | 5mg,2/d | 5mg,2/d 或 2.5mg,2/d(如合并年龄≥80 岁或体质量≤60kg 或合并用药) | 2.5mg,2/d |
| 依度沙班 | 60mg,1/d 或 30mg,1/d | 剂量减半 | 禁忌 |

(3)利伐沙班:可抑制凝血因子 Xa 的活性,进而减少凝血酶(凝血因子 Ⅱa)的生成发挥抗凝作用,不影响已生成的凝血酶活性,因此对生理性止血功能影响小。

2. HIT　肝素类制剂引起的血小板减少(HIT),临床表现和治疗与其他药物不同,最严重的问题是血栓,专写一段是要引起医师重视。肝素类抗凝药是临床常用的抗凝药物,肝素类制剂可诱导血小板减少症(heparin induced thrombocytopenia,HIT),不同类型的肝素给药方法致血小板减少症的发生率为0.1%～5%;是指暴露于肝素类药物后免疫介导的血小板下降,伴血栓形成(HIT with thrombosis,HITT),比例为17%～55%,或不伴血栓形成(isolated HIT,孤立性HIT)。临床上以血小板减少为主要表现,可引起动、静脉血栓形成,有很高的致残率与致死率。

(1)HIT的分型

①Ⅰ型为良性过程,发生率为10%～20%,通常发生在使用肝素后的1～2天;血小板计数可轻度降低,一般不低于100×10⁹/L,不会导致血栓或出血事件;在不停用肝素类药物的情况下可自行恢复,不需要停药和特殊处理。

②Ⅱ型为免疫相关性,主要特征是血小板计数显著降低、伴或不伴有严重血栓栓塞风险,其中血栓形成及栓塞并发症是导致HIT患者死亡和病残的主要原因。尽管现有治疗已经明显改善了临床结局,但因HIT导致患者截肢及死亡的比例仍高达

20%～30%。

目前文献中、临床上和专家共识所指的HIT是HIT-Ⅱ型。

(2)HIT(Ⅱ型)的临床表现:血小板减少、血栓形成(以静脉血栓形成为主,严重可导致截肢与死亡)、急性全身反应。急性全身反应是肝素诱导血小板减少症的特殊临床表现,一旦出现急性全身反应也意味着该患者是HIT。此外,其临床表现中出血少见。

(3)HIT的诊断:肝素暴露;血小板下降±血栓形成;临床可能性评估——4T's评分,即验前概率评分;实验室诊断——HIT抗体、功能实验。

4T's评分(4T's HIT Score)四个要素构成,即血小板减少的数量特征(thrombocytopenia)、血小板减少的时间特征(timing of onset)、血栓形成类型(thrombosis),以及是否存在其他导致血小板减少的原因(other cause of thrombocytopenia)。

四项评分相加,根据得分多少确定HIT的临床可能性,若≤3分为低度、4～5分为中度和6～8分为高度临床可能性,见表7-3-7。

表 7-3-7　4T's HIT Score 评分

| 评估要素 | 2分 | 1分 | 0分 |
|---|---|---|---|
| 血小板减少的数量特征 | 同时具备下列两者:①血小板减少>50%;②最低值≥20×10⁹/L | 具备下列两者之一:①血小板减少30%～50%;②最低值处于(10～19)×10⁹/L | 具备下列两者之一:①血小板减少不超过30%;②最低值<10×10⁹/L |
| 血小板计数减少的时间特征 | 具备下列两者之一:①使用肝素5～10d;②再次接触肝素≤1d(在过去30d内曾接触肝素) | 具备下列两者之一:①使用肝素>10d,②使用肝素≤1d(在过去30～100d曾接触肝素) | 使用肝素<5d(近期未接触肝素) |
| 血栓形成的类型 | 新形成的静、动脉血栓;皮肤坏死;肝素负荷剂量后的急性全身反应 | 进展性或再发生的血栓形成,皮肤红斑;尚未证明的疑似血栓形成 | 无 |
| 其他导致血小板减少症的原因 | 没有 | 可能有 | 确定有 |

注:肝素接触的首日为0天。

（4）中国专家共识给予 HIT 的治疗建议

①停用肝素类抗凝药物。

②非肝素类抗凝药物替代抗凝（阿加曲班、比伐卢定、磺达肝癸钠、NOAC）。

③血小板 $\geq 150 \times 10^9 /\text{L}$ 或恢复至基线水平（华法林或 NOAC）。

④抗凝时限，孤立性 HIT 抗凝 1 个月，HITT 抗凝 3 个月。

⑤监测血小板数量变化。

⑥血栓栓塞事件的检测和处理。

⑦避免预防性输注血小板。

附：（国内外）肝素类制剂作用机制见图 7-3-2 及抗Ⅹa 活性的监测推荐见表 7-3-8、表 7-3-9、表 7-3-10。

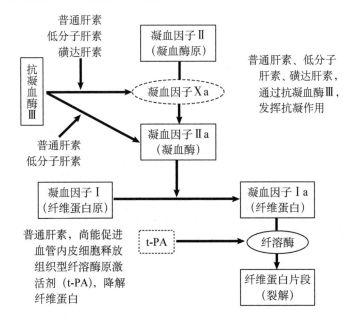

**图 7-3-2　肝素类制剂的作用机制**

表 7-3-8　肝素类制剂药物代谢特性

| | 肝素 | 低分子肝素 | 磺达肝素 |
|---|---|---|---|
| 来源 | 猪肠黏膜、牛肺 | 猪肠黏膜、牛肺 | 化学合成 |
| 分子量 | 3000～30 000kD | 3000～5000kD | 1700kD |
| 作用靶点 | Ⅹa 和Ⅱa | Ⅹa 和Ⅱa | Ⅹa |
| Ⅹa/Ⅱa 抑制 | 1:1 | 4:1 | 1:0 |
| 给药途径 | 静脉，皮下 | 静脉，皮下 | 静脉，皮下 |
| 起效时间 | 即刻（静脉） | 3～4h（皮下） | 2～3h（皮下） |
| 生物利用度 | 30% | 90% | 100% |
| 半衰期 | 1～2h | 5～7h | 17～21h |
| 排泄途径 | 肾外 | 肾脏 | 肾脏 |
| 鱼精蛋白 | 完全中和 | 部分中和 | 无 |
| 血小板减少症 | <5% | <0.1% | 罕见 |
| 骨质疏松 | 少见 | 极少见 | 极少见 |
| 高血钾 | 是 | 是 | 是 |

表 7-3-9 肝素类制剂应用参考范围

| 适用范围 | | anti-Ⅹa 参考范围 | 血浆样本采集时间 | 来源 |
|---|---|---|---|---|
| 普通肝素 | 静脉注射 | 0.35~0.70IU/ml | 用药后 4~6h | ACCP 第九版 |
| 低分子肝素 | 皮下注射［1.0mg/(kg·12h)］ | 0.50~1.00IU/ml | 第三次用药后 4~6h 达到稳态血药浓度峰值 | |
| | 皮下注射［1.5mg/(kg·24h)］ | 1.00~2.00IU/ml | 第二次用药后 4~6h 达到稳态血药浓度峰值 | |
| | 皮下注射(预防用药) | 0.10~0.30IU/ml | 4~6h | |
| | 静脉注射(0.50mg/kg) | 0.5~0.8IU/ml | 注射后 3min 即可检测，30min 达峰，持续 1~3h | Lauren Levine, et al. Advances in Pharmacology and Pharmacyl (2)：37-41, 2013. |
| | 静脉注射(0.75mg/kg) | 0.8~1.5IU/ml | 注射后 3min 即可检测，30min 达峰，持续 2~4h | |
| | 静脉注射(1.00mg/kg) | 1.5~1.8IU/ml | 注射后 3min 即可检测，30min 达峰，持续 3~5h | |

总体来说,不同品种的低分子肝素产品 1mg/kg 等于 100~125IU/kg,实际使用时可按 1:100 换算。

表 7-3-10 肝素类制剂调整用量参考依据

| 样本抗Ⅹa活性 IU/ml | 下次给药是否暂缓？ | 下一剂量是否调整？ | 下一次抗Ⅹa检测时间 |
|---|---|---|---|
| <0.35 | 否 | 增加 25% | 下次给药后 4h |
| 0.35~0.49 | 否 | 增加 10% | 下次给药后 4h |
| 0.5~1.0 | 否 | 不 | 第二天 |
| 1.1~1.5 | 否 | 减少 20% | 下次给药前 |
| 1.6~2.0 | 3h | 减少 30% | 下次给药前 & 下次给药后 4h |
| >2.0 | 直到抗 Xa 值回归 0.5IU/ml | 减少 40% | 下次给药前检测,如果未回归 0.5IU/ml,则继续每 12 小时检测一次 |

出处:Manogle P,Michelson AD. Bovill E,AndrewM. Chest. 2001;119(1Suppl):344S-370S.

老年人多病共存至多重用药,应该定期审查老年人的用药清单,定期监测相关的血液指标及评估身体器官功能,指导患者正确及个性化用药。

## 三、常用促造血药物

1. 重组人红细胞生成素(rhEPO) 老年人贫血 80% 以上是由于造血功能与各类器官功能下降,各类慢性病、肿瘤及营养不良等造成的继发性贫血。2000 年 Silverberg 医师提出了心-肾-贫血综合征(cardiorenal anemia syndrome,CRAS);心血管病及慢性肾疾病进展过程中均会伴发贫血,三者相互影响,任何一方都会导致或加重另一方疾病的进展,三者间存在恶性循环。有研究表明,处理高风险的慢性肾疾病与之相关的心血管疾病,适当治疗早期的贫血是必要的。治疗 CRAS 贫血,可以改善患者的心、肾功能。

目前临床上老年肾性贫血患者应用 EPO 和铁剂是常规,需要注意的是 rhEPO 的不良反应如下。

(1)高血压:rhEPO 治疗可增加血管的外周阻力(rhEPO 治疗有效后使得红细胞容积增加),同时收缩血管的内皮素-1、前列素

F2a 与血管紧张素 B2 释放增加,均至外周阻力增加,导致高血压。

有报道汇总研究了 851 例慢性肾功能不全或者肾衰竭的患者,用 rhEPO 治疗 3 个月后,20% 患者可诊断为 rhEPO 相关性高血压;最早可在用药 2 周后,大部分在 3 个月以内,故应给予预防。

处理方法:使用 rhEPO 前 4 周要常测血压;当血常规的 HCT 达 33% 时,减少 rhEPO 剂量,应用抗血小板的药物可预防 rhEPO 相关性高血压,发生高血压后要超滤过多的水分,适当使用降压药或增加药物的种类与剂量,慎用血管紧张素转换酶抑制药;必要时停用 rhEPO,2~4 周后较小剂量重新开始治疗。

(2)血栓:EPO 治疗可出现血液黏滞度增加,致血栓形成。

(3)肿瘤:可能致某些肿瘤的发生,如前庭神经鞘瘤。

(4)癫痫:发生率 2%~17%,常与血压控制不佳有关。

(5)流感样症状:常发生用药后 2 内,可持续 12 小时,治疗 >2 周后症状可以消失。

2. 重组人粒细胞集落刺激因子(rhG-CSF/PEG-rhG-CSF)及重组人粒-单核细胞集落刺激因子(rhGM-CSF) 近些年在恶性血液病、恶性肿瘤放化疗后粒细胞减少与缺乏、药物引起的粒细胞减少症、造血干细胞移植动员中广泛应用 rhG-CSF/rhGM-CSF 或 PEG-rhG-CSF,该类生物制剂分为短效的 rhG-CSF/rhGM-CSF 与长效的 PEG-rhG-CSF(培非格司亭),均明显减少了患者发热、感染及骨髓抑制的发生率。

同时人们也认识到免疫功能在脓毒血症中发挥重要作用,Nierhaus 等研究证实,应用 GM-CSF 免疫刺激剂能够扭转脓毒血症患者长期单核细胞失活状态;在医院的 ICU 病房中各类严重感染伴粒细胞减少的患者中,用 rhG-CSF 或 rhGM-CSF 联合抗感染药物的治疗已成为常规。

这类药物在老年患者的应用中需要特别注意;有报道,在外周血干细胞动员 ≥60 岁的供者中,老年组比中青年组血栓事件及心脑血管意外发生率高($P<0.05$),见表 7-3-11。

表 7-3-11 G-CSF 用药后二组不良反应发生率比较(%,例)

| 组别 | 头昏乏力 | 骨痛 | 头痛 | 呕吐恶心 | 血栓事件或心脑血管意外 |
|---|---|---|---|---|---|
| 老年组 | 92.9(26/28) | 57.1(16/28) | 28.6(8/28) | 17.9(5/28) | 14.3(4/28) |
| 中青年组 | 93.1(27/29) | 72.4(21/29) | 34.5(10/29) | 13.8(4/29) | 0(0/29) |
| $X^2$ 值 | 0.0013 | 1.4501 | 0.2304 | 0.177 | 4.45 |
| $P$ 值 | >0.05 | >0.05 | >0.05 | >0.05 | <0.05 |

\* 中青年组 .16—48 岁;老年组 .60—82 岁。

(1)rhG-CSF 动员后致 ≥60 岁供者的白细胞增多,引起的高黏滞血症,致高凝状态。可能与以下几个因素有关。

①活化内皮细胞,促其合成与释放血管性血友病因子抗原及血管紧张素转换酶等。

②抑制 AT、蛋白 C 和蛋白 S 的合成与分泌。

③生理性促凝物质增多、活性增强,可能

与 rhG-CSF 引起的应激状态有关。

(2)应用 rhG-CSF/PEG-rhG-CSF 后,常见 ADR 及处理如下。

①骨痛:rhG-CSF 与 PEG-rhG-CSF 相似(19.7% vs.19%),一般无须处理,个别不能耐受者,可给予非甾体抗炎药。

②过敏反应:包括皮肤、呼吸系统或心血管系统,无须常规抗过敏治疗,见表 7-3-12。

表7-3-12　4例(52例中:7.7%)造血干细胞移植术后患者用GM-CSF/G-CSF后发生过敏反应的临床资料

| 例号 | 性别 | 年龄 | 诊断 | 药物过敏史 | 药物名称 | 用药方法 | 给药剂量 | 过敏反应发生时间 | 临床表现 | 处理 | 结果 |
|---|---|---|---|---|---|---|---|---|---|---|---|
| 1 | 男 | 38 | AML-$M_2$ | 无 | 沙格司亭 | i.h. | 150μg | 30min后 | 心慌、气紧、鼻塞,R 24/min,HR 107/min,$SaO_2$93%,Bp14/9.6kPa | 吸氧、异丙嗪50mg i.m.吠塞米20mg i.v | 1h后基本恢复正常 |
| 2 | 男 | 36 | CML | 无 | 沙格司亭 | i.h. | 150μg | 立即 | 气紧、心慌、大汗、皮肤湿冷、$SaO_2$ 83%,Bp 13/9kPa,R 25/min | 吸氧、平卧、地塞米松5mg i.v. | 10min后缓解$SaO_2$ 96% |
| 3 | 女 | 45 | CML | 有 | 非格司亭 | i.h. | 150μg/75μg | 1~2h以内 | 胸闷、气闭、点头呼吸、大汗淋漓、皮肤湿冷,R25~30/min,HR 110~130/min,$SaO_2$ 87%~93%,Bp20.9/10.7kPa,濒死感 | 地塞米松5mg i.v,肾上腺素1mg i.h,吸氧、端坐 | 1小时后缓解,$SaO_2$升至93% |
| 4 | 男 | 28 | CML | 无 | 吉姆欣 | i.h. | 150μg | 1h后 | 胸闷、气紧、呼吸困难,R22/min,$SaO_2$ 96% | 吸氧 | 30min后恢复正常 |

注:AML-$M_2$.急性粒细胞白血病分化型;CML.慢性粒细胞白血病;$SaO_2$.血氧饱和度。

③脾大和（或）脾破裂：机制不明，NCCN指南认为，部分有基础造血功能障碍的血液系统疾病患者，在使用 rhG-CSF 后可能存在发生脾大的风险，多为一过性；脾破裂发生率极低，为罕见不良事件；对出现腹痛（尤其是上腹痛）、恶心、呕吐及逐渐恶化的贫血等症状的患者，注意监测脾体积变化，及时处理。

④特别注意：老年患者在应用 rhG-CSF/rhGM-CSF 或 PEG-rhG-CSF 制剂时，当白细胞总数升至正常后，要密切监测血液相关指标（血常规及凝血指标等），根据病情随时停用，以预防血栓事件及心脑血管意外发生。

3. 重组人血小板生成素（rhTPO）与血小板生成素受体激动剂（TPO-RA）　血小板减少症是临床常见病，rhTPO 能特异性刺激巨核系祖细胞增殖分化，促巨核细胞成熟，是调节巨核细胞增殖、分化、成熟和介导血小板生成最重要的调节因素。TPO 类目前上市共有二代药物；一代：rhTPO（注射用），二代（小分子 TPO-RA）：艾曲泊帕、海曲泊帕、卢桑曲泊帕、阿伐曲泊帕及罗米司亭（除罗米司亭外均为口服制剂；除海曲泊帕为国产药余均为进口药）。

除在血液系统良性、恶性疾病与造血干细胞移植常规应用外，恶性肿瘤放、化疗、慢性肝病及脓毒症等继发性血小板减少症中被广泛应用，明显减少了患者出血发生率，疗效显著。

（1）药物不良反应（ADR）：近年在应用 TPO 类药物过程中 ADR 也有报道；一项研究由国内 13 家医院协同完成，观察了 120 例原发免疫性血小板减少症的患者，用 rhTPO 维持治疗 12 周，有效率 82.7% ～ 92.6%，并进行了安全性分析，研究期间无一例因 rhTPO 的 ADR 而退出，共发生 26 例次 ADR，大多数为 Ⅰ/Ⅱ 级，可自行缓解或对症处理后缓解，见表 7-3-13。注意该表中有十余例感染患者，不除外与患者合并用小剂量激素相关。

表 7-3-13　原发免疫性血小板减少症 rhTPO 维持治疗不良事件的发生情况

| 不良事件 | 例数（%） |
| --- | --- |
| 肝酶升高（Ⅰ/Ⅱ度） | 6(6.6) |
| 感染 | 10(11.0) |
| 　流感样症状（Ⅰ/Ⅱ度） | 8 |
| 　肺感染（Ⅲ度） | 1 |
| 　发热Ⅱ度 | 1 |
| 腹泻（Ⅰ度） | 1(1.1) |
| 皮疹（Ⅰ度） | 1(1.1) |
| 注射部位反应（Ⅰ度） | 1(1.1) |
| TPO 抗体 | 2(2.2) |
| 创伤（Ⅰ度） | 1(1.1) |
| 出血事件 | 4(4.4) |
| 　月经过多（Ⅰ度） | 2 |
| 　口腔内出血（Ⅰ度） | 1 |
| 　血肿（Ⅰ度） | 1 |

注：rhTPO. 重组人血小板生成素。

王景报道 1 例 63 岁患免疫性血小板减少症的男性高血压、吸烟患者，用 rhTPO-IH，每日 1 次，第 10 天发生了手指末端血栓栓塞，给予血管活性药物后好转。

二代 TPO-RA 类药物弥补了一代药物给药途径欠便捷及有效时间短的缺点，曹珊珊等检索了 2008 年 1 月至 2021 年 12 月，用 TPO-RA 类药物（艾曲泊帕、罗米司亭）发生 ADR 的 38 篇国内、外文献共 45 例患者（均为血液系统疾病），见表 7-3-14。

表 7-3-14　ADR 发生时间分布情况

| ADR 发生时间 | 例数 | 构成比（%） |
| --- | --- | --- |
| <1 周 | 4 | 8.89 |
| 1 周至 1 个月 | 12 | 26.67 |
| 1～2 个月 | 8 | 17.78 |
| 2～6 个月 | 5 | 11.11 |
| 6 个月至 1 年 | 7 | 15.56 |
| 1～3 年 | 3 | 6.66 |
| >3 年 | 2 | 4.44 |
| 不详 | 4 | 8.89 |
| 合计 | 45 | 100.00 |

在 45 例患者中，≥65 岁患者有 14 例（31.11%）。TPO-RA 类 ADR 累及多个系统与器官，见表 7-3-15；临床表现多样，主要涉及循环系统(36.74%)、血液系统(34.7%)、皮肤及其附件。

表 7-3-15　TPO-RA 类 ADR 累及系统/器官及临床表现

| 累及系统/器官 | 例次 | 构成比(%) | 临床表现 |
| --- | --- | --- | --- |
| 循环系统 | 18 | 36.74 | 静脉血栓(8)、动脉血栓(3)、心肌梗死(3)、右心房血栓形成(1)、支架闭塞(1)、左心耳封堵器附壁血栓(1)、肺栓塞(1) |
| 血液系统 | 17 | 34.70 | 骨髓纤维化(7)、血浆颜色变深(5)、白血病(2)、血清铁增加(1)、血小板增多(1)、血小板减少(1) |
| 皮肤及其附件 | 5 | 10.20 | 皮疹(5) |
| 神经系统 | 3 | 6.12 | 硬膜下血肿(1)、脑静脉血栓形成(2) |
| 泌尿系统 | 3 | 6.12 | 急性肾衰竭(2)、肾小球功能异常(1) |
| 眼部 | 2 | 4.08 | 视网膜色素沉着(1)、视网膜静脉血栓形成(1) |
| 肝胆系统 | 1 | 2.04 | 肝衰竭(1) |
| 合计 | 49 | 100.00 | — |

TPO-RA 类药物致循环系统主要 ADR 表现：血栓性 ADR，包括动脉及静脉的血栓。引起血栓的原因是 TPO-RA 会增强内源性血小板的产生，增加血栓栓塞的风险。血栓事件在开始用药的 1 周至 3 年后均有报道，所有发生血栓事件的患者在停用药物，并采取对症治疗后均有好转。

血液系统 ADR 主要的临床表现为骨髓纤维化，原因是该类药物增加骨髓内网硬蛋白和其他纤维沉积，致骨髓纤维化和血小板减少。

（2）用药注意事项：使用 TPO-RA 血栓栓塞事件的发生率 6%，使用 rhTPO 治疗的患者也有个案报道；主要发生在合并其他疾病和危险因素的患者中。因此，老年人合并血小板减少症的这部分患者，一般均存在多种用药及多重基础疾病，医师在给予促血小板生成素类药物时，要监测患者生命体征，定期复查血液相关指标（血常规、凝血及生化指标等），根据病情随时停用或调整药物，及时发现及处理血栓事件、心脑血管意外、出血、肝及肾功能不全等 ADR，并及时请血液专科医师会诊指导用药。

（叶丽萍）

## 参 考 文 献

[1] 陈竺，陈赛娟.威廉姆斯血液病学[M].9 版.北京：人民卫生出版社，2017.

[2] Guralnik JM，Eisenstaedt RS，Ferruci L，et al. Prevalence of anemia in persons 65 years and older in the United States：evidence for a high rate of unexplained anemia[J]. Blood，2004，104(5)：2263-2268.

[3] 胡贻椿，陈竞，李敏，等.2010-2012 年中国城市居民贫血状况研究.中华预防医学杂志，2016，50(3)：213-216.

[4] 沈悌，赵永强.血液病诊断及疗效标准.北京：科学出版社，2018.

[5] 张纯，彭孝廉.老年贫血诊断标准的探讨.临床血液学杂志，2000，2018.13(5)：217-218.

［6］　中华医学会血液学分会红细胞疾病（贫血）学组.静脉铁剂应用中国专家共识（2019 年版）. 中华血液学杂志,2019,40(5):358-362.

［7］　中国医师协会肾脏内科医师分会肾性贫血指南工作组.中国肾性贫血诊治临床实践指南. 中华医学杂志,2021,101(20):1463-1501.

［8］　齐薇薇,付蓉.老年再生障碍性贫血诊治进展. 中华血液学杂志,2020,41(1):80-83.

［9］　中华医学会血液学分会红细胞疾病（贫血）学组.再生障碍性贫血诊断与治疗中国专家共识（2017 年版）［J］.中华血液学杂志,2017,38(1):1-5.

［10］　中华医学会血液学分会.骨髓增生异常综合征中国诊断与治疗指南（2019 年版）.中华血液学杂志,2019.40(2):89-97.

［11］　Ball B J,Famulare C A,Stein E M,et al. Venetoclax and hypomethylating agents （HMAs） induce high response rates in MDS, including patients after HMA therapy failure［J］. Blood advances,2020,4(13): 2866-2870.

［12］　Makipour S,Kanapuru B,Ershler W B. Unexplained anemia in the elderly［J］. Semin Hematol,2008,45(4): 250-254.

［13］　Artz A S,Thirman M J. Unexplained anemia predominates despite an intensive evaluation in a racially diverse cohort of older adults from a referral anemia clinic［J］. Journals of Gerontology Series A: Biomedical Sciences and Medical Sciences,2011,66(8): 925-932.

［14］　Price EA,Mehra R,Holmes TH,et al. Anemia in older persons: Etiology and evaluation ［J］. Blood Cells Mol Dis,2011,46(2): 159-165.

［15］　中国抗癌协会血液肿瘤专业委员会,中华医学会血液学分会白血病淋巴瘤学组.中国成人急性淋巴细胞白血病诊断与治疗指南（2021 年版）［J］.中华血液学杂志,2021,42(09):705-716. DOI: 10. 3760/cma. j. issn. 0253-2727. 2021.09.001.

［16］　中华医学会血液学分会白血病淋巴瘤学组.中国成人急性髓系白血病（非急性早幼粒细胞白血病）诊疗指南（2021 年版）［J］.中华血液学杂志,2021,42(08):617-623. DOI:10. 3760/

cma. j. issn. 0253-2727. 2021. 08. 001.

［17］　Mihalyova J,Jelinek T,Growkova K,et al. Venetoclax: A new wave in hematooncology ［J］. Experimental hematology,2018,61: 10-25. DOI: 10. 1016/j. exphem. 2018. 02. 002.

［18］　DiNardo C D,Pratz K,Pullarkat V,et al. Venetoclax combined with decitabine or azacitidine in treatment-naive, elderly patients with acute myeloid leukemia［J］. Blood,The Journal of the American Society of Hematology,2019, 133 （1）: 7-17. DOI: 10. 1182/blood-2018-08-868752.

［19］　DiNardo C D,Jonas B A,Pullarkat V,et al. Azacitidine and venetoclax in previously untreated acute myeloid leukemia［J］. New England Journal of Medicine,2020,383(7): 617-629. DOI: 10. 1056/NEJMoa2012971.

［20］　Wei A H,Montesinos P,Ivanov V,et al. Venetoclax plus LDAC for newly diagnosed AML ineligible for intensive chemotherapy: a phase 3 randomized placebo-controlled trial ［J］. Blood,2020,135（24）: 2137-2145. DOI: 10. 1182/blood. 2020004856.

［21］　金洁.我如何治疗老年急性髓系白血病［J］. Chinese Journal of Hematology, 2021, 42 （9）: 728.

［22］　Schmitz R,Wright G W,Huang D W,et al. Genetics and pathogenesis of diffuse large B-cell lymphoma ［J］. New England Journal of Medicine, 2018, 378 （15）: 1396-1407. DOI: 10. 1056/NEJMoa1801445.

［23］　路瑾.达雷妥尤单抗治疗多发性骨髓瘤研究进展［J］. Chinese Journal of Hematology,2021, 42(3): 260. DOI:10. 3760/cma. j. issn. 0253-2727. 2021. 03. 016.

［24］　Zhao W H,Liu J,Wang B Y,et al. A phase 1, open-label study of LCAR-B38M, a chimeric antigen receptor T cell therapy directed against B cell maturation antigen, in patients with relapsed or refractory multiple myeloma［J］. Journal of hematology & oncology, 2018, 11 （1）: 1-8.

［25］　Mailankody S,Ghosh A,Staehr M,et al. Clinical responses and pharmacokinetics of MCARH171,a human-derived Bcma targeted CAR T cell therapy in relapsed/refractory multiple myeloma：final results of a phase I clinical trial[J]. 2018.

[26] Mailankody S,Htut M,Lee K P,et al. JCARH125,anti-BCMA CAR T-cell therapy for relapsed/refractory multiple myeloma：initial proof of concept results from a phase 1/2 multicenter study（EVOLVE）[J]. Blood, 2018,132：957.

[27] Green D J,Pont M,Sather B D,et al. Fully human Bcma targeted chimeric antigen receptor T cells administered in a defined composition demonstrate potency at low doses in advanced stage high risk multiple myeloma[J]. Blood,2018,132（Supplement 1）：1011-1011.

[28] Nolte F,Hofmann W K. Molecular mechanisms involved in the progression of myelodysplastic syndrome[J]. Future oncology,2010,6 (3)：445-455. DOI:10. 2217/fon. 09. 175.

[29] 中华医学会血液学分会白血病淋巴瘤学组,中国抗癌协会血液肿瘤专业委员会造血干细胞移植与细胞治疗学组. 嵌合抗原受体 T 细胞治疗成人急性B淋巴细胞白血病中国专家共识(2022 年版)[J]. 中华血液学杂志,2022,43 (02)：89-95. DOI:10. 3760/cma. j. issn. 0253-2727.2022.02.001.

[30] Neelapu S S,Locke F L,Bartlett N L,et al. Axicabtagene ciloleucel CAR T-cell therapy in refractory large B-cell lymphoma[J]. New England Journal of Medicine,2017,377(26)：2531-2544.

[31] Schroeck J L,Ruh C A,Sellick Jr J A,et al. Factors associated with antibiotic misuse in outpatient treatment for upper respiratory tract infections[J]. Antimicrobial agents and chemotherapy,2015,59(7)：3848-3852.

[32] 赵环宇,李嘉静.513 例抗感染药物不良反应报告分析[J]. 药物不良反应杂志,2002,4(6)：361-364.

[33] 谢法红,黄智,张浩榆,等. 抗菌药物致血液系

统不良反应分析[J]. 药学实践杂志,2017,35 (4)：298-300,314.

[34] 胡美芬,郑翰英. 老年人使用头孢菌素类抗生素 395 例不良反应分析[J]. 中国基层医药, 2013 (013)：2034-2036.

[35] 彭云,伍俊妍,林小群,等. 氟喹诺酮类药物不良反应 187 例文献分析[J]. 国际医药卫生导报,2009,15(22)：58-61.

[36] 张竞美,赵鹏,王超,等. 肺结核患者抗结核药物治疗不良反应及影响因素分析[J]. 国际医药卫生导报,2020(02)：213-214-215.

[37] 田丹丽,徐彦贵. 老年患者抗菌药物合理应用刍议[J]. 药物不良反应杂志,23(1)：6-9.

[38] WHO. The top 10 causes of death[EB/OL]. （2018-05-24）[2019-08-12]. https://www. who. int/en/news-room/factsheets/detail/the-top-10-causes-of-death.

[39] Yang Y,Liang L,Zhai Z,et al. Pulmonary embolism incidence and fatality trends in Chinese hospitals from 1997 to 2008：a multicenter registration study[J]. PLoS One,2011,6(11)：e26861. DOI：10. 1371 / journal. pone. 0026861.

[40] Monaco L,Biagi C,Conti V,et al. Safety profile of the direct oral anticoagulants：an analysis of the WHO database of adverse drug reactions[J]. British journal of clinical pharmacology,2017,83（7）：1532-1543. DOI：10. 1111/bcp. 13234.

[41] Monaco L,Biagi C,Conti V,et al. Safety profile of the direct oral anticoagulants：an analysis of the WHO database of adverse drug reactions[J]. British journal of clinical pharmacology,2017,83(7)：1532-1543.

[42] Eek Anne Katrine,Strøm Bjørn Oddvar, Bakkehøi Gine,Stenberg-Nilsen Hanne. Anticoagulant-associated adverse drug reactions in 2013-15. [J]. Tidsskrift for den Norske laegeforening：tidsskrift for praktisk medicin,ny raekke,2018,138(12).

[43] 丁倩,张青霞,闫素英. 达比加群酯相关严重不良事件文献病例分析[J]. 药物不良反应杂志, 23(12)：633-638.

[44] Steffel J,Collins R,Antz M,et al. 2021 European Heart Rhythm Association practical guide on the use of non-vitamin K antagonist oral anticoagulants in patients with atrial fibrillation[J]. EP Europace, 2021, 23（10）: 1612-1676.

[45] Linkins L A,Dans A L,Moores L K,et al. Treatment and prevention of heparin-induced thrombocytopenia: antithrombotic therapy and prevention of thrombosis: American College of Chest Physicians evidence-based clinical practice guidelines[J]. Chest, 2012, 141（2）: e495S-e530S. DOI: 10. 1378/chest. 11-2303.

[46] Samama M M,Contant G,Spiro T E,et al. Laboratory assessment of rivaroxaban: a review [J]. Thrombosis journal, 2013, 11（1）: 1-7.

[47] 中华医学会心血管病学分会,中华医学会心电生理和起搏分会,中国医师协会心律学专业,委员会代表非瓣膜病心房颤动患者新型口服抗凝药的应用专家工作组.非瓣膜病心房颤动患者新型口服抗凝药的应用中国专家共识 [J]. 中华心律失常学杂志, 2014, 18（05）: 321-329.

[48] Smythe M A,Koerber J M,Mattson J C. The incidence of recognized heparin-induced thrombocytopenia in a large, tertiary care teaching hospital[J]. Chest, 2007, 131（6）: 1644-1649.

[49] 中国医师协会心血管内科医师分会血栓防治专业委员会,《中华医学杂志》编辑委员会.肝素诱导的血小板减少症中国专家共识（2017）[J]. 中华医学杂志, 2018, 98（06）: 408-417.

[50] Silverberg D S,Wexler D,Blum M,et al. The interaction between heart failure, renal failure and anemia-the cardio-renal anemia syndrome [J]. Blood purification, 2004, 22（3）: 277-284.

[51] 代文迪,张东亮,刘文虎.重组人红细胞生成素在心肾综合征中的应用[J]. 中华老年医学杂志, 2010（3）: 177-180.

[52] 李学旺.重组人红细胞生成素相关性高血压的防治[J]. 中华医学杂志, 1998, 78（11）: 878-878.

[53] 谭志明,徐国良.红细胞生成素致癫痫三例临

床分析[J]. 中华肾脏病杂志, 1995, 3.

[54] 吴鹏飞,邱宏春,孔荣,等.重组人粒细胞集落刺激因子在老年人恶性血液病治疗中的临床应用[J]. 中华老年医学杂志, 2011, 30（12）: 1036-1037.

[55] 中国医师协会放射肿瘤治疗医师分会,中华医学会放射肿瘤治疗学分会,中国抗癌协会肿瘤放射治疗专业委员会.同步放化疗期间应用聚乙二醇化重组人粒细胞刺激因子中国专家共识(2020 版)[J]. 国际肿瘤学杂志, 2021, 48（01）: 11-17.

[56] 雷平冲,刘慧娟,赵志刚,等.老年人应用粒细胞集落刺激因子的安全性分析[J]. 中国基层医药, 2006, 13（8）: 1291-1293.

[57] 马梁明,乔振华,朱镭,等.GM-CSF 联合 G-CSF 动员供者外周血干细胞观察[J]. 中华血液学杂志, 2002, 23（7）: 370.

[58] Nierhaus A,Montag B,Timmler N,et al. Reversal of immunoparalysis by recombinant human granulocyte-macrophage colony-stimulating factor in patients with severe sepsis[J]. Intensive care medicine, 2003, 29（4）: 646-651.

[59] 王存邦,欧英贤,白海,等.应用重组人粒细胞集落刺激因子对不同人群骨髓 CD34$^+$ 细胞和 T 细胞亚群影响的动态观察[J]. 中国综合临床, 2004, 20（9）: 791-793.

[60] 管利君,邹莉,鲁建春,等.GM-CSF/G-CSF 过敏反应的抢救与护理[J]. 现代护理, 2003, 9（7）: 542-543.

[61] 周敏,杨默.血小板生成素相关分子研究进展 [J]. 实用儿科临床杂志, 2009, 24（15）: 1141-1144.

[62] 董方杰.重组人血小板生成素在脓毒性血小板减少症患者中的应用研究[D]. 郑州大学, 2021. DOI: 10. 27466/d. cnki. gzzdu. 2021.000514.

[63] 蔡华聪,王书杰,富玲,等.重组人血小板生成素用于原发免疫性血小板减少症维持治疗的有效性和安全性——多中心临床研究[J]. 中华血液学杂志, 2017, 38（05）: 379-383.

[64] 王摇景,李摇静,殷献录,等.重组人血小板生成素治疗免疫性血小板减少症的疗效及安全

性观察[J].蚌埠医学院学报,2016,41(7).

[65] 曹珊珊,关月,张筱芳,等.血小板生成素受体激动剂致不良反应的文献分析[J].中国药物应用与监测,2022,19(01):34-38.

[66] 王少怡,余自强.血小板生成素受体激动剂的研究现状及临床应用[J].国际输血及血液学杂志,2020(02):122-128.

# 第8章
# 老年医学科常见骨内科疾病

## 第一节　脊柱压缩性骨折

脊柱压缩性骨折最常见的病因是骨质疏松症。骨质疏松症是以骨组织显微结构受损,骨基质和骨矿盐成分等不断减少,骨小梁变细、断裂、数量减少,骨脆性增加和骨折风险度升高的一种全身性骨代谢障碍疾病,其主要特点是骨矿盐和骨基质下降,导致强度减低,引发骨折危险。

### 一、骨质疏松症分类

1. 原发性骨质疏松症

(1)绝经后和老年性骨质疏松症。

(2)特发性骨质疏松症,原因不明青少年的骨质疏松症。

2. 继发性骨质疏松症

(1)遗传性骨质疏松症,如成骨不全,高胱氨酸尿症。

(2)内分泌疾病所致骨质疏松症,如甲状腺功能亢进、性腺功能减退、肾上腺功能亢进、甲状旁腺功能亢进等。

(3)与饮食有关的骨质疏松症,如缺钙、缺维生素 D、慢性乙醇中毒等。

(4)药物所致的骨质疏松症,如长期服药激素、免疫抑制药等。

(5)失用性骨质疏松症,如长期卧床、太空宇航员等。

(6)其他疾病所致的骨质疏松症,如多发性骨髓瘤、淋巴瘤等。

### 二、临床表现及诊断

1. 临床表现　脊柱变形和疼痛是骨质疏松脊柱骨折最典型的临床表现。患者可有腰背部酸痛,负重时腰背部疼痛症状加重或活动受限,严重时可能出现翻身、起坐行走困难。患者可以在没有明显外伤或轻微外伤后发生椎体的脆性骨折,严重者可出现身高变矮及驼背的现象。椎体的压缩性骨折可以导致胸廓变形,腹部受压,进而影响患者的心肺功能及消化功能。单纯的骨质疏松椎体骨折一般不会引起神经根症状,主要表现为骨折椎体的局部疼痛,查体局部触诊及叩诊疼痛明显,没有明显根性症状。但在胸椎骨折时,可以出现相应的肋间神经痛。

2. 影像学检查　可以确定骨折部位、类型、移位的方向与程度,大约有 30% 的脊柱压缩性骨折可以通过 X 线片得到诊断。但在部分腰背部疼痛的骨质疏松骨折患者,如果 X 线片检查无法明确椎体骨折部位,磁共振检查可以明确骨折椎体的所在。合理地应用 CT 和磁共振检查,对椎体的骨折、维系结构的骨折的显示,尤其是在鉴别诊断方面有较大的价值。CT 三维成像技术对骨折局部情况显示清晰(图 8-1-1),磁共振检查对鉴别新鲜骨折和陈旧骨折具有重要的价值。

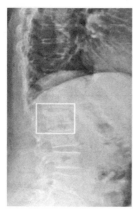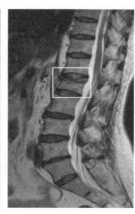

图 8-1-1　CT 三维成像技术

3. 骨折特点　脊柱椎体骨折是最常见的骨质疏松性骨折,且大多为压缩性骨折,其中 30%～60% 是因为跌倒所致。组织学可以观察到骨质疏松患者的松质骨存在大量显微骨折,当其达到一定数量时,松质骨的力学强度明显下降,导致骨折。脊柱椎体骨折的诊断率非常低,只有 30% 的脊柱椎体骨折可以通过 X 线片得到诊断。椎体骨折变形可分为粉碎性、楔形变和双凹样变 3 种形式。楔形变的发生率最高,主要集中在脊柱胸段和胸腰段,而双凹样变多发生的腰段,3 种变形在引起下腰痛方面的差异无统计学意义 ($P > 0.05$)。约 20% 的患者发生骨折时无任何临床不适症状,只是在体格检查拍摄 X 线片时偶然发现,因而实际患病人数远远大于已确诊人数。椎体压缩性骨折也能引起重大并发症,包括腰背部疼痛、身高变矮、脊柱后凸畸形,甚至死亡。多发性胸椎骨折可能导致限制性肺病,腰椎骨折可引起便秘、腹痛、腹部饱胀及食欲减退等。

## 三、治疗

1. 手术治疗　脊柱骨折后,患者因疼痛、椎体不稳,常需要卧床休息,这样患者活动减少,骨量进一步丢失,骨折的发生率明显增加。选择非手术治疗就会陷入"卧床休息-

活动减少-骨量进一步丢失-再发生骨折"的恶性循环。所以,纠正患者脊柱畸形,缓解局部疼痛,争取早期功能锻炼,防止进一步的骨量丢失,改善生活质量,具有重要的意义。经皮椎体成形术与经皮椎体后凸成形术成为治疗脊柱压缩性骨折的主要经皮椎体强化术。

(1)适应证和禁忌证:严格掌握手术适应证和禁忌证是手术成功的关键。

①主要的适应证:原发性骨质疏松症引起的椎体压缩性骨折患者,多见于绝经后妇女和老年人,疼痛症状持续不能缓解或防止长期卧床可能引起并发症的患者;近期发生骨质疏松椎体骨折(<36 个月)或继发性骨质疏松症的患者中较易出现骨密度减低或骨质变脆的患者。

②禁忌证:无疼痛的骨质疏松椎体压缩性骨折或椎体骨折不是主要疼痛原因;感染性疾病或全身性感染存在的情况;向后方凸出的骨块,必须先对向后凸出的骨块进行治疗前的评估,这是因为这些骨块可能在椎体强化治疗时被挤压进入椎管;椎体压缩程度超过 75% 时,病变椎体周壁,特别是后壁骨质破坏或不完整者,脊柱椎体骨折合并神经损伤者;出凝血功能障碍或有出血倾向的患者;严重心肺疾病患者或体质极度衰弱不能耐受手术者。

(2)术前准备:患者入院后应完善相关常规检查,如血、尿、便三大常规,凝血功能,血生化、血型及心电图等。心电图异常者还应心脏超声检查,排除手术禁忌证,患者术前还需常规使用抗骨质疏松症药物治疗。

(3)术后处理:局麻患者术后卧床休息 1 小时,1 小时后可在协助下坐起。密切观察患者的生命体征和神经功能检查。术后 1 天,如患者疼痛明显减轻,可鼓励患者适当下床活动。手术部位 24～72 小时期间可能会出现疼痛,可继续给予镇痛药物治疗,观察 3～4 天,如患者生命体征平稳,疼痛症状明显缓解后,可安排出院。

（4）术后康复：患者手术完成后，可指导患者进行腰背肌的功能锻炼，减少腰背部屈曲及负重活动，纠正不良生活及工作方式。避免大幅度腰部转体动作及弯腰活动，避免久坐久站，养成良好的生活习惯。

**2. 抗骨质疏松药物治疗**

（1）基础补充剂：钙剂以碳酸钙的含量、吸收率最高，每天饮食摄入钙为 400～500 mg。另需补钙 600～800 mg。维生素 D 含量较多的食物有海产鱼类、蛋类、黄油及维生素 D 强化食品，骨质疏松患者每天需补充维生素 D 400～600 U。

（2）药物治疗：治疗骨质疏松的药物可分为抗骨吸收类药物和促进骨形成类药物。抗骨吸收类药物有雌激素、选择性雌激素受体调节剂、降钙素、双膦酸盐；促骨形成类药物有甲状旁腺激素等；锶盐和维生素 $K_2$ 具有促进骨形成和抑制骨吸收的双重作用。

①双膦酸盐类：可抑制骨吸收，与骨内羟磷灰石有较强亲和力，能进入骨基质羟磷灰石晶体中，能抑制破骨细胞的活性，并通过成骨细胞间接起抑制骨吸收的作用，增加骨量，提高骨密度，预防骨折的发生。一代代表药物有依替膦酸钠、氯曲膦酸钠；二代代表药物有阿仑膦酸钠（口服，每周 1 次）、利噻膦酸钠、帕米膦酸钠；三代代表药物有唑来膦酸钠（静脉输液，每年 1 次）。

②选择性雌激素受体调节剂：不是雌激素，其特点是选择性地作用于雌激素靶器官，与不同形式的雌激素受体结合后，发生不同的生物效益。如选择性雌激素受体调节药雷洛昔芬，在骨骼上与雌激素受体结合，表现出类雌激素的活性，抑制骨吸收，而在乳腺和子宫上则表现为抗雌激素的活性，因而不刺激乳腺和子宫。

③降钙素：是一种钙调节激素，能抑制破骨细胞的活性，并减少破骨细胞数量，从而减少骨量丢失，增加骨量。研究证实，降钙素有明显的镇痛作用，包括骨质疏松性骨折、骨骼变形所致慢性疼痛、骨肿瘤等疾病引起的骨痛。因此，降钙素更适合骨质疏松伴有骨痛症状的患者。目前其代表药物有鲑鱼降钙素和依降钙素，鲑鱼降钙素，注射剂，50U，皮下或肌内注射，每日 1 次；依降钙素，针剂，20U，肌内注射，每周 1 次。

④雌激素类药物：能抑制骨转换，阻止骨吸收。研究证明，雌激素疗法能阻止骨丢失，降低骨质疏松性椎体、非椎体骨折的发生风险，是防治绝经后骨质疏松的有效措施。

⑤甲状旁腺素（特立帕肽）：小剂量间歇给药对骨具有同化作用，可刺激成骨细胞形成新骨，增加骨力学强度。特立帕肽是第一种获得美国食品及药物管理局（FDA）批准的骨形成剂类新药，这种甲状旁腺激素的衍生物可以通过增加成骨细胞的活性及数量而促进骨生长，而目前的常规骨质疏松药物一般只是作用于破骨细胞而减缓或阻断骨质流失。

⑥维生素 $K_2$（四烯甲萘醌）：是维生素 $K_2$ 的一种同型物，是 γ-羧化酶的辅酶，在 γ-羧基谷氨酸的形成过程中起着重要的作用。γ-羧基谷氨酸是骨钙素发挥正常生理功能所必需的。试验显示四烯甲萘醌可以促进骨形成，并有一定抑制骨吸收的作用。

⑦地舒单抗：一种有独特作用机制的骨吸收抑制剂，特异性靶向核因子 κB 受体活化因子（皮下注射，6 个月 1 次）。

⑧中药（仙灵骨葆胶囊、金天格胶囊、骨松宝颗粒）　骨质疏松本质为肾脾虚、血瘀，可使用淫羊藿、肉苁蓉补肾壮骨，辅以黄芪健脾益气，丹参活血通络，是对机体的整体调理。所以，探索中药加运动的复合防治方案，使之产生多方位放大干预效应，是目前研究的一个重要方向。

## 四、小结

骨质疏松症导致的脊柱椎体压缩性骨折是影响老年人健康的重大危险因素之一，主要是由骨质疏松后椎体骨组织显微结构受损,骨基质和骨矿盐成分等不断减少,导致椎体的生物力学性能降低所致。但骨质疏松症的真正发病机制有待进一步研究,或许基因探索会为研究其发病机制带来曙光。经皮椎体强化技术是目前治疗骨质疏松性椎体压缩性骨折最为有效的手术方法,创伤小,可即刻缓解患者的疼痛,提高患者的生活质量。但椎体内的填充剂仍需改进,研究一种最终能被自身骨取代的填充剂是未来的发展方向。

(王天天 孙 沛 张子旋 张 燕)

# 第二节 股骨头坏死

## 一、概述

股骨头坏死(osteonecrosis of femoral heal,ONFH)又称股骨头缺血性坏死(avascular necrosis),是骨科领域常见且难治性疾病。全世界现有股骨头坏死患者 2000 多例,其中我国有 500 万～750 万例,在我国股骨头坏死已取代髋关节结核的位置,居髋关节疾病的首位。国际骨循环学会(Association Research Circulation Osseous,ARCO)及美国医师学会(American Academy of Orthopaedic Surgeons,AAOS)对股骨头坏死(ONFH)的定义为 ONFH 为股骨头血供中断或受损,引起骨细胞及骨髓成分死亡及随后的修复,继而导致股骨头结构改变,股骨头塌陷,引起患者关节疼痛,关节功能障碍的疾病,是骨科领域常见的难治性疾病。ONFH可分为创伤性和非创伤性两大类:前者主要是由股骨颈骨折和髋关节脱位等髋部外伤引起;后者在我国的主要病因为皮质醇类的应用,酗酒、减压病及特发性等。

## 二、诊断标准

1. 临床症状、体征和病史 以腹股沟、臀部和大腿部位为主的关节疼痛,髋关节内旋、外旋及屈曲等活动受限,常有髋部外伤、使用皮质醇激素及酗酒等病史。

2. X线片改变 股骨头坏死早期股骨头出现密度增高(硬化)和透光区(囊变);随着病情的进一步发展,会出现典型的新月征;晚期可出现股骨头塌陷,关节间隙变窄和严重的骨关节改变(图 8-2-1)。

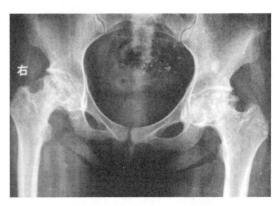

图 8-2-1 股骨头坏死 X 线图像

3. CT 扫描改变 股骨头内可见硬化带包绕坏死骨、修复骨或软骨下骨断裂。

4. 磁共振 股骨头坏死区可见 T1WI 显示带状低密度影或 T2WI 显示双线征。

5. 核素骨扫描 股骨头坏死早期可见灌注缺损(冷区);随着病情的发展,热区中可有冷区,呈"面包圈"样改变。

6. 骨组织活检 显示骨小梁内的骨细胞空陷窝>50%,且累及邻近多根骨小梁,骨髓坏死。

符合两条及两条以上即可确诊,除去 1、5 条外,其余符合一条即可诊断。

## 三、鉴别诊断

许多髋关节疾病与股骨头坏死类似,应予以鉴别。

1. 髋关节骨性关节炎 常见于中老年患者,由透明软骨的退行性改变、软骨软化等引起,多累及双髋关节,引起髋关节刺痛。当关节间隙变窄,出现软骨下囊变时可能会混淆,但CT表现为硬化合并囊性变,磁共振以低信号为主,由此可以鉴别。

2. 特发性暂时性骨质疏松症 多见于中青年患者,多以单髋关节发病。典型症状为无明显诱因突然出现髋关节疼痛和跛行,关节活动度轻度受限。磁共振的T1WI为弥漫低信号,T2WI为高信号,范围可累及整个股骨头,甚至可累及大转子。X线片提示转子部骨量减少。该病为自限性疾病,经过4～12个月非手术治疗可痊愈,磁共振检查病变部分可恢复正常。

3. 类风湿关节炎 多见于中老年女性,多累及双髋关节,X线片提示股骨头保持圆形,但关节间隙变窄、消失。常见于股骨头关节面积髋臼侵蚀,易于鉴别。

4. 骨软骨病 多见于青少年,髋关节有反复撞击或轻中度创伤病史,疼痛部位位于腹股沟部,内旋活动受限。磁共振显示病变部位T1WI低信号,T2WI高信号,位于股骨头前或中部关节面下;CT显示软骨下骨硬化,有时可见骨软骨片。

5. 强直性脊柱炎累及髋关节 常见于青少年男性,多为双髋关节受累,该病的特点为HLA-B$_{27}$阳性,股骨头可保持圆形,但关节间隙变窄、消失,甚至融合。此类患者长期服用皮质醇类激素时,可合并股骨头坏死。

6. 软骨母细胞瘤 可发生在股骨头内,多见于儿童后青少年时期,男性多于女性,男女比例为(2～3):1。该病好发于长骨的骨骺,常单侧发病。磁共振显示T2WI呈现高信号,CT显示为不规则骨破坏。

7. 软骨下不全骨折 多见于中老年女性,常伴有股骨头骨质疏松。表现为行走时无明显诱因突发髋关节疼痛,不敢负重。髋关节内旋活动受限,部分患者可出现屈曲活动受限。CT显示骨折部分骨小梁断裂或疏松,磁共振显示股骨头外上部,T1WI片状低信号,T2WI高信号,抑脂像周围病灶呈现骨髓水肿的高信号。

8. 骨梗死 该病常累及双侧髋骨关节,其病变的不同时期有不同的影像学表现,磁共振的表现为急性期,病变中心T1WI呈现出与正常骨髓等信号或略高信号,T2WI呈现出高信号,病变边缘呈现出长T1、长T2信号;亚急性期,病变中心T1WI呈现出与正常骨髓等信号或略低信号,T2WI呈现出与正常骨髓等信号或略高信号,病变边缘呈长T1、常T2信号;慢性期,病变部位T1WI和T2WI均呈现低信号。

## 四、股骨头坏死分期

股骨头坏死若已确诊,应做出准确的分期,以制定合理的治疗方案。目前国际上常用为ARCO分期(表8-2-1)。

表8-2-1　ARCO分期

| 分期 | 症状与体征 |
| --- | --- |
| 0期 | 骨活检结果与缺血性坏死一致,但其他所有检查均正常 |
| I期 | 骨核素扫描阳性或(和)磁共振阳性,依赖股骨头累及的位置,病变可分为内侧、外侧及中央 |
| I A | 股骨头受累<15% |
| I B | 股骨头受累16%～30% |
| I C | 股骨头受累>30% |
| II期 | X线片提示股骨头斑片影,骨硬化,囊肿形成及骨质疏松 |
| II A | 股骨头受累<15% |

(续　表)

| 分期 | 症状与体征 |
|---|---|
| ⅡB | 股骨头受累16%～30% |
| ⅡC | 股骨头受累>30% |
| Ⅲ期 | 新月征,依赖股骨头受累位置,病变可分为内侧、外侧及中央 |
| ⅢA | 新月征<15%或股骨头塌陷为<2mm |
| ⅢB | 新月征16%～30%或股骨头塌陷为2～4mm |
| ⅢC | 新月征>30%或股骨头塌陷为>4mm |
| Ⅳ期 | X线片提示股骨头关节面变扁,关节间隙变窄,髋臼出现硬化,囊性变及边缘骨赘 |

## 五、股骨头坏死的治疗

股骨头坏死的治疗方案应根据患者股骨头坏死的分期及患者的自身的具体情况选择治疗方案。

1. 非手术治疗　适用于股骨头坏死早期的患者。

(1)保护性负重:患者可使用拐杖减少负重,但不建议使用轮椅。

(2)药物治疗:非甾体抗炎镇痛药、改善循环及改善骨代谢等药物均有一定的效果。

(3)物理治疗:包括红外线疼痛治疗、中频电疗及磁疗等,对缓解疼痛及促进骨修复有一定的益处。

2. 手术治疗　由于股骨头坏死进展速度快、非手术治疗效果不佳,多数患者需要手术治疗。手术的方式大体可分为保留患者自身股骨头为主的修复、重建术;人工髋关节置换术两大类。

(1)骨头髓心减压术:该手术方式可以刺激减压针道周围的血管形成,增强坏死骨的爬行替代,但是这种修复方式往往仅限于局部,其爬行替代不完全。随着近年来自体骨髓干细胞移植技术的广泛应用,其对于治疗股骨头坏死方面,也有很好的应用价值。股骨头髓心减压联合干细胞移植可取得良好的治疗效果。

(2)不带血供骨移植术:应用较多的有经

股骨头颈钻孔减压植骨术,经股骨转子减压植骨术等,应用的植骨材料主要包括自体骨、异体骨及人工骨。

(3)截骨术:该手术方式是将坏死的骨移除股骨头负重区,临床常用的有内翻/外翻截骨、经股骨转子旋转截骨术。该术式以不改建骨髓腔为原则。

(4)带血供自体骨移植:可分为髋关节骨瓣移植及腓骨移植。髋关节周围带血管蒂骨瓣移植可分为带旋股外侧血管升支髂骨瓣移植术,旋股外侧血管升支臀中肌支大转子骨瓣移植术,带旋股外侧血管横支的大转子骨瓣移植术和带旋髂深血管蒂的髂骨瓣移植术。髋周带血管蒂骨瓣手术创伤小、疗效确切,为增加股骨头内的支撑,手术的同时可联合植入金属棒,可有效地避免术后股骨头塌陷。该方法中短期效果佳,远期效果待确定。

(5)人工关节置换术:当股骨头一旦塌陷较重,出现关节功能严重丧失或疼痛较重时,应选择人工关节置换术。一般认为,非骨水泥型或混合型假体的中、远期效果优于骨水泥型假体。股骨头坏死的人工关节置换与其他疾病所致需人工关节置换相比,需注意以下几点:该类患者长期服用皮质醇类激素,感染风险大大提高;该类患者长期不负重、骨质疏松等原因导致假体易穿入髋臼;激素、乙醇不仅仅会导致股骨头受损,也会导致全身骨质受损,因此因长期服用皮质醇类激素及酗酒导致的股骨头坏死人工关节置换远期效果不如其他原因所致的股骨头坏死关节置换。

（王天天　李新英　张子旋）

# 第三节　骨关节炎

## 一、概述

骨关节炎又名骨关节病、退行性关节炎、老年性关节炎,是老年人常见的一种慢性、进行性关节疾病。其病理特点为软骨变性破坏,软骨下骨硬化骨赘形成,导致关节疼痛活动受限。骨关节炎可分为原发性骨关节炎和继发性骨关节炎。骨关节炎的流行病学显示,其发病率高,老龄化为最主要的危险因素,与性别、人种、地域及遗传也有一定的关系,>55 岁的年龄组放射学提示骨关节炎发病率高达 80%,不过有症状和活动障碍的患者在 10%。是老年常见病、多发病。

## 二、病因

1. 一般性因素

(1)全身因素

①年龄是最主要的因素,由于老年患者肌肉力量的降低,对关节的保护功能下降。另外,包括本体感觉的降低,对关节应急反应下降。关节软骨细胞活性降低。

②性别因素,50 岁前男性发病率多于女性,50 岁后和女性发病率显著上升,这与女性绝经后雌激素缺乏和骨质疏松因素有关。

③种族因素,黄种人髋关节骨关节炎发病率低于白种人。

④肥胖是骨关节炎的影响因素之一,尤其是对膝关节的髋关节。

⑤营养和骨密度等其他因素。

(2)局部因素

①局部损伤,包括局部冲击伤,重复性损伤,体育运动损伤等。

②肌肉萎缩力量降低。

③先天发育不良和畸形,长期的制动等。

2. 其他影响因素　免疫因素,遗传因素等。骨关节炎是多种因素导致的老年性退行性疾病,预防和治疗要从多方面系统考虑。

## 三、临床表现

1. 症状

(1)多数骨关节炎患者以疼痛为主要症状就诊,多为定位不明确的深部疼痛,早期为钝性的关节酸胀,活动后加重,休息后缓解。天气寒冷或潮湿时疼痛加重。后期疼痛加重,甚至休息时也伴有疼痛。

(2)关节肿胀僵硬。

(3)关节活动障碍,有关节摩擦感,关节活动无力,关节活动受限。

2. 体征　包括关节肿胀,局部压痛,关节屈伸等活动受限,关节畸形,如常见的膝关节内翻畸形。

## 四、诊断标准

在流行病学研究中采用的放射学诊断标准:可分为五级。

0 级:正常。

1 级:关节间隙可疑变窄,可能有骨赘。

2 级:有明显骨赘,关节间隙轻度变窄。

3 级:中等骨赘,关节间隙明显变窄,伴软骨下骨硬化。

4 级:大量骨赘,关节间隙明显变窄或消失,硬化明显,关节肥大,明显畸形。

最常见的膝骨关节炎诊断标准:①1 个月里多数时间有膝关节疼痛;②关节活动有异常响动;③晨僵<30 分钟;④年龄>40 岁;⑤膝关节肿胀伴弹响。最少存在 1、2、3、4 或

1、2、3、5可诊断膝骨关节炎。

## 五、治疗

1. **基础治疗**　是非常重要,骨关节炎的治疗是一个系统工程,要从心理生理、生活习惯、运动及饮食的多方面考虑。

2. **药物治疗**

(1)解热镇痛药物:包括乙酰氨基酚,盐酸丙帕他莫等。该类药物胃肠道不良反应少,对血小板和凝血机制没有影响,所以对于血友病、胃肠道疾病、出血性疾病和抗凝治疗患者可以应用。美国风湿病学会推荐乙酰氨基酚为骨关节炎镇痛的首选药物。

(2)非甾体抗炎药(NSAIDs):该药物是临床用药量最大的药物之一。在美国有3300万人长期服用此类药物,国内经常使用NSAIDs达1亿人,对炎症和免疫功能紊乱性疾病都有较好的临床效果,主要是对症治疗。

(3)中医中药治疗:中草药治疗骨关节炎有多种,建议用中成药,如活血止痛胶囊,痹祺胶囊等,或者外用贴敷类的膏药等,临床效果明确。

3. **关节内注射治疗**　关节腔内注射治疗操作简单,见效快,有较多应用。常用药物包括皮质激素,如复方倍他米松、醋酸泼尼松龙等,此类注射不宜过多,间隔最少一个月以上。可以加用局部镇痛药物。另外关节腔内注射玻璃酸钠、透明质酸类药物,临床效果得到部分患者认可。以上治疗一定要注意严格无菌操作,以防止感染等并发症。

4. **手术治疗**

(1)关节清理术:关节镜下的关节清理术也是一个创伤小的手术,可以清除炎性滑膜、脱落的关节软骨、卡压破损的半月板组织等。结合调整髌骨股骨位置、髁间窝成形、软骨微骨折等有限治疗,可以缓解患者症状,改善功能。

(2)截骨矫形术:对于合并明显畸形,而关节软骨破坏不是很严重的患者可采用截骨矫形手术,改变力学结构,缓解症状改善功能。

(3)人工关节置换术:如果关节软骨破坏明显,关节间隙消失,患者疼痛活动受限,关节置换手术可以明确解除疼痛,改善功能。

## 六、科普

其实骨关节炎是一大类病,在这里一并介绍治疗很困难。骨关节炎按照部位具体分为肩关节骨关节炎、肘关节骨关节炎、腕关节骨关节炎、手部骨关节炎、下肢髋关节骨关节炎、踝关节骨关节炎、膝关节骨关节炎,其实在关节炎的专著类把脊柱关节炎也包括进去。临床上老年患者最常见的还是膝关节骨关节炎,下面以膝关节骨关节炎为例说明。

膝关节是人体非常重要的负重关节,在行走、蹲起和上下楼梯等活动中起着重要作用。随着年龄的增长,许多中老年人都会受到膝痛的困扰。下面我们将带您了解引起膝痛的常见病——膝关节骨关节炎,并列举一些骨科门诊的常见问题和误区。

1. **膝关节骨关节炎的概念**　膝关节骨关节炎又称为膝关节退行性病变,年龄增长引起的膝关节老化是其最主要的病因,肥胖、重体力劳动等则会增加膝关节老化的速度。

膝关节由髌骨、股骨远端和胫骨近端构成。骨骼的表面覆盖有软骨,胫骨与股骨之间还有半月板作为缓冲结构。关节内的软骨、半月板都会因为长时间的运动磨损而损伤(磨损严重时X片表现为关节间隙变窄)。磨损的软骨又会引起膝关节局部的无菌性炎症反应,引起膝关节发热、肿胀和疼痛等症状。

2. **膝关节骨关节炎的早期症状**

(1)上下楼梯、蹲起、长时间步行、爬山后膝关节疼痛。并且膝痛逐步加重,疼痛发作的次数也不断增加。

(2)关节僵硬,久坐,晨起后膝关节发紧。

活动几分钟后才逐渐感觉正常。

（3）打软腿，感觉膝关节乏力，走路时发软。

（4）膝关节后方紧张，抽筋感，伸直费力。

（5）活动或者着凉后膝关节肿胀、发热。

当出现以上的一种或多种症状时，说明膝关节可能已有早期的骨性关节炎了。

3. 骨性关节炎治疗　当因为膝关节疼痛诊断为骨性关节炎后，需要了解的是膝骨关节炎的基础治疗很重要。我们要从多系统多层次考虑，包括健康教育、生活指导、科学的锻炼、物理治疗和中医治疗等方面，要贯穿于健康人-患者-恢复健康人的整个过程。基础治疗不仅能增强患者对疾病的认识，提升疾病自我管理能力，还能减轻疼痛、改善和维持关节功能，延缓疾病进展，同时也是手术取得满意疗效的重要因素之一。

（1）充分认识到患者与医师的相互配合是治疗膝骨关节炎的关键：骨性关节炎是一种老年病、常见病，是身体老化引起的疾病，并不能治愈或者逆转退变，磨损的软骨和半月板无法再生。所以盲目的大量服用中药，或者针灸，局部用药等听信偏方或者医药广告不能根治，反倒增加对身体的伤害和增加经济上的负担。膝骨关节炎的阶梯系统治疗是目前较流行的观念。

（2）运动和日常生活习惯的方面：患者应当避免不利的因素，建立合理的日常活动方式，如保护受累膝关节，避免长途疲劳奔走、爬山、上下高层楼梯，避免长久站立、跪位、蹲位等。避免重体力劳动和剧烈运动。减轻体重，减少膝关节负重，可以缓解膝骨关节炎的症状。另外，注意保暖可减少炎性反应的疼痛症状。锻炼时应选择关节负荷小、能够维持膝关节活动度又能增加肌肉力量的锻炼，如游泳和骑车是两种合适的运动，骑车时应保证合适的座位高度和踏频。对膝骨关节炎患者推荐的运动为游泳，既能够锻炼腿部肌肉力量和协调性，又在关节负荷最小的状态。

瑜伽和慢跑也是可以选择的运动。适度地进行太极拳、八段锦运动也是合适的锻炼方法。另外，最简单方便有效的是直腿抬高运动，加强股四头肌内侧头的训练。关键是要坚持。

（3）保护关节，戴保护关节的护膝等：发作期可使用手杖、支具等减轻受累关节的负荷。避免穿高跟鞋，穿软、有弹性的"运动鞋"。用适合的鞋垫，对膝关节内侧室 OA 可用楔形鞋垫辅助治疗。

（4）当以上的方式不能缓解疼痛时，应在医师的指导下服用一些非甾体抗炎药或消炎镇痛药物：常用的有芬必得、双氯芬酸钠缓释片、西乐葆等。外用扶他林乳剂或者氟比洛芬巴布膏，其他中药膏药治疗等。中医治疗可以减轻疼痛症状，缓解关节强直，包括按摩、热疗、水疗、针灸、推拿等。应在专业有资质人员指导下进行，注意所用方法可能对膝关节产生的潜在损害，要防止可能对后期治疗造成的不良影响，例如感染。

（5）其他：如果以上效果不佳，可以考虑关节腔注射治疗，多数患者通过以上的非手术治疗可以避免手术。如果非手术治疗无效，身体状况允许时可行外科手术治疗，包括关节镜的微创关节清理术、单髁关节置换术、膝关节表面节置换术等。不同的病变程度选择不同的手术方式，手术为常规的标准手术，恢复快，缓解疼痛症状明确，改善功能明显。

## 七、预防

预防策略从系统学角度出发。骨关节炎是一种多种病因导致的疾病，回顾上述的相关因素，预防措施也从避免危险因素入手，但危险因素有的可以避免有的只能适度限制。对于易感人群，要积极避免可控制的危险因素，如对老年女性，要避免肥胖，控制体重，减少关节损伤因素，避免过多负重。文献报道，降低体重可以使膝骨关节炎的发生率降低 25%～48%。减少关节的损伤因素,对正常人群不建议进行爬山等损伤关节的运动。但要注意加强肌肉力量的训练,尤其是对膝关节骨关节炎患者加强股四头肌力量的训练可以减少膝骨关节炎发生率,缓解其症状。

(关长勇　陶　笙　张子旋)

# 第四节　颈 椎 病

## 一、概述

颈椎病是指由多种原因导致颈椎退行性改变及其继发病例改变累及周围组织结构(神经根、脊髓、椎动脉、交感神经等)所引起的临床表现。仅有颈椎的退行性改变而无临床表现者则称为颈椎退行性改变。颈椎病是导致颈、肩、臂痛的最常见原因之一。其发病率为3.8%～17.6%,男女比例约为6:1。我国一项对1009名体检患者的研究显示,颈椎病患病率更是高达65.32%以上。而且近年颈椎病呈现年轻化,有研究显示,中青年伏案工作者颈椎病发病率为19.22%。

## 二、病因

颈椎病的病因及发病机制尚未完全清楚。一般认为是多种因素共同作用的结果。颈椎间盘的退行性改变及其继发性椎间关节退变是颈椎病的发病基础。针对颈椎病病因,目前有以下3种学说。

1. 机械压迫学说

(1)静态性压迫因素:30岁以后,随着纤维环中弹力纤维含量的逐渐减少、胶原纤维的含量逐渐增多及髓核含水量降低,纤维环耐受牵拉压缩能力减退,出现椎间隙减小、椎间盘膨出或突出。同时由于椎间盘突出继发椎间隙变窄,椎间关节周围韧带松弛,脊柱不稳,机体代偿性在椎体上下缘韧带附着处形成增生骨赘,如椎体后方上下缘发生骨赘增生合并椎间盘突出将进一步加剧椎管内神经根或脊髓的压迫程度。

(2)动态性压迫因素:颈椎后伸时脊髓横截面增加、脊髓变粗变短,颈椎后方黄韧带由于颈椎间盘突出、椎间隙变窄变得高度松弛,甚至代偿性黄韧带肥厚。颈椎后伸导致黄韧带产生褶皱从后方突入椎管,加上前方存在的椎间盘突出和(或)椎体后缘增生骨赘,将加剧椎管内脊髓神经受压情况。

2. 不稳定学说　颈椎不稳定主要表现在颈椎屈伸位时角度>11°和(或)颈椎前后位移超过3 mm。此时,脊髓腹侧可能因为不稳定受到椎体后方增生骨赘的反复刺激而出现相关脊髓受损的病例表现。同时颈椎不稳定可导致小关节、纤维环及周围韧带内交感神经末梢受刺激,通过窦椎神经反射引起脊髓及神经根周围滋养血管痉挛收缩导致局部一过性缺血,如反复发生一过性缺血将导致脊髓缺血再灌注损伤,对脊髓和神经根产生病理性损害。

3. 血供障碍学说　有研究发现,脊髓损伤区域与脊前动脉供血区域基本一致,推测椎间盘突出和(或)骨赘增生压迫脊前动脉导致脊髓缺血引起相应症状。特别是当颈部屈曲,脊髓腹侧受前方突出间盘和(或)增生骨赘压迫后前后径变小,同时脊髓侧方受到间接应力导致横径增加,脊髓前中央动脉横向分支受横向牵拉而变细,导致脊髓前2/3缺血,如联合后方黄韧带肥厚使得椎管狭窄,脊髓前后受压缺血,导致相应症状出现。

## 三、分型

根据受累组织和结构的病理变化不同,颈椎病分为神经根型、脊髓型、交感神经型、椎动脉型、颈型(又称软组织型)、其他型(目前主要指食管压迫型)。如果两种以上类型同时存在,则称为"混合型"。

1. 神经根型颈椎病　发病率最高,占60%～70%,多为单侧单根发病,也有双侧多根发病者。多见于 30—50 岁,但随着日常生活及工作习惯改变,越来越年轻化。起病缓慢,也有急性发作,多数患者无明显外伤史,多与不良生活及工作习惯相关,男性多于女性。

2. 脊髓型颈椎病　发病率为 12%～30%,致残率高。一般起病缓慢,以 40—60 岁人群为主。多数患者无明显外伤史,可与神经根型颈椎病同时发生。

3. 交感型颈椎病　多数表现为交感神经兴奋的症状,少数为交感神经抑制。症状往往与体位或活动有明显关系,坐站时症状加重,卧位时缓解或消失。颈部活动多时加重,休息可缓解。

4. 椎动脉型颈椎病　当头偏向一侧时,同侧椎动脉受压导致椎动脉一过性血供减少,正常情况下对侧椎动脉可代偿。当出现椎间盘突出、椎体后缘及钩椎关节增生时,因椎间隙变窄,椎动脉发生短缩扭曲,此时头偏向一侧,椎体后缘及钩椎关节增生骨赘可直接压迫椎动脉导致一过性痉挛,引起椎基底动脉供血不足出现相应症状。

5. 颈型颈椎病(又称软组织型)　指由于颈椎椎间盘退变、突出导致患者以颈痛为主要临床表现的颈椎病。难以与颈部软组织劳损、炎症相鉴别。由于颈 2～4 神经根前支支配颈长肌、斜角肌和胸锁乳突肌及颈前部皮肤,后支支配枕颈部的韧带、肌肉及皮肤。但颈 2～4 神经根受累时,可引起上述部分肌肉痉挛及疼痛。

6. 其他型颈椎病(目前主要指食管压迫型)　指由于颈椎前缘巨大骨赘压迫食管并严重影响食管蠕动的颈椎病,以单间隙多见。

## 四、临床表现

1. 神经根型颈椎病

(1)症状:早期可出现颈痛和颈部发僵,主要症状是上肢放射性疼痛或麻木。有的患者患侧上肢感觉沉重、握力减退,有时出现持物坠落。可有血管运动神经的症状,如手部肿胀等。晚期可以出现肌肉萎缩。

(2)体征:颈部强直、活动受限。椎间孔部位出现压痛并伴上肢放射性疼痛或麻木,或者使原有症状加重,具有定位意义。椎间孔挤压试验、臂丛神经牵拉试验、椎间孔分离试验可阳性。

2. 脊髓型颈椎病

(1)症状

①一侧或双侧上肢或下肢麻木、无力、沉重感,上肢不能完成精细动作,下肢出现步态不稳、行走困难、有踩棉感。严重者双下肢呈痉挛性瘫痪,卧床不起,生活不能自理。

②躯干部出现"束带感",下肢可有烧灼感、冰凉感。

③部分患者出现膀胱和直肠功能障碍。

(2)体征:颈部多无体征。上肢或躯干部出现节段性分布的浅感觉障碍区,深感觉多正常,肌力下降,双手握力下降。四肢肌张力增高,可有折刀感;腱反射活跃或亢进;髌阵挛和踝阵挛阳性。病理反射阳性。浅反射如腹壁反射、提睾反射减弱或消失。

3. 交感型颈椎病

(1)症状:出现交感神经支配区域的异常症状,如头晕、头痛等,眼、耳、鼻、喉、部症状,胃肠道症状,心血管症状,皮肤排汗及感觉异常等。

(2)体征:没有明显特异体征,可有颈椎棘突间或椎旁小关节周围的软组织压痛,有时还可伴有心率、心律、血压等的变化。

4. 椎动脉型颈椎病

(1)症状:发作性眩晕、昏迷,有时伴随恶心、呕吐、耳鸣或听力下降,这些症状与颈部位置改变有关。下肢突然无力猝倒,但是意识清醒,多在头颈处于某一位置时发生。

(2)体征:没有明显特异体征,上述症状可与颈部位置改变、活动有关。

**5. 颈型颈椎病**

（1）症状：以颈部疼痛为主要临床表现，缺乏特异性表现，难以与颈部软组织劳损、炎症相鉴别。

（2）体征：没有特异性体征，采取牵引、理疗、肌肉松弛等治疗后可缓解症状。

**6. 其他型颈椎病**

（1）症状：以出现吞咽困难为临床特征，最开始以咽下较干固体食物不顺畅为首发症状。导致吞咽困难与骨赘位置和形状相关。骨赘发生在 C4～5 和 C5～6 椎间隙时由于影响喉部上下滑移可出现吞咽困难表现。如增生骨赘不超过 1cm，则发生在 C3～4 和 C6～7 椎间隙的骨赘一般不引起吞咽困难表现，如 C3～4 和 C6～7 椎间隙增生骨赘超过 1.5cm，则也可出现吞咽困难表现。

（2）体征：没有特异体征。上述症状主要发生在吞咽时，从早期对咽下较干固体食物不顺畅，到只能进食半流食，甚至流食，个别可发展为滴水不进的程度。

## 五、辅助检查

X 线检查（如颈椎正侧位片、颈椎伸屈动态侧位片、左右斜位片，必要时拍摄颈 1～2 开口位片）、颈部 MRI、CT；血管检查［如椎动脉超声、椎动脉造影、经颅彩色多普勒、数字减影血管造影技术（DSA）、磁共振血管造影（MRA）可探查椎动脉、基底动脉血流］。

## 六、诊断与鉴别诊断

**1. 神经根型颈椎病**　具有根性分布的症状（麻木、疼痛）和体征；椎间孔挤压试验和（或）臂丛牵拉试验阳性；影像学所见与临床表现基本相符合；排除颈椎外病变所致的疼痛。

**2. 脊髓型颈椎病**　出现颈脊髓损害的临床表现；影像学显示颈椎退行性改变、颈椎管狭窄，并证实存在与临床表现相符合的颈脊髓压迫；除外进行性肌萎缩性脊髓侧索硬化症、脊髓肿瘤、脊髓损伤、继发性粘连性蛛网膜炎、多发性末梢神经炎等。

**3. 交感神经性颈椎病**　尚缺乏客观的诊断指标。出现交感神经功能紊乱的临床表现、影像学显示颈椎节段性不稳定。对部分症状不典型的患者，如果行星状神经节封闭或颈椎高位硬膜外封闭后，症状有所减轻，则有助于诊断。

**4. 椎动脉型颈椎病**　曾有猝倒发作，并伴有颈性眩晕；旋颈试验阳性；影像学显示节段性不稳定或钩椎关节增生；除外其他原因导致的眩晕；颈部运动试验阳性。

**5. 颈型颈椎病**　具有典型的落枕史及上述颈项部症状体征；影像学检查可正常或仅有生理曲度改变或轻度椎间隙狭窄，少有骨赘形成。

**6. 其他型颈椎病**　食管型颈椎病具有明确进行性吞咽困难病史，影像学检查提示颈椎前方巨大骨赘形成；食管镜或影像学检查排除食管和纵隔占位性病变。

## 七、治疗

**1. 非手术治疗**

（1）一般治疗

①纠正不良姿势，避免颈椎劳累是治疗颈椎的基础。

②运动方案，包括颈椎柔韧性练习、颈肌肌力训练、颈椎矫正训练等。

（2）药物治疗

①非甾体抗炎药，如双氯芬酸钠、塞来昔布、布洛芬等。

②脱水、减轻神经根水肿，七叶皂苷钠 10～20 μg，每日 1 次；甘露醇 125ml，每日 2 次；地塞米松 5～10 mg，每日 1 次，入壶。

③营养神经等类药物，如甲钴胺、维生素 $B_1$ 等。

④扩张血管，改善微循环。

⑤改善骨代谢。

⑥中药治疗。

（3）物理治疗：常用治疗方法有中频电疗法、超声波治疗、超声电导靶向透皮给药治疗、直流电离子导入疗法等。

（4）牵引治疗：治疗时必须掌握牵引力的方向（角度）、重量和牵引时间三大要素，才能取得牵引的最佳治疗效果。

①注意事项：年老体弱者宜牵引重量轻些，牵引时间短些；年轻力壮者则可牵引重些长些。牵引过程要注意观察询问患者的反应，如有不适或症状加重者应立即停止牵引，查找原因并调整更改治疗方案。

②禁忌证：脊髓受压明显、节段不稳严重者；年迈椎骨关节退行性变严重、椎管明显狭窄、韧带及关节囊钙化骨化严重者；牵引后有明显不适或症状加重，经调整牵引参数后仍无改善者。

（5）矫形支具：最常用的有颈围、颈托，可应用于各型颈椎病急性期或症状严重的患者。

2. 手术治疗　主要是解除由于椎间盘突出、骨赘形成或韧带钙化所致的对脊髓或血管的严重压迫，以及重建颈椎的稳定性。在临床工作中要合理把握手术适应证。可根据具体情况采用颈椎前路手术或后路手术。

（1）前路手术

①颈椎前路椎间盘切除椎体间植骨融合术（ACDF）。

②颈椎前路椎体次全切除椎体间植骨融合术。

③颈椎间盘切除前路非融合手术，前路内固定方法最常用的是颈椎前路钉板系统。

（2）后路手术

①颈椎椎板成形术。

②颈椎椎板切除术。

（3）后路内固定方法

①颈椎侧块螺钉固定技术。

②颈椎椎弓根螺钉固定技术。

（于　龙　郑晓勇）

# 第五节　腰椎间盘突出症

## 一、定义

腰椎间盘突出症是腰椎间盘在各种内外因素的作用下发生退变，使得脊柱内外力学平衡失调，纤维环破裂，髓核突出，刺激或压迫脊神经根、马尾神经而引起的，以腰腿痛为主的一种综合征。常见症状是腰背痛和坐骨神经痛。

## 二、病因

本病主要原因是椎间盘退行改变，外伤则是其发病的重要原因之一，除退变和外伤因素外，遗传因素也与腰椎间盘突出有关。吸烟、肥胖是腰椎间盘突出症的易发因素。而导致的椎间盘突出症的诱发因素较为复杂，目前尚无明确定论，可能诱发因素包括以

下几种。

1. 腰部过度负荷　长期体力劳动和腰部负重，会导致椎间盘早期退变；而经常弯腰提取重物，使椎间盘内压力增加，易引起纤维环破裂，髓核突出。

2. 腰部外伤　在腰部失去腰背肌保护的情况下，腰部的急性损伤，可造成椎间盘突出。

3. 腹内压增加　剧烈地咳嗽、打喷嚏、憋气、便秘等，常可使腹内压力升高而影响椎节与椎管间的平衡状态，造成髓核突出。

4. 不适当体位　在日常生活中，不当的生活习惯，当腰部处于屈位的情况下，如突然加以旋转易诱发髓核突出。

5. 其他　如长期的颠簸状态，先天的脊柱畸形等。

## 三、临床表现

1. 症状

（1）腰痛：是大多数患者的临床表现，常为患者首发症状。多数患者先有反复腰痛，之后再出现腿痛，部分是腰腿痛同时发生，也有仅腿痛无腰痛。腰痛主要由于突出的椎间盘刺激椎管内窦椎神经引起，表现为弥漫性钝痛。

（2）坐骨神经痛：由于腰椎间盘突出症好发于腰 4-5 及腰 5 骶 1，因此绝大多数患者可出现坐骨神经痛的表现。典型表现为自腰骶部向臀部、大腿后外侧、小腿外侧（腰 5 神经根受累）或后外侧（骶 1 神经根受累）至足背（腰 5 神经根受累）或足外侧甚至足底放射痛（骶 1 神经根受累）。腰 3-4 椎间盘突出可出现股神经支配区域大腿前方的疼痛或麻木。

（3）马尾神经受累：马尾神经损害可引起便秘、排便困难，尿频、尿急、尿潴留或尿失禁，鞍区感觉减退或消失及性功能障碍。

2. 体征

（1）腰椎代偿性侧弯：侧弯方向与突出椎间盘与神经根位置关系，如突出椎间盘位于神经根肩上，则躯干向健侧弯曲，如突出椎间盘位于神经根腋下，则躯干向健患侧弯曲。

（2）腰部活动受限：患者因腰痛可出现不同程度的活动受限，特别是前屈动作可加重患者腰痛及下肢放射痛，导致患者出现明显活动受限。

（3）腰椎棘突间或椎旁压痛：多数患者在突出节段的棘突间或椎旁可出现叩压痛，严重者可诱发坐骨神经放射痛。

（4）神经受损体征：根据突出压迫的不同神经根可出现神经根支配区域皮肤浅感觉减退或消失。L4 神经根受累，出现小腿内侧皮肤浅感觉减退，股四头肌肌力和（或）胫前肌肌力减退，膝腱反射减弱。L5 神经根受累，出现小腿外侧及足背第 1～2 足趾间感觉减

退，踇背伸和（或）胫前肌肌力减退。S1 神经根受累，出现足外侧皮肤浅感觉减退，足跖屈肌力下降，跟腱反射减弱或消失。

（5）直腿抬高试验及加强试验：即 Laseque 征。患者仰卧，检查者站在患者一侧，一手托起患者踝关节，另一只手置于大腿前方保持膝关节伸直，缓慢将下肢抬高，如出现同侧下肢放射性疼痛（＜70°），则为阳性。当出现阳性时缓慢降低患肢高度，当放射痛消失时维持患肢高度，同时背伸同侧踝关节，如再次出现下肢放射痛，则为加强试验阳性。如抬高一侧下肢，诱发对侧下肢放射痛，则为交叉试验阳性，提示突出较大或中央型突出。主要用于判断 $L_4$-$S_1$ 椎间盘突出患者。

（6）股神经牵拉试验：患者俯卧，患侧髋关节和膝关节保持伸直，将下肢抬起使髋关节过伸，如出现大腿前方放射痛则为阳性。

## 四、辅助检查

1. 腰椎 X 线片　单纯 X 线片不能直接反映是否存在椎间盘突出，但 X 线片上有时可见椎间隙变窄、椎体边缘增生等退行性改变，是一种间接的提示，部分患者可见脊柱偏斜、脊柱侧凸。此外，X 线片可以发现有无结核、肿瘤等骨病，有重要的鉴别诊断意义。

2. CT 检查　可较清楚地显示椎间盘突出的部位、大小、形态和神经根、硬脊膜囊受压移位的情况，同时可显示椎板及黄韧带肥厚、小关节增生肥大、椎管及侧隐窝狭窄等情况，对本病有较大的诊断价值，目前已普遍采用。

3. MRI 检查　MRI 无放射性损害，对腰椎间盘突出症的诊断具有重要意义。MRI 可以全面地观察腰椎间盘是否病变，并通过不同层面的矢状面影像及所累及椎间盘的横切位影像，清晰地显示椎间盘突出的形态及其与硬膜囊、神经根等周围组织的关系。另外，可鉴别是否存在椎管内其他占位性病变。

但对于突出的椎间盘是否钙化的显示不如 CT 检查。

4. 其他 电生理检查(肌电图、神经传导速度与诱发电位)可协助确定神经损害的范围及程度,观察治疗效果。实验室检查主要用于排除一些疾病,起到鉴别诊断作用。

### 五、诊断与鉴别诊断

1. 诊断 依据详细准确的询问病史、体征、腰椎 X 线片及定位准备和高分辨率 CT 扫描、MRI 等综合诊断。如腰痛或放射性腿痛、腿麻无力、大小便功能变化、腰部表现、特殊体征等。X 线摄片检查:脊柱侧弯,腰生理前凸消失,相邻边缘可有骨赘增生。CT、MRI 检查可显示椎间盘突出的部位及程度。

2. 鉴别诊断 需与腰肌劳损、腰椎小关节紊乱、腰椎管狭窄症、腰椎结核、椎体转移瘤、神经根及马尾肿瘤、髋关节骨关节病或股骨头无菌性坏死、梨状肌综合征及盆腔疾病相鉴别。

### 六、治疗

1. 非手术治疗

(1)一般治疗:卧床休息、物理疗法(包括超短波、微波电疗、低频脉冲电疗、电脑中频电疗、远红外热疗、TDP 电磁波治疗等)、牵引治疗、推拿按摩、硬膜外或神经根阻滞对腰椎间盘突出症均有一定疗效。

(2)药物治疗

①非甾体抗炎药:如双氯芬酸钠、塞来昔布、布洛芬等及曲马朵等镇痛药。

②脱水、减轻神经根水肿:七叶皂苷钠 10、20$\mu$g,每日 1 次;甘露醇 125 ml,每日 2 次;地塞米松 5～10mg,入壶,每日 1 次。

③营养神经等类药物:如甲钴胺、维生素 $B_1$ 等。

④其他:扩张血管,改善微循环及中药治疗。

2. 手术治疗 适用于病情重,有广泛严重下肢肌力减退、感觉减退及马尾神经损害者,多属巨大中央型突出、破裂型或游离型突出;伴有严重的腰椎管狭窄;合并腰椎峡部不连及脊柱滑脱者,较重的退行性滑脱、节段性失稳和腰椎管狭窄者;对突出的髓核钙化骨化者、较重的高位腰椎间盘突出症、极外侧腰椎间盘突出症、伴有软骨板破裂、原位复发的腰椎间盘突出症,适应证应当放宽一些;非手术治疗 2～3 个月症状无明显缓解或加重,严重影响生活质量者。

(1)椎板间开窗间盘切除术。

(2)微创治疗:①髓核化学溶解法、激光椎间盘汽化、臭氧、一氧化氮、等离子射频消融;②经皮穿刺腰椎间盘切除术。③腔镜下椎间盘切除术,包括后外侧椎间孔镜下椎间盘切除术、后路经椎板间隙入路内镜下椎间盘切除术、前路腹腔镜下椎间盘切除术。

(王天天 肖 漓 张子旋 乔 娟)

## 第六节 退变性腰椎管狭窄症

### 一、定义

腰椎管狭窄症是指腰椎管内神经根管、侧隐窝或椎间孔因骨性或纤维性增生、移位,导致一个或多个平面管腔狭窄,压迫马尾、神经根或血管而产生临床症状的综合征。老年人发病率较高,50 岁以上人群发病率为 1.7%～8%,女性高于男性。腰椎管狭窄合并腰椎滑脱的发生率女性明显高于男性。

### 二、分型

1. 解剖学分型

(1)中央椎管狭窄:指椎管中央矢状径＜

10mm 为绝对狭窄,10～13mm 为相对狭窄。

(2)神经根管狭窄:指的是神经根自硬膜囊根袖部发出,斜向下至椎间孔外口的通道。

(3)侧隐窝狭窄:侧隐窝是椎管向侧方延伸的狭窄间隙,分为入口区、中间区及出口区,侧隐窝存在于腰 4、5 处,侧隐窝前后径＜3 mm 为狭窄(正常 5 mm 以上)。

2. 病因学分型　分为原发性及继发性。临床上退变性腰椎管狭窄最常见。

3. 以临床为基础的分型　分为典型和复杂型。典型者通常指患者既往无腰椎手术史,无腰椎失稳,＜1°的退变性滑脱和＜20°的退变性侧弯。复杂型则有腰椎手术史、存在腰椎不稳、＞1°退行性滑脱和＞20°的退变性侧弯。

### 三、病因

主要由于三关节复合体退变所致,包括椎间盘、上下椎体和关节突关节。可起始于某一关节,最终三关节均受累及。以黄韧带肥厚、椎小关节增生、椎板骨质增生、椎体后缘骨赘形成、后纵韧带肥厚或钙化可合并椎间盘突出、峡部裂、腰椎滑脱及脊柱侧弯等为病理特征。

### 四、临床表现

1. 症状

(1)间歇性跛行:是腰椎管狭窄症的典型症状,患者步行数十米或数百米后,出现一侧或双侧下肢疼痛、麻木、无力,以至跛行等;但当稍许蹲下或坐下休息数分钟后,又可继续步行。

(2)坐骨神经痛:椎管狭窄会引起相应的神经根受压迫或受刺激症状,出现酸痛、麻痛、胀痛等持续性放射性神经根症状,疼痛的程度视病情而不同。

(3)下腰痛:也是椎管狭窄症患者常见的临床症状。

(4)马尾神经受累表现:患者可能出现马尾神经受压迫所致的相关症状。

2. 体征　表现为"症状重、体征轻"的特点。常见腰椎前凸变平、后伸活动受限明显、前屈活动往往不受限制,直腿抬高试验阴性。神经根管狭窄严重者,可出现下肢感觉及肌力减退、腱反射减退或消失、直腿抬高试验阳性。

### 五、检查

1. 腰椎 X 线片　不能直接反映是否存在椎间盘突出,但 X 线片上有时可见椎间隙变窄、椎体边缘增生等退行性改变,是一种间接的提示,部分患者可见脊柱偏斜、脊柱侧凸。此外,X 线片可以发现有无结核、肿瘤等骨病,有重要的鉴别诊断意义。

2. CT 检查　可较清楚地显示椎间盘突出的部位、大小、形态和神经根、硬脊膜囊受压移位的情况,同时可显示椎板及黄韧带肥厚、小关节增生肥大、椎管及侧隐窝狭窄等情况,对本病有较大的诊断价值,目前已普遍采用。

3. MRI 检查　MRI 无放射性损害,对腰椎间盘突出症的诊断具有重要意义。MRI 可以全面地观察腰椎间盘是否病变,并通过不同层面的矢状面影像及所累及椎间盘的横切位影像,清晰地显示椎间盘突出的形态及其与硬膜囊、神经根等周围组织的关系,另外可鉴别是否存在椎管内其他占位性病变。但对于突出的椎间盘是否钙化的显示不如 CT 检查。

4. 其他　电生理检查(肌电图、神经传导速度与诱发电位)可协助确定神经损害的范围及程度,观察治疗效果。实验室检查主要用于排除一些疾病,起到鉴别诊断作用。

### 六、诊断与鉴别诊断

1. 诊断　依据病史、体征及辅助检查综合诊断:

(1)有慢性腰痛史,部分患者有外伤史。

（2）多发生于 40 岁以上的体力劳动者。

（3）长期反复的腰腿痛和间歇性跛行（最具诊断价值），严重者可引起尿频或排尿困难。

（4）下肢肌萎缩，腱反射减弱，腰背伸明显受限。

（5）X 线、脊髓造影、CT 和 MRI 等辅助检查。

2. 鉴别诊断　鉴别引起间歇性跛行的原因，除外脊髓受压引起的脊髓源性间歇性跛行（脊髓型颈椎病、胸椎管狭窄症或椎管内肿瘤）及下肢动脉供血不足所致的血管源性间歇性跛行（血栓闭塞性脉管炎）。

## 七、治疗

1. 非手术治疗　卧床休息或制动，腰部理疗，推拿按摩和针灸、有氧运动等有助于水肿消退，而慢性腰椎管狭窄者，可练习腹肌，使腰椎管生理前凸骨盆倾斜得到暂时减轻，从而缓解症状，此仅对早期病例有效。药物

治疗与腰椎间盘突出症相似。此外，硬膜外类固醇注射可能会缓解腰椎管狭窄引起的下肢根性症状，但是仍然广受争议。

2. 手术治疗

（1）手术适应证

①非手术治疗不能控制且不能耐受的严重神经根反射痛。

②非手术治疗 2～3 个月症状无法缓解者。

③严重的神经压迫和进行性神经功能丧失。

④有排尿功能障碍或显著进行下肢无力等马尾综合征表现的患者应急诊手术。

⑤间歇性跛行行走距离不足 200 米者。

（2）手术方式

①椎板减压术，包括全椎板减压术、半椎板减压术、椎板间开窗术等。

②腰椎融合与非融合手术等。

（于浩天　纪冉冉）

# 第七节　退变性腰椎滑脱

## 一、定义

退变性腰椎滑脱（degenerative lumbar spondylolisthesis）是指在退变的基础上出现上位椎体相对于下位椎体的滑移，不伴椎弓根峡部的缺损。大都发生于 50 岁以上中老年人群，男女发病率为 1 ∶（4～6）。常发生在腰 4-5 节段，占 85% 以上。腰 4 滑脱发生率比其他节段高 6～9 倍，其他依次为腰 3-4、腰 2-3、腰 5 骶 1。

## 二、病因

目前病因不是很清楚，可能与以下因素有关：关节角（更倾向于矢状位），椎弓根-关节突角，腰 5 骶化，腰椎过度前凸，椎旁肌或腹肌薄弱，肥胖，妊娠，韧带松弛，骨质疏松，

绝经或卵巢切除术后，糖尿病等。

## 三、临床表现

多数退变性滑脱早期可以长期无症状。如出现症状有以下几种临床表现。

1. 腰痛　以机械性下腰痛为特点，与姿势和活动有关。站立和行走时疼痛加重，卧床可缓解。由于退变的椎间盘和髓核失水导致椎板终板应力分布异常所致。

2. 神经源性间歇性跛行　滑脱可导致椎管矢状径减少，同时滑脱常因为不稳合并椎间骨赘增生、关节突增生、韧带肥厚钙化等再稳定机制，如再合并椎间盘突出，则综合因素导致腰椎管狭窄，出现神经源性间歇性跛行（具体表现参见腰椎管狭窄症章节）。

3. 下肢放射性疼痛　滑脱导致椎间骨

赘增生、关节突增生、韧带肥厚钙化等再稳定机制可导致神经根管狭窄出现神经根压迫引起的下肢放射性疼痛,甚至麻木。如合并严重椎管狭窄的患者,还可能出现马尾综合征表现(鞍区麻木、大小便功能障碍等)。

4. 体征　退变性滑脱体征与腰椎管狭窄症类似,常表现为症状重体征轻。可能出现以下体征。

(1)姿势异常,患者弯腰或屈髋行走。

(2)相应节段棘突间隙叩压痛阳性。

(3)小关节退变引起的腰通,在双侧椎旁可有压痛点。

(4)腰部活动受限。

(5)如出现神经根管狭窄,可出现相应受累神经根支配区域皮肤浅感觉减退或消失,腱反射减弱或消失、肌力减退。

(6)合并严重椎管狭窄者可鞍区感觉麻木。

## 四、检查

1. 腰椎 X 线片　站立位腰椎正侧位 X 线片、前屈后伸动力位及双斜位 X 线片可显示腰椎椎体前滑脱或后滑脱,并评估是否存在脊柱不稳及是否存在峡部断裂,同时还可观察椎间隙变窄、椎板硬化、骨赘增生、关节突增生、是否存在移行椎等序列异常等。此外,X 线片可以发现有无结核、肿瘤等骨病,有重要的鉴别诊断意义。退变性滑脱一般较轻,多为 1 度。

2. CT 检查　可较清楚地显示滑脱节段、程度、峡部是否完整,椎间盘突出、大小、形态和神经根、硬脊膜囊受压移位的情况,同时可显示椎板及黄韧带肥厚、小关节增生肥大、椎管及侧隐窝狭窄等情况。相比 MRI,CT 有助于判断退变性滑脱导致椎管狭窄是骨性还是软组织源性。

3. MRI 检查　无放射性损害,对退变性腰椎滑脱可清楚显示滑脱部位、程度、椎间盘突出退变情况、神经根管、主椎管狭窄程度、对神经根硬膜囊压迫情况、椎间孔狭窄等的诊断具有重要意义。

## 五、诊断及鉴别诊断

1. 诊断　依据病史、体征及辅助检查综合诊断。有慢性腰痛史,部分患者有外伤史;多发生于 50 岁以上的人群;长期反复的腰腿痛和(或)间歇性跛行,严重者可引起马尾综合征表现;下肢肌萎缩,腱反射减弱,腰背伸明显受限;X 线、CT 和 MRI 等辅助检查。

2. 鉴别诊断　需与主要包括各种原因引起的腰痛和(或)下肢放射痛的疾病鉴别诊断,如腰椎急慢性损伤、炎症、肿瘤、腰椎间盘突出症及髋、膝关节疾病、闭塞性脉管炎引起的血管源性间歇性跛行、周围神经炎等。

## 六、治疗

1. 非手术治疗

(1)卧床休息:建议休息 3~5 周。

(2)药物治疗:常用非甾体抗炎镇痛药、肌肉松弛剂等对症治疗。如疼痛缓解不著可用中枢类镇痛药。

(3)物理治疗:有助于缓解肌肉疲劳,减轻腰痛,可短时间佩戴腰围缓解急性疼痛(4 周左右)。

2. 手术治疗

(1)适应证:包括持续或反复发作的腰痛和(或)腿痛或间歇性跛行经非手术治疗 3 个月以上无法缓解,严重影响生活及工作者;严重的神经压迫和进行性神经功能丧失;有排尿功能障碍或显著进行性下肢无力等马尾综合征表现的患者应急诊手术。

(2)手术方式:包括单纯椎板切除减压术,单纯融合术,减压合并无内固定融合,减压合并内固定融合。

(罗展鹏　韩　悦)

# 第八节　退变性腰椎侧凸

## 一、定义

退变性腰椎侧凸是指由于脊柱退行性变而引起的侧凸畸形,其 Cobb 角>10°<40°,又称老年性腰椎侧凸。以随年龄增长而出现节段性失稳和由此引起的进行性畸形和疼痛为特点。

## 二、病因

发病原因尚不清楚,可能由椎间盘退变、小关节退变及骨质疏松综合因素导致。

1. 椎间盘进行性退变　椎间隙高度丢失,引起双侧关节突不对称性损伤,脊柱失稳后,椎体向一侧倾斜,发生侧向移位或前后滑脱,引起腰椎侧凸。

2. 关节突退变　导致后方结构不稳,可加剧椎间盘退变,并继发关节突增生、关节囊肥厚、关节排列关系改变(冠状位变矢状位)等机体代偿机制,出现椎体倾斜旋转或侧方移位。

3. 骨质疏松　有研究认为,腰椎侧凸可能继发于骨质疏松引起的压缩骨折,非对称性压缩骨折可加剧侧凸程度。侧凸发生后,负重较大的凹侧可进一步发生骨小梁骨折,导致侧凸进一步加重。

## 三、临床表现

1. 症状

(1)腰痛:是退变性腰椎侧凸最常见临床表现,约占 90%。可发生在凸侧或凹侧。在脊柱背伸时加重,患者坐下或弯腰症状缓解不明显。这点与腰椎管狭窄不同。卧床腰痛可缓解,站立或负重加重。

(2)根性症状和间歇性跛行:神经根受压或椎管狭窄者可出现根性症状或间歇性跛行。腰 3、4 神经根症状多发生在凹侧,常因为椎间孔或椎间孔外受压引起。腰 5、骶 1 神经根症状多发生在凸侧,因为神经根受牵拉引起。

2. 体征　侧凸较重者,可见明显侧凸畸形,椎旁压痛、肌紧张(以凸侧为著)。如合并腰椎管狭窄或神经根受压,可出现相应节段神经根受累体征。

## 四、检查

1. X 线片　应包括站立位腰椎正位及屈伸位、站立全脊柱正侧位、卧位全脊柱左右弯曲位片,腰椎动力位及弯曲位 X 线片有助于评估腰椎稳定性和侧凸的柔韧性。全脊柱 X 线片可很好评估冠状位和矢状位平衡情况。观察指标包括:腰椎侧凸 Cobb 角、侧凸顶椎及上下端椎、顶椎偏移度、顶椎倾斜角、椎体旋转度、全脊柱的冠状位平衡、全脊柱矢状位平衡、腰椎前凸角、骨盆入射角、骶骨倾斜角、骨盆倾斜角。

2. CT 检查　有助于评估椎体旋转、凸侧椎体边缘骨赘形成、凹侧关节突增生退变、椎弓根变形,还可鉴别椎管内致压因素是骨性还是软组织源性。

3. MRI 检查　无放射性损害,对退变性腰椎侧凸可清楚显示滑脱部位、程度、椎间盘突出退变情况、神经根管、主椎管狭窄程度、对神经根硬膜囊压迫情况、椎间孔狭窄等的诊断具有重要意义。

## 五、诊断

退变性腰椎侧凸依据病史、体征及辅助检查综合诊断。

## 六、治疗

1. 非手术治疗　适用于症状较轻者,包括腰背肌锻炼;非甾体抗炎镇痛药;肌肉松弛药;理疗;硬膜外、关节突及选择性神经根封闭;抗骨质疏松治疗;外固定支具缓解进行腰背痛,不建议长时间佩戴以避免肌肉失用性萎缩。

2. 手术治疗

(1)手术适应证:包括进行性加重的腰背痛和间歇性跛行;严重的神经压迫和进行性神经功能丧失;进行性加重腰椎侧凸;合并冠

状位和矢状位失衡;有排尿功能障碍或显著进行下肢无力等马尾综合征表现的患者应急诊手术。

(2)手术方式:包括单纯椎板切除减压术,减压合并短节段固定融合,减压合并长节段内固定融合。

# 第九节　脊柱结核

## 一、定义

脊柱结核(spinal tuberculosis)是因循环障碍及结核感染引起椎体病变所致。受累的脊柱表现有骨质破坏及坏死,有干酪样改变和脓肿形成。椎体因病变和承重而发生塌陷,使脊柱形成弯度,棘突隆起,背部有驼峰畸形,胸椎结核尤为明显。

## 二、流行病学

根据 WHO 世界结核年报(2021)统计,2020 年有 990 万人新感染结核,与 2019 年相比,发病率下降了 1.9%,HIV 阴性的人群中有 130 万人死于结核病,HIV 阳性人群中有 21.4 万人死于结核病;相比于 2019 年,死亡人数有所升高。2020 年中国新发病例数占全球 8.5%,位列第二。有研究资料显示,我国现在约有结核患者 451 万,其中脊柱结核发病率占结核病总人数的 3%~5%,占肺外结核的 15%。脊柱结核约占骨关节结核总数的一半,所有脊柱均可受累。以腰椎为多见,胸椎次之,胸腰段占第 3 位,颈椎和骶椎较少见。其中椎体结核约占 99%、椎弓结核占 1%左右。

## 三、临床表现

1. 全身症状　起病隐渐,患者倦怠无力,食欲减退、午后低热、盗汗和消瘦等中毒症状,偶见少数病情恶化急性发作,体温 39℃左右。相反,有病例无上述低热等全身

症状,仅感患部钝痛或放射痛。

2. 局部症状

(1)疼痛:患处钝痛与低热等全身症状多同时出现,在活动、坐车震动、咳嗽、打喷嚏时加重;夜间疼痛可加重。

(2)姿势异常:由于疼痛致使椎旁肌肉痉挛而引起,颈椎结核患者常有斜颈、头前倾、颈短缩和双手托着下颌等。

(3)脊柱畸形:颈椎和腰椎注意有无生理前凸消失,胸椎有无生理后凸增加等。

(4)寒性脓肿:就诊时 70%~80%脊柱结核并发有寒性脓肿。

(5)窦道:脊柱结核并发寒性脓肿可扩展至体表,经治疗可自行吸收,或自行破溃形成窦道。

(6)脊髓压迫征:结核病灶造成脊髓压迫可出现四肢神经功能障碍等。

## 四、检查

1. 实验室检查　血常规可见白细胞或中性粒细胞升高,血沉增快,痰涂片可能为阴性,伴有肺结核时可出现阳性,病理结核杆菌培养可见阳性,少数亦出现阴性,PPD 阳性,实验阳性、PCR、T-SPOT 试验(结核菌感染T 细胞干扰素释放检测)阳性、T 淋巴细胞亚群分析等。

2. 物理检查

(1)X 线检查

①骨关节改变:X 线片上以骨质破坏和椎间隙狭窄为主。一般在发病后 2 个月内没

有阳性 X 线征象。因此,对可疑病例需重复摄片或采用其他检查。中心型的骨质破坏集中在椎体中央,侧位片比较清楚,椎体压缩成楔形发展迅速,呈前窄后宽。也可以侵犯至椎间盘,累及邻近椎体。边缘型的骨质破坏集中在椎体的上缘或下缘,很快侵犯至椎间盘,表现为椎体终板的破坏和进行性椎间隙狭窄,并累及邻近两个椎体。边缘型的骨质破坏与楔形压缩不及中心型明显,故脊柱后凸不重。

②寒性脓肿:在颈椎侧位片上表现为椎前软组织影增宽、气管前移;胸椎正位片上可见椎旁增宽软组织影,可为球状、梭状或筒状,一般并不对称。在腰椎正位片上腰大肌脓肿的表现为一侧腰大肌阴影模糊,或腰大肌阴影增宽、饱满或局限性隆起,脓肿甚至可流注至臀部及股三角区。在慢性病例可见多量钙化阴影。

(2)CT 检查:可以清晰地显示病灶的部位,可见有空洞和死骨形成。即使是小型的椎旁脓肿,在 CT 检查时也可发现。CT 检查对发现腰大肌脓肿有独特的价值。

(3)MRI 检查:具有早期诊断价值,在炎性浸润阶段即可显示异常信号,还可用以观察脊髓有无受压和变性。

## 五、诊断及分型

1. 诊断　脊柱结核的诊断依赖影像学检查及上述实验室检查。

(1)X 线检查:表现为骨质破坏和椎间隙狭窄为主,可有脊柱生理曲度的改变,可出现寒性脓肿表现,慢性病例可见多量钙化阴影。

(2)CT 检查:可以清晰地显示病灶部位,有无空洞和死骨形成。CT 检查对腰大肌脓肿有独特的价值。

(3)MRI 检查:具有早期诊断价值,在炎性浸润阶段即可显示异常信号,可以显示出椎体病变、椎旁脓肿、椎间盘改变。但主要用于观察脊髓有无受压和变性。

2. 分型　脊柱结核可分为椎体中心型、椎体边缘型、椎体前型或骨膜下型和附件结核。

## 六、治疗

1. 非手术治疗

(1)支持治疗:全身状况好坏与病灶好转或恶化有密切关系。要注意休息和加强营养,增强机体抗病能力。一般支持疗法包括优质蛋白摄入、保证足够睡眠、钙剂、维生素 B 和维生素 C,贫血症给予抗贫血药物,混合感染者应根据药敏实验给予敏感的抗生素。

(2)局部制动:卧床使病变脊柱不承重,是防止病变发展、严重畸形和截瘫的必要措施;可佩戴适当的支具稳定脊柱;卧床期间可适当进行四肢运动和背部肌肉收缩活动。

(3)个体化抗结核治疗:结核化学治疗的原则是"早期、规律、全程、适量、联合"。一线抗结核方案为异烟肼、利福平、吡嗪酰胺、乙胺丁醇或链霉素联合应用。标准治疗方案是联合用药并强化期治疗 3 个月后评估其疗效是否修订方案。有 HIV 感染者用 6 种药联合。也有研究报道,化疗方案是强化治疗 3 个月后停用吡嗪酰胺,继续用异烟肼、利福平、乙胺丁醇 15～21 个月,总疗程 18～24 个月,对于骨关节结核 WHO 提出化疗疗程不少于 18 个月,多耐药需 18～24 个月,耐多药需 24 个月。无论制订何种化疗方案务必坚持个体化,根据患者情况选择不同用药方案。用药期间要密切监测药物不良反应,并进行对症治疗或调整方案。

(4)病变愈后:逐步增加活动,要防止脊柱过多承重,以免病情反复。病变愈合的标志是腰背局部疼痛和压痛消失,全身健康良好,体温、脉搏和血沉等正常,X 线显示骨愈合良好。

2. 手术治疗

(1)适应证:包括经久不愈的窦道、难以吸收的死骨;明显脊柱后凸畸形(＞30°);骨质破坏严重,脊柱不稳定;出现脊髓和马尾神经受损症状或截瘫;脊柱结核非手术治疗效果不佳,病情进展。

(2)手术方式:包括脊柱融合,病灶清除,脓肿切除或刮除,窦道切除等手术。

(3)手术入路:包括前路手术,后路手术及前后路联合手术。

(王天天　陶　笙　张子旋)

## 参 考 文 献

[1] 刘康妍,胡海澜,陈勇,等.股四头肌肌力及骨质疏松与膝骨关节炎的关系[J].中华关节外科杂志(电子版),2016(03).

[2] Thienpont E. Conversion of a unicompartmental knee arthroplasty to a total knee arthroplasty:can we achieve a primary result[J]. Bone Joint J,2017,99(1 Supple A):65-69.

[3] 张晓盈,任立敏.2021年美国骨科学会膝骨关节炎非关节置换治疗推荐意见[J].中华风湿病学杂志,2022,26(04):285-286.

# 第9章
# 老年医学科常见消化系统疾病

## 第一节　慢性胃炎

### 一、概述

慢性胃炎是消化系统中患病率最高的一种疾病，在普通人群中患病率为25%～35%，并且随年龄增长患病率也增高，在老年人中患病率高于年轻人。随着现代生活水平提高，食物种类的丰富，"病从口入"的机会增加，胃炎患病率只会越来越高。

### 二、病因

1. 理化因素刺激　由于进食过冷、过硬及一些难以消化食物，胃部负担过重，引起胃酸分泌过多，造成胃黏膜充血、水肿，引起胃炎发作。老年人胃部蠕动慢，消化酶及消化液分泌少，消化能力下降，不注意饮食更会引起胃炎发作。

2. 药物相关性胃炎　大多数口服药物对胃部有刺激作用，会引起胃部不适。由于老年患者多数伴有心脑血管动脉硬化，为预防血管堵塞，往往会服用阿司匹林等非甾体类药物预防；还有一些老年患者患有骨质疏松、腰椎间盘突出、骨性关节炎等疾病，需要口服扶他林等镇痛药物；还有部分老年患者患有风湿、肾炎等疾病，需要服用糖皮质激素药物治疗。上述药物可以明显引起胃炎发作，往往罹患这些疾病后需要长期甚至终身服用这些药物，药物相关性胃炎越来越多。

3. 幽门螺杆菌（helicobacter pylori,

Hp）感染　在胃病中的作用越来越受到重视，并且感染细菌后胃炎的发作是随着带菌时间增长而增加的。流行病学统计，我国人约40%为幽门螺杆菌感染者，老年人随年岁增加，带菌时间也长，胃部的生理功能被细菌破坏的更严重，胃炎患病可能性也更高。

4. 情绪影响　过度的消沉、抑郁，悲观失望，会引起胃肠功能紊乱、消化不良。我国正在进入老龄化社会，独居老人增多，由于缺少亲人的陪伴，负面情绪增多，也是引起胃炎的一个原因。

### 三、分类

慢性胃炎可以分为慢性浅表性胃炎（chronic superficial gastritis）及慢性萎缩性胃炎（chronic atrophic gastritis）。

1. 慢性浅表性胃炎　胃镜下肉眼可见病变呈多灶性和弥漫性分布，黏膜充血、水肿、深红色，表面有灰白或灰黄色分泌物，有时伴有点状出血或糜烂。显微镜下病理表现为炎性病变仅限于黏膜浅层，固有腺体保持完整；黏膜浅层可有水肿，点状出血和上皮坏死脱落，淋巴细胞和浆细胞浸润。

2. 慢性萎缩性胃炎　病变特点是胃黏膜固有腺体萎缩，常伴有肠上皮化生。慢性萎缩性胃炎可分型为A型（少见），病变在胃体和胃底，与自身免疫有关，常伴有恶性贫血；B型（单纯性），病变在胃窦部，与自身免疫无关,不伴有恶性贫血。胃镜下肉眼可见胃黏膜变薄而平滑,皱襞变平或消失,表面呈细颗粒状。黏膜呈灰白色或灰黄,黏膜下小血管清晰可见,与周围黏膜界限明显。显微镜下病理为在黏膜全层内有不同程度的淋巴细胞、浆细胞浸润,并常有淋巴滤泡形成;胃固有腺体萎缩,腺体变小并有囊状扩张,腺体数量减少或消失,分为轻、中、重三级;常出现上皮化生,假幽门腺化生或肠上皮化生。

### 四、临床表现

慢性胃炎临床表现各异,很大一部分患者并没有不适症状。部分患者有临床症状,但表现各异。

1. 上腹部疼痛　疼痛部位在剑突下,俗称"心口窝"位置,往往与进食相关,特别是在进食生冷难以消化食物后容易出现。疼痛程度不重,性质为绞痛,随着进食时间推移,疼痛逐渐缓解。

2. 反酸、烧灼感　大部分患者有上腹部烧灼感表现,部分出现反酸直冲喉咙表现。特别是进食辛辣及粗粮后容易发作。

3. 腹胀、早饱　没有进食多少食物,甚至是在饥饿时自觉腹部胀满,伴有嗳气,偶有恶心、呕吐。夜间明显,特别是平卧位时症状加重。

4. 消瘦　个别患者因为害怕进食后出现不舒服症状,饭量减少,伴随出现消瘦。

### 五、治疗

慢性胃炎治疗原则为对症治疗,个体化治疗,根据个人临床表现选择治疗方案。

1. 一般治疗　日常生活中,注意保暖,尤其是腹部,注意增加衣物。饮食合理清淡,不暴饮暴食,不吃辛辣食物,尽量戒烟戒酒。注意情绪管理,豁达开朗,多参加社会活动,与人交流。做好体检,项目包括幽门螺杆菌检查,如带菌及时治疗。不滥用药物,尽量在医师指导下用药,不擅自服用保健品及药物成分不明确、不良反应未明确标识的药品。

2. 药物治疗　根据症状决定用药方案。如果为疼痛明显可以口服黏膜保护药,如硫糖铝混悬液、吉法酯等药物,既可以避免黏膜接触食物、胃酸减轻炎症,又可以缓解胃部平滑肌痉挛引起的疼痛;如有反酸症状,可以口服法莫替丁、奥美拉唑、泮托拉唑、雷贝拉唑等药物。如果患者同时口服抗血小板药物(氯吡格雷)等,要注意药物间的影响,奥美拉唑与氯吡格雷都需要通过肝酶$CYP_{450}$代谢,影响氯吡格雷转化为有活性的成分,干扰氯吡格雷预防心脑血管不良事件的作用。所以在选用抑酸药物时一定要考虑平时所服药物,尽量避免互相干扰;如果症状为腹胀、早饱,可以口服多潘立酮、莫沙必利等胃肠动力药物,部分老年患者消化酶分泌不足,可以同时服用复方阿嗪米特、胰酶肠溶片等药物。

# 第二节　便　秘

### 一、定义

便秘(constipation)是一种症状,其特征为排便次数减少,粪便干硬和(或)排便困难。排便次数减少指每周排便少于3次。排便困难包括排便费力、排出困难、排便不尽感、排便费时及需手法辅助排便。便秘是老年人常见的症状,约1/3的老年人出现便秘,严重影响老年人的生活质量。

### 二、病因

1. 不良生活及排便习惯

(1)饮食因素:老年人牙齿松动,咀嚼能力差,只能吃低纤维、精细食物,消化能力差,进食量少,缺乏纤维素的食物,产生粪便少,容易便秘。有些老年人追求高营养保健品,进食高蛋白食物、高脂肪食物,这些食物都不利于产生粪便。

(2)排便习惯:老年人由于行动不便或者生活需要别人照顾,产生便意的时候不能排便。或者有些老年人习惯了在家中特定的环境中排便,当外出或者不习惯别的环境时,往往克制自己的便意,久而久之形成了便秘。

(3)活动减少:老年人体力活动减少,加之腰腿不好,只能进行简单少量的活动,特别是一些老年人由于罹患心脑血管疾病只能坐轮椅或者卧床,排便时不能正常用力,往往易患便秘。

2. 与年龄有关　据统计,便秘的发生率与年龄相关,所以在老年人群中,便秘发生率高于青年人。这不仅与老年人活动、进食相关,还与老年人消化液分泌减少、肠道蠕动慢等生理功能退化相关。老年人腹腔及盆底肌肉乏力,肛门内外括约肌减弱,胃结肠反射减弱,直肠敏感性下降,使食物在肠内停留过久,水分过度吸收引起便秘。此外,高龄老人常因老年性痴呆或精神抑郁症而失去排便反射,引起便秘。

3. 肠道病变　部分老年人有肠道器质性疾病,如息肉、肿瘤,或者有脱垂痔、肛裂等,用力排便时可以引起疼痛及便血,由于惧怕心理,引起排便次数减少。部分老年人有疝,腹部用力排便时可以引起腹部包块增大;部分老年人有食管裂孔疝,用力排便时反流加重。

4. 全身性病变　糖尿病、尿毒症、结缔组织病、先天性巨结肠、帕金森病等可以引起继发性排便困难。部分老年人患有心脑血管疾病,医师嘱托不可用力排便,避免诱发心脑血管疾病急性发作。

5. 医源性　老年人往往身患多种疾病,长期服用镇痛药、非甾体抗炎药、抗胆碱能药(如颠茄)、抗惊厥药(如卡马西平)、抗高血压药(如钙离子通道阻滞药、利尿药、中枢神经药物、β-受体阻断药)、抗帕金森病药(如多巴胺)、解痉药、抗抑郁药(如三环类药物)、单胺氧化酶抑制药、抗精神病药、含金属离子药物(如制酸药、硫糖铝、硫酸亚铁)等,长期服用上述药物便秘发生可能性增高。还有部分老年人,由于长期使用泻药,尤其是刺激性泻药,如开塞露等,造成直肠括约肌麻木,肠道神经反射降低,便意消失。心理上过于依赖通便药物,时间长了,自主排便机会越来越少。

## 三、临床表现

1. 一般症状　便秘的主要表现是排便次数减少和排便困难。大多数患者的排便次数每周少于 3 次,严重者长达 2～4 周才排便一次,患者长时间没有便意。有的患者可突出地表现为排便困难,排便时间可长达 30 分钟以上,排便无力,甚至需要用手辅助排便。有的老年人虽然每日排便多次,但排便量少且排出困难,粪便干硬如羊粪球。此外,有腹胀、食欲缺乏,口臭,以及服用泻药不当引起排便前腹部绞痛等。体检左下腹可摸到沿肠管走行分布的干结粪便,肛诊有粪块。

老年人过分用力排便时,可引起血压增高,血管收缩,导致心脑血管供血减少,引起心肌梗死、脑梗死发作。长时间久坐于马桶上,站立时引起脑供血不足,出现昏厥。排便过于用力还可引起动脉瘤或心脏室壁瘤的破裂、心脏附壁血栓脱落、心律失常,甚至发生猝死。结肠内长期大量粪便潴留,引起结肠扩张,导致结肠壁张力低下,可发生巨结肠症。用力排便时,腹腔内压升高可引起或加重胃食管反流症状,甚至呕吐。大便干结,久坐于马桶上,导致痔静脉纡曲扩张,排便时大便与其摩擦挤压,导致痔静脉破裂出血。粪便嵌塞后会产生肠梗阻,大量宿便产生毒素,引起肝性脑病、面色晦暗等。

2. 报警症状　大多数便秘不是由于器

质性疾病引起,但如果出现以下症状,往往提示可能为器质性疾病引起,需要进一步的检查。

(1)便血、粪便潜血阳性:如果出现便中带血,尤其是粪便和血液混在一起,往往提示结肠内可能有肿瘤或者息肉;如果是便后滴血或喷血,或者仅仅是手纸带血,则多数是由于痔疮出血所致。

(2)发热、贫血和乏力、消瘦:患有恶性肿瘤时,全身会出现发热、贫血、纳差、消瘦等伴随症状,如果近期出现上述症状,要及时就医。

(3)明显腹痛、腹部包块:如果出现明显腹痛,或者腹痛的频率及时间超过平时情况;或者自己在平卧或者洗澡时,尤其是偏瘦老年人,可以摸到腹部明显包块,尤其是有触痛的包块,要及时就医。

(4)结直肠息肉、肿瘤史:如果长期便秘的老患者,一级亲属有结肠息肉、肿瘤等家族史,要定期复查就医。

## 四、治疗

1. 调整生活方式 合理的膳食、多饮水、运动、建立良好的排便习惯是慢性便秘的基础治疗措施。饮食上要增加纤维素和液体摄取是关键。纤维素可形成和软化粪便,富含纤维素食物包括西梅、香蕉、猕猴桃等水果;蔬菜、谷类和麦麸,推荐的纤维素摄取量为每天 25~30 g。北京协和医院营养专家于康教授说过"一天半斤水果一斤菜,拯救 170万人的生命"。老年人吃不下这么多怎么办?优先吃圆白菜、芹菜、山药、萝卜;苹果、火龙果、猕猴桃、香蕉等蔬菜水果,每天尽量能饮水 2000 ml,需要分次小口饮用,而不是等口渴时一次喝入大量的水,这样会造成急性胃扩张,引起腹痛、恶心,甚至呕吐。

2. 药物治疗 在各级诊疗中,都涉及药物治疗。需长期应用通便药维持治疗者,应避免滥用泻药。在便秘的治疗中,可选择药物主要有四类。

(1)渗透性泻药:代表药物有乳果糖等。作用机制为药物在肠道被正常菌群分解为乳酸等小分子有机酸,提高肠内渗透压,产生导泻作用。缺点为肠内发酵产生大量气体,容易腹胀、腹痛,长期应用会使体内菌群失调,机体水电解质紊乱,乳糖不耐受患者不能使用。

(2)容积性泻药:代表药物有车前草、甲基纤维素等。作用机制为不被肠道消化吸收,吸水膨胀后增加肠内容物体积,促进肠蠕动排便。缺点为仅具亲水性而不具备保水能力,需大量饮水,有腹胀不良反应,甚至是假性肠梗阻,因此不适合老年人,尤其是肠道功能下降的卧床患者。

(3)刺激性泻药:代表药物有酚酞片、番泻叶、大黄等。作用机制为直接刺激肠黏膜,使肠蠕动加强。缺点为易出现药物依赖,长期使用会出现机体电解质丢失,易出现惰性结肠(肠张力降低,蠕动减慢)、结肠黑变病。

(4)润滑性泻药:代表药物有开塞露等。作用机制为利用甘油或山梨醇的高渗透压浓度,让更多的水分渗入肠腔,软化粪便,刺激肠壁,反射性地引起排便反应,再加上其具有的润滑作用使粪便容易排出。缺点是开塞露是通过刺激肠壁引起排便反射来帮助排便,经常使用直肠敏感性降低,长期使用形成依赖,自主排便更加困难。

3. 手术治疗 对于经检查明确为器质性疾病引起的便秘患者,可以考虑手术治疗。部分患者存在乙状结肠冗长,部分患者有腹部手术史,结肠有粘连或者吻合口狭窄情况,对于诸如此类患者经手术治疗后往往可以根除便秘情况。

# 第三节　腹　泻

## 一、定义

腹泻(diarrhea)是老年人常见症状,是指排便次数明显超过正常的一种情况,伴有不能正常自主控制排便,或者有腹痛,甚至便失禁等情况。排出的粪便稀糊或者全为水状、不成形,每日排便量超过 200 g,或含未消化食物或脓血、黏液。正常人每日通过进食及消化道分泌的消化液有 9～10 L 液体进入胃肠道,通过肠道对水分的重吸收,最终排出的粪便仅为 100～200 g。若进入结肠的液体量超过结肠的吸收能力和(或)结肠的吸收能力降低,就会导致粪便中水分排出量增加,便会产生腹泻。

## 二、分类

临床上按病程长短,将腹泻分急性和慢性两类。急性腹泻发病时间短,病程在 3 周之内,大多系感染引起。慢性腹泻指病程迁延不愈,病程超过 3 周以上的腹泻,发病原因复杂,可为感染性或非感染性因素所致。

## 三、病因

1. 感染　包括各种细菌,主要为沙门菌、大肠埃希菌、志贺菌、痢疾杆菌、霍乱弧菌等;各种病毒,主要为轮状病毒、诺瓦克病毒、柯萨奇病毒、埃可等病毒。病毒引起的腹泻在儿童中多见,老年人及抵抗力低下者中亦可见,最常见的为秋季腹泻,就是轮状病毒引起;各种真菌孢子,食物发霉变质,滋生的真菌可引起腹泻;寄生虫(溶组织阿米巴原虫、梨形鞭毛虫)引起的肠道感染也会导致腹泻。

2. 中毒　食物中毒(如进食未煮熟的扁豆,内含各种不能消化的生物碱)、蕈中毒、河豚中毒等各种生物毒剂;重金属中毒,农药中毒等各种毒素。

3. 药物　泻药、胆碱能药物、洋地黄类药物等;治疗糖尿病的二甲双胍及其他许多药物的不良反应均可引起腹泻。

4. 肠道非感染性疾病　溃疡性结肠炎急性发作、缺血性肠病、急性坏死性肠炎、食物过敏、尿毒症性肠炎、憩室炎、放射性肠炎。

5. 胃部和肝、胆、胰疾病　胃大部分切除-胃空肠吻合术;萎缩性胃炎;慢性肝炎;肝硬化;慢性胰腺炎;慢性胆囊炎。

6. 肿瘤　大肠癌;结肠腺瘤病(息肉);小肠恶性淋巴瘤;胺前体摄取脱羧细胞瘤、胃泌素瘤、类癌、肠血管活性肠肽瘤等。

7. 小肠吸收不良　原发性小肠吸收不良,继发性小肠吸收不良。

8. 肠动力疾病　如肠易激综合征。

9. 全身疾病　甲状腺功能亢进;糖尿病;慢性肾上腺皮质功能减退;系统性红斑狼疮;烟酸缺乏病。

## 四、临床表现

急性腹泻一般起病急,病程在 2～3 周,可分为水样泻和脓血便样泻,前者粪便不含血或脓,可不伴里急后重,腹痛较轻;后者为脓血便,常伴里急后重感和较重的腹部绞痛。感染原因引起的腹泻常常合并发热。

慢性腹泻起病缓慢,病程迁延不愈超过 3 周,有的患者表现仅为排便次数增多,每日排便在 3 次以上,便稀不成形,或含有未消化食物;有的患者粪便性状发生改变,伴有黏液、脓血。病变位于直肠、乙状结肠等远端结肠的患者多有里急后重感,排便次数多,总有便意,排不尽感,便中黏液脓血多,腹部不适位于小腹部偏左。小肠病变引起腹泻的特点是腹部不适多位于脐周,并于餐后或便前加剧,无里急后重感,粪便不成形,可成水状,色较淡,量较多。慢性胰腺炎和小肠吸收不良者,粪便中可见较多油滴,多泡沫,含食物残渣,有恶臭。血吸虫病、慢性痢疾、直肠癌、溃疡性结肠炎等病引起的腹泻,粪便常带脓血。肠易激综合征和肠结核常有腹泻和便秘交替现象。因病因不同可伴有腹痛、发热、消瘦、腹部包块等症状。

## 五、检查

1. 血常规和血生化检查　主要包括白细胞计数明确有无感染及程度;血红蛋白测定明确有无失血及贫血情况;白蛋白水平测定明确营养状况;电解质测定明确有无因腹泻引起低钾或者低氯性碱中毒。

2. 粪便检查　在腹泻患者中,粪便检查最为重要。通过粪便检查可发现有无红白细胞确定是否为脓血便,进而高度怀疑一些疾病;粪便检查还可确定有无寄生虫卵;粪便检查明确粪质渗透压,从而确定是分泌性腹泻还是渗透压性腹泻;潜血实验明确消化道有无出血。

3. 腹部 CT 检查　判断腹部各脏器情况,明确有无腹腔积液,肿瘤,有无胆管系统结石、肠道梗阻,有无腹腔游离气体等情况。结合增强 CT 可以明确腹腔血管有无扩张、狭窄,小肠及结肠动脉及门静脉系统有无血栓,是否为缺血性肠病。小肠 CT 造影,可以模拟小肠真实 3D 形态,对不愿进行小肠镜检查而高度怀疑患有小肠疾病的患者意义重大。

4. 内镜和活组织病理检查　结肠镜、小肠镜、胃镜、超声内镜及胆管镜等内镜,目前已经可以实现全消化道无死角检查,对于判断消化道炎症、肿瘤、血管、憩室疾病起到直观、决定性的作用。通过内镜检查可以活检取组织进行病理检查,明确病变性质。通过内镜手术,并且可以进行早癌切除、梗阻解除、结石取出、营养管放置等手术治疗。

5. 小肠吸收功能试验　可通过粪脂渗透压测定、胆盐吸收试验、维生素 $B_{12}$ 吸收试验、右旋木糖醇吸收试验等方法了解小肠的吸收功能。

6. 血清及尿中胃肠道激素与化学物质测定　对各种胃肠道神经内分泌肿瘤的判断有重要诊断价值。

## 六、治疗

病因治疗和对症治疗都很重要。在未明确病因之前,首先进行补液、纠正电解质等支持治疗非常重要,避免使用强力镇痛药以免掩盖病情。避免使用降低肠道蠕动药物,虽然可以部分缓解腹泻,但可以造成梗阻、巨结肠及细菌、病毒或者生物毒剂在肠道内停留时间延长。

1. 病因治疗

(1)抗感染治疗:根据不同病因,选用相应的抗生素。可进行粪便培养,明确感染原因。在感染源未明确前提下,也可以经验性用药。优先选用在肠道内浓度高的喹诺酮类药物,如诺氟沙星等。如果合并发热、白细胞增高等全身感染征象或者呕吐明显患者可以静脉输注;如果全身感染征象不明显,最好通过口服治疗。如果考虑感染源为病毒感染,也可以不用抗生素。考虑结核或者寄生虫感染,可以进行相应的药物治疗。

(2)肠道非感染性疾病或者全身其他疾病:进行相应的治疗:肿瘤患者进行手术切除,血管疾病进行扩张、溶栓治疗,如为甲状腺功能亢进、糖尿病等其他内分泌疾病积极治疗原发病。

(3)其他:如乳糖不耐受症不宜用乳制品,成人乳糜泻应禁食含有麸类的麦类制品。慢性胰腺炎可补充多种消化酶。药物相关性腹泻应立即停用有关药物。

2. 对症治疗

(1)一般治疗:纠正水、电解质、酸碱平衡紊乱和营养失衡。酌情补充液体,补充维生素、氨基酸、脂肪乳剂、白蛋白等营养物质,贫血严重患者可输血治疗。

（2）止泻药：蒙脱石散为收敛药，对肠道内病毒细菌均有吸附作用，并且对于肠道内多余水分有锁止作用，适合于各类腹泻患者；洛哌丁胺可以减少肠蠕动频率，减少排便次数，可以应用于非感染性腹泻患者。

（3）微生态制剂：近年肠道微生态平衡受到越来越多的重视，肠道内菌群失衡是腹泻患者经常合并的一个病理状态，维持正常细菌生态，通过有益菌在体内定植，与过度增殖的有害菌相互竞争，从而恢复肠道正常的生理功能。微生态药物分为益生菌及益生元和

合生元。益生菌主要包括双歧杆菌、枯草杆菌、地衣芽孢杆菌等，有些活菌制剂需要冷藏，使用时需要注意；益生元主要是指功能性低聚糖，不能被人体消化利用，可以作为膳食补充剂，在肠道内被有益菌所发酵，其产物可以减少有害菌的生长，目前多种益生元药物已商品化。合生元为益生菌和益生元相结合的产物，目前也有相应的药物上市。

（4）其他：山莨菪碱、溴丙胺太林、阿托品等具解痉作用，可以应用于腹部绞痛明显患者，但青光眼、前列腺肥大者、严重炎症性肠病患者慎用。

# 第四节　功能性消化不良

## 一、定义

功能性消化不良（functional dyspepsia，FD）又称胃肠功能紊乱，是老年人常见的一种临床症状，是指具有上腹胀痛、早饱、嗳气、纳差，甚至恶心、呕吐等不适症状，经检查排除引起上述症状的器质性疾病的一组临床综合征。症状可持续或反复发作，病程超过一个月或在过去的十二月中累计超过十二周。FD 是临床上最常见的一种功能性胃肠病，往往与慢性胃炎很难区分。

## 二、病因

1. 饮食不当，腹部受凉、受冷　患者长期不注意饮食，进食过冷过热、难消化食物，或者喜食辛辣刺激性食物，平时饮食不规律。不注意腹部保暖，尤其是年轻时冬季穿衣少，使腹部长期受凉、受寒。

2. 情绪压抑　老年人由于退休后社会活动减少，部分老年人独居，缺少被人关注、关怀。老年人往往常年被慢性疾病困扰，悲观、抑郁情绪为主。长期情绪低下，影响消化功能。

3. 活动减少　老年人体力活动减少，代

谢减少，能量需要减少，伴随的是腹胀，消化功能降低。

4. 退行性改变　老年人各种器官功能退化，生理水平降低。胃肠蠕动减慢，消化液分泌减少，势必引起消化不良。

## 三、临床表现

功能性消化不良患者无特征性的临床表现，与慢性胃炎症状重叠，主要有上腹胀痛、早饱、嗳气、纳差，甚至恶心、呕吐等不适症状。症状可轻可重，可为单一症状，也可有多个症状同时出现。

1. 早饱　是指尚未进食，或进少许食物即出现饱腹感，不愿意再继续进食。早饱是功能性消化不良最常见的症状，患者对着丰盛的食物表现得往往力不从心，出现悲观、情绪低落，甚至发脾气。

2. 上腹胀痛　多发生于餐后，随进餐后持续性加重。表现为剑突下延伸至两肋的上腹部饱满不适，有的患者胀痛向上顶至咽喉部，向下累积满腹，向后背放射。自己形容腹中有股气体在游走，随着打嗝或者肛门排气，症状可以得到缓解。

3. 嗳气　是指患者主动或者不由自主

地从腹部通过喉咙排出气体,有时候伴有声响。嗳气有时是患者为了引起旁人注意而有意为之,排出的气体伴有未消化食物的酸臭味。到了夜间或者专注于做事情时嗳气往往自动停止。

4. 恶心、呕吐 往往并不常见,在患者症状加重时才能发生。患者主观进食了一些超过自己消化能力的食物,造成"积食",吐出来后往往腹胀不适症状可以缓解。呕吐物多为上餐进食食物,不混杂有血液、胆汁,不伴有明显恶心。

5. 精神症状 不少患者同时伴有精神症状,情绪低落,夜间睡眠差,白天精神不能集中,焦虑、抑郁,甚至表现为躯体症状如头痛、胸闷、气短,全身不舒服。久而久之自己疑心患有"癌症、不好的病",形成明显的心理暗示。

6. 其他 病程迁延不愈,时好时坏,症状不固定,表现多样。有时服用某种药物效果非常好,但再次服用时效果却没有了。起病原因多样,可被一次不当饮食,一次情绪不良事件所诱发。

## 四、检查

检查的目的是明确有无消化道及肝、胆、胰、脾、肾等消化系统器质性病变;有无糖尿病、甲状腺功能亢进或不足等内分泌疾病;有无红斑狼疮、硬皮病等结缔组织疾病。

1. 实验室检查

(1)血尿便常规:功能性消化不良患者往往不伴有贫血,或者仅为轻度贫血,血常规化验结果为大细胞或正细胞低色素贫血。如果结果为明显小细胞低色素贫血,为缺铁性贫血,常提示有失血性疾病。血常规中白细胞分类正常,如果有异型性粒细胞、淋巴细胞,注意造血系统疾病。尿便常规中注意红白细胞,白细胞提示有炎症,红细胞提示有出血,还要注意便常规中寄生虫卵检查,如果发现寄生虫卵提示肠道有寄生虫疾病。

(2)肝功能:如果转氨酶明显增高,注意有无病毒性肝炎、酒精性肝炎、药物性肝炎及自身免疫性肝炎等疾病;如果胆红素异常,要排除胆管梗阻,原发性胆汁性胆管炎、硬化性胆管炎等疾病。

(3)肾功化验:如果肌酐明显增高,注意尿毒症。

(4)甲状腺功能及血糖化验:筛查影响消化功能的全身内分泌代谢性疾病。

(5)自身抗体检查:对多种自身抗体化验检查,可以对红斑狼疮、硬皮病等结缔组织病进行鉴别诊断。

2. 影像学检查

(1)腹部超声检查:经济实惠,方便快速,无辐射。对胆囊结石、胆囊炎、腹腔积液等疾病具有高敏感性。最新开展的胃肠超声造影,造影剂为可食用保健材料,口服造影剂后就可以对胃肠进行超声检查,免除了部分人群对胃肠镜检查的恐惧,但胃肠超声造影的准确性尚待提高。

(2)X线:对胃肠穿孔、梗阻具有良好的敏感性。上消化道或全消化道钡餐造影检查可以实时观察消化道蠕动情况及通畅情况,对不明显原因呕吐或者进食梗阻患者有非常高的鉴别作用,但要注意怀疑肠梗阻患者禁行钡餐检查,以免人为加重梗阻。钡灌肠通过肛门注入稀钡,在X线下勾勒出结肠形态,可以观察结肠黏膜情况,诊断结肠占位及结肠炎。

(3)其他:CT、MRI等通过多平面扫描,观察腹部脏器形态、密度、血液供应情况,高效、准确的筛查肿瘤性疾病。

3. 内镜检查 胃肠镜检查对于消化不良患者是最重要的检查,通过内镜可视系统,高清观察胃肠道表面黏膜情况,对于炎症、肿瘤、出血、梗阻具有一锤定音的诊断作用。

4. 胃肠道动力检查 通过对胃肠道动力检查,可以明确胃肠蠕动情况,不仅对治疗有作用,也可以为治疗选择药物提供参考。

食管测压对于进食梗阻患者,可以很好地区分是食管本身神经肌肉蠕动不协调引起,还是硬皮病在食管的局部表现。直肠测压可以区分长期便秘患者,是结肠慢传输型还是出口梗阻型,以便为治疗上的决策提供依据。

5. 幽门螺杆菌检查　检查方式多样,可以抽血、吹气、化验粪便,也可以在胃镜检查过程中取组织检查,但吹气检查最为准确。

## 五、治疗

功能性消化不良没有特效药物,主要是根据患者症状及病因进行个体化治疗。

1. 一般治疗　建立良好的生活饮食习惯,避免生冷、辛辣等饮食,最好能戒烟戒酒,预防心脑血管疾病服用非甾体抗炎药要慎重。根据个人自身经历避免容易诱发症状的食物。多参加社会活动,适当增加运动量,保持乐观豁达的心情。

2. 药物治疗　没有特效药,主要是根据经验对症治疗。

(1)抑制胃酸分泌药:一般用于反酸、烧灼感为主要症状的患者,可选择性地用 $H_2$ 受体拮抗药或质子泵抑制药。

(2)黏膜保护药:主要用于间断性腹部绞痛患者,包括多数含有铝制剂的药物,如硫糖铝、铝镁加等药物。

(3)促胃肠动力药、促消化液分泌药物:一般适用于上腹饱胀不适、早饱、嗳气为主要症状患者。选择性地服用多潘立酮、莫沙必利、复方阿嗪米特、胰酶肠溶胶囊等。

(4)根除幽门螺杆菌治疗:对检查幽门螺杆菌阳性的患者可进行治疗,一般为含有铋剂、质子泵抑制药及两种抗生素的四联疗法,时间为 10~14 天。

(5)抗抑郁药:对于合并有明显精神症状或者全身不适、失眠、抑郁的患者可以选用药物进行调节,主要为助眠药物或者氟哌噻吨美利曲辛片等。

（翟俊山　吴　凯）

# 第 10 章
# 老年科相关风湿免疫性疾病

随着我国老龄化问题的日益严峻，老龄化健康状态及老年相关疾病防治也逐渐成为现代老年医学的研究重点，其中老年相关的风湿免疫性疾病也日益受到关注。目前越来越多的研究发现，许多老年人群的多发病均和机体的免疫功能异常有关，如近年来研究比较热门的老年衰弱也被认为和免疫衰老（Immunosenescence）有密切关系。免疫衰老是指机体免疫系统的构成和功能随着年龄增长而发生退行性变化的过程。随着年龄的增长，机体的免疫系统和其他脏器一样，都经历着一个逐渐衰退的过程，这种衰退可以体现为无症状的持续性的慢性炎症状态、不同功能的细胞因子水平和比例的异常、免疫系统的重构及表现为固有免疫和适应性免疫细胞的表型和功能的异常变化等。这些变化都可导致老年人的免疫系统呈现出不同于年轻人群免疫系统的特点。大量的研究发现，很多老年常见病都和机体的免疫系统功能异常有关，而且适当的免疫干预可以改善一些老年常见病的转归。同样，由于老年人群免疫系统的不同特点，导致发生于老年人群的风湿免疫性疾病也有其相对特殊的表现。本文就老年人的免疫系统特点和常见风湿免疫病做一介绍。

## 第一节　老年人免疫系统特点

免疫系统根据其不同的功能可分为固有免疫和适应性免疫，也称为先天性免疫和获得性免疫。随着年龄的增长，这两种免疫系统均可以出现功能衰退，称为免疫衰老，即免疫系统随年龄的增长而发生的进行性退变，这种改变的逐渐积累首先可导致机体对感染和接种疫苗应答能力的降低。这种状态的发生原因很复杂，除了源于免疫器官的老化（如胸腺的退化），也和免疫调节能力降低有关，是遗传和环境相互作用的结果。随年龄增长而出现的多脏器功能衰退与免疫功能之间的相关性研究最具代表性的就是老年衰弱症与免疫功能失调之间的相关性研究。老年衰弱症是老龄化的一种临床症候群，目前的研究认为免疫衰老和慢性炎症在老年衰弱症的发生和发展中扮演着重要的角色。

当免疫系统发生衰老时，机体对体内免疫稳态的调控能力逐渐减弱，导致机体长期处于慢性炎症状态。慢性炎症的持续存在可加速机体衰老进程，慢性炎症状态持续存在的重要表现是多种炎症细胞因子的异常表达。老年衰弱症患者体内常可检测到一些炎症因子的高表达，如炎症因子白介素-6（interleukin-6，IL-6）、肿瘤坏死因子-a（tumor necrosis factor-a，TNF-a），炎症指标 C 反应蛋白在老年衰弱症患者外周血中均可检测到升高。免疫衰老可同时累及 T 淋巴细胞和 B 淋巴细胞，随着年龄增长，多种免疫细胞可表现不同程度的数量和功能的变化（表 10-1-1）。

表 10-1-1　免疫系统中与老龄化有关的主要变化*

| 固有免疫系统 | 适应性免疫系统 |
| --- | --- |
| 树突状细胞(DC) | T 淋巴细胞 |
| 　循环 DC 细胞数量减少 | 　初始 T 细胞减少 |
| 　成熟 DC 细胞比例增加 | 　记忆性 T 细胞的分化和增殖能力减弱 |
| 　迁移能力减弱 | 　T 细胞受体(TCR)多样性降低 |
| 　分泌的细胞因子减少 | 　CD28-无能 T 细胞增加 |
| 　TLR3、TLR7 和 TLR8 表达下调 | 　CD4＋CD25＋调节性 T 细胞(Treg)增加 |
| 巨噬细胞 | B 淋巴细胞 |
| 　循环巨噬细胞数量减少 | 　初始 B 细胞减少 |
| 　活性氧(ROS)和一氧化氮(NO)的产生减少 | 　记忆性 B 细胞减少 |
| 　趋化作用减弱 | 　B 细胞多样性降低 |
| 　分泌的促炎细胞因子增多 | 　抗体类型转换能力和体细胞突变频率降低 |
| 　TLR3 表达下调 | 　循环的浆细胞减少 |
| 自然杀伤细胞(NK) | |
| 　CD56bright 表型的 NK 细胞减少 | |
| 　CD56dim 表型的 NK 细胞增多 | |
| 　杀伤细胞免疫球蛋白样受体(KIR)增多 | |
| 　活化的自然细胞毒受体(NCR)减少 | |
| 　CD94 减少 | |

*表格内容引自文献 4。

　　老年人群中常见的多种疾病,包括心脑血管疾病、肿瘤、多脏器的感染及消化系统疾病等,既往的理论并没有过多地涉及免疫系统异常,但目前大量的研究认为老年人群的这些疾病的发生发展均和老年人的免疫功能随着年龄增长出现异常有密切的关系。

　　进展性脑梗死是神经科的重症,病因及发病机制复杂,预后较差。由于血脑屏障的存在,既往认为免疫反应与此病并不相关,但近年来免疫反应在脑卒中病理、生理过程中的作用逐渐受到重视,甚至出现"免疫性脑卒中"的概念。"免疫性脑卒中"是指脑卒中发生后,机体的"免疫平衡内环境"发生改变,免疫机制参与脑卒中相关性脑损伤及继发性脑梗死。此过程中,多种炎症细胞因子与血小板及内皮细胞相互作用,引起微血管功能障碍,使得脑梗死体积扩大和不易控制。国内研究发现,与正常对照组比较,非进展性和进展性脑梗死患者急性期 CD4⁺、CD25⁺、Treg 表达降低,差异有统计学意义,说明 Treg 介导的免疫应答参与了脑梗死的发生,进展组 Treg 水平较非进展组更低,提示低水平 Treg 对免疫炎症抑制作用减弱可能预警脑梗死的进展。同样,老年人群中常见的冠心病的发生发展也和免疫异常有密切的关系;脂纹是动脉粥样硬化最早期的改变,脂纹几乎全部是由巨噬细胞形成的,在不稳定的粥样硬化斑块中,炎症反应活跃,部分炎症因子还能反映冠心病的严重程度和预后。许多研究发现,作为炎症反应最常用的指标 C 反应蛋白(CRP)在机体中和促炎作用有明显的相关性,CRP 升高提示炎症在内皮细胞的功能紊乱中发挥重要作用,并且导致动脉粥样硬化的发生,炎症的持续存在可促进单核细胞、内皮细胞的黏附,导致低密度脂蛋白在巨噬细胞中的聚集、血小板的凝集、活性氧的产生,并且减少内皮细胞中一氧化氮的产生,这些都可以促进动脉粥样硬化的进展。而白介素-6(IL-6)作为一个重要的促炎症因子,在动脉粥样硬化的病程中,主要由巨噬细胞产生,是一个重要的上游调控因子,在动脉粥样硬化的过程中对下游的炎症反应起着重要的调控作用。代谢综合征也是危害老年健康的常见疾病之一,作为多种物质代谢异常导致的临床综合征也存在免疫异常状态,如表现为免疫球蛋白和淋巴细胞亚群的异常分布。有研究发现,老年代谢综合征患者 IgM、IgA及 CD3$^+$、CD4$^+$ T 细胞均明显低于正常对照组,IgG 和 CD8$^+$ T 细胞计数明显高于正常对照组。而且目前认为,代谢综合征与机体免疫异常互为因果,代谢综合征的存在影响机体的正常代谢,从而导致患者免疫功能障碍,增加患心脑血管和癌症等疾病的风险;反过来,免疫异常又参与了代谢综合征的发生发展。

大量的研究发现,老年人群的免疫功能异常衰退,导致很多老年疾病特点不同于青年人群,而且对于一些常见的老年疾病,如心脑血管疾病、糖尿病、肿瘤和感染等,在原发病治疗的基础上,辅以改善免疫功能的相关治疗,也取得了一定的成果。当然,这些治疗方法都还在尝试当中,尚缺乏高质量的循证医学证据,未来需要更多的 RCT 研究提供更多的有利证据,推动免疫调节治疗在多种老年病治疗中的辅助应用。

# 第二节　老年人常见风湿免疫性疾病

早在 20 年前,风湿界著名专家唐福林教授就发文章强调要重视老年风湿免疫性疾病的诊治,认为老年人免疫机制失调与监视功能受损,不仅可引起癌变的发生或使感染呈持续状态,还可因不能清除体内衰老细胞或损伤细胞,失去内环境的平衡,而引起自身免疫性疾病。提出增龄性 T 细胞数量和功能下降是免疫老化的核心环节,其中胸腺萎缩和 T 细胞发育不良、外周纯真 T 细胞减少和记忆性 T 细胞增多;T 细胞增殖能力下降和T 细胞活化异常是增龄性 T 细胞活化异常的主要表现。老年人免疫系统功能的退化导致免疫功能的紊乱,对自身组织的认知能力下降,易将自身组织视为抗原而发生免疫反应,结果使自身组织损伤出现自身免疫性疾病,也称风湿免疫性疾病。

老年人的风湿免疫性疾病可以表现为两种情况,一种是这些风湿免疫病发生在中青年,经治疗后可能疾病呈现一个反复发作、持续存在的状态,一直延续到老年;另一种是老年初发的风湿免疫性疾病。这两种疾病状态可以有不同的特点,但都可以因为老年人群的免疫系统不同于中青年,或者老年人更容易合并其他脏器发生老年性常见病而使很多同是一种的风湿免疫性疾病在老年人群中呈现不同的特点,由此风湿免疫专科医生和老年医学科医师需要针对老年人群的风湿免疫性疾病的不同特点给予不同的治疗措施。下面我们分别介绍几种常见风湿免疫性疾病在老年人群中的特点及在诊断及治疗中应注意的事项。

## 一、类风湿关节炎

类风湿关节炎(RA)是一种常见的以对称性小关节为主、多关节受损的系统性风湿免疫性疾病。该病可发生在各年龄组,但以中老年女性多见,美国的数据显示≥65 岁人群 RA 的患病率达 4.9%。老年 RA 一般是指年龄≥60 岁的 RA 患者,分为两种情况:一种是≥60 岁发病的 RA,另一种是青壮年

RA 患者病情迁延至老年。老年 RA 和青壮年起病的 RA 在发病、临床表现、实验室检查特点、治疗和预后等方面均有不同的特点；老年 RA 的患病率较 RA 的总体患病率高，大约为 2%。而且随着世界人口的老龄化，老年 RA 的患病率也呈现上升的趋势，故近年来逐渐引起大家的广泛关注。

老年 RA 约占总体 RA 的 10%～33%，不同于青壮年的 RA 患者女性占大多数，老年人群的 RA 患者发病趋于男女平衡。和其他老年风湿免疫性疾病一样，年龄对免疫系统的影响可能是导致老年 RA 和青壮年 RA 发病机制和临床特点不同的重要原因之一。随着年龄的增加，人体的免疫系统会发生相应改变，包括 T 细胞免疫表型和功能的改变、免疫反应性降低、细胞凋亡调节的缺陷和细胞因子网络失衡等。机体免疫功能的改变必然会对老年 RA 的发生发展产生影响。

老年 RA 有其不同于青壮年 RA 的临床表现，主要有以下的特点：①男性患者占比增加。②大关节受累较多，常可累及肩关节、肘关节及膝关节等，普通 RA 常见的对称性小关节受累的特点在老年 RA 中常体现不明显，常可伴有手足背凹陷性水肿；部分患者伴发骨关节炎、骨质疏松及痛风性关节炎等，导致临床表现更不典型。③实验室及影像学检查方面，类风湿因子（RF）的检出率和青壮年 RA 没有明显差别，但抗环瓜氨酸肽抗体（抗 CCP 抗体）的检出率高于普通 RA 患者。有研究发现，抗 CCP 抗体对老年 RA 诊断的敏感性、特异性、阳性预测值及阴性预测值均明显高于 RF，在一定程度上抗 CCP 抗体有助于老年 RA 的早期诊断。老年 RA 常合并骨关节炎，导致常规的关节 X 线检查不具特异性；关节磁共振检查因具有良好的软组织对比，不仅可更早显示关节骨质侵蚀的改变，而且可显示早期病变关节的滑膜炎性增生、血管翳形成，有助于早期诊断、协助早期治疗及药物疗效评估。因此，对于老年人出现关节

病变，X 线检查不能明确诊断且高度怀疑 RA 者，建议行关节核磁检查。④关节外表现较常见，由于机体免疫衰老和长期炎症反应，老年 RA 患者更容易并发血管炎、肺间质病变、继发干燥综合征和淀粉样病变等关节外表现，导致病情复杂化和不易控制。另外，老年 RA 全身症状（如发热、乏力、体重减轻等症状）常较明显，部分患者以风湿性多肌痛样表现起病，上肢、臀部肌肉僵硬、疼痛，影响肢体活动，然后才逐渐出现四肢对称性的关节肿痛；这种患者如果血沉和 CRP 明显增高有时在诊断上可考虑老年 RA 合并风湿性多肌痛。

目前并没有专门针对老年 RA 的诊断分类标准，诊断参考目前常用的 RA 分类标准，曾经使用时间最长久的是 1987 年美国风湿病学会的 RA 分类标准（表 10-2-1），虽然目前仍在应用，但它的敏感性较低，不能早期诊断 RA，而且没有包括目前新发现的 RA 的标记性抗体如抗 CCP 抗体。目前诊断 RA 普遍应用的是 2010 年 ACR/EULAR 的 RA 分类标准（表 10-2-2），相比于以前的标准，它的敏感性更高，有利于 RA 的早期诊断。对于老年 RA 患者的诊断，要注意和几种老年常见的以关节病变为临床表现的疾病相鉴别，它们主要为骨关节炎、风湿性多肌痛、痛风性关节炎、缓解性血清阴性对称性滑膜炎伴凹陷性水肿综合征（RS3PE）及迟发的脊柱关节炎；临床中注意各种疾病的相关特点及特异的一些实验室检查有助于鉴别诊断。

RA 是近 20 年来相关机制及治疗研究最热门和发展最快的一种风湿免疫性疾病，几乎每年都有国际上不同国家及地区的风湿病相关机构推出更新的 RA 诊疗指南，新药的不断出现也推动 RA 治疗指南的更新。对于相关的 RA 治疗指南，同样适用于老年 RA 患者，只是在实施的时候要根据老年患者的特点做适当的调整和更仔细的监测。老

表 10-2-1　1987 年美国风湿病学会分类标准

| 定义 | 注释 |
| --- | --- |
| 1. 晨僵 | 持续至少 1 小时 |
| 2. 多关节炎 | 14 个关节区中至少累及 3 个(双侧近端指间关节、掌指关节、腕、肘、膝、踝及跖趾关节) |
| 3. 手关节炎 | 关节肿胀累及近端指间关节、掌指关节、腕关节中至少一个 |
| 4. 对称性关节炎 | 两侧关节同时受累 |
| 5. 类风湿结节 | 皮下结节常见于易摩擦部位(如前臂伸侧、跟腱、枕骨结节等) |
| 6. RF 阳性 | 血清 RF 水平升高 |
| 7. 放射学改变 | 手腕关节 X 线片显示骨侵蚀改变 |

注:1~4 项必须持续超过 6 周;符合 7 项中至少 4 项,排除其他关节炎,可诊断 RA。

表 10-2-2　2010 年 ACR/EULAR 分类标准

分类标准的目标人群

①至少一个关节表现为临床滑膜炎;②滑膜炎不能用其他疾病解释;②X 线没有见到典型的骨侵蚀改变。

如果患者满足以上 3 个条件,则进一步从以下 4 个方面进行评分,最高分为 10 分,当患者的总得分≥6 分时可诊断 RA。

| A. 受累关节 | 得分 |
| --- | --- |
| 1 个大关节 | 0 |
| 2~10 个大关节 | 1 |
| 1~3 个小关节(伴或不伴有大关节受累) | 2 |
| 4~10 个小关节(伴或不伴有大关节受累) | 3 |
| >10 个关节(至少一个小关节) | 5 |
| B. 自身抗体 | 得分 |
| RF 及抗 CCP 抗体均阴性 | 0 |
| RF 或抗 CCP 抗体至少一项低滴度阳性(大于正常上限) | 2 |
| RF 或抗 CCP 抗体至少一项高滴度阳性(大于正常上限 3 倍) | 3 |
| C. 急性期反应物 | 得分 |
| CRP 和 ESR 正常 | 0 |
| CRP 或 ESR 升高 | 1 |
| D. 滑膜炎持续时间 | 得分 |
| <6 周 | 0 |
| ≥6 周 | 1 |

注:大关节包括肩、肘、髋、膝、踝关节;小关节包括腕、MCP、PIP、MTP2~5,不包括 DIP、第一腕掌关节、第一跖趾关节。

年 RA 的治疗药物和青壮年 RA 一样,包括非甾体抗炎药、糖皮质激素、传统的缓解病情抗风湿药、生物制剂及靶向 JAK 抑制剂。

非甾体抗炎药是缓解 RA 关节肿痛的常用药,也常用于老年 RA 患者缓解关节症状,特别是在老年 RA 的治疗早期,但老年 RA 患者常合并多种其他老年疾病,同时对药物吸收及清除率下降,药物的胃肠道反应、心血管及肝肾功能等的不良反应更常见。因此,老年 RA 患者使用非甾体抗炎药时应更慎重选择和仔细监测,发现不良反应及时调整用药,强调短期用药,关节症状改善后及时减药及停药,推荐选择半衰期短的非甾体药物,可减少药物的蓄积;在这里特别强调胃肠道不良反应较少的非甾体抗炎药——特异性COX-2抑制剂,目前国内常用的有塞来昔布、依托考昔及艾瑞昔布,由于既往的研究发现这一类非甾体抗炎药可能增加心血管疾病的风险,故在老年RA患者中应注意衡量利弊,避免长期应用,或可适当减少剂量。

作为RA治疗"锚定药"甲氨蝶呤和来氟米特均可用于老年RA的治疗,但要更加关注相关的不良反应,可以在常规剂量的基础上适当减量来减少其在老年RA治疗中的不良反应;甲氨蝶呤的延迟代谢和肾小球滤过率明显相关,其不良反应也和肾功能有密切关系,而不是和年龄相关,故甲氨蝶呤用于治疗老年RA可根据肾功能做适当剂量调整。来氟米特在治疗老年RA患者时,除了大家关注的常见不良反应如白细胞减少、肝酶升高等,来氟米特不少见的不良反应如体重下降和继发血压升高,在老年RA中尤其要引起注意,部分老年患者由于使用来氟米特而导致血压持续升高,原有的高血压不易控制。硫酸羟氯喹也是RA的常用药物之一,由于其作用温和且不良反应少而受到广大风湿科医师的青睐,但在用于老年RA患者的时候,要特别注意此药容易在视网膜沉积而引起视网膜病变,老年患者本身就常存在各种眼疾,故使用羟氯喹以前应仔细排查眼科疾病,用药期间定期监测,一般推荐1~2年进行视野和眼底检查,如果出现眼部不适或视力不明原因短时间内下降应暂停使用羟氯喹并及时就医。

随着医务人员和患者本身对RA治疗效果期望值的不断升高,生物制剂在老年RA中的应用也呈现上升的趋势,其中使用最多的生物制剂是肿瘤坏死因子拮抗剂(TNF抑制剂),大量研究提示,各种TNF抑制剂均

可用于老年RA的治疗,但其最常见的不良反应就是增加各种感染的风险,而老年人群的自身免疫功能降低,在使用这些药物的时候要更加警惕感染的风险,要更仔细做用药前的感染相关筛查和密切监测,发现感染及时处理并调整或停用生物制剂。另外,TNF抑制剂的肿瘤风险和心血管事件在老年RA中也要密切关注,特别是用药前的肿瘤筛查在老年患者中尤其重要。在一项大样本的老年RA(年龄≥65岁)患者使用TNF抑制剂的研究中发现,无论患者在选用TNF抑制剂前是否已经存在心力衰竭,使用TNF抑制剂均可能使这些老年RA患者新发心力衰竭或使原有的心力衰竭进一步加重的风险增加。其他生物制剂(如利妥昔单抗、托珠单抗及阿巴西普等)在老年RA中的应用研究相对较少,结论也不一致。JAK靶向抑制剂(目前国内有托法替布、巴瑞替尼及乌帕替尼)作为近几年新兴的治疗药物,由于其疗效肯定,口服用药方便等特点,正在逐渐达到和生物制剂治疗RA同等重要的地位。但由于其有增加血栓风险和心血管风险的黑框警告,在说明书中有特别针对老年人群用药的警示,故在老年RA中应用应仔细评估它的疗效和风险比,谨慎选择用药人群。

(徐鹏慧　周惠琼)

## 二、系统性红斑狼疮

系统性红斑狼疮(SLE)是一种可累及全身多系统的风湿免疫性疾病,常见于育龄期女性,可累及皮肤黏膜、关节、肾、血液、消化和中枢神经等多种器官。SLE好发于育龄期女性,与其体内雌激素水平升高有关,妊娠及口服含有雌激素的药物可诱发SLE患者的病情活动。而SLE在老年中的发病率较低,老年SLE约占全部患者的10%。虽然主要仍为女性,但女男发病的比例会随着年龄增长逐渐减小,SLE患者的女性与男性性别比例从青年发病的9:1逐渐下降到老年SLE

患者女男比例为 3.3∶1.0,原因可能与免疫系统自然衰老和性激素水平的改变有关。但 SLE 的发病年龄没有上限,文献有报道 87 岁老年女性初发 SLE,也有报道 75 岁的男性初发 SLE。

老年 SLE 起病隐匿,临床特征不典型,老年 SLE 从出现症状到确诊需要 19～50 个月,而青年 SLE 需要的时间为 5～24 个月。老年 SLE 患者临床表现常不典型,易造成误诊、漏诊和误治。老年 SLE 患者的临床特点可表现为:①老年 SLE 患者可有面部、四肢皮疹,但皮疹常不典型;②大部分有关节症状,可同时有肌肉症状;③可有高滴度抗核抗体和抗双链 DNA 抗体及低补体血症;④患者病变常较轻,发生狼疮性肾炎、神经系统受累者较少;⑤浆膜炎较多见,表现为不明原因的双侧胸腔积液及少量的心包积液;⑥血液系统受损常表现为白细胞减少,但较少发生溶血性贫血。

SLE 的诊断需要具备完整的病史、体格检查和一些具体的辅助检查,包括血液及免疫方面的检查化验。自身抗体的存在是 SLE 实验室检查的最大特点,也是诊断的重要线索之一。研究认为,SLE 患者 99% 均存在抗核抗体,如果抗核抗体阴性要高度怀疑诊断的准确性,需要密切的随诊,这种观点同样适合于老年 SLE 患者。抗 Sm 抗体是 SLE 的特异性抗体,既往有关 SLE 的数据显示抗 Sm 抗体更易出现在青年 SLE 中,在老年 SLE 中阳性率较低;老年 SLE 的特异性抗体出现率较低,一旦有免疫学的异常,即使临床诊断条件不够,也应严密随访,避免漏诊。

随诊对 SLE 认识的不断深入和免疫学相关检验技术的不断进展,SLE 的诊断分类标准也不断更新,目前国内外较常用的 SLE 诊断标准包括:最经典的是 1997 年美国风湿病学会(ACR)修订的 SLE 分类标准,但它的敏感性和特异性均较低;另外常用的 SLE 诊断标准是 2012 年 SLE 国际协作组(SLICC)发布的分类标准(表 10-2-3)和 2019 年欧洲风湿病学会和美国风湿病学会(EULAR/ACR)联合发布的分类标准(表 10-2-4),新标准更加重视肾病理、免疫学指标及重视早期诊断,提高了诊断的敏感性和特异性。但对于老年 SLE 的诊断,无论是使用哪一种 SLE 的分类标准,都可能难于达到确诊的要求,但由于 SLE 是一种系统性的自身免疫性疾病,针对老年 SLE 常表现不典型临床表现的特点,我们要根据患者的临床表现,个性化分析,对老年人出现不明原因的反复皮疹,伴发关节症状及肌肉疼痛,原因不明的发热、乏力及浆膜腔积液,尤其是用其他疾病难以解释的肾损害、肺损害、浆膜炎、白细胞和血小板减少等,应警惕老年 SLE,及时给予 SLE 相关的免疫学检查,其中自身抗体的检测是一个重要的协助诊断手段。

表 10-2-3　2012 年 SLICC 和 1997 年 ACR 分类标准

| 2012 年 SLICC | 1997 年 ACR |
|---|---|
| 1. 急性或亚急性皮肤型红斑狼疮 | 1. 颧部皮疹 |
| 2. 慢性皮肤型红斑狼疮 | 2. 盘状红斑 |
| 3. 口鼻部溃疡 | 3. 光过敏 |
| 4. 非瘢痕性脱发 | 4. 口鼻部溃疡 |
| 5. ≥2 个关节滑膜炎 | 5. 累及 2 个或以上关节的非侵蚀性关节炎 |
| 6. 浆膜炎　胸膜炎和心包炎 | 6. 胸膜炎或心包炎 |
| 7. 肾病变 24 小时尿蛋白＞0.5g 或有红细胞管型 | 7. 肾病变　24 小时尿蛋白＞0.5g 或细胞管型 |

（续　表）

| 2012 年 SLICC | 1997 年 ACR |
|---|---|
| 8. 神经病变　癫痫、精神病、多发性单神经炎、脊髓炎、外周或脑神经病变、急性精神错乱状态 | 8. 神经病变　癫痫、精神病 |
| 9. 溶血性贫血 | 9. 血液系统异常　溶血性贫血，白细胞减少，淋巴细胞减少，血小板减少 |
| 10. 白细胞/淋巴细胞减少 | 10. 抗核抗体异常 |
| 11. 血小板减少 | 11. 免疫学异常 |
| 12. 抗核抗体异常 | （1）抗 ds-DNA 抗体阳性 |
| 13. 抗 ds-DNA 抗体阳性 | （2）抗-Sm 抗体阳性 |
| 14. 抗-Sm 抗体阳性 | （3）抗磷脂抗体阳性（以下三者之一）：①抗心磷脂抗体 IgG/IgM 阳性；②狼疮抗凝物阳性；③梅毒血清试验假阳性 |
| 15. 抗磷脂抗体阳性 | |
| 16. 低补体血症 | |
| 17. 直接 Coombs 试验阳性 | |
| **分类诊断要求** | |
| 符合四项诊断标准（至少 1 项临床＋1 项免疫学异常）<br>或者患者经肾活检证实为狼疮肾炎伴抗核抗体或抗 ds-DNA 抗体阳性 | 同时或相继符合 11 项诊断标准中的 4 项及以上者 |

表 10-2-4　2019 年 EULAR/ACR 分类标准 *

| 临床领域 | 权重 | 临床领域 | 权重 |
|---|---|---|---|
| **1. 全身系统** | | **6. 血液系统** | |
| 发热（体温≥38.3℃） | 2 | 白细胞减少（<4×10⁹/L） | 3 |
| **2. 皮肤黏膜** | | 血小板减少（<100×10⁹/L） | 4 |
| 非瘢痕性脱发 | 2 | 免疫性溶血 | 4 |
| 口腔溃疡 | 2 | **7. 肾脏** | |
| 亚急性皮肤或盘状狼疮 | 4 | 蛋白尿>0.5g/24h | 4 |
| 急性皮肤型红斑狼疮 | 6 | 肾穿病理Ⅱ或Ⅴ型狼疮肾炎 | 8 |
| **3. 关节炎** | | 肾穿病理Ⅲ或Ⅳ型狼疮肾炎 | 10 |
| ≥2 个关节滑膜炎/≥2 个压痛关节＋≥30 分钟的晨僵 | 6 | 免疫学领域 | 权重 |
| **4. 神经系统** | | **1. 抗磷脂抗体** | |
| 谵妄 | 2 | 抗心磷脂抗体 IgG>40GPL 单位或抗 β₂GPI IgG>40 单位或狼疮抗凝物阳性 | 2 |
| 精神症状 | 3 | **2. 补体** | |
| 癫痫 | 5 | 低 C3/低 C4 | 3 |
| **5. 浆膜炎** | | 低 C3＋低 C4 | 4 |
| 胸腔积液或心包积液 | 5 | **3. 高度特异性抗体** | |
| 急性心包炎 | 6 | anti-dsDNA 阳性 | 6 |
| | | anti-Sm 阳性 | 6 |

　　* 注：①入选患者必须满足 ANA 阳性（Hep2 免疫荧光法≥1∶80）；②在每个领域，只有最高权重标准的得分计入总分；③对于每条标准，需排除感染、恶性肿瘤、药物等原因；④至少符合一条临床标准；⑤既往和现患均可评分；⑥各领域最高权重相加≥10 分的患者可以分类诊断为 SLE。

老年 SLE 的治疗方法仍然参照常规的 SLE 的治疗指南推荐,并没有专门针对于老年人的治疗药物推荐,常用于 SLE 治疗的药物包括抗疟药、糖皮质激素和非甾体抗炎药、免疫抑制药(包括甲氨蝶呤、硫唑嘌呤、环磷酰胺、霉酚酸酯、来氟米特、环孢素及他克莫司等)和生物制剂都有用于老年 SLE 治疗的相关研究。但由于老年人的自身特点,多脏器功能特别是消化系统及肾功能的减退,导致我们在选择药物时需要更加多方面的考虑和斟酌;如最经典的细胞毒药物环磷酰胺,大量用于重症、多脏器损害的 SLE 患者的治疗,病情需要时仍可以用于老年 SLE 的治疗,但要根据患者的个体情况适当调整剂量和用药间隔,同时要密切关注药物的不良反应。部分老年 SLE 患者伴有肾损害,不适当的用药治疗,尤其使用一些存在肾毒性的药物时,可能增加肾负担;有文献报道,对于老年 SLE 患者,因使用药物产生的一些药物不良反应所带来的致死率高于其本身疾病的致死率。西班牙一项研究比较晚发 SLE(发病年龄≥50 岁)和早发 SLE(发病年龄＜50 岁)患者的生存率,显示晚发 SLE 患者的生存率明显下降,其确诊后 10 年和 15 年生存率分别为 74.9 ％和 63.3％,均明显低于早发 SLE 患者(分别为 96.3％ 和 91.0％)。老年 SLE 较青年 SLE 有较高的病死率,对老年 SLE 进行随访研究预后分析发现感染、心血管疾病、恶性肿瘤和药物引起的并发症等是导致老年 SLE 死亡的高危因素。国内一项评估当前 SLE 患者长期生存的荟萃分析显示:感染是 SLE 首位死亡原因(33.2％),因此在临床工作中应引起足够的重视,特别是对于老年人群机体免疫功能本身低下,长期糖皮质激素和免疫抑制剂的治疗更加导致免疫抑制,增加各种感染的风险。

SLE 发病机制的复杂性和疾病的异质性导致本病的治疗进展缓慢,但近年来靶向针对 B 细胞清除的新型生物制剂正逐渐用

于难治性的 SLE 患者,它们分别为贝利尤单抗和泰它西普;贝利尤单抗在国外上市近 10 年,国内上市 3 年,在老年 SLE 中的应用也有少量报道,在一篇综合分析贝利尤单抗不良事件的文献中,老年 SLE(≥65 岁)患者占比 3.82％,并没有发现贝利尤单抗有特殊的不良事件在老年 SLE 患者中发生。泰它西普是国内创新药物,上市一年,也有少量用于老年 SLE 的报道。但这两种生物制剂在老年 SLE 中的应用数据均较少,尚不能评定它们在老年 SLE 患者中的确切疗效和安全性。

## 三、干燥综合征

干燥综合征(SS)是一种主要发生于中老年女性的系统性风湿免疫性疾病,其特点是主要累及外分泌腺体,呈自身免疫性慢性炎症改变,导致患者出现进行性的口干、眼干表现。干燥综合征分为原发性和继发性两类,在这里主要介绍老年原发性干燥综合征(pSS),pSS 在我国患病率为 0.29％～0.77％,是常见的系统性风湿免疫病。普通人群男女之间发病比例为 1:9,发病高峰年龄为 40～50 岁。随着年龄的增长,患病率有上升趋势,其中老年人群 pSS 的发病率可高达 3％～4％。

老年 pSS 的临床表现与其他年龄人群大致相同,但也有其特殊的地方。从发病的人群性别看,仍以女性多见,但男性患者的比例有所增加,老年 pSS 男女之比为 1:4.8。唾液腺是 pSS 最常见的受累部位,可导致口干;老年患者因年龄相关的唾液腺分泌功能下降,可导致唾液分泌进一步减少,导致说话、吞咽食物困难,严重时仅能进食流食。因缺乏唾液的营养及杀菌作用,牙周炎常见,可导致牙齿发黑、碎裂、片状脱落,pSS 特征性的猖獗龋在老年患者中较常见。但老年 pSS 患者的成人腮腺炎的发生率较低,如患者出现腮腺持续肿大,腺体质硬,呈结节状,应警

惕恶变可能,必要时需做病理活检。泪腺亦是 pSS 最常见的受累部位,且老年人 pSS 中眼部受累更为常见。泪腺分泌功能低下可导致眼干涩、泪少、沙砾感及异物感,伴分泌物增多,缺乏泪液的滋养保护常可合并角结膜炎,进一步加重眼不适感。

pSS 是一种系统性风湿免疫性疾病,除了大家关注的口干、眼干,这也是多数患者就医的原因,但也可有脏器的病变,即腺体外的表现,部分患者可因腺体外表现首诊。SS 患者皮肤黏膜除干燥外,还可有荨麻疹样皮疹、高球蛋白血症所致的特征性的紫癜样皮疹,双下肢常见。绝大多数老年 pSS 患者有关节痛,但关节破坏少见,如果出现双手指间关节及腕关节炎,要除外类风湿关节炎合并干燥综合征。老年 pSS 患者的肺部受累也较常见,其肺间质病变、继发肺动脉高压的发生率明显高于非老年组;多数老年 pSS 患者的肺间质病变较轻,进展缓慢,但也有短期出现进行性胸闷、喘憋,甚至呼吸衰竭。部分 SS 患者可以肺部病变首诊就医,故对不明原因的肺间质病变老年患者需做免疫相关化验检查排查风湿免疫性疾病,仔细询问病史了解是否有干燥综合征的临床表现。并建议对所有老年 pSS 患者均应行胸片、肺高分辨 CT(HRCT)、肺功能及心脏超声检查。另外,因 pSS 患者淋巴瘤的发生率要比正常人高 44 倍,老年人由于免疫功能的衰退,免疫监测功能下降,因此更容易出现恶性病变,当患者出现明显的淋巴组织增生时,主要表现为多部位淋巴结异常增生增大,结构异常,应警惕恶变的可能。既往的研究提示,老年 pSS 患者由于肾小管功能异常,易出现低钾血症,甚至出现低钾性心律失常和低钾性肌麻痹均较非老年组高。这可能是由于老年人本身肾小管功能减退、对水钠转运功能下降、尿浓缩功能减退及尿液酸化功能减退等所致。而且老年人肌肉组织退变、收缩功能减弱,对低钾的耐受性差;故对于老年人不明原因的低钾血症

要根据患者的特点筛查干燥综合征。

老年 pSS 的诊断仍参考国内外目前的常用诊断标准,但在实验室检查方面,不同年龄呈现不同的特点,抗 SSA 和抗 SSB 抗体阳性率在年轻的 pSS 患者中最高,随患者发病年龄增大有下降趋势;老年 pSS 患者 RF、IgG、IgA 要低于年轻患者。但年轻和老年 pSS 两组之间 ANA 阳性、抗 SSB 抗体阳性、IgM 升高、ESR 升高、补体 C4 降低、白细胞计数降低、高球蛋白血症、肝功能损害、雷诺症状、肾小管酸中毒、淋巴结增大、关节炎等比较差异无统计学意义。但不同的研究数据结果有不一致,以上特点说明老年 pSS 诊断时实验室检查仍有很重要的参考价值。由于老年人群腺体分泌功能下降本身也可出现口干、眼干症状,所以鉴别诊断很重要,有时需要唇腺活检协助确诊。近年来,一种新兴的检查手段唾液腺超声检查因其无创且可重复性等优点,也在被逐渐推广应用,多项研究提示唾液腺超声与组织活检之间存在较好的正相关性,推荐唾液腺超声也可用于协助老年 pSS 的诊断。

pSS 是一种高度异质性的系统性风湿免疫病,由于其发病机制尚未完全明了,目前也和大部分其他风湿免疫病一样没有根治方法,而且 pSS 的治疗近几十年发展缓慢,至今没有特异针对于此病的治疗方法,老年 pSS 患者面临同样的治疗问题。几乎所有的治疗其他风湿免疫性疾病的药物都有被风湿科专科医师拿来尝试用于 pSS 的治疗。老年 pSS 的治疗和常规的 pSS 治疗一样,包括局部治疗和系统性治疗。前者主要通过替代治疗改善口干、眼干及其他部位的干燥症状;后者主要是应用糖皮质激素和(或)免疫抑制剂,来控制和延缓因自身免疫反应而引起的各器官组织的损害进展。风湿病治疗常用的免疫抑制剂如环磷酰胺、硫唑嘌呤、吗替麦考酚及来氟米特,还有环孢素 A 和他克莫司等,都有用于老年 pSS 伴发脏器受累,特别是肺间质病变时的治疗报道。但生物制剂作

为近 20 年来广泛用于类风湿关节炎及强直性脊柱炎等关节疾病的新型药物,在 SS 患者的治疗中并没有很多新进展,研究较多并认为有确切疗效的是抗-CD20 的单克隆抗体利妥昔单抗,但由于利妥昔单抗是针对 B 细胞的清除治疗,在老年 pSS 患者本身就存在免疫功能衰退的情况下应谨慎评估它的治疗获益及风险。

## 四、风湿性多肌痛

最早关于风湿性多肌痛(polymyalgia rheumatica,PMR)的描述来自于 Bruce,1888 年他根据该疾病的临床特点,将其定义为"老年性痛风"。1957 年 Barber 首次提出了"风湿性多肌痛"这一概念,并指出该疾病是一种独立的风湿性疾病。直至 19 世纪 60年代,PMR 作为一种不同于类风湿关节炎、巨细胞动脉炎的疾病被广泛认知。PMR 是一种以颈肩胛带和骨盆带肌肉疼痛、晨僵为主要表现的慢性炎症性疾病,其中肩部疼痛是最突出的特点,其次是双下肢肌肉疼痛、骨盆带肌肉疼痛,且多数患者存在双上肢上举受限和下蹲困难。该疾病也可累及单侧或局限于某一肌群,甚至出现一过性关节滑囊炎及滑膜炎,表现为腕关节、指间关节、膝关节的肿痛。值得注意的是,虽然患者可能会经历近端肌无力的感觉,但却缺乏实际的肌无力或支持肌病的依据。部分患者伴有发热、疲劳、厌食、体重减轻等非特异性症状。

该疾病多见于 50 岁以上中老年人,发病高峰在 70～75 岁,并且随着年龄增加本病的发病率逐渐升高,是中老年人中第二常见的风湿性疾病,仅次于类风湿关节炎。其中66%～75% 的患者为女性,女性的发病率为2.4%,男性为 1.7%,不同国家及地区的发病率差异较大。同时不同年龄段 PMR 患者的疾病特点有差别。Charpentier 等分析了42 例 PMR 患者的队列,对比 50－60 岁及60 岁以上发病患者的差异,其中相对年轻的

PMR 患者大多是男性,他们更依赖糖皮质激素的治疗。van Hemelen Maarten 等发现,与 60 岁以上的患者相比,较年轻的 PMR 患者在疾病诊断时急性期反应物水平较低、复发的风险较低,男性占比及颈部疼痛的概率更高,糖皮质激素的累积剂量、维持剂量及持续时间无显著差异。

虽然 PMR 是经典的慢性炎症性疾病,近端肌群的疼痛症状常困扰患者很长时间,严重影响患者的生活质量,但由于 PMR 非特异性的临床表现,且缺乏客观性生物学标志物,其他的自身免疫性疾病、感染性疾病、恶性疾病、内分泌疾病等均可出现类似于PMR 的症状,或者和 PMR 同时存在,这给PMR 的临床诊治带来了极大的困难。此外,由于临床医师对该疾病认识能力有限,导致本病一直存在较高的误诊率及漏诊率,特别是在非风湿病领域。有研究表明,参考 2012年 ACR/EULAR 推出 PMR 分类标准,最初符合 PMR 诊断的患者中,约 30% 经随访后最终确诊为其他疾病。另有数据表明,该疾病首诊误诊率高达 47.06%～68.0%。误诊诊断主要为骨关节炎、强直性脊柱炎、类风湿关节炎,其他引起误诊的病因包括纤维肌痛综合征、多发性骨髓瘤等疾病。

PMR 患者缺乏客观性生物学标志物,即无特异性的检验指标,其最大的检验指标特点就是炎症指标的明显升高,90% 以上的PMR 患者红细胞沉降率升高超过 40mm/h,C 反应蛋白升高或两者水平均有升高。仅有一小部分患者的 ESR 和 CRP 均正常。其他常见的实验室指标包括轻至中度的正细胞正色素贫血,血小板增多,铁蛋白水平升高,白细胞介素 6 水平升高,肝酶轻度升高,自身抗体及 RF 多为阴性,B 超及磁共振检查可发现肩、膝、髋关节等部位存在滑囊炎、滑膜炎。由于 PMR 的诊断缺乏客观的生物学指标,其诊断主要依据临床特点进行排除性诊断。对于存在颈肩痛和(或)下肢肌

肉疼痛,伴双上肢上举受限、下蹲起立困难、血沉、C 反应蛋白水平升高的中老年人,在排除类风湿关节炎、炎性肌病、感染、肿瘤等疾病后需考虑有无风湿性多肌痛可能。因此,需完善血常规、肝肾功能、肌酸激酶、炎症指标、甲状腺功能、骨代谢指标(如维生素 D、钙、碱性磷酸酶水平等)、类风湿因子和(或)抗瓜氨酸蛋白抗体、自身抗体等相关检查除外其他疾病可能。

目前 PMR 诊断标准是主要参考 2012 年 ACR/EULAR 修订的 PMR 分类标准。必须满足的条件包括:年龄≥50 岁;双侧肩胛部疼痛;C 反应蛋白和(或)红细胞沉降率升高。并分别根据有无超声检查结果,对以下项目进行赋分(见表 10-2-5)。其中不包括超声检查结果的评分系统≥4 分提示诊断为 PMR;包括超声检查结果的评分系统≥5 分提示诊断为 PMR。

表 10-2-5 2012 年 ACR/EULAR 修订的 PMR 分类标准评分项目

| 项目 | 评分(0~6)(不包括超声检查结果) | 评分(0~8)(包括超声检查结果) |
| --- | --- | --- |
| 晨僵持续时间>45 分钟 | 2 | 2 |
| 髋部疼痛或活动受限 | 1 | 1 |
| 类风湿因子或抗环瓜氨酸蛋白抗体阴性 | 2 | 2 |
| 无其他关节受累 | 1 | 1 |
| 超声检查:至少一侧肩部具有三角肌下滑囊炎和(或)肱二头肌腱鞘炎和(或)盂肱关节滑膜炎(后侧或腋窝处),并且至少一侧髋关节具有滑膜炎和(或)转子滑囊炎 | 不计分 | 1 |
| 超声检查:双侧肩部具有三角肌下滑囊炎、肱二头肌腱鞘炎或转子滑囊炎 | 不计分 | 1 |

注:不包括超声检查结果的评分系统≥4 分提示诊断为 PMR;包括超声检查结果的评分系统≥5 分提示诊断为 PMR。

值得注意的是,风湿性多肌痛可独立发生或与巨细胞动脉炎(giant cell arteritis,GCA)相伴发生。PMR 和 GCA 之间存在着复杂的关系。国外文献报道 16%~21% 的 PMR 患者在颞动脉活检中组织学表现与 GCA 一致,约 30% 的 PMR 患者 PET-CT 可见大血管炎。此外,40%~60% 的 GCA 患者伴有 PMR 的临床特征。1890 年,Hutchinson 描述了一名男子因颞动脉发炎疼痛,导致无法戴帽子。1932 年 Horton 和同事将"GCA"描述为一个独立的疾病。该疾病很少发生在 50 岁以下的人群,其发病高峰在 80 岁,其中欧洲女性的发病率为 1%,男性为 0.5%。GCA 主要侵犯大动脉及其主要分支,其中颈动脉的颅外分支受累多见,几乎大部分患者均有颞动脉受累,病理上表现为全层坏死性动脉炎。其典型的表现为头痛、头皮痛、视力障碍,又称为颞动脉炎。GCA 患者中 15%~20% 发生缺血性视神经病变引起的永久性视力丧失。颅内血管病变、舌梗死和头皮坏死在该疾病中较少见,该疾病对糖皮质激素反应欠佳,需进一步做颞动脉造影、超声、活检等明确诊断。GCA 的诊断目前仍参考 1990 年 ACR 修订的 GCA 分类标准。

PMR 还可以同时和其他风湿免疫性疾病共存,既往的观点认为诊断了 PMR 就不能再考虑其他风湿免疫性疾病,但近年已更正这个观念。PMR 可以和其他风湿免疫性疾病存在于同一个患者。例如,PMR 可见于类风湿关节炎、脊柱关节炎患者,也可见于老年人群中常见的骨关节炎及骨质疏松症患者。当 PMR 合并其他疾病的时候,可能给患者的诊断和治疗带来一定的困难;故当一些老年患者存在不能解释的炎症指标升高,周身疼痛特别是近端肌群的症状明显,常规治疗效果欠佳,应仔细进行病史询问和查体,寻找可能合并 PMR 的证据,以便调整治疗方案。

目前 PMR 的病因和发病机制尚不明确,感染可能是 PMR 发病的诱因之一。有研究显示,肺炎支原体、细小病毒 B19、腺病毒、呼吸道合胞病毒等可能诱发 PMR 的发生发展。免疫系统的衰老可能也与 PMR 的发病相关,衰老导致抗炎因子水平下降,并上调炎症因子 IL-6、INF-γ、TNF-α 等,参与 PMR 的发病。PMR 的发病具有家族聚集性,许多等位基因可能参与该病的发病,PMR 与 GCA 通常伴发,或可归因于部分共同的遗传背景,如 HLA-DRB1 * 04 等位基因与 GCA 合并 PMR 相关,且与糖皮质激素抵抗相关。此外,树突细胞的异常活化、促炎因子的过度产生、B 淋巴细胞的异常等可能均参与了 PMR 的发生及发展。

糖皮质激素(GC)仍然是 PMR 治疗的基石。2015 年 EULAR/ACR 关于 PMR 管理共识的建议,PMR 的 GC 初始治疗等同于泼尼松 12.5～25mg/d 的范围,当病情缓解后,GC 剂量应在 4～8 周逐渐减少至 10 mg/d,然后每个月逐渐减少 1mg,直至停药。由于 PMR 常见于中老年人,且这类患者常合并高血压、冠心病、糖尿病等多种基础疾病,长期应用 GC 引起的不良反应是临床医师重点关注的问题。因此,对于诊断 PRM 的患者,在治疗前需对有无高血压、糖尿病、糖耐量异常、心血管疾病、血脂异常、消化性溃疡、骨质疏松症、白内障或青光眼(或存在

危险因素)、慢性或复发的感染、合并应用 NSAIDs 及其他可能增加 GC 不良反应的药物及危险因素进行评估。

PMR 通常被认为是一种对小剂量 GC 有快速反应的良性疾病,但仍有高达 50% 的患者在 GC 治疗 4 周后没有达到完全缓解,且复发频繁,同时考虑到长期应用 GC 带来的不良反应,我们需要积极寻找更有效的治疗策略。一项系统回顾和荟萃分析提示在 PMR 患者中,甲氨蝶呤是一种能适度减少 GC 累积剂量的传统 DMARDs 药物。2015 年 EULAR/ACR 关于 PMR 管理建议,有条件地推荐对于有高危复发和(或)需要延长治疗的患者,存在 GC 相关不良反应的危险因素、对 GC 反应不足或出现相关不良事件的患者,以及复发的患者应考虑 GC 联合应用甲氨蝶呤治疗。甲氨蝶呤的口服剂量推荐为 7.5～10mg,每周 1 次。其他传统的 DMARDs 药物如硫唑嘌呤、来氟米特、霉酚酸酯、环磷酰胺、环孢素等治疗 PMR,虽均有相关的治疗报道,但仍缺乏充足的循证医学证据。

由于生物化学领域的飞速发展,生物制剂在类风湿关节炎、强直性脊柱炎等疾病中得到广泛应用,因此多项关于生物制剂治疗 PMR 的研究正在进行。其中 TNF 拮抗剂最早尝试用于 PMR 的治疗,结果显示与单独使用 GC 相比,在 PMR 治疗中使用 TNFα 拮抗剂没有获益,且不良反应增加,因此 ACR/ EULAR 指南强烈不推荐在 PMR 患者中使用 TNFα 抑制剂。另有关于托珠单抗治疗 PMR 的研究显示,单独使用托珠单抗治疗并没有迅速改善 PMR 患者的症状,因此除了在糖皮质激素耐药或糖皮质激素存在禁忌证时,托珠单抗在 PMR 的治疗中暂无特别推荐。目前关于阿巴西普在早期 PMR 患者中疗效的研究正在进行中。生物 DMARDs 在 PMR 中的作用尚有待进一步研究,希望为随后快速减少糖皮质激素用量、减少糖皮质激素相关不良反应提供更多

选择。

## 五、缓解性血清阴性对称性滑膜炎伴凹陷性水肿综合征

缓解性血清阴性对称性滑膜炎伴凹陷性水肿综合征（remitting seronegative symmetrical synovitis with pitting edema，RS3PE）是以手、足屈（伸）肌腱鞘滑膜炎症性水肿为主要表现的一种少见风湿性疾病。1985 年由 McCarty 等首先报道 10 例，后国内外均有逐渐报道。RS3PE 综合征是一组异质性疾病，多见于老年人，主要的临床表现是突发的多关节炎伴手足背凹陷性水肿，其基本病理改变是滑膜炎；根据它的临床特点，它是一种独立疾病还是一种综合征抑或是某些风湿病的特殊类型，各国学者观点尚不一致。

RS3PE 综合征的病因和发病机制也仍不清楚，目前认为和遗传、感染及环境等多因素均有关系，但没有确凿的证据。遗传学方面的研究有学者认为，本病可能与 HLA-B7 和 A2 单倍体高度相关。本病基本病理改变为屈（伸）肌腱腱鞘滑膜炎，局部毛细血管通透性增加引起水肿。有研究认为，血管内皮生长因子（vascular endothelial growth factor，VEGF）和一些神经递质可能在 RS3PE 发病中起着十分重要的作用。既往研究发现，P 物质等一些神经递质在 RS3PE 患者出现滑膜炎的关节滑液中明显升高，并且有学者认为 P 物质引起的显著血管扩张及渗出增加在手足背凹陷性水肿中起一定的作用。

本病好发于 60 岁以上老年人，平均发病年龄约 69 岁，男性居多，男女比例约 2∶1，农村患者居多，有一定的季节性，以 5－11 月份为多，急性起病。本病特征为对称性手足背凹陷性水肿伴突发性多关节炎，呈对称性侵犯手背、腕关节、足背部、踝关节、膝及肘关节，部分典型的患者双手背肿胀可呈"拳击手套"样。RS3PE 患者手足背凹陷性水肿使用

利尿药、抬高肢端处理效果均不明显，部分患者因手背显著肿胀，屈肌腱鞘炎症而产生腕管综合征。另有少数患者表现为非对称性关节炎，故曾有学者认为它是迟发的类风湿关节炎或脊柱关节炎。全身症状包括疲劳、乏力、发热、食欲欠佳和体重下降等。

RS3PE 患者的实验室检查多为非特异性炎症表现，ESR 及 CRP 增高，可同时伴有免疫球蛋白增高，RF 和 ANA 多为阴性，少数为低滴度阳性。有些患者可以出现不同程度的贫血和血小板升高，贫血为正细胞正色素性贫血，部分患者肿瘤标志物升高，特别是合并肿瘤的 RS3PE 患者。RS3PE 的影像学表现在 X 线摄片上关节无骨质破坏的证据，超声可提示受累部位滑膜增厚、腱鞘炎或关节周围积液；对受累的手腕和（或）足进行 MRI 检查，提示严重的腱鞘炎或滑膜炎，表现为肌腱及肌腱周围或滑膜的高信号。

RS3PE 的诊断目前尚无严格的统一标准，按照 McCarty 等的描述和多数学者的共识，主要的诊断要点是：①急骤起病；②累及老年人（年龄＞50 岁）；③对称性多关节炎伴肢端可凹性水肿；④非侵蚀性关节炎；⑤ 类风湿因子（RF）和抗核抗体阴性；⑥糖皮质激素有良好疗效。对于出现以上所有或部分特点（一般认为 6 条中满足 4 条），特别是老年患者，不能用其他疾病解释的，应考虑 RS3PE 综合征。

随着国内外风湿病学家对 RS3PE 的深入研究，现多数学者认为 RS3PE 不是一种疾病，而是一种综合征。部分 RS3PE 患者在随访过程中发展为其他风湿免疫性疾病，如类风湿关节炎、脊柱关节炎、干燥综合征、复发性多软骨炎及硬皮病等。有文献报道，对 20 例 RS3PE 患者长达 1～18 年的随访发现，近半数的患者发展为类风湿关节炎、脊柱关节炎、干燥综合征和未分化结缔组织病。提示 RS3PE 可能只是某些不典型的风湿免疫病的前期表现。也有文献报道，该综合征可能

是伴手足水肿的风湿性多肌痛的特殊类型，二者流行病学、临床表现及手足磁共振表现有很多相似之处。还有学者根据 RS3PE 合并肿瘤发生率高的特点，提出 RS3PE 可能是一种副肿瘤综合征。目前已见报道的 RS3PE 伴发实体肿瘤有前列腺癌、胃肠肿瘤、肺癌、乳腺癌、卵巢癌、膀胱癌、子宫内膜癌、肝癌、胰腺癌、纤维组织细胞瘤等。血液系统肿瘤包括非霍奇金淋巴瘤、慢性淋巴细胞白血病、急性淋巴细胞白血病、急性髓细胞白血病和骨髓异常增生综合征。这些合并肿瘤的患者，在肿瘤切除或进行化疗后，RS3PE 的临床症状可以快速完全缓解。国内的研究发现，合并肿瘤的 RS3PE 患者其血清中碱性成纤维细胞生长因子（fibroblast growth factor，bFGF）水平明显升高，并认为 bFGF 可能成为筛查 RS3PE 患者合并肿瘤的生物标志物。对于老年患者诊断 RS3PE，应仔细筛查肿瘤；RS3PE 合并肿瘤可以在 RS3PE 综合征出现之前、之后或同时存在，对于出现明显全身症状的患者，包括发热、严重乏力、食欲下降及体重下降等，或糖皮质激素治疗效果差、反复发作的患者，临床上需警惕合并肿瘤。临床医师需熟悉 RS3PE 其临床特点，遇见这类患者应客观地进行鉴别诊断，才能减少漏诊和误诊。而且由于 RS3PE 是一组症候群，特别是可能为副肿瘤综合征，故对于 RS3PE 患者，并不是一次诊断即定乾坤，可能需要在后续的治疗过程中不断地观察随诊患者寻找可能的继发因素，及时纠正诊断和治疗。

目前 RS3PE 综合征的主要治疗药物是糖皮质激素，虽然 RS3PE 综合征患者表现为明显的滑膜炎和腱鞘炎，但多数患者对非甾体抗炎药反应欠佳；大多数 RS3PE 综合征患者特别是单纯的 RS3PE 综合征，在给予小至中等剂量的糖皮质激素（如泼尼松 10～20 mg/d）后疗效确切，1～2 周内临床症状会有比较明显的缓解，炎症指标同时下降；但是合并肿瘤的患者对糖皮质激素的反应效果不好，往往容易复发；少数 RS3PE 综合征患者合并感染时单纯的糖皮质激素治疗效果也欠佳，需同时给予抗感染治疗。无并发症的 RS3PE 综合征患者在给予糖皮质激素治疗后大部分病情可以维持缓解，并在 2～3 个月激素逐渐减量，预后良好，不易复发。但既往的研究也发现，由于 RS3PE 多见于老年人，糖皮质激素的使用增加了患者继发感染的风险，激素的初始剂量是患者在治疗期间出现感染的独立危险因素，故在使用糖皮质激素治疗时应尽量用能够达到治疗效果的最低剂量激素。有少数患者对糖皮质激素反应差，需要合并使用免疫抑制剂，目前常用此类药物包括甲氨蝶呤、来氟米特、羟氯喹、柳氮磺吡啶及雷公藤多苷等。也有少数患者不经抗风湿治疗，临床症状及炎症指标自行缓解；虽然多数患者对非甾体抗炎药反应欠佳，部分轻症的 RS3PE 综合征患者也可通过非甾体抗炎药的治疗达到临床缓解。有关生物制剂治疗 RS3PE 综合征目前较少报道，有个案报道用 TNF 抑制剂和托珠单抗治疗 RS3PE 综合征，但疗效不一致；而另有报道一些用于治疗肿瘤的生物制剂可诱发 RS3PE 综合征的临床表现，故生物制剂治疗 RS3PE 综合征的确切疗效及可行性需要进一步大样本的研究证实。

由此可见，RS3PE 综合征的临床表现复杂，基本病理改变是滑膜炎和腱鞘炎，实验室检查无特异性，因多见于老年人，常伴随多种疾病，临床容易漏诊、误诊和误治，部分患者伴发肿瘤或在随访过程中可出现其他风湿病或肿瘤，临床上需密切随诊。对于糖皮质激素疗效欠佳或合并其他风湿病症状，病情反复发作的患者除警惕肿瘤外，还要注意是否会发展为其他风湿免疫性疾病。

以上介绍了几种常见的风湿免疫性疾病在老年人群中发病的临床特点及治疗现状，由于篇幅关系，并没有囊括所有老年相关的风湿免疫性疾病。理论上所有的风湿免疫病均有可能在老年人群发生,如大家所熟悉的强直性脊柱炎,被认为是年轻男性的专属病,但仍有超过 70 岁以上初发的患者,故对于老年人群的风湿免疫病在认知上应有足够的重视。

老年风湿免疫病的诊断和治疗一直都对医疗工作者极具挑战性,相比于青壮年的风湿免疫病患者,年龄相关的多脏器衰退特别是免疫系统的衰退导致老年风湿病患者的临床表现多不典型,而且常合并多种其他老年常见病,同时服用多种药物,都给诊断和治疗带来很多困难。老年相关科室的医务工作人员应对老年风湿免疫病有更高的认知和警惕性,对于不明原因的发热、乏力、体重下降、多浆膜腔积液及持续血液系统受损导致的白细胞血小板减少和贫血等,除了考虑常见的感染、肿瘤及血液病等,应当也考虑到风湿免疫性疾病,并做相应的实验室指标的筛查,避免误诊漏诊。

老年风湿免疫病治疗药物的选择,除了考虑药物的疗效,还要更多地考虑药物的不良反应,如对肝肾功能的影响、由于老年人药物代谢功能减退导致的药物蓄积超量、对老年患者免疫功能的过度抑制、与患者原有其他疾病治疗药物的相互作用及老年患者的依从性等。既往较多的研究发现,对于老年风湿免疫病患者,长期糖皮质激素和免疫抑制剂的应用导致的感染是增加老年风湿免疫病患者死亡风险的最重要原因。目前,专门针对老年风湿免疫病的诊治方面的相关研究还是很少,而有价值的 RCT 研究更少。随着人口的老龄化,老年风湿免疫病的发病率必将呈现上升的趋势,应引起广大医务人员的足够重视。

（龙　婷　周惠琼）

## 参 考 文 献

[1] Tamas Fulop,Janet McElhaney,Graham Pawelec,Alan A Cohen,José A Morais,Gilles Dupuis,et al. Frailty,Inflammation and Immunosenescence. Interdiscip Top Gerontol Geriatr,2015;41:26-40.

[2] Fülöp T,Dupuis G,Witkowski JM,Larbi A. The Role of Immunosenescence in the Development of Age-Related Diseases. Rev Invest Clin. 2016,68(2):84-91.

[3] 刘运涌,王保全,李伟,等,CD4 CD25 免疫调节性 T 细胞和颈动脉斑块性质与老年进展性脑梗死的相关分析. 中华老年心脑血管病杂志,2017,19(7):735-737.

[4] 望朔,杨文彬,余军. 免疫衰老及老年流感疫苗的研究进展. 中华实验和临床病毒学杂志,2019,33(3):327-331.

[5] 唐福林. 重视老年免疫系统疾病的诊治. 实用老年医学,2002,16(4):171-172.

[6] Riveros Frutos A,Holgado S,Sanvisens Bergé A,Casas I,Olivé A,López Longo FJ,et al. Late-onset versus early-onset systemic lupus: characteristics and outcome in a national multicentre register (RELESSER). Rheumatology (Oxford),2021;60(4):1793-1803.

[7] 卫玮,吕新翔. 老年系统性红斑狼疮诊疗新进展. 内蒙古医科大学学,2019,41(5):458-554.

[8] Alonso MD,Martinez Vazquez F,de Teran TD,Miranda Filloy JA,Dierssen T,Blanco R,et al. Late-onset systemic lupus erythematosus in Northwestern Spain: differences with early-onset systemic lupus erythematosus and literature review. Lupus. 2012;21(10):1135-48.

[9] 周惠琼,吴东海. 老年人系统性红斑狼疮的临床特点及治疗策略. 中华老年医学杂志,2002,21(3):233-235.

[10] 谈玲,李新刚. 贝利尤单抗不良事件风险信号数据挖掘与分析. 临床药物治疗杂志,2021,19(11):54-60.

[11] 王舒婷,刘坚,韦嵩. 老年和青年类风湿关节炎患者发病特点及治疗对比研究. 中华老年医学

杂志,2017,36(9):665-668.

[12] Setoguchi S,Schneeweiss S,Avorn J,Jeffrey N Katz,Michael E Weinblatt,et al. Tumor necrosis factor-alpha antagonist use and heart failure in elderly patients with rheumatoid arthritis. Am Heart J,2008;156(2):336-341.

[13] 林进,徐丹怡.重视老年类风湿关节炎诊治.中华风湿病学杂志,2017,21(12):859-861.

[14] 姚中强,龙丽,栗占国.不同年龄发病的原发性干燥综合征的免疫学异常及临床特点的比较.中华风湿病学杂志,2006,10(11):683-686.

[15] 张凤肖.干燥综合征的治疗现状及进展.临床荟萃,2016,31(5):482-485.

[16] Mossel E,Delli K,van Nimwegen JF,Stel AJ,Kroese FGM,Spijkervet FKL. Ultrasonography of major salivary glands compared with parotid and labial gland biopsy and classification criteria in patients with clinically suspected primary Sjögren's syndrome. Ann Rheum Dis,2017;76(11):1883-1889.

[17] Goules AV,Argyropoulou OD,Pezoulas VC,Chatzis L,Critselis E,Gandolfo S,et al. Primary Sjögren's Syndrome of Early and Late Onset:Distinct Clinical Phenotypes and Lymphoma Development. Front Immunol. 2020,19(11):594096-694106.

[18] 廖秋菊,赵义,李霞,等.某三甲医院老年风湿病患者患病情况调查.中华老年多器官疾病杂

志,2021,20(2):113-117.

[19] 孙健,叶华.2012 风湿性多肌痛欧洲抗风湿病联盟/美国风湿病学会暂行分类标准[J].中华风湿病学杂志,2012,16(4):270-271.

[20] 何烨,陈伟钱,林进.风湿性多肌痛的发病机制[J].中华临床免疫和变态反应杂志,2021,15(5):557-562.

[21] Dejaco, C. et al. Current evidence for therapeutic interventions and prognostic factors in polymyalgia rheumatica:a systematic literature review informing the 2015 European League Against Rheumatism/ American College of Rheumatology recommendations for the management of po. Ann. Rheum. Dis. 2015,74,1808-1817.

[22] Camellino D,Giusti A,Girasole G,et al. Pathogenesis,Diagnosis and Management of Polymyalgia Rheumatica [J]. Drugs & Aging,2019,36(11):1015-1026.

[23] 王天,张奉春.一种特除类型的关节炎:RS3PE.中华风湿病学杂志,2000,4(5):312-314.

[24] Gan Y,Sun Y,Jin Jet al. bFGF could be a biomarker of malignancy in RS3PE syndrome:an ambispective single-center cohort analysis of 51 patients. Arthritis Res Ther. 2021;23(1):261-265.

# 第三篇

## 创新多学科综合治疗与临床应用

# 第 11 章
# 老年医学科常见检查项目

随着社会人口老龄化,我国骨质疏松症患病率急剧攀升。及早发现骨质疏松,有效防控骨质疏松,减少骨质疏松性骨折发生率,对于减轻疾病对国民健康和社会经济的危害具有重要意义。影像学检查和骨密度测量是早期发现和早期诊断骨质疏松的主要检查手段,也是疗效观察的主要指标。双能 X 线骨密度测量是目前应用最广、认可度最高的骨密度测量方法,在骨质疏松诊疗中起着非常重要的作用。

## 第一节　双能 X 线骨密度测量

骨密度(bone mineral density,BMD)测量是利用 X 线和其他技术对人体骨矿含量(bone mineral content,BMC)、BMD 和全身体质成分进行无创性定量分析的方法,也是目前临床诊断骨质疏松症的主要检查手段。此外,骨密度测量对骨质疏松性骨折危险性的预测以及治疗后的疗效评估也具有重要作用。

双能 X 线骨密度测量(dual-energy X-ray absorptiometry,DXA)最早在 20 世纪 60 年代由 Jacobson 开始使用,至 20 世纪 80 年代逐渐得到广泛应用,是目前临床应用最为广泛也最为成熟的骨密度测量技术(图 11-1-1)。

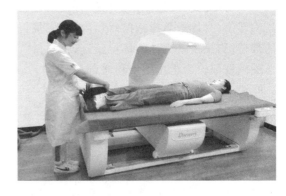

图 11-1-1　DXA 测量

### 一、DXA 的基本原理及其优缺点

1. DXA 的基本原理　DXA 使用两种不同能量的 X 线进行扫描,测量中可以得到两个线性衰减值,理论上可以消除周围软组织及骨内脂肪对测量值的影响,可测量全身任意部位骨骼的 BMD,以腰椎和髋关节最常用,但 DXA 的基本原理是根据骨和均匀组成的软组织两种成分,而由于腰椎周围的脂肪分布不均匀,可导致椎骨骨含量误差高达 10%,双能 X 线吸收测量法所测得的是面密度,单位 $g/cm^2$。

2. DXA 的优缺点　DXA 由于具有检测时间短、电离辐射剂量小、实用、操作简单、费用低的特点,且由于分辨率的提高,使测量值的准确性和精确性都有提高,兼具有完善的流行病学资料,并因此成为了 BMD 测量的金标准,在过去的 20 多年里,用 DXA 测量得到的脊柱和髋部 BMD 成骨质疏松诊断和药物开发的主要评价手段。

DXA 存在以下缺点:①无法区分骨皮质

和骨松质,所得到的测量值反映的是骨皮质和骨松质的总和。当骨质疏松症早期时,无法敏感地反映出骨松质的骨量变化,因此DXA对早期骨质疏松症的诊断意义不大。②DXA是二维扫描测量,所测得的是面骨密度,而不是真正意义的骨密度。由于面积和体积之间的关系是非线性的,所以骨的体积大小对面密度是有影响的。当容积骨密度相同时,由于骨骼的形状、大小或位置(即检测时X线的方向)的不同,均会使计算得到的面积骨密度结果存在差异。③DXA可因测量部位退行性改变(骨质增生、硬化等)和周围软组织内钙化(如腹主动脉钙化)的影响,使测量值产生误差,从而得到的BMD偏高。

## 二、DXA测量部位的选择

骨密度测量部位原则上选择骨松质含量高的部位;身体最承重部位;最容易发生骨折的部位;测量重复性好的部位。DXA测量首选的测量部位为正位腰椎和髋部,如图11-1-1所示。腰椎骨密度主要反映骨松质状况,是骨质疏松症发生较早的部位和对药物最敏感的部位,腰椎正位是诊断骨质疏松症的首选测量部位之一。当腰椎有明显骨质增生、压缩骨折、脊柱侧弯、畸形等,这时股骨上端的骨密度诊断尤为重要,髋部是用于诊断骨质疏松症的首选测量部位之一。

## 三、DXA诊断骨质疏松

1. T值　世界卫生组织(WHO)基于脊柱、髋关节和前臂DXA测量所获得的BMD于1994年推出了骨质疏松症的诊断标准,该标准使用T值这个概念,将患者分为四个等级:①骨量正常为BMD或骨含量(BMC)在年轻成人均值的1个标准差(standard deviation,SD)以内,即$T \geqslant -1.0$ SD;②低骨量(骨量减低)为BMD或BMC比年轻成人均值低$1.0 \sim 2.5$个标准差,即T值介于$-1.0 \sim -2.5$SD;③骨质疏松症为BMD或BMC比年轻成人均值低2.5个标准差以上,即$T \leqslant -2.5$ SD;④严重的骨质疏松症为BMD或BMC比年轻成人均值低2.5个标准差以上,并伴有一处或多处脆性骨折。

T值的计算公式为:T值=(受试者BMD-正常青年人群平均BMD)/正常青年人群骨密度SD。

T值用于DXA的骨质疏松诊断,适用于围绝经期和绝经后女性及50岁以上的老年男性。

2. Z值　对于儿童、绝经前妇女及<50岁的男性,其骨密度水平建议用Z值表示:Z值=(测定值-同龄人骨密度均值)/同龄人骨密度标准差。Z值用于比较与正常同龄人骨密度差异,不用于诊断。

## 四、DXA测量的适应证

DXA测量适用于:①女性65岁以上和男性70岁以上,无论是否有其他骨质疏松危险因素;②女性65岁以下和男性70岁以下,有一个或多个骨质疏松危险因素;③有脆性骨折史和(或)脆性骨折家族史的男、女成年人;④各种原因引起的性激素水平低下的男、女成年人;⑤X线摄片已有骨质疏松改变者;⑥接受骨质疏松治疗、进行疗效监测者;⑦有影响骨代谢疾病或使用影响骨代谢药物史;⑧IOF骨质疏松症一分钟测试题回答结果阳性;⑨OSTA结果$\leqslant -1$。

(孙　杨)

# 第二节　肢体动脉测压检查仪

肢体动脉测压检查仪为早期发现动脉硬化症状的一种快捷检查设备(图11-2-1)。动脉硬化在患者没有症状的时候就形成了,当出现症状的时候,动脉硬化已经恶化到相当

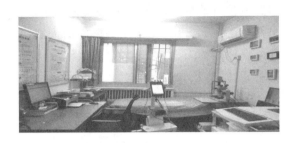

图 11-2-1　微循环检测仪,肢体动脉测压

程度,可能出现治疗过晚等问题。如果不对"三高"所引起的血管弹性变化、血管壁斑块形成、血管质量恶化、血液通路变窄等情况加以控制,就容易发生脑血管疾病和心脏疾病等严重的病症。所以早期接受检查,了解自己的血管健康状况是最好的预防方法。

肢体动脉测压检查仪作用肢体血流图波形中的上升支,同心室收缩和主动脉压力升高有关,故能反映动脉的阻力大小和血流的通畅情况。电阻抗和光电血流仪显示峰值降低,降支下降速度减慢,前者提示血流量减少,后者说明流出量道阻力增加。该仪器可显示患者的脉搏波传导速度(PWV)、踝臂指数(ABI)、臂踝指数(BAI)和趾臂指数(TBI),适用于双下肢血液循环障碍,糖尿病足下肢深静脉血栓,预防糖尿病足部坏疽,双下肢血管病变。禁用于双下肢外伤、溃烂、截肢患者。

# 第三节　数字震动感觉阈值检测仪

数字震动感觉阈值检测仪是一种简单、无创性神经功能检测仪器。用于在局部提供震动,通过患者对震动做出的反应,辅助诊断患者是否有神经感应系统疾病。

多神经病变的临床改变常常是先从感觉神经开始,然后是影响到运动神经。然而临床上,患者很少因为感觉的异常而去医院就诊,多是病变累及运动神经后才去就诊。这是因为神经病变引起的早期感觉异常,往往不易被患者所察觉。这样会延误神经疾病的早期诊断和治疗。

针对糖尿病深感觉的神经定量检查,它通过相关仪器为临床提供一种快捷、经济和准确的糖尿病周围神经病变的早期筛查方法,能及早发现严重并发症的高风险人群。

目前在国际上已得到广泛的认可,并应用于糖尿病周围神经病变的临床诊断中,它能较稳定地评估糖尿病周围神经病变的程度,并预测糖尿病足发生的危险性。

该仪器适用于周围神经病变定量阈值检测,糖尿病足病筛查,早期发现糖尿病患者感觉的减退和消失,大脑感觉中枢产生的深感觉神经纤维障碍,感受神经炎纤维病变,神经内、外科感觉神经检查,职业病的鉴定,全身代谢疾病,血管外科术后疾病感觉神经恢复功能的临床评定,药物治疗的评价,评价急、慢性中毒事件,性功能障碍检查。禁用于双下肢外伤、溃烂、截肢患者、没有正常认知能力的人和不能配合检查的人。

# 第四节　微循环检测仪

微循环检测仪(图 11-2-1)是一种新颖光电仪器,无创伤、无任何不良反应,主要用于对人体甲襞微循环检查,包括微血管、血流等变化,广泛用于临床对多种疾病(心脑血管、高血压、卒中、糖尿病、风湿性关节炎等)发生微循环改变的早期诊断,病情预报,疗效判断和预后估计等方面,为临床提供诊断治疗依据。

该仪器适用于免疫功能的程度、多种心脑血管疾病,如高血压、心脏供血不足、末梢供血不良、血液回流不良、头痛、冠心病、微循

171

环障碍、肿瘤、长期慢性缺血、卒中、糖尿病、风湿病、类风湿关节炎、缺血性疾病、老年性的动脉硬化、高血脂、严重疲劳、血液含氧量

下降及供氧不足、血管的脆性及大面积出血。禁用于手缺如，没有正常认知能力的人和不能配合检查的人。

# 第五节　动态血压检测仪

## 一、动态血压仪的临床应用

1. 动态血压避免了情绪、运动、进食、吸烟、饮酒等因素影响血压，较为客观真实地反映血压情况。

2. 动态血压可获知更多的血压数据，能实际反映血压在全天内的变化规律。

3. 对早期无症状的轻高血压或临界高血压患者，提高了检出率并可得到及时治疗。

4. 动态血压可指导药物治疗。在许多情况下可用来测定药物治疗效果，帮助选择药物，调整剂量与给药时间。

5. 判断高血压患者有无靶器官（易受高血压损害的器官）损害。有心肌肥厚、眼底动态血管病变或肾功能改变的高血压患者，其日夜之间的差值较小。

6. 预测一天内心脑血管疾病突然发作的时间。在凌晨血压突然升高时，最易发生心脑血管疾病。

7. 动态血压对判断预后有重要意义。与常规血压相比，24小时血压高者其病死率及第一次心血管病发病率，均高于24小时血压偏低者。特别是50岁以下，舒张压＜105mmHg（14.0 kPa），而以往无心血管病发作者，测量动态血压更有意义，可指导用药，预测心血管病发作，进行过24小时动态血压监测的高血压患者的血压管理情况；对比动态血压、家庭血压、诊室血压诊断高血压及预测心脑血管并发症的临床应用价值。

## 二、适应证

动态血压仪可以连续、动态地监测血压、有效、准确实时记录血压，有效地帮助医师对早期高血压病的诊断、协助鉴别原发性、继发性和复杂高血压诊断，指导合理用药，更好地预防心脑血管并发症的发生，预测高血压的并发症和死亡的发生和发展。

动态血压仪可用于评估晨间高血压和晨间血压升高；阻塞性睡眠呼吸暂停的筛查和随访；评估血压变异性的升高；评估儿童和青少年高血压；评估孕期高血压；评估老年高血压；评估高血压高位者；评估内分泌性高血压；识别动态低血压；确定帕金森病患者的血压模式。

## 三、禁忌证

动态血压仪禁用于需要安静和休息的患者，病情危重、意识不清、不能合作的患者；有血液系统疾病、严重皮肤病、血管疾病、传染性疾病急性期和发热的患者；严重心律失常：心房纤颤。

# 第六节　动态心电图检测仪

## 一、适应证

动态心电图适用于冠心病、病态窦房结综合征、心律失常、药物疗效观察的患者。

## 二、操作方法

1. 受检者最好住院接受检查，以便随时观察记录情况，检查前先做12导联常规心电

图以作对照。

2. 擦去受检者置放电极部位皮肤的表面油脂。

3. 将正极放置 $V_1$、$V_5$ 两处,负极放置胸前锁骨上左、右两侧,地线放置胸骨柄处;或将正极置于 $V_1$、$V_5$ 处,2 个负极置于胸骨柄处,地线置于右胸,相当于 $V_{5R}$ 处。

4. 向受检查者说明注意事项,同时讲明记录器的贵重性,让受检查者自行依次记下记录期内的饮食起居、工作学习和体育锻炼等情况,一切活动不受限制。

5. 在检查过程中应远离高压电场所,如放射科、理疗室等。

6. 检查结束取下电极,将电极拭洗干净,检查导联是否通畅,备下次使用。

7. 取出记录带置于显像仪上,进行心电图像分析,记录重要的心电图变化。计数或打印出异常变化数据及心电图。

### 三、注意点

检查电极放置部位是否准确,固定牢靠,电极导联线与记录盒导线连接是否无误,检查记录盒内记录带起动钮。

## 第七节　胰岛素泵治疗仪

胰岛素泵治疗是采用人工智能控制的胰岛素输入装置,通过持续皮下输注胰岛素的方式,模拟胰岛素的生理性分泌模式从而控制高血糖的一种胰岛素治疗方法。内装有一个放短效或速效胰岛素的储药器,外有一个显示屏及一些按钮,用于设置泵的程序,灵敏地驱动马达缓慢地推动胰岛素从储药器经输注导管进入皮下。输注导管长度不一,牢固地将泵与身体连接起来。

该仪器可模拟生理胰腺分泌功能,更好地控制血糖,改善 HbA1c 水平。也可使用短效或速效胰岛素,同一部位小剂量持续输注,克服了常规注射方法。许多人选择腹部作为胰岛素给药部位,这个部位操作简便,且胰岛素吸收稳定,也可选择臀部、大腿外侧及手臂三角肌等部位。

胰岛素泵体积缩小,便于携带,操作简便,易学易用,剂量调节更精确和稳定,因而在临床中得到越来越广泛的使用,目前胰岛素泵技术更趋完臻,可更精确地模拟生理性胰岛素分泌模式。简而言之,胰岛素泵通过人工智能控制,以可调节的脉冲式皮下输注方式,模拟体内基础胰岛素分泌;同时在进餐时,根据食物种类和总量设定餐前胰岛素及输注模式以控制餐后血糖。

胰岛素泵由 4 个部分构成,即含有微电子芯片的人工智能控制系统、电池驱动的机械泵系统、储药器、与之相连的输液管和皮下输注装置。输液管前端可埋入患者的皮下。在工作状态下,泵机械系统接收控制系统的指令,驱动储药器内的活塞,最终将胰岛素通过输液管输入皮下。

## 第八节　动态血糖监测仪(CGMS)

不间断地监测患者 1 天中每时每刻血糖值,及时发现低血糖和高血糖,仪器每 10 秒钟从探测器接收一次反映血糖变化的电信号,将每 5 分钟的电信号平均值转换成血糖值存储起来。

CGMS,在临床上能有效反映人体血糖值。动态血糖监测主要是通过微型皮下传感器、动态数据记录仪、葡萄糖数据分析软件等,在每 24 小时内测定、记录受试者数百个血糖值,并绘制出全体连续、完整的血糖值分析图,能够监测到许多难以发现的问题(无症状性低血糖、黎明现象、餐后高血糖等),可反映患者全体血糖波动特点,了解到血糖波动的趋势、幅度及频率等信息变化,为相关疾病的早期筛选、诊断、个体化治疗方案的制订、药物疗效的评估及靶器官损伤的判断提供可靠的依据。

(刘　莹)

# 第 12 章
# 老年医学科常见康复治疗

2022 年《政府工作报告》提出："积极应对人口老龄化,优化城乡养老服务供给,推动老龄事业和产业高质量发展。"预计 2033 年进入占比超过 20%的超级老龄化社会,人口老龄化已成为全球普遍现象,但中国人口老龄化规模大、程度深、速度快。中国老龄化程度在全球处于中上水平,老年人口基数大,基础疾病多,相对于发达国家,我国人民对康复医学认识相对滞后,这就要求我们不得不重视老年人康复治疗。

老年康复是医学的一个分支,是老年医学与康复医学的交叉学科,以康复治疗方法为主,旨在改善老年人的机体功能,使患者尽可能恢复到最佳功能状态。老年康复的对象主要为老年人和一部分老年前期患者(一般认为年龄在 45－59 岁为老年前期),凡有明确的残疾或功能障碍、慢性病及年迈体衰者均适用于康复医疗。

由于老年病除了有所患疾病本身的特点以外还有其自身的特点,故康复治疗应该遵循以下原则:即尽早干预,早期介入,从发病初期就开始,并贯穿整个疾病过程;尽早进行康复训练,患者病情相对稳定,开始进行康复锻炼,循序渐进,逐步加强;重视患者心理康复,老年人患病后,情绪消极、悲观、易焦虑,多给予精神安慰鼓励,积极配合康复治疗;多方位治疗,老年患者患病后需要医师、护士、康复师、心理治疗师、营养师等多学科联合治疗;制订合适的康复方案,老年患者病情不同,基础疾病不同,应根据患者自身实际情况制定合适的康复目标和锻炼计划。

老年科常见康复治疗主要分为传统康复治疗和现代康复治疗,其中传统康复治疗主要包括针灸治疗、拔罐治疗、艾灸治疗、中药热敷治疗和按摩治疗等。现代康复治疗主要包括运动治疗、作业治疗(OT)、物理治疗(PT)和言语治疗等。

## 第一节　常用中医疗法概述

1. 针刺　擅长治疗脑病、颈肩腰腿痛、失眠、健忘、内分泌紊乱及亚健康症状。使用毫针刺激穴位,可调节气血、疏通经络、活血化瘀、改善内环境。进针手法、角度、方向、深度均影响治疗效果,行针可提插、捻转,辅以循、刮、弹促进得气。得气有酸、麻、重、胀感,甚至凉、热、触电、抽动、蚁行感。

天津石学敏院士"醒脑开窍"针法,独特的针刺手法,以强刺激内关、人中、三阴交穴为主,辅以极泉、委中、风池、尺泽、完骨、翳风等穴,可使卒中偏瘫患者重获新生。贺普仁教授独创"贺氏针灸三通法",是以毫针微通、火针或艾灸温通、放血强通三种治疗方式分别或联合使用的针灸治疗方法。

临床针对腰椎间盘突出,常用环跳穴进行针刺治疗,取大转子最高点与骶管裂孔连线的中外 1/3 交点处,长针进针刺激坐骨神经,使其下肢有触电感为佳;针对鼻窦炎,取蝶腭穴(又叫新吾穴),刺入后达头颅深部的蝶腭神经节,使鼻腔产生放电感,旋即鼻塞即可通畅。

2. 灸法　对头痛、失眠、卒中、咳嗽、胃脘痛、痛经、遗尿、腰腿关节疼痛等有独到之处。使用艾条对穴位进行艾灸，有直接灸和间接灸两种。直接灸分化脓灸与非化脓灸，间接灸有隔姜灸、隔蒜灸、隔盐灸、隔附子饼灸等。艾灸治疗范围广，可祛湿散寒、回阳救逆、温中补气、活血散瘀、清热解毒、疏风散寒。

江西陈日新教授，创"热敏灸"，基于中医针灸理疗，认识穴位敏化态和静息态的区别，选敏化态穴位进行艾灸。其过程有透热、传热、局部不热、远端热等灸感，激发经络气血，医治疑难杂症，屡创治病疗效奇迹。承淡安院士针对卒中偏瘫采用艾灸方法，主穴选曲池、肩髃、环跳、阳陵泉穴频频灸之，可使沉疴顽疾痊愈。

临床针对腹泻、腹胀、腹痛，使用艾灸对其神阙穴进行温灸，可温补脾胃，强身健体，甚至有回阳救逆之功效；艾灸至阴穴可治疗脑血管疾病、头痛、遗精、尿潴留，甚至胎位不正。

3. 拔罐　使用火罐，借助热力使罐体内空气产生负压，将拔罐器具叩拔在人体的穴位上，使人体经络通畅、阴阳平衡、气血调和，达到消肿镇痛、祛风拔毒、驱寒除湿的效果。对咳嗽、气喘、眩晕、腰痛、腹胀、脓肿、瘀血、疱疹等均有效。

山东孟宪忠创"孟氏拔罐"，结合中药外搽，配合负压磁疗，使局部毛细血管扩张，血管壁通透性增强，促进中药吸收，有消肿、镇痛、改善循环等作用。

临床常用拔罐治疗急性上呼吸道感染，尤其是风寒外感证，使用拔罐对督脉穴，以风池、大椎、大杼、风门、肺俞、膺窗穴为主，可疏风解表，驱邪散寒；带状疱疹可局部梅花针叩刺，使疱疹水疱破裂，消毒后加以拔罐，使其毒邪排出；后可局部使用雄黄、白矾、地肤子、蛇床子、王不留行等打粉外涂，即可痊愈。

4. 刮痧　使用牛角、铜钱、砭石等工具，蘸取油、水等介质，在肌肤表面进行反复刮动、摩擦，使局部出现"痧"的变化，从何达到活血化瘀、驱邪排毒的功效。

李道政之"李氏虎符铜砭刮痧"，采用铜制虎符型刮痧板，引邪下行，通过四肢排毒，与针灸有异曲同工之妙，可使机体产生酸、胀、麻、痛、重、沉、痒等感觉。恢复人体五脏六腑、营卫气血、经络之气的正常功能活动，使疾病转危为安，除顽疾手到擒来。

临床针对腰背部酸痛，常用红花油外搽，牛角刮痧板沿着膀胱经从上向下反复刮、擦、摩，使局部皮肤泛红，甚至出"痧"；李老曾医治肺癌腹部转移患者，采用手三阴、三焦经，配合胸腺肋骨、四井等经络腧穴，使肠道内肿瘤组织液从造口排出，解除病患痛苦，点穴抓瘤，妙手回春。

5. 推拿　是使用双手，采用擦法、揉法、摩法、擦法、推法、搓法、抹法、抖法、振法、按法、点法、捏法、拿法、踩跷法、拍法、敲击法、摇法、背法、扳法、拔伸法，使肌肉放松，促进血液循环，使痉挛的肌肉恢复，使身体疼痛消失，达到全身放松，消除疲劳，缓解压力，提高整体免疫能力，预防疾病发生的目的，对于手术和放疗后的康复有明显的促进作用。

双桥"老太太"罗有明凭借一双巧手，推拿手法出神入化，京城传闻"打针吃药，不如双桥老太太一脚"，曾给予邓颖超推拿正骨治疗，疗效卓著。刘柏龄大师采用治骨治筋的手法，治骨手法归纳为拔伸、屈伸、旋转、端挤、提按、分骨、折顶、牵抖八法；把治筋手法分为推、摩、揉、按、分、理、弹、拨八法。其疗效卓著，在我国北方独树一帜。

临床针对腰痛，尤其是腰椎功能紊乱，棘突偏歪，椎间盘突出，腰椎局部给予肌肉推拿松解后，常用手法有侧卧位的斜扳法，俯卧位的扳法，坐位的扳法等推拿方法。针对老年便秘，亦可采用推拿手法治疗，点按支沟穴和大肠俞穴刺激胃肠蠕动，配合手法轻揉腹部，围绕脐周,辨证予以顺时针或逆时针摩擦,经推拿后便秘可解,甚至不全肠梗阻亦可通过此法治愈。外感头痛可用拿法推拿风池穴及颈项两侧,拿肩井穴能振奋精神,拿承山穴能治疗小腿转筋。

**6. 小针刀**　是形状似针又似刀的一种针刺用具,是基于古代九针中的针、锋针,结合现代解剖学,应用外科手段,对局部粘连组织进行松解的手法。具有简、便、廉、验等特点。常规操作以切割、分离、铲剥为主,疗效好、见效快、疗程短、无不良反应、适用范围广,深受广大患者欢迎。

朱汉章教授发明了小针刀疗法,荣获"华佗金像奖",节约了大量的医疗资源,治疗慢性软组织损伤、骨科、骨关节疾病等疗效显著。冀来喜教授基于小针刀基础上,联合火针、放血疗法,给膝关节炎患者带来了福音。

临床针对非神经根性腰椎间盘突出,疗效独特,针刀刺入腰肌痛点对局部进行减压,肌肉的压力减轻以后,椎间盘突出的症状就会减轻。对于肩周炎可应用小针刀,针刀松解肩关节周围软组织粘连和瘢痕,消除硬结和条索,减轻组织的压力,改善血液循环,促进炎症消退,加快水肿的吸收,解除血管神经的卡压,达到消炎镇痛、祛除麻木、恢复功能的目的。

**7. 火针**　为将烧红的针迅速刺入穴位内的方法。《灵枢·官针》中就记:有"焠刺者,刺燔针则取痹也"。具有温经散寒,通经活络作用。治疗关节痛、胃脘痛、泄泻、月经不调、阳痿、疣、痣等疾病。

贺普仁之温通法就是应用火针温热的作用,刺激穴位,增加人体的阳气,激发经络之气,调节脏腑的功能,对肿瘤、外阴白斑、下肢溃疡、静脉曲张等疑难病疗效显著。

临床针对心悸,心胆气虚阳虚所致的心悸,火针针刺心俞、内关、阴陵泉、阳陵泉、三阴交穴,可壮心阳、益心气、疏肝利胆,缓解胸痛、心悸症状。热毒所致脓肿,使用火针可生肌敛疮、去腐排脓,未破溃之脓肿,火针速刺之,脓排肿消。老年人常阳痿早泄,火针取肾俞、命门、三阴交、关元、长强穴为主,针体烧红,迅速刺入穴位,4～5 日针刺 1 次,8 次为 1 个疗程。疗效好,满足老年男性性生活要求。

**8. 梅花针**　为集多支短针浅刺穴位或部位的一种针刺方法,常有压击法和敲击法。需灵巧运用手腕弹力,使针尖叩击到皮肤后由于反作用力迅速弹起,仅在表皮上短暂停留,急刺速离,要有弹性,连续有节律地弹击叩刺,平稳、准确、灵活,速度均匀,防止乱刺。

临床上使用梅花针叩刺治疗脱发,刺激局部血液循环,助长生发。斑秃患者局部消毒后,梅花针叩刺斑秃处皮肤,轻微叩刺30～50 次,皮肤表面出现轻度潮红即可。湿疹局部丘疹可用梅花针叩击,3～5 分钟为宜,7 日为 1 个疗程。

**9. 磁圆针**　是将古九针之圆针与现代磁疗原理结合而创制的一种针具。可疏通经气,调整气血,通过叩击皮肤,缓解精神紧张,放松心理压力,放松肌肉以达到消除疲劳的目的。

临床上可用磁圆针点按叩击合谷穴,有疏风解表、通经活络、镇静安神、通利五官之功效。适用于头昏脑涨、口眼㖞斜、咽喉肿痛、头痛、牙痛、耳鸣、发热、神经衰弱、手臂疼痛等。点按叩击内关穴,可宁心安神,理血止痛,宽胸理气。适用于情志不畅、神经衰弱、失眠心烦、心绞痛、胃痛、恶心、呕吐等。点按叩击足三里,可健脾和胃,扶正培元,疏风化湿,通经活络,益气健脑,适用于肠胃功能低下、久病体弱、胃痛腹痛、消化不良、便秘腹泻、呕吐、肠鸣、高血压、失眠、半身不遂等。对美容、减肥亦有一定作用。

**10. 耳穴**　是用胶布将药豆(王不留行或磁珠等)粘贴于耳穴处,局部按、揉、捏、压,使其产生热、麻、胀、痛等刺激感,从而疏通经络,气血调达,防治疾病。针对各种疼痛、内分泌紊乱、过敏疾病、减肥、戒烟、戒毒等均有一定作用。

临床常取耳穴神门、皮质下、垂前、枕、失眠穴,配合耳穴心、肝、肾、脾、胆、胃。局部消毒后,贴王不留行,坚持3～5天,可清心安神,交通心肾,治疗顽固性失眠;老年患者常见尿潴留,可取耳穴肾、膀胱、输尿管、三焦、尿道、外生殖器处点穴,外贴磁珠,并每日按压5次,3日换药1次,可化气行水利尿,甚至可通淋排石,促进尿结石排出。

11. 中药热奄包　利用热气将中药药性挥发作用于患处,可祛风散寒、行气活血、消肿利湿、通络止痛,常用于治疗骨质疏松、骨质增生、类风湿关节炎、腰肌劳损、软组织损伤等痛症。热奄包内常用小茴香、丁香、肉桂、羌活、独活等辛温通散中药。

临床应用热奄包贴敷神阙穴(肚脐)治疗气滞血瘀型和脾胃虚寒型胃痛、腹泻患者,操作简单方便;改良版热奄包——中药盐袋,粗盐配附子、苍术、鸡血藤、当归、细辛等,纳入帆布袋内,微波炉加热3～5分钟,取出贴于疼痛处,可温经通络、活血化瘀、止痛消肿,配少量麝香、冰片等醒神开窍中药,睡前或加热

后枕于头颈部,可改善脑供血,促进卒中恢复。孕妇忌用。

12. 养生功　包括传统养生功法、武术养生功法、瑜伽功、健身功、气功等多种类型,具有颐养心身、强身健体、防病治病、延年益寿、艺术熏陶、修身养性、弘扬国学等作用。

华佗所创"五禽戏",一曰虎,二曰鹿,三曰熊,四曰猿,五曰鸟。仿效虎之威猛、鹿之安舒、熊之沉稳、猿之灵巧、鸟之轻捷,力求蕴涵"五禽"的神韵。八段锦流传于民间,口诀"两手托天理三焦,左右开弓似射雕。调理脾胃须单举,五劳七伤望后瞧。摇头摆尾去心火,两手攀足固肾腰。攒拳怒目增气力,背后七颠百病消",练习八段锦可舒经通络、延年益寿。施杞教授所创"施氏十二字养生功",以洗、梳、提、搓、松、按、转、磨、蹲、摩、吐、调十二式组成的一套调节气血的养生操,对颈腰背部疼痛疗效独到。临床常推荐患者练习施氏十二字养生功,对于老年骨质疏松患者骨痛有显著缓解作用。生活中老年患者可练习太极拳,太极拳可平衡气血,促进胃肠蠕动,胃肠通畅而身体健康。

(翟武杰　马伟凤)

# 第二节　传统中医康复治疗

《素问·五常政大论》中记载,"昭乎哉圣人之问也! 化不可代,时不可违。夫经络以通,血气以从,复其不足,与众齐同,养之和之,静以待时,谨守其气,无使倾移,其形乃彰,生气以长,命曰圣王。故《大要》曰:无代化,无违时,必养必和,待其来复,此之谓也。"

中医康复是应用中医学理论与方法及有关的科学技术,使功能障碍者的潜在能力和残存功能得到充分发挥的科学体系。在康复过程中始终贯彻"未病先防,既病防变"的思想,其目标在于减轻和消除因病残带来的身心障碍,以恢复功能,重返社会。

老年病的特点具有隐匿性、共存性、不典

型性、反复性和多并发性。传统康复理论方法强调整体观念;形神一体观;脏腑经络理论;阴阳五行学说;辨证观。中医康复具有治未病、杂合以治和方法多样等优势,强调以辨证论治为基础,遵从"法随证立,方从法出";动静结合,主要为运动保健时的动静结合,做到"形神共养""运动适度";药物调养动静结合,争取"补泻得宜""调护脾胃""气行则化"。

中医学认为,老年病的病因亦在于气血脏腑虚衰。《灵枢·天年》篇指出,"其五脏皆不坚,使道不长,空外以张,喘息暴疾,又卑基墙,薄脉少血,其肉不石,数中风寒,血气虚,脉不通,真邪相攻,乱而相引,故中寿而尽

也"。五脏虚衰,气血亏少,不但是老年人的致病基础,也是"中寿而尽",即不能尽天年的死因。故老年康复的首要治则乃为扶正固本,杂合以治。其次中医治疗还需要遵循"顺应自然,利用自然""形神共存""调和阴阳,以平为期",其中补法为老年病防治与康复的主要治法。大抵对老年病者多从补脾、肾入手,元代李东垣开辟脾胃说之先河,明代张介宾、薛己、赵献可等又创立肾命学说,补重先、后天之本在古代老年病案中有较多的应用。

目前较为常见的中医康复治疗方法有以下几种。

1. 针灸治疗　《灵枢经脉》曰:"盛则泻之,虚则补之……陷下则灸之,不盛不虚,以经取之。"根据患者虚实寒热,行补泻针刺手法。针刺,进针后通过补、泻、平补平泻等手法的配合运动,刺激人体本身的调节反应。但老年人自身免疫力及承受力偏弱,手法宜轻。针灸时间不宜过长。针灸可以改善局部血供,促进代谢,营养周围组织,能够起到消肿止痛的作用,从而缓解患者的不适症状。

2. 拔罐治疗　拔罐可以祛湿通络,缓解疼痛。可用于疾病发生初期,或轻度不适,或局部受寒血流循环差等方面,老年人体质偏弱,留罐时间控制在 10 分钟左右,可以根据罐印颜色进行虚实寒热等鉴别,协助康复治疗。

3. 艾灸治疗　艾灸,以火点燃艾炷或艾条,烧灼穴位,将热力注入肌肤,以温通气血。通过刺激体表穴位,疏导全身经络,调整气血和脏腑功能,从而达到治病保健的目的。同时可以温经通络、祛风散寒、补气活血、调理三焦、平衡阴阳的作用。老年人多气血不足,中气下陷,艾灸可以有效缓解治疗。

4. 中药热敷治疗　通过对疾病进行辨证论治,利用不同药性的中药将其打碎,通过加热的方法使其药性得到最大的发挥,以更好的有利于缓解局部疼痛不适,加快患者恢复进程。

5. 按摩治疗　推拿按摩疗法是人类最古老的一种外治疗法,运用推拿手法作用于人体特定部位和穴位,以达到防病治病的目的。推拿强调的都是"治未病"的理念,老年人血液循环较差者,可以通过按摩,达到促进血液循环的作用,但老年人多骨质疏松手法宜轻。

6. 八段锦　具体步骤包括以下 8 个方面。

(1)两手托天理三焦:自然站立,双脚分开至与肩同宽,挺胸收腹,腰脊放松,双眼平视前方,平缓呼吸,双手从身体两侧缓缓举至头顶,转掌心向上,用力向上托举,足跟也随双手的托举而起落。反复数次后,双手转掌心朝下,沿体前缓缓按至小腹,还原。

(2)左右开弓如射雕:自然站立,两腿膝关节自然伸直,同时,两掌向上交叉于胸前,左掌在外,两掌心向内,目视前方。然后左脚向左侧横开一步,身体下蹲成马步,右掌屈指成爪,向右拉至肩前,左掌成八字掌,左臂内旋,向左侧推出,与肩同高,掌心向左,目视左掌方向。稍作停顿后,随即将身体上起,顺势将两手向下划弧收回胸前,并同时收回左腿,还原成自然站立。此为左势,右势反之,左右调换练习十数次。

(3)调理脾胃单举手:自然站立,左手缓缓从体侧上举到头部,然后翻转掌心向上,并向左外方用力举托,同时右手往下按。举按数次后,左手沿体前缓缓下落,还原至体侧。右手举按动作同左手,只是方向相反。

(4)五劳七伤往后瞧:自然站立,双脚与肩同宽,双手自然下垂,头部微微向左转动,两眼目视左后方,稍停顿后,缓缓转正,再缓缓转向右侧,目视右后方稍停顿,转正。

(5)摇头摆尾去心火:双脚分开,与肩同宽,屈膝半蹲成骑马步,两目平视,双手放在膝盖上,双肘外撑,身体转向左前方,随之俯身,左臂弯曲,右臂绷直,肘臂外撑,臀部向右下方撑劲,稍停顿后,身体移向右前方,动作不变。

（6）两手攀足固肾腰：站立双脚与肩同宽，两臂从体侧缓缓抬起到头顶上方，转掌心朝上，稍停顿后，双手放下至胸前，然后放在腰部，两腿绷直，身体前俯，双手顺着身体一直往下再顺势攀足，停顿后两臂往前伸直，身体缓缓直起，掌心向前，再自身体两侧缓缓下落于体侧。

（7）攒拳怒目增气力：两脚分开至肩宽，然后屈膝半蹲，双手握拳，放于腰侧，拳眼向上。左拳向前方击出，顺势头稍向左转，两眼通过左拳凝视远方，右拳同时后拉。随后，收回左拳，击出右拳。

（8）背后七颠百病消：两腿并拢直立，身体放松，两手臂自然下垂，手指并拢，掌指向前。随后双手平掌下按，顺势将两脚跟向上提起，稍作停顿，将两脚跟下落着地。

7. 太极拳　是一种舒缓、柔和的健身运动，能够使全身的肌肉放松，还可促进人体血液循环，促进人体的代谢，适当地练习太极拳还可以增强体质，尤其对锻炼老年人肌肉骨骼，尤其是维持平衡非常有利。

8. 其他

（1）五点支撑法：患者仰卧位，去枕，双膝屈曲，以双足、双肘、头部为支点，抬起骨盆，尽量把腹部抬高，维持 5 秒钟，然后缓慢放下，一起一落为一组动作，坚持 5～10 组。

（2）散步：有行动能力的人，散步是最好的选择，以心肺功能承受为度，速度不宜过快，时间不宜过久。

（3）慢跑和快走：有能力的人可以选择慢跑和快走，以提高肺活量和改善心功能；卧床老年患者，可以活动四肢，腰腹部收紧，踝泵运动等。

# 第三节　现代康复治疗

1981 年，WHO 医疗康复专家委员会把康复定义为应用各种有用的措施以减轻残疾的影响和使残疾人重返社会。1994 年，专家修订为应用所有措施，以减少残疾的影响，使残疾者达到自立，有较好的生活质量，能实现其抱负，成为社会的整体。

1. 物理治疗（PT）　主要通过声、电、光、磁、冷、热和水等物理手段作用于人体，已达到缓解人体不适和治疗疾病的目的。临床上适用于多种疾病，促进功能障碍改善，提高生活能力和质量，对改善微循环、周身疼痛、血管疾病、组织水肿、骨病等疾病的治疗，具有不可替代的意义。与其他治疗手段相比，物理治疗具有创伤小、操作相对简单、不良反应小、风险低、患者接受度高等优点。老年慢性病，对患者造成很大的困扰，那么在基础预防、药物干预的基础上，我们科引进了多种改善老年人慢性病、骨病等的康复治疗设备，门诊、病房成立专门骨质疏松治疗室。

其治疗原则讲究要有针对性、要注意个体化、明确治疗剂量、明确治疗部位及要有一定的疗次。理疗方法包括电疗法（低频电、中频电、高频电、直流电等）、超声波疗法（脉冲超声波、低频超声波、高频超声波等）、磁疗法（动磁场、交变磁场、静磁场等）、水疗法、光疗法（激光、红外线、紫外线、红光、蓝光等）、传导热疗法（温泉水疗、蜡疗、泥疗、热敷等）、温冷冻法疗法（冷气疗法、冰疗法等）及反馈疗法（肌电生物反馈疗法等）。

（1）低频电疗法：低频 0～1000Hz，这种电流的特点为频率低，每一周期都有可能使神经肌肉发生一次兴奋；电流强度小，通过人体往往不致产生热效应；电流方向为单向，多有正负极之分，故有电解作用；频率不仅低而且具有单向性质，不易通过电容，故人体组织对它的阻力大。

（2）中频正弦电流：中频 1000～100 000Hz，其特点为方向多为双向，无正负极之分，不会产生电解效应;频率比低频高,组织容抗随着 F 的上升而下降,人体对其阻力明显减小;由于阻力减小,通过人体电流明显增大;频率＞1000Hz,单个周期已不再使神经肌肉发生一次兴奋,必须连续通过多个周期才能一次兴奋。

(3)脉冲中频电疗法:在这种电疗法中,其中频率是 2000～5000Hz,调制用的低频率为 10～150Hz,治疗基本上用两极法。中频治疗仪是利用中频电疗原理研制的,采用调制中频脉冲来进行治疗、康复的仪器,具有镇痛、兴奋神经肌肉组织、改善血液循环、软化瘢痕和松解粘连等治疗效果,适用于扭伤、挫伤、腰痛、颈椎病、关节肿痛、骨质增生、类风湿关节炎、坐骨神经痛、神经炎、股外侧皮神经炎、肌纤维质炎、肩周炎、肱骨外上髁炎、腱鞘炎、附件炎、盆腔炎、注射后硬结、咽炎、喉炎、声带小结、声带麻痹、胃下垂、胃功能紊乱、便秘、电体操(弱)、面神经麻痹、周围神经损伤,消除运动后的疲劳,电体操(强)、锻炼刺激肌肉、使肌肉发达、镇痛、各部位软组织损伤,各部位软组织损伤,消炎、镇痛、瘢痕疙瘩、术后粘连、慢性炎症,功能性电刺激,排结石,尿潴留,平复面部皱纹,乳房治疗等。禁用于发热、急性化脓性炎症、出血倾向、恶性肿瘤、血栓性静脉炎、活动性肺结核。体内置有心脏起搏器、局部金属异物(人工关节者)、心区、孕妇下腹部、对电流不能耐受者(图 12-3-1)。

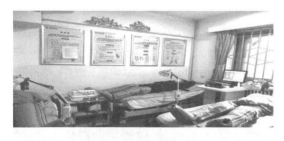

**图 12-3-1**　患者接受骨质疏松治疗仪、红外线疼痛治疗仪、气压式肢体血液循环治疗仪、中频治疗仪治疗

(4)高频电疗法:高频 100 000Hz 以上,其特点为对神经肌肉无兴奋作用;能产生热;治疗时电极可以离开皮肤。

(5)光疗:光线可分为可见光、红外线(近红外、远红外)、紫外线(短波紫外线、长波紫外线)及激光(氦氖激光、二氧化碳激光、YAG 激光等)。其中常用的红外线疼痛治疗仪,其治疗机制为将红外电磁波作用于体液与组织,能使细胞吞噬功能加强,加速炎症产物的吸收,促进组织恢复,提高机体的免疫力,有消炎镇痛功能。该治疗可作用于神经末梢,可以降低其兴奋性,松弛肌肉组织,解除肌肉痉挛,有镇痛安眠作用,具有消炎、消肿、镇痛、止泻、安眠、减少渗液、改善微循环、促进新陈代谢、增进组织的恢复和再生的功能;可作用于局部组织血管,能使血液循环加快,新陈代谢旺盛,有舒筋活血功能。在经络学说的指导下进行治疗能起到调整人体经脉运行,激发人体潜能,使其具有"行气血、营阴阳、濡筋骨、利关节"抗衡疾病的作用。

红外线疼痛治疗仪适用于风湿性关节炎、类风湿关节炎、冠心病、寒湿性腰痛、胃脘痛(虚寒证、寒凝证)、颈椎病、痛经、慢性支气管炎、慢性前列腺炎、卒中后遗症、疖疮肿痛、结块肿块、伤口愈合、骨质增生、伤口轻度感染促进感染消散等治疗。转移性肿瘤、高热、闭塞性脉管炎、眼病、恶性肿瘤、血管代偿功能不全、活动性结核、软组织急性感染、妊娠期等禁用,有出血倾向、皮肤感觉障碍及皮肤过敏者禁止使用,急性损伤 72 小时内禁止使用(图 12-3-1)。

(6)超声波疗法:可通过机械振动产生热能;扩张血管;降低疼痛;增加组织的延展性;增快血流。适用于软组织损伤;疼痛缓解;减少瘢痕等。

(7)磁疗法:是应用磁场治疗疾病的方法,通过使用磁场作用于人体可以改变人体生物电流与磁场的大小和方向,影响体内酶的活性及新陈代谢过程,还能通过对穴位的刺激影响经络而发挥治疗作用。该技术具有降低神经末梢的兴奋性,提高痛阈;并可改善血液循环,加速致痛物质的清除;局部血液循环改善,血管壁的通透性增高,有利于渗出吸收及炎症产物排出,并能增加免疫功能,达到消炎消肿作用;磁场能抑制中枢兴奋性、改善睡眠、调节自主神经功能,改善微循环;磁场影响一些酶的活性,从而改善营养和代谢,有助于病损组织修复等疗效。

其中常用的方法为骨质疏松治疗仪(脉冲磁疗),治疗机制是利用脉冲电磁穿透骨骼及较深层软组织,在体内和骨骼内生成感应电流,根据生物电效应,感应电流可促进骨骼周围软组织血液循环加快,钙离子运动加速,帮助血液中的钙被骨骼有效吸收(图12-3-1)。

脉冲电磁在体内生成的感应电流,在加大骨电子荷电位时,可抑制破骨细胞活性增加,阻止骨骼中的钙被破骨细胞吸收,促进成骨细胞向骨细胞转化,加快新骨生成,促进骨的重建。脉冲电磁可改善血液循环,营养周围神经,消除各种炎症及疼痛症状。

脉冲磁疗可促进成骨细胞向骨细胞转化,加快新骨生成,促进骨的重建,提高骨密度,增加骨的生物力学效应,减少骨折发生率,快速改善骨质疏松症的临床症状,调节神经肌肉反应,增强肌动力,降低神经兴奋性,改善睡眠质量。适用于原发性、继发性骨质疏松引起的各种临床症状、股骨头坏死、骨创伤、骨关节病、促进骨愈合、软组织疼痛等。禁用于带有植入式心脏起搏器或植入式大脑神经刺激器及颅脑支架的患者、癌症患者、妊娠期妇女、心绞痛患者、急性出血患者。

(8)气压式肢体血液循环治疗仪:运用环状间歇压力,通过空气波套筒气囊的反复膨胀和收缩作用,对肢体的远端脚部到肢体的近端大腿根部进行均匀有序的挤压。该方法可以达到促进肢体血液循环,加速肢体组织液回流,有助于预防血栓的形成、预防肢体水肿。适用于原发性、继发性淋巴水肿,妊娠妇女水肿治疗,乳癌手术后的上肢水肿、子宫癌手术后的肿胀,外伤、骨折合并的水肿,静脉功能不全,预防静脉曲张、深静脉血栓,手脚麻木,末梢血液循环障碍,增加新陈代谢,糖尿病足,增加下肢缺血性疾病的血流灌注,改善肠部运动,消除便秘,类风湿关节炎,减少酸痛,血液抗凝,动脉硬化所致的缺血性疾病。禁用于急性炎症性皮肤病,心功能不全,丹毒,深部血栓性静脉炎,肺水肿,急性静脉血栓,不稳定性高血压等(图12-3-2)。

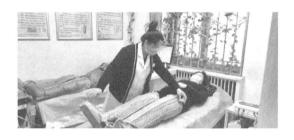

图12-3-2　患者接受骨质疏松治疗仪、气压式肢体血液循环治疗仪治疗

2.运动疗法　是指以生物力学和神经发育为基础,借助治疗器械和(或)治疗者的手法操作及患者自身的参与,采用各种形式的主动和被动运动促进全身或局部的功能恢复。运动疗法的特点为患者主动参与,积极配合治疗;局部运动与全身运动结合;预防与治疗结合;简便易行;以恢复功能为目的;必须按照正确的运动处方进行运动。

该疗法的原则为持之以恒,循序渐进,因人而异,密切观察。运动的基本类型为主动运动(随意运动、助力运动和抗阻力运动)、被动运动、等长运动、等张运动(向心性、离心性)、等速运动、放松性运动、力量性运动和耐力性运动,具有维持、改善运动器官功能;增强心肺功能;提高神经系统调节能力;增强内分泌系统的代谢功能等治疗作用。

(1)运动功能评定:常见运动功能评定有徒手肌力检查、等速肌力测试;Fugl-Meyer

运动功能评分法、卒中患者运动评估量表（MAS）；ROM；改良 Ashworth 量表；手功能评定等。

（2）具体方法：常用运动疗法有肌力训练技术、关节活动训练、关节松动技术、软组织牵张技术、全身耐力训练、呼吸训练和牵引疗法等。

①肌力训练技术：通过肌肉的主动收缩来改善或增强肌肉的力量，可分为主动助力运动，肌力Ⅱ级者；主动运动，肌力Ⅲ级者；抗阻力运动，肌肉克服外加阻力的主动训练方法。注意事项为心脏病患者禁止在等长抗阻运动时过度用力或屏气。

②关节活动训练：通过患者的主动和被动运动，治疗者的牵引和手法治疗，改善和维持关节活动范围的治疗方法，可分为主动运动；主动助力运动；被动运动。其注意事项为对功能障碍患者的关节应达最大活动范围。

③关节松动技术：指治疗者在关节活动允许范围内完成的一种针对性很强的手法操作技术。选择关节的生理运动和附属运动作为治疗手段。缓解疼痛，改善关节活动范围。主要适用于因力学因素（非神经性）引起的关节功能障碍，包括关节疼痛、肌肉紧张及痉挛、功能性关节制动、关节炎症、未愈合的骨折等。

④软组织牵张技术：是对软组织进行牵伸延长的训练方法，改善关节周围软组织的伸展性，降低肌张力，增加或恢复关节的活动范围。主要用于治疗肌痉挛，肌腱、韧带或关节囊挛缩、痉挛性疼痛，多用于下肢。牵张动作一般每次维持 5～10 秒，重复 10 次。

⑤全身耐力训练：是采用中等强度、大肌群、动力性、周期性的运动，持续一定时间，提高机体氧化代谢运动能力或全身耐力的运动方式。运动方式为主动运动，运动强度为 50%～80% 最大耗氧量的强度作为靶强度；运动时间一般为 25～60 分钟；运动频度为每周 3～5 次。注意事项为运动过程中防止发生心血管意外和运动损伤。

⑥呼吸训练：是以保证呼吸道通畅，提高呼吸肌功能，促进排痰，改善支气管和肺组织血液代谢，加强气体交换效率为目的的训练方式。常用方法有腹式呼吸训练，局部呼吸训练，抗阻呼气训练等。

⑦牵引疗法：是通过外力（手法、器械、电动牵引装置）对身体某一部位或关节施加牵拉力，使其发生一定的分离，周围软组织得到适当的牵伸而达到治疗目的的一种方法。适用于颈、腰椎间盘突出症和神经压迫，纠正关节挛缩等。

3. 作业治疗　是指根据患者的功能障碍和康复目标，采用有针对性的日常生活活动、娱乐活动、职业劳动和认知活动，对患者进行反复训练，以缓解症状，改善躯体和心理功能，提高生活质量，最大限度地恢复其正常家庭和社会生活的治疗方法。

作业疗法常用的有桌面训练板[用于训练视觉、认知、记忆力、解决问题的能力（如拼图、拼版、游戏等）]和手指精细功能训练[对指捻物，如拣豆子、米粒等；串珠练习；插小棒（可从粗到细）；翻牌，剪纸，捏夹；捏橡皮泥等对指捻物）]等方法。其目的及意义为首先在心理上增强独立感，对生活建立起信心；可以克服精神涣散，集中精神，提高患者的注意力，增强记忆力；通过自己的劳动，制作出一件成品或获得成果，使患者在心理上感到一种收获后的愉快；宣泄性作业活动，使患者在心理上得到某些平衡；文娱性作业活动，可以调节情绪，放松精神，发展患者的兴趣爱好；通过集体和社会性活动，能培养患者参与社会和重返社会的意识；作业活动可以提高神经系统功能，改善机体代谢，增强体力和耐力；作业活动能增强患者的肌力和关节活动范围，尤对手的精细功能的恢复，在获得独立生活能力方面有重要意义；作业活动可以改善患者运动协调性，增强身体的平衡能力；合适的作业活动可以减轻患者的疼痛和缓解症状;认知作业活动可以治疗失认、失用,记忆力、注意力和思维等能力的减弱。

4. **认知疗法** 旨在增强和改善个人处理问题的能力,并应用获取的信息加强日常生活中的功能活动,改善退化或脑损伤所致的认知障碍。

5. **心理治疗** 是一种专业性治疗,由专业治疗师实施。心理治疗是双方互动的一个过程,其目的是改善认知功能(思维异常)、情感功能(痛苦或情绪不舒适)或行为功能(行为不恰当)。

6. **言语治疗** 是由言语治疗专业人员对各类言语障碍的老年人进行治疗的方法,其内容包括各种原因引起的言语障碍(失语症、构音障碍)等,促进老年人的理解和表达

能力。

7. **吞咽治疗** 是通过间接吞咽训练及直接摄食训练提高吞咽能力,预防呛咳,改善老年人的营养状况。可通过反复唾液吞咽检查、冷按摩引发吞咽测试;饮水试验;进食试验;口面运动功能评定、咽反射检查、舌感觉功能检查;喉镜检查等进行吞咽功能评定。

8. **心肺康复** 指通过康复评定、在生命体征监测下进行的各种运动训练、生活方式指导,使有心肺疾病的老年人改善生活质量,并预防心肺疾病的发生。可通过心电图 6 分钟步行试验、运动平板试验、肺功能检查等进行心肺功能评定。

(汤玉萌 周 怡 周 静)

# 第 13 章
# 老年医学科临床营养治疗

国外研究显示,老年人容易出现营养风险并容易受其影响。营养风险随增龄升高,特别是 65 岁以后。在一项对瑞士 7 家医院的 32 000 多名住院患者的研究中,严重营养不良或营养风险的患病率与年龄直接相关。采用 NRS-2002(营养风险筛查-2002)评分≥3 分,超过 1/5 的≥65 岁住院患者中有严重营养不良或营养风险。

国内朱明炜、韦军民、陈伟等专家在 2017 年发表的一项前瞻性、多中心的动态调查研究发现,入院时,65 岁以上老年患者和 65 岁以下患者相比,营养风险和中重度营养不良比例更高;出院时,65 岁以上老年患者营养风险比例和中重度营养不良比例较入院时升高。由此可见,我们需要特别关注 65 岁以上老年人的营养状况。

随着我国社会经济发展和卫生健康服务水平不断提高,居民人均预期寿命不断增长,高龄(≥80 岁)、衰弱老年人的比例在逐渐增加。我科在我们八中心老年医学科会诊年龄最大的患者达 105 岁,该科 80 多岁、90 多岁的患者比比皆是。这一群体老龄化特征最为突出,身体各系统功能显著衰退,营养不良发生率高,慢性疾病发生率高,有的多达十几种疾病,临床治疗非常复杂,同时也对其膳食营养治疗管理需要提出了更加专业化、精细化和个性化的指导要求。

对老年患者而言,营养不良都与一系列功能损害、医疗并发症和心理问题有关。功能改变包括胃肠道、心、肺、肾、皮肤、免疫和心理功能受损;疾病或损伤的恢复延迟;肌肉流失,肌力减弱等,还会增加并发症的风险,如压疮;手术部位感染;尿路感染;跌倒;死亡;对心理健康的不良影响如抑郁,生活质量较低。所以,目前医护人员与患者及其家属对营养的认识度与关注度在不断提高,临床营养治疗是患者综合治疗不可或缺的一环。

## 第一节　老年患者营养风险筛查与评估

临床营养治疗的第一步,首先要对患者进行营养风险筛查与评估,然后根据具体情况再进行营养干预治疗。科室护士或医师根据营养风险筛查表对患者进行营养初筛,没有营养风险的过一周再进行筛查。如果初筛有风险,临床科室给营养科发会诊单进行营养风险筛查与评估,进行个性化的营养指导。营养科接到科室营养风险筛查表和会诊单后,在 24 小时内为住院患者进行营养风险筛查和评估、会诊。

### 一、快速简易筛查

快速简易筛查包括非自主性体重下降(与平日体重相比,6 个月内下降≥10％或 3 个月内下降≥5％);与日常进食相比,经口摄入减少。以上如果符合任一条,就需要进一步以下营养风险筛查。

## 二、营养风险筛查

1. 18—90 岁　采用 2002 营养风险筛查（表 13-1-1，NRS 2002）。

2. 90 岁以上人群　采取微营养评定法（表 13-1-2，MNA-SF）。

表 13-1-1　营养风险筛查表（NRS2002）

| 营养风险筛查表 NRS2002 | | |
|---|---|---|
| ①主要诊断，填写最主要诊断： | | |
| 适用对象：18—90 岁，住院 1 天以上，次日 8 时前未行手术，神志清者<br>科室：　　　床号：　　　入院日期：　　　联系电话：<br>姓名：　　　性别：　　　年龄：　　　住院号：<br>患者知情同意参加(是□否□) | | |
| 若患有以下疾病请打"√"，并参照标准进行评分<br>注：未列入下述疾病者须"挂靠"，如"急性胆囊炎""老年痴呆"等可挂靠于"慢性疾病急性发作或有并发症者"计 1 分(复核者有权决定挂靠的位置)。 | | |
| ②营养受损评分 | | |
| 疾病状态 | 分数 | 如"是"请打钩 |
| 正常营养需要量 | 0 | |
| 慢性疾病有急性或有并发症者、肝硬化、慢阻肺、血液透析、糖尿病、肿瘤、髋关节骨折 | 1 | |
| 腹部重大手术、重症肺炎、血液恶性肿瘤、脑卒中 | 2 | |
| 颅脑损伤、骨髓移植，APACHE＞10 分的 ICU 患者 | 3 | |
| 人体测量：<br>　　身高(经过校正的标尺，校正至 0.5cm)＿＿＿ m（免鞋）<br>　　体重(经过校正的磅秤，校正至 0.2kg)＿＿＿ kg（空腹、病房衣服、免鞋）BMI ＿＿＿ $kg/m^3$（＜18.5＝3 分）<br>注：因严重胸腹水、水肿得不到 BMI 值，无严重肝、肾功能异常者，用白蛋白替代（按 ESPEN 2006）(g/L)（＜30g/L 3 分）。 | | |
| 营养状态指标(单选) | 分数 | 如"是"请打钩 |
| 正常营养状态(BMI≥18.5，近 1～3 个月体重无变化，近一周摄食量无变化) | 0 | |
| 3 个月内体重减轻＞5％或食物摄入比正常需要量低 25％～50％ | 1 | |
| 一般情况差或 2 个月内体重减轻＞5％或食物摄入比正常需要量低 50％～75％ | 2 | |
| BMI＜18.5 且一般情况差或 1 个月内体重减轻＞5％（或 3 个月内减轻 15％）或前一周食物摄入比正常需要量减少 75％～100％ | 3 | |
| ③年龄 | | |
| 年龄 | 分数 | 如"是"请打钩 |
| 18—69 岁 | 0 | |
| ＞70 岁 | 1 | |

（续　表）

| ④营养风险总评分 |
| --- |
| 疾病状态评分＋营养状态评分＋年龄评分 |
| 评分≥3 分：患者存在营养风险<br>评分＜3 分：患者不存在营养风险，如果患者的住院时间较长，则在 1 周后对患者进行再次筛查 |

表 13-1-2　微营养评定法（MNA-SF）

| 序号 | 项目 | 分值 |
| --- | --- | --- |
| 1 | 过去 3 个月内，是否因为食欲缺乏、消化问题、咀嚼或吞咽困难而减少食量？0＝食量严重减少（＞75％）；1＝食量中度减少；2＝食量没有改变（＜±10％） | |
| 2 | 过去 3 个月内体重下降情况<br>0＝体重下降＞3kg；1＝不知道；2＝体重下降 1～3kg；3＝体重没有下降 | |
| 3 | 活动能力<br>0＝需长期卧床或坐轮椅；1＝可以下床或离开轮椅，但不能外出；2＝可以外出 | |
| 4 | 过去 3 个月内，患者是否受到心理创伤或患上急性疾病<br>0＝是；2＝否 | |
| 5 | 精神心理问题<br>0＝严重痴呆或抑郁；1＝轻度痴呆；2＝无精神心理问题 | |
| 6 | 身体质量指数（BMI）或（小腿围）（二选一）<br>身体质量指数 BMI（kg/m$^2$）<br>0＝BMI＜19；1＝19≤BMI＜21；2＝21≤BMI＜23；3＝BMI≥23<br>小腿围（CC）cm<br>0＝CC＜31；3＝CC≥31 | |
| 总分 | | |
| 评定 | 请将上述 1～6 项分数相加得出最终评定分数<br>评定表最高 14 分，正常营养状态 12～14 分，营养不良风险 8～11 分，营养不良 0～7 分 | |

MNA-SF 评分≤7 分提示存在营养不良；8～11 分提示存在营养不良风险。

## 三、营养评估

进行了营养风险筛查，营养评估方法还要结合以下几方面。

1. 膳食调查　了解每日主、副食摄入量，包括日常摄入习惯、饮酒、吸烟及营养补充剂、食物过敏史及购买或制作食物的能力。

2. 疾病和用药史及营养相关临床症状　与营养相关的既往病史、药物史和营养相关的临床症状（消化道症状、咀嚼功能、吞咽功能、义齿适应度等）。

3. 体格检查　除常规检查外，注意营养缺乏病的相关体征，人体测量和人体成分分析。

4. 实验室指标　除血红蛋白、微量元素、肝肾功能、电解质、维生素 K、维生素 D 外，还应检测血浆白蛋白、转铁蛋白、前白蛋白和视黄醇结合蛋白含量。当处于感染和炎症期时，建议同时检测 C-反应蛋白（CRP）。

5. 其他指标　肌力、生活质量及营养相关因素等。

饮食史是获取食物摄入信息的最佳手段之一。饮食史的目的是确定患者个体进食的食物的营养素和摄取量是否适当。饮食史可以是前瞻性的，也可以是回顾性的。前瞻性饮食史是记录当前或一段时间的饮食消耗情况。除了记录每天所消耗的食物，饮食史可提供有关食物制备、进餐和进食零食的时间等资料。前瞻性饮食史有如下几点不足：即需参与者有识字能力；需参与者有判断食物分量的能力；记录过程可能影响对食物摄入量。

回顾性的方法，回顾食物史虽然容易执行，但因往往存在记忆偏差，故不太可靠，特别是对于存在认知障碍的个体，这些方法都要求参与者有一定识字和评估食物分量的能力。食物频率问卷（"每周有几次进食肉类、奶制品 ……"）可能更容易操作，但不如前瞻性方法准确。

## 四、评估结果判定

凡存在预计 3～5 天不能经口进食或无法达到推荐目标量 60% 以上者；6 个月内体质量丢失 ≥10% 或 3 个月内体质量下降 ≥5% 者；BMI<20 kg/m$^2$ 者；营养筛查具有营养风险者四项中一项以上的老年患者可认定营养干预的适应证应采取营养支持。

# 第二节　营养干预

## 一、找好时机

老年患者在接受营养支持前，应纠正低血容量、酸碱失衡，调理各器官功能，保证血流动力学基本稳定。

## 二、营养支持治疗的一般目标量参考

能量推荐目标量 20～30 kcal/(kg · d)（或体重 kg × 20 ）；蛋白质推荐目标量为 1.0～1.5 g/(kg · d)，且优质蛋白占 50% 以上；膳食纤维推荐摄入量为 25～30 g/d；饮水量推荐摄入量为 30～50ml/(kg · d)；维生素 K 90～120μg/d；维生素 D 800～2000 U/d。（达到最低血清 25-羟维生素 D 水平应为 75 nmol/L，这是达到该目标所需的剂量）

## 三、营养制剂选择

依据老年患者营养缺陷程度和整体状态可以分别选择肠内和肠外营养制剂。能经口进食首选经口治疗膳食。

肠内营养是指当患者不能耐受正常经口摄食时，通过口服或管饲方式经胃肠道给予人体所需营养素的营养支持方法。只要肠道有功能，首选肠内营养。常见肠内营养制剂有标准整蛋白配方制剂，如安素、佳膳、欣活，适合多数老年患者；氨基酸和短肽类配方制剂，适合消化吸收功能障碍的老年患者；高能量密度整蛋白配方制剂，适合限制液体量和高代谢状态的老年患者；特殊医学用途营养配方制剂，适合于糖尿病的老年患者；含中链三酰甘油（MCT）和低脂配方制剂，适合肝胆疾病的老年患者；优质蛋白配方制剂，如麦淀粉制剂适合慢性肾病的老年患者；富含混合膳食纤维配方制剂，适合便秘/腹泻的老年患者；匀浆膳适用于肠道功能存在，仅咀嚼、吞咽功能障碍的老年患者。

肠外营养是指通过静脉途径提供人体所需的各种营养素，以达到维持机体代谢需要的营养支持手段。常见肠外营养制剂有氨基酸、脂肪乳、氨基酸脂肪乳葡萄糖复方制剂和维生素类制剂。

营养制剂的选择一定要遵循可及性、安全性、有效性、卫生经济学和较好的性价比等原则。

## 四、途径和方法

营养支持途径有肠内营养(EN)、肠外营养(PN)和肠内联合肠外营养支持(EN＋PN)。肠内营养又包括口服营养补充(ONS)和管饲[鼻胃管、经皮内镜下胃造口术(PEG)、间歇经口至食管管饲(IOE)和空肠喂养]。

## 五、老年营养不良患者的 5 阶梯营养干预治疗模式

对营养不良患者实施营养干预时,应遵循 5 阶梯治疗模式:第 1 阶梯,饮食和营养教育;第 2 阶梯,饮食和口服营养补充(ONS);第 3 阶梯,完全肠内营养[口服和(或)管饲];第 4 阶梯,部分肠内营养和部分肠外营养;第 5 阶梯,完全肠外营养。当前阶梯不能满足60% 目标能量需求 3～5 日时,应该选择下一阶梯。

老年患者存在营养不良或营养风险时,在饮食基础上补充 ONS 可改善营养状况,但不影响饮食摄入量。口服营养补充每日400～600 kcal 热能和(或)30 g 蛋白质,餐间分次口服坚持 30～90 天,可改善老年患者营养状态和临床结局。有营养不良或营养不良风险的老人需至少服用 ONS 1 个月,之后每月评估治疗效果与获益。

## 六、干预过程监测

临床营养支持强调个体化治疗和过程中实时监测脏器功能状态,及时处理并发症和调整支持方案。监测指标包括以下 3 个方面。

1. 临床症状体征　饥饿感、口感、生命体征、水肿或脱水;胃肠道耐受性(腹胀、腹痛、腹泻、恶心、呕吐及胃潴留)和有无吞咽障碍和进食呛咳等。

2. 营养参数　基础补水量应为 30 ml/(kg·d);常量营养素日摄入目标量;体成分(体脂/肌肉比)、总水分(TBW)、腰臀比(WHR)、BMI、小腿围、三头肌皮褶及握力(肌力);血红蛋白、白蛋白、转铁蛋白、血清前白蛋白、视黄醇结合蛋白;C-反应蛋白(CRP)、炎症因子(NK 细胞)。

3. 实验室安全性指标　电解质,心、肺、肝、肾功能,血糖,血脂。

# 第三节　老年营养管理院内院外相结合

科研与科普是科技创新的两翼,二者缺一不可,可见科普工作的重要性。进行定期院内的营养宣教,我中心营养科的医务人员轮流每月对老年医学科的住院患者进行营养健康科普知识宣教,包括老年人常见的骨质疏松、糖尿病、高血压、高脂血症、痛风、冠心病、便秘、腹泻、肿瘤等,进行接地气的营养膳食指导,让健康到患者的碗里来。

我中心营养科为老年科住院患者进行食谱的精心单独设计,做成菜谱,随季节变化,本着花样品种丰富,烹饪清淡,控制油盐糖,易消化吸收等适合老年人的特点进行搭配,能满足住院老年患者的膳食营养治疗需求。当然,因为很多治疗膳食严控油盐糖,患者对治疗膳食的口味要求又比较高,一方面需要治疗灶的厨师提高烹饪技术,另一方面也需要医护人员与对患者进行教育,要明白治疗饮食是以健康为标准,而不是以口味来评价,也希望患者转变治疗膳食观念,合理的治疗膳食更有利于提高患者的免疫力及促进患者身体的康复。

作为老年营养示范病房,临床营养工作要跟进,营养师除了参与老年医学科组织的学术会议,参与危重特殊疾病患者的大会诊,

了解老年医学的进展、新业务、新技术外,我们觉得院外指导与随访也非常重要,建议对患者实行闭环管理,对老年患者的疾病康复和健康才有更好的指导意义。

### 一、院外营养干预指导与随访

营养师与临床医护要指导患者自我营养管理。食物摄入量记录,记录患者每天摄入食物和水的种类和量;营养支持记录,记录患者每天管饲或 ONS 的途径和摄入量;体重量记录,选择晨起排空大小便后,每周测 1 次。

### 二、并发症的发现与处理

便秘,应适当增加饮水量和膳食纤维的摄入量,必要时应用药物通便;腹泻,轻度稀便积极寻找原因,如喂养不当,通便药物过量等,及时纠正;严重腹泻者需及时就医;管饲时出现呛咳,立即停止喂养,抽空胃内所有食物,胃管尾端放入水碗内结合胃管体外长度判定胃管是否在胃内。如果在胃内,并完全恢复正常状态后继续喂养,可疑管道移

位及时就医。以下情况需及时就医:意外脱管、管道堵塞/断裂、管道移位、消化道出血(抽出鲜红色/咖啡色胃液)和黑粪、水样便、腹胀、腹痛、呕吐、1 天内发生 2 次以上胃潴留、体重 1 周增加＞2 kg 及合并严重感染等其他病情变化的;胃潴留,管饲前先回抽胃液确认鼻饲管在胃内,并能初步判断胃内残留余量＞150 ml 时,暂停喂养 1 顿。存在喂养不当,如速度、温度、药物及不洁饮食等应及时纠正。暂停喂养两次以上者需及时就医。

### 三、随访频率

每 2～4 周随访 1 次,如患者突发疾病,进食改变等状况,可以及时到营养门诊或老年科就诊。

院外非营养干预指导与随访,患者自我营养管理,记录每天摄入食物的种类和量。每天同一时间记录体重变化;随访,每 3 个月随访 1 次,如遇突发情况,营养状况急剧恶化,应及时到营养门诊或老年科门诊复诊。

## 第四节　居家老人推荐《中国居民膳食指南(2022)》老年人膳食指南和中国居民平衡膳食宝塔

很多老年患者住院治疗只是一小部分时间,大部分时间为居家休养期间,饮食营养也要加强,对疾病的控制与治疗都非常重要。2022 年 4 月 26 日,中国营养学会发布了2022 版的中国居民膳食指南,被称为中国居民的"膳食宝典"。推荐给住院和居家康复的老年人,有助于均衡营养,科学合理膳食。

### 一、65－79 岁老年人膳食指南(核心推荐)

1. 食物品种丰富,动物性食物充足,常吃大豆制品。

2. 鼓励共同进餐,保持良好食欲,享受

食物美味。

3. 积极户外活动,延缓肌肉衰减,保持适宜体重。

4. 定期健康体检,测评营养状况,预防营养缺乏。

### 二、≥80 岁老年人膳食指南(核心推荐)

1. 食物多样,鼓励多方式进食。

2. 选择质地细软、能量和营养素密度高的食物。

3. 多吃鱼禽肉蛋奶和豆,适量蔬菜配水果。

4. 关注体重丢失,定期营养筛查评估,预防营养不良。

5. 选择合理补充营养,提高生活质量。

6. 坚持健身与益智活动,促进身心健康。

### 三、中国居民平衡膳食宝塔(图 13-4-1)

希望有我们的指导和陪伴,能有助于您健康优雅地老去!

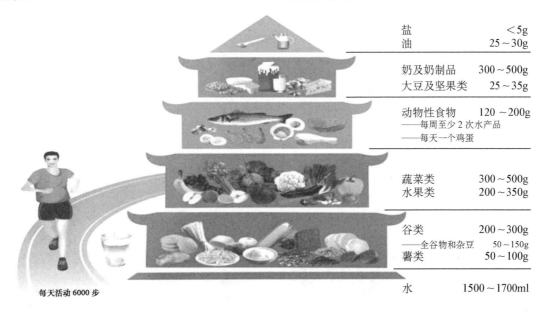

| 盐 | <5g |
| 油 | 25～30g |
| 奶及奶制品 | 300～500g |
| 大豆及坚果类 | 25～35g |
| 动物性食物 | 120～200g |
| ——每周至少 2 次水产品 | |
| ——每天一个鸡蛋 | |
| 蔬菜类 | 300～500g |
| 水果类 | 200～350g |
| 谷类 | 200～300g |
| ——全谷物和杂豆 | 50～150g |
| 薯类 | 50～100g |
| 水 | 1500～1700ml |

每天活动 6000 步

图 13-4-1 我国居民平衡膳食宝塔(2022 年)

(左小霞 王 晶 闫 旭)

### 参 考 文 献

[1] Loser C. Malnutrition in hospital: the clinical and economic implications[J]. Dtsch Arztebl Int, 2010, 107: 911-917.

[2] Shepherd A. Nutrition support 1: risk factors, causes and physiology of malnutrition[J]. Nurs Times, 2009, 105: 18-20.

[3] Norman K, Pichard C, Lochs H, Pirlich M. Prognostic impact of disease-related malnutrition[J]. Clin Nutr, 2008, 27: 5-15.

[4] Imoberdorf R, Meier R, Krebs P, et al. Preva-lence of undernutrition on admission to Swiss hospitals[J]. Clin Nutr, 2010, 29: 38-41.

[5] Hammond K. Assessment: Dietary and Clinical Data. In: Mahan L, Escott-Stump S, eds. Krause's Food and Nutrition Therapy[M]. 12 ed. St. Louis: Elsevier, 2008: 383-410.

[6] Elsawy B, Higgins KE. The geriatric assessment[J]. Am Fam Physician, Jan 1 2011, 83 (1): 48-56.

# 第 14 章
# 老年认知功能训练

## 第一节　开展老年认知功能训练的必要性

### 一、老年认知功能的变化

大量研究证明,认知能力并非一成不变的,而是具有弹性的。认知能力的变化是正常的衰老过程,但并非所有的认知能力都会随着年龄的增长而降低。一些认知能力(如词汇)的运用可以随着年龄的增长而增多。一些认知能力(如记忆力、执行能力)可能会随着年龄的增长而下降,然而他们下降的速度却因人而异。我们将主要从五个不同的方面讨论老年认知功能的变化,随着年龄的增长这些方面的能力都显示出不同程度下降。

1. 处理速度　指人们完成任务或对事情做出回应所需要的时间。人们大约在 30 岁的时候处理信息的速度开始下降,并且在 60 岁后大幅度下降。即使是在身体健康的老年人当中,也发现他们在做事时比年轻人需要花费更多的时间。

人们处理信息时需要经历接收信息、处理信息及对信息做出反应三个阶段。人们接收信息及对信息做出反应可能受到感觉系统的影响,如视觉、听觉等,因此老年人处理速度的变慢可能与感觉系统敏感性降低有关,如听力下降或行动缓慢。

2. 注意力　是指我们集中于特定刺激的能力。随着年龄的增长,注意力主要影响复杂任务的完成情况。根据注意力的分层模型,完成复杂任务时,主要运用到选择性注意和分配注意。选择性注意是指在环境中只关注我们需要关注的信息,并且忽略无关的信息的能力,如在吵闹的环境中交谈。分配注意是指同时专注于多项事情的能力,如一边做饭一边听广播。研究发现,这两种注意力都随着年龄的增长有所下降。然而,年龄的增长对其他注意类型(如注意时长、注意力的转换)的影响则较小。

3. 记忆力　可以分为感觉记忆、短时记忆和长期记忆三个阶段。感觉记忆也叫瞬时记忆,通常是由于感觉器官的刺激引起的。瞬时记忆保持时间较短,信息较多,容易被遗忘。感觉记忆通常不受年龄的影响,老年人和年轻人的感觉记忆相差不多。感觉记忆中只有被注意到的信息会进入短时记忆阶段。短时记忆也被称为工作记忆,是信息短暂储存的且容量有限的记忆系统。短时记忆中的信息很容易被忘记,通常只能储存 20～45 秒。研究发现,工作记忆随着年龄的增长而下降,主要表现在进行短时记忆所需时间的延长和回忆的详细程度。

被注意到信息最终被储存在长时记忆中。长时记忆是指被保持时间超过 1 分钟的记忆,且容量是无限制的。老年人记忆能力的变化主要体现在长时记忆上。长时记忆主要被分为显性记忆和隐性记忆。显性记忆是指可以有意识地回忆并解释的记忆。其中包含不同的类型,如语义记忆、情景记忆、前瞻记忆等。显性记忆在中老年时期逐步下降，在故事、数字、词语的即时回忆延迟回忆和识别。与情景记忆相关的源记忆也会受到年龄的影响。源记忆是指记得自己信息的来源。这种记忆的准确性会随着年龄的增长而下降，回忆情景的细节方面随着年龄的增长而模糊。隐性记忆是指一个人没有刻意记住的事情，是无意识的，先前的经验使得人们可以自觉地回忆起与经验相关的记忆。与显性记忆不同的是，隐性记忆在认知健康人的一生中保持相对稳定，并不会随着年龄的增加而自动衰退。

4. 执行能力　包括工作记忆，抑制能力，计划推理，问题解决能力，可以使一个人独立地、有目的地制订及完成计划。研究表明，概念的形成，抽象能力和思维能力会随着年龄的增长而下降，特别是在 70 岁以后下降得较为明显。衰老的同时，也会影响抑制能力及计算能力，同时对于新任务或不熟悉的任务的完成情况也随着年龄的增长而逐渐下降。然而材料推理的能力，语言解释能力在一生中基本保持不变。

5. 视觉空间能力　包括对二维和三维空间的感知能力。整体而言，基本空间视觉能力不受年龄的影响，如对于物体或标志形状，类型的感知，判断物体之间位置的能力。然而在视觉构建方面存在和年龄相关的下降，如将散碎的零件组装成整体。

## 二、老年认知功能衰退的类型及表现

在人衰老的过程中，几乎所有人都会存在一定程度的认知功能变化。认知功能下降可以是正常老龄化的一部分，但当家人或朋友已经注意到他的认知异常或日常生活受到影响，这种认知功能下降则被视为异常状况，需要进行进一步专科检查。一般情况下，我们将老年人的认知功能下降分为以下三种类型。

1. 正常的认知老化　老年人的认知功能下降也可称为认知老化。主要表现为认知

功能(记忆力、注意力、抑制控制力、推理能力、执行能力等)随着年龄的增长而不断衰退的现象。根据美国认知老化手册的定义，与年龄相关的正常认知老化会使老年人的任务表现下降(如处理速度变慢)，但不会影响人的日常生活。然而也有研究表明，正常的认知老化会影响处理复杂任务的能力下降，如驾驶。这可能是因为处理复杂任务时需要多方面认知能力的协同合作，如驾驶时需要视觉空间能力、抑制能力、决策能力等同时作用。正常的认知老化可能会带来这些认知能力的小幅下降，当单一运用这些认知能力处理事务时人们可能感受不到影响，但当综合运用时，影响便可被感受到。

2. 异常的认知功能障碍　认知障碍是正常认知衰退和病理性的认知衰退之间的过渡阶段，主要有轻度认知障碍和主观认知衰退。《中国痴呆与认知障碍诊治指南》对轻度认知障碍定义为记忆力或其他认知功能进行性减退，但不影响日常生活能力，且未达到痴呆的诊断标准。轻度认知障碍没有单一的起因，中毒、感染或阿尔茨海默症、路易体痴呆引起的大脑变化都与轻度认知障碍有关。虽然不是所有轻度认知障碍患者最终都会发展成为痴呆，但轻度认知障碍的患者有更高的风险发展成为痴呆。研究估计，轻度认知障碍向阿尔茨海默症的年转化率为 10%～15%。轻度认知功能障碍通常需要通过神经心理评估、体液检测及影像学检测辅助诊断。

主观认知功能衰退是指患者在客观检查未发现明显的认知功能障碍，但患者主观感觉记忆或认知功能下降。主观认知功能衰退的概念已被普遍接受，且被认为是轻度认知障碍的前期阶段。长期跟踪研究发现，与非主观认知衰退人群相比，主观认知衰退人群阿尔茨海默症的发病率高 3 倍，轻度认知障碍的发病率高 4.5 倍。

轻度认知障碍和主观认知衰退患者会感

受到比正常认知老化更严重或更频繁的记忆力或其他认知功能减退,但患者依旧可独立进行大部分日常活动。异常的认知功能障碍常常可以被患者自己、家属或朋友注意到。它和正常的认知老化的区别主要在于患者感到记忆或其他认知能力减退的频率及对自己的困扰程度。

3. 重度神经认知障碍(痴呆) 神经认知障碍也被称为痴呆,是认知衰退最严重的表现形式。它是一种不可逆转的慢性退行性智能障碍综合征,会影响患者的记忆、行为、情绪及个人生活能力,甚至导致患者完全无法独自生活,完全依赖于他人照顾。痴呆症主要涉及认知功能损害,特点是记忆困难,语言表达及理解困难,定向能力丧失等。痴呆症并非一种独立的疾病,而是一组临床综合征,起因可分为变性病和非变性病。《中国痴呆与认知障碍诊治指南》建议,痴呆症的诊断需要结合神经系统检查、神经心理评估及影像学检查。在确定痴呆症状后,临床诊断时需要首先明确痴呆病因,在根据日常能力受损情况或认知评估等确定痴呆的严重程度。痴呆症中最常见的原因是阿尔茨海默症,占50%~70%。大部分痴呆症的进程一般较为缓慢。

# 第二节 老年认知功能的基本情况

## 一、老年认知功能障碍的流行现状

1. 我国老年认知功能障碍及痴呆的患病率 根据第七次人口普查数据显示,截至2020年10月我国60岁以上人口为2.64亿,占比18.76%。由于年龄的增长是认知障碍及痴呆症的发病的重要因素,随着我国老龄化进程明显加快,庞大的人口基数决定了我国老年疾病患者人数众多,特别是认知障碍及痴呆症。

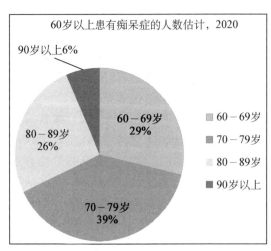

图 14-2-1 我国 60 岁以上痴呆症患者人数估计

近期一项对我国60岁以上人群的横断面研究提出,我国轻度认知障碍的患病率为15.54%,这意味着每7个人之中就有1位患有轻度认知障碍。痴呆患病率为6.04%,其中阿尔茨海默症患者约占3.9%。人数上而言,轻度认知障碍患者总人数约为3877万,其年龄分布随着年龄的增加人数占比逐渐减少,其中60-69岁人群占比最多,约为46%(图14-2-2)。痴呆症患者总人数约为1507万,阿尔茨海默症患者约为983万。痴呆症患者中占比最多的年龄段是70-79岁,约占39%,60-69岁与80-89岁年龄段患者人数相似,分别为29%与26%。我国的整体患病率约符合国际趋势(图14-2-1)。

主观认知衰退(SCD)常被认为是阿尔茨海默症或轻度认知障碍的早期症状表现,但并不是所有主观认知衰退的患者都会最终发展成为阿尔茨海默症或轻度认知障碍。一项对于我国60-80岁人群主观认知衰退的研究估计我国主观认知衰退的患病率在14.4%~18.8%。由于主观认知衰退评判的主观性,针对老年人主观认知衰退的数量和比例目前较难估计,目前相关流行病学调查也处于开始阶段。

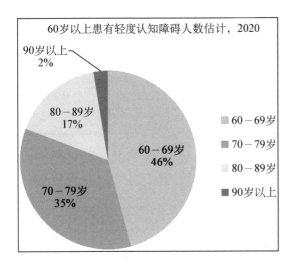

60岁以上患有轻度认知障碍人数估计，2020

图 14-2-2　我国 60 岁以上轻度认知障碍患者人数估计

除了患病率以外，发病率也被用来统计疾病的流行强度。发病率指代一定期间内，一定范围人群中某病新发生病例出现的频率。根据中国老人健康长寿影响因素研究统计结果，我国 2014 年认知障碍的发病率约为 10.09‰，较 1998 年有所下降（58.77‰）。上海痴呆和阿尔茨海默症流行病学研究和上海老龄化研究数据结果显示，我国痴呆的发病率约为 2.58% 和 1.33%。然而目前有关痴呆及认知障碍的研究主要是在特定人群中进行的，这导致了不同的研究所得出的数据结论有所不同，同时随着人口老龄化我国目前痴呆及认知障碍的发病率可能更低。

2. 我国认知功能障碍的死亡率　一项横跨 27 年的研究指出，2017 年阿尔茨海默症及其他痴呆相关疾病是导致我国居民死亡的第八大原因。与 27 年前相比这个排名增长了近 20 名，是前十位致死原因中增速最快的。2019 年，与阿尔茨海默症及其他痴呆相关疾病有关的死亡率是每 100 000 人有 23.32 人死亡。这个比例在女性中高于男性。

痴呆及认知功能障碍会降低人们的预期寿命。通过了解痴呆症患者的平均预期寿命可以量化痴呆症对于人口生存质量的影响。

一项美国研究表明，痴呆患者的平均预期寿命大幅度低于无痴呆患者的平均预期寿命。70 岁时无痴呆患者的平均预期寿命约为 15 年，而痴呆患者的平均预期寿命为 2 年。不同性别在平均寿命方面有所不同，女性未患痴呆症的平均寿命比男性多 1 年，女性患有痴呆症的平均寿命比男性多 0.5 年。这可能与女性预期寿命高于男性有关。我国当前缺少有关痴呆症及认知障碍患者预期寿命的研究数据，但有研究表明，60 岁时男性未患有痴呆症平均预期寿命约为 18 年，女性约为 21 年。

痴呆症的平均存活年限为 6～10 年，也有患者在患阿尔茨海默症后可存活约 20 年。这显示了痴呆症的隐匿性及进程的不确定性。

## 二、老年认知功能下降的风险因素

随着年龄的增长，人们的部分认知功能会有所下降，但是下降的程度却是因人而异的。生活中不乏一些 90 岁高龄的老年人依旧保持着良好的认知功能，但也有一些人在 50—60 岁时就出现异常的健忘或认知功能衰退，甚至发展成为痴呆等疾病。认知功能变化是一个慢性的过程，和其他慢性疾病类似，病程的变化是多因素的而不是单一原因的。研究表明，一些有关基因，环境和生活方式风险因素和老年认知功能的下降有关，这些风险因素被分为可改变的和不可改变的。

1. 不可改变的风险因素

（1）年龄：是和老年人认知功能下降最相关的风险因素。这表现在轻度认知障碍及痴呆症的患病率随着年龄的增长而增多。我国一项随机抽样研究表明，样本中 27 630 名 60—69 岁的人中痴呆的患病率为 2.9%，570 名 90 岁以上的患者中痴呆的患病率达到了 31.9%。同时根据我国整体人口研究估计出了不同年龄段痴呆症的患病率，随着年龄的增长痴呆症的患病率也在增长（表 14-2-1）。

表 14-2-1 我国不同年龄阶段痴呆症患病率

| 年龄段 | 痴呆患者人数 | 总人数 | 患病率 |
|---|---|---|---|
| 60—69 岁 | 434 万 | 1.4972 亿 | 2.9% |
| 70—79 岁 | 59 万 | 7019 万 | 8.41% |
| 80—89 岁 | 387 万 | 2651 万 | 14.6% |
| 90 岁以上 | 98 万 | 307 万 | 31.92% |

（2）性别：不同的性别在老年认知水平表现上有所不同。通常而言，女性更容易患认知功能障碍或认知下降。同时女性痴呆及轻度认知功能障碍的患病率在各个年龄段都明显高于男性。我国一项从 2005—2014 年的研究发现，老年男性在认知功能评估的得分明显高于女性，且认知功能下降的程度慢于女性。很多其他国家的研究也符合这个结论。目前关于这个现象产生的原因并没有确定的解释，可能的解释有女性比男性有更多的淀粉样蛋白斑块；荷尔蒙水平的差异及认知发展的不同。

（3）基因：携带特定的基因是引起阿尔茨海默症的主要原因。这些基因被分为风险基因和致病基因。风险基因主要是指载脂蛋白 E 基因（APOE），包含三类等位基因，APOE ε2，APOE ε3 和 APOE ε4。其中 APOE ε4 是与阿尔茨海默症最相关的致病基因，携带一个 APOE ε4 等位基因患阿尔茨海默症的风险约是普通人的 3.2 倍，而携带两个 APOE ε4 等位基因患阿尔茨海默症的风险是普通人的 8～12 倍。携带 APOE ε4 等位基因会增加一个人患阿尔茨海默症的风险，但这并不意味着一定会患有阿尔茨海默症，同时不携带 APOE ε4 等位基因也不意味着一定不会患有阿尔茨海默症。与阿尔茨海默症相关的致病基因包括淀粉样蛋白前体基因（APP）、早老素 1 基因（PSEN1）和早老素 2 基因（PSEN2）。携带 PSEN1 基因的人 100% 患有阿尔茨海默症，约 95% 携带 PSEN2 的人群会患有阿尔茨海默症。携带这三类基因的人群通常较早地出现认知衰退

的症状（60 岁之前）。

2. 可改变的风险因素 除了年龄等不可改变的因素外，一些与生活方式、疾病相关的可改变的风险因素也与老年人的认知功能下降有关。2020 年柳叶刀委员会关于痴呆症的预防、干预和护理专家意见中提到，通过干预与老年认知功能下降有关的可改变的风险因素可以延迟或阻止 40% 的神经认知障碍的发生。需要注意的是，降低认知功能下降的风险并不是预防认知功能下降的发生。通过控制这些风险因素，老年人依旧有可能产生认知功能下降或神经认知功能障碍，但比起不干预，干预的老年人可能会更晚出现认知功能下降。

（1）疾病相关

①心脑血管疾病：研究发现，多种心脑血管疾病都和老年的认知功能下降有关，如冠心病、充血性心力衰竭、脑出血、脑梗死等。神经认知障碍的一种类型便是血管性痴呆，诊断标准之一就是痴呆和心血管疾病之间有因果关系。研究发现，神经认知障碍和心脑血管疾病之间的风险因素相似，同时患有心脑血管疾病和神经认知障碍患者通常伴有更多的危险因素。

②高血压：作为老年认知功能下降的风险因素，主要表现在影响老年认知功能及影响认知功能下降进程方面。首先，相比起没有高血压的人群，高血压患者的老年认知下降更严重。其中主要影响长时记忆、短时记忆、执行能力及视觉空间能力。在影响认知功能下降进程方面，研究发现，在阿尔茨海默症患者中患有高血压的人群比血压正常

人群的认知功能下降要更快。同时高血压患者在从轻度认知障碍到阿尔茨海默症的恶化速度也更快。关于高血压和认知功能下降关系的解释方面,一些研究发现,高血压可能通过脑血管重塑过程影响大脑结构的改变,这可能导致大脑自动调节功能破坏,脑灌注减少从而影响大脑清除有害蛋白质的能力。

③2 型糖尿病:与认知功能下降呈现高度相关。一项全球性的荟萃分析显示,轻度认知功能下降患者在 2 型糖尿病患者中的患病率超过 45%,这个比例在女性更高。同时 2 型糖尿病也增加了认知功能恶化的风险。糖尿病的生化指标方面,负荷后 2 小时葡萄糖(2h-PG)、糖化血红蛋白(HbA1c)、过高或过低的空腹血浆胰岛素(FPI)与认知功能下降风险有关。研究也发现了多种 2 型糖尿病的生物标志物与阿尔茨海默病的发病风险相关。

(2)生活方式

①吸烟与饮酒:关于吸烟和认知功能障碍一直存在争议。但近期研究均表明,吸烟和增加神经认识障碍风险相关,且有研究表明尼古丁暴露、香烟烟雾与神经认知异常及神经认知功能障碍的病理学因素有关。然而,当前缺少关于吸烟对阿尔茨海默症的病理学保护作用及风险降低相关的有力证据。同时吸烟对认知功能也有影响,如处理速度、认知灵活性。

饮酒和认知功能变化的关系较为复杂。其主要取决于饮酒量的多少。跟踪研究发现,在认知功能正常的老年中少量饮酒的老年人比完全不饮酒及过量饮酒的老年人有更低的认知功能下降风险。

②饮食:饮食对老年认知功能的影响也非常重要。对认知功能有保护作用的饮食强调水果、蔬菜、谷物、鱼肉、鸡肉、健康脂肪乳、橄榄油,同时限制饱和脂肪(如红肉和糖)。目前普遍接受的饮食方法有地中海饮食,停止高血压的饮食方法和神经退休延迟性饮食方法。越好地执行这些饮食方法与认知老化速度减缓有关。研究也解释了这其中的原理,最为普遍认可的是地中海饮食及阻止高血压的饮食方法可能对神经有保护作用。其中的 omega-3 脂肪酸、抗氧化剂和多酚可以抑制与神经认知功能障碍相关的神经炎症。这些饮食方法可以通过炎症途径影响认知老化。

需要注意的是,生活方式对认知功能的负面影响可能与患心血管疾病风险有关。吸烟、饮酒、不健康饮食也是心血管疾病的风险因素。尽管有研究表明,生活方式对认知功能的影响可以独立于心血管疾病存在,但不健康的生活方式在同时患有心脑血管疾病及认知障碍患者中更常见。

(3)教育水平:教育年限对认知功能有保护作用。越长的受教育年限与认知功能下降的风险相关。一项从 2005－2014 年对我国老年人认知功能下降的分析发现,受教育程度越高,认知功能下降越慢。流行病学研究指出,我国农村地区的受教育年限低于城市地区,这也和农村地区的神经认知障碍发病率较高有关。教育降低认知障碍风险的原因尚不清楚,但一些理论认为,增加教育年限可以建立"认知储备"。认知储备可以帮助锻炼大脑神经网络,从而保护认知下降。

(4)社会参与程度:参与社交活动有助于大脑的健康及降低认知障碍发生的可能性,包括来自朋友亲戚的支持(婚姻状况与家人朋友的支持)和社区的支持(社会服务和社会安全),独居离异的老年人认知下降的速度及阿尔茨海默症发生的风险更高。

# 第三节　如何在老年医学科开展老年认知功能训练

## 一、理论依据

识别预测认知能力下降的因素并进行针对性的干预在老年医学领域中变得越来越重要。神经认知功能障碍早期隐匿性较强，不易被发现，因此早期发现认知能力的下降并对高危个体进行干预会更有效地保护认知功能。老年认知功能下降不仅与器质性变化有关，还与一系列可改变的日常生活因素相关。参与社交活动，建立知识储备和进行认知训练都是保护认知功能的方法。我们目前在老年医学科住院患者中每周开展一次的主题为"大脑和日常生活"的老年认知功能训练，该训练就是通过干预这些可改变的风险因素而锻炼老年人的认知功能。

该训练主要基于与认知功能下降的三个理论方面。

1. "大脑和日常生活"认知功能训练在团体中开展，扩大了老年患者的社会交往。社会交往是老年认知功能下降的风险因素之一，参与社交活动对认知功能下降有保护作用。我们发现，训练途中患者会主动和他人交流，以及在训练中彼此帮助支持，这些行为都有利于促进训练效果。同时，团体治疗自身具有疗愈作用。我们的认知功能训练面向老年医学科住院患者，患者之间存在许多的相似性。本训练也为患者创立了一个安全、包容的环境，患者在这样的环境中互相交流有利于抒发自己的情绪，获得更多的社会支持。我们训练的过程中有大量的患者主动分享自己的经历，有时有相似经历的患者也会主动给予支持。

2. 与以往单一的记忆训练不同，"大脑和日常生活"认知功能训练是针对多项认知功能进行的训练，包括记忆力、注意力、处理速度、视空间能力和执行能力。这些认知功

能相互有交叉。实验发现，对于多种认知功能的训练的保持效果要好于单一的记忆训练。当前每次训练会对某一方面的能力进行针对性的训练，且训练的难度呈现递增。为追求方便，当前大量的认知训练借助于电子产品。但考虑到老年人对电子产品的适应性较慢，以及操作困难程度更高，我们的训练采用传统纸质的形式打印训练题目，并且留存每次训练的结果。

3. "大脑和日常生活"认知功能训练不仅带领患者进行程序化的认知训练，同时也普及与认知或记忆相关的知识，如大脑的结构、记忆的类型、适合老年人的饮食及运动等。较低的知识储备量与老年认知功能下降相关。患者通过了解，记忆并在生活中应用训练中普及的知识，能最直观地增加知识量，辅助后续的程序化认知训练能更好地保护认知功能。同时，通过通俗的方式向老年患者普及认知相关的知识，能够辅助后续程序化的认知训练，更有效地让患者理解后续训练的意义，避免产生乏味感。调查显示，大部分老年人都有些许的担心自己的头脑健康状况，这种担心在主观感受到认知功能下降或记忆水平降低的老年人中更为明显。但他们之中的大部分人并不清楚如何保护自己的认知功能，或当记忆减退时需要做些什么。普及认知相关的知识就是为了缓解老年患者的焦虑及迷茫的状况。特别是在我国随着神经认知障碍的发病率越来越高，但民众对它的认识却没有明显增多，人们依旧缺乏对它的了解。因此，我们的训练通过进行科普类的介绍可以增加老年人对认知下降的了解，让患者可以从日常生活中入手保护自己的认知功能。

## 二、执行过程

1. 患者纳入标准　老年医学科住院患

者,对记忆或认知训练有兴趣,或有这方面担心。患者的身体状况尚可,能自主活动。且语言沟通能力较好,可以交流。每次训练患者人数尽量在 10 人以下,人数过多可能会使得训练师无法关注到每位患者,减弱团队的影响作用。

2. 训练流程

(1)训练前信息采集:最早在患者入院时,就由主治医师等向患者介绍本项目。项目介绍可以制成小册子并分发给每位住院患者。考虑到老年患者的视力下降,项目介绍小册子字体需偏大,同时标明训练的报名方式及联系人。

患者报名后需要填写基本情况表,包含患者的姓名、出生日期、学历、性别、居住方式、婚姻状态及主要从事职业等。这些信息可以帮助训练者了解患者认知下降发生的风险因素暴露程度。其次,情绪状态差及睡眠差在老年患者中非常常见。提前了解参与患者的心理情绪状况可以帮助训练者了解患者存在的问题,有针对性地修改训练方案或者认知知识普及。当训练题目是人脸记忆时,如果多数患者都存在情绪问题,那么选择带有面部表情的人脸进行记忆。当训练题目是故事重复时,故事主题可以围绕情绪。我们常用的情绪评估问卷有症状自评量表、抑郁自评量表、焦虑自评量表。

最后训练者需要对报名的患者进行认知功能评估。我们主要使用的评估方法有简明精神状态量表和蒙特利尔认知评估量表等。提前了解参与患者的认知功能有助于训练者挑战训练难度,更好地适应患者的情况。以上两种评估方式都要由经过训练的精神科专业人员进行,评定需要一对一单独进行。评定结束后可以简单收集患者记忆方面的困扰及疑问。

(2)训练过程:考虑到老年患者的身体状况,可能存在注意力下降、体力下降快等问题,每次训练时间不宜过长,可以在 40 分钟左右。训练须由 1~2 名训练师主持,一位主训练师,一位辅助训练师。主训练师将引领整个训练,负责讲授认知知识,和患者互动,带领患者进行训练。辅助训练师则需要在训练过程中照顾那些行动稍微缓慢的患者,关注无法被主训练师注意到的患者,如向听力较差的患者重新讲述训练方法,单独指导患者训练等。训练师需要创造出一个包容、轻松的训练场景。切勿让患者感受到压力、紧张等。训练师需要具备对患者的语言及非语言反应敏感,能够认真倾听患者,真正地关心患者的能力。在患者发言过程中,训练师需要带领其他患者认真倾听,给予积极的反馈。

本训练的一个重要意义是增加患者的人际互动,让患者之间建立联系。因此,快速增加患者之间的熟悉感或者有效地破冰就显得尤为重要。主要表现在强化患者对彼此名字或特征的熟悉程度。我们可以事先制作姓名牌,患者在落座的时候就找到自己的姓名牌并摆放在桌前,这样可以清楚地让他人看到自己的名字;除此之外,进行自我介绍也非常重要,推荐对自我介绍进行格式设置,让患者按照规定格式进行介绍,如介绍自己的名字和最喜欢的城市。通过这样结合的方式,更容易帮老年人建立名字之间的联系,有助于患者记忆。同时自我介绍是每位患者第一次在团体中发言,给予规定的格式可以让患者给予患者联系的思路,也可以减轻公众发言的压力。

训练主要分为认知相关知识普及以及认知功能训练两方面,但主要以后者为主。在进行知识讲授时需要用生活常用的语言,避免过多的学术语言。讲授过程中也可以通过穿插小活动、提问等与患者互动的方式,让患者参与到接受知识的过程中,而不是单纯作为一个倾听者。这样有利于集中患者的注意力(图 14-3-1)。

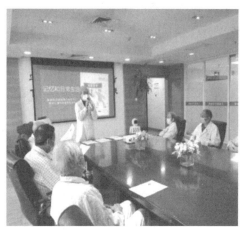
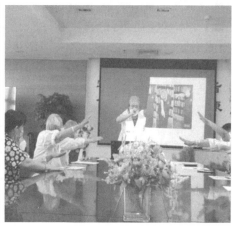

图 14-3-1　认知知识讲述过程

认知知识讲授的主题主要围绕大脑，认知功能，或认知训练内容展开。目前已经开展的主题包括记忆和遗忘，大脑的能力，神经练习法，空间能力，音乐与认知，绘画与认知，科技与认知等。

在进行认知功能训练的时候，训练师需要做到清楚并有耐心地解释每项训练的规则，每个训练需要至少准备一个示例。对理解不清楚的患者进行单独解释。保证在开始训练前，每位患者都清晰地理解规则。老年患者理解能力及信息处理能力变慢，使得训练师需要更有耐心，花费更多的时间去解释规则；多提供积极鼓励性的反馈。这种反馈不仅要在完成训练后向患者表达，在训练过程中也应该常常鼓励患者。因为老年患者面临许多方面的退化，自信心不足，以及较高的自尊心使得很多老年人容易放弃，拒绝尝试。为了增加患者的参与度，以及提高自信心，鼓励的方式和频次很重要。言语鼓励可以采取"积极的词汇＋具体哪里做得好"这样的模式，让老年人感受到真正被认可，而不是简单的恭维。除此之外，配合非言语的肢体鼓励方式，更能让老年患者感受到支持，如点头、鼓掌、竖大拇指、微笑、舒适的范围内进行肢体接触等；关注每位患者，不要让患者

感受到被忽视等。训练过程中每位患者的进程可能不同，这时就需要训练师及时关注每位患者的完成情况。训练师可以走近每位患者身边询问患者完成情况以及问题（图14-3-2）。

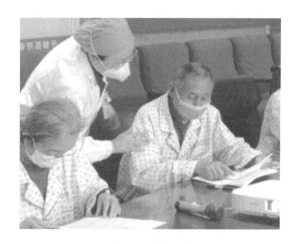

图 14-3-2　患者训练过程

认知功能训练主要围绕 5 方面的认知功能展开。每次训练专注一方面的认知功能，训练难度依次递增。以下是一些对特定认知功能训练的方法举例。注意有的训练方法可能涉及多种认知功能的训练，分类时以运用的最主要的表现形式分类（表14-3-1）。

表 14-3-1　认知功能训练方法

| 认知功能 | 训练方法 |
|---|---|
| 记忆力 | 1. 图形记忆及重复:要求受训者在规定时间内记住多个图像、图形,并在之后立即画出相应的图形 |
| | 2. 音律记忆及重复:要求受训者在规定时间内记住打击节奏,并在之后立即打击出相应的节奏 |
| | 3. 听词记忆:同时向受训者重复多个词语,让受训者按顺序重复 |
| 注意力 | 1. 符号连连看:在相似的符号中找到目标符号 |
| | 2. 干扰环境中寻找线索:确定一个目标特征,然后让受训者看一段视频或听一段语音,在视频或语音中找出目标特征出现几次 |
| 语言能力 | 1. 看图说话:通过图片联想故事 |
| | 2. 偏旁部首联想:给出特定的偏旁部首,联想与此偏旁部首相关的字 |
| 视空间能力 | 1. 辨别旋转后图像:对目标图形进行旋转,在与旋转后图形相似的图形中找到原本的目标图形 |
| | 2. 辨别左右手:识别图画中使用的是哪只手 |
| | 3. 图形数量辨别:对图形进行切割,辨别切割后由几个部分组成 |
| | 4. 迷宫和地图 |
| 抑制能力 | 1. 辨别重合图形:辨别图形由哪些元素组成 |
| | 2. 拼图 |
| | 3. STROOP 颜色训练 |

（3）训练后跟踪:训练结束后,训练师需要向患者发放反馈表,收集患者意见及建议。在患者填写完成后随即投入意见收集箱。课后训练师继续整理训练反馈表。反馈表内容包括患者训练时表现;训练完成的结果;患者情绪状态及进一步训练计划。向患者反馈训练情况时需在患者觉得安全的环境中进行。在获得患者同意情况下向主治医师反馈患者认知情况,有助于主治医师更了解患者情况（图 14-3-3）。

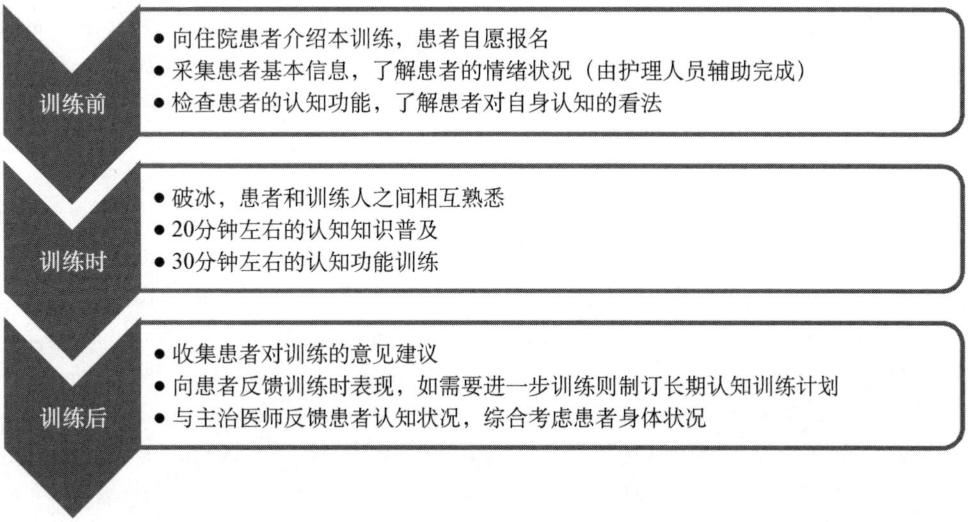

- 训练前
  - 向住院患者介绍本训练，患者自愿报名
  - 采集患者基本信息，了解患者的情绪状况（由护理人员辅助完成）
  - 检查患者的认知功能，了解患者对自身认知的看法

- 训练时
  - 破冰，患者和训练人之间相互熟悉
  - 20分钟左右的认知知识普及
  - 30分钟左右的认知功能训练

- 训练后
  - 收集患者对训练的意见建议
  - 向患者反馈训练时表现，如需要进一步训练则制订长期认知训练计划
  - 与主治医师反馈患者认知状况，综合考虑患者身体状况

图 14-3-3　训练流程图

（王钰静　侯艳红）

## 参 考 文 献

[1] 痴呆症. 世界卫生组织. https://www. who. int/zh/news-room/fact-sheets/detail/dementia,2021-09-21.

[2] 第七次全国人口普查主要数据情况［DB/OL］. 国家统计局. 2021-05-11,http://www. stats. gov. cn/tjsj/zxfb/202105/t20210510 _ 1817176. html.

[3] Jia L,Du Y,Chu L,et al. Prevalence,risk factors,and management of dementia and mild cognitive impairment in adults aged 60 years or older in China:a cross-sectional study［J］. Lancet Public Health. 2020;5(12):e661-e671. doi: 10. 1016/S2468-2667 (20) 30185-7, 10. 1016/S2468-2667(20)30185-7.

[4] Hao L,Wang X,Zhang L,et al. Prevalence,Risk Factors,and Complaints Screening Tool Exploration of Subjective Cognitive Decline in a Large Cohort of the Chinese Population［J］. J Alzheimers Dis,2017,60(2):371-388. doi:10. 3233/JAD-170347.

[5] 王建华. 流行病学. 7 版［M］. 北京:人民卫生出版社,2008.

[6] Gao M,Kuang W,Qiu P,Wang H,Lv X,Yang M. The time trends of cognitive impairment incidence among older Chinese people in the community: based on the CLHLS cohorts from 1998 to 2014［J］. Age Ageing,2017,46 (5):787-793. doi:10. 1093/ageing/afx038.

[7] Ding D,Zhao Q,Wu W,et al. Prevalence and incidence of dementia in an older Chinese population over two decades: The role of education［J］. Alzheimers Dement,2020,16 (12): 1650-1662. doi:10. 1002/alz. 12159.

[8] Zhou M,Wang H,Zeng X,et al. Mortality, morbidity, and risk factors in China and its provinces, 1990-2017: a systematic analysis for the Global Burden of Disease Study 2017. Lancet,2019,394(10204):1145-1158. doi:10. 1016/S0140-6736 (19) 30427-1, 10. 1016/

S0140-6736(19)30427-1.

[9] Gao Y,Liu X. Secular Trends in the Incidence of and Mortality Due to Alzheimer's Disease and Other Forms of Dementia in China From 1990 to 2019: An Age-Period-Cohort Study and Joinpoint Analysis［J］. Front Aging Neurosci,2021,13:709156. Published 2021 Sep 3. doi:10. 3389/fnagi. 2021. 709156.

[10] Wu Y,Zheng H,Liu Z,Wang S,Liu Y,Hu S. Dementia-Free Life Expectancy among People over 60 Years Old by Sex, Urban and Rural Areas in Jiangxi Province,China［J］. Int J Environ Res Public Health,2020,17(16):5665. Published 2020 Aug 5. doi: 10. 3390/ijerph17165665.

[11] Zhang Q,Wu Y,Han T,Liu E. Changes in Cognitive Function and Risk Factors for Cognitive Impairment of the Elderly in China: 2005-2014 ［J］. Int J Environ Res Public Health, 2019, 16 (16): 2847. Published 2019 Aug 9. doi:10. 3390/ijerph16162847.

[12] Rawlings, A. M. Juraschek, S. P. Heiss, G. Hughes, T. Meyer, M. L. Selvin, E. Sharrett, A. R. Windham, B. G. & Gottesman, R. F. (2018). Association of orthostatic hypotension with incident dementia, stroke, and cognitive decline ［J］. Neurology, 2020, 91 (8), e759-e768.

[13] Sanchez Hoffmann S,Winkler A,Weimar C,et al. Blood pressure and cognitive decline-the impact of hypertension over one decade［J］. Neuropsychol Dev Cogn B Aging Neuropsychol Cogn, 2021, 28 (4): 528-542. doi: 10. 1080/13825585. 2020. 1792403.

[14] Adams,M. L,Grandpre,J,Katz D. L,& Shenson,D. (2020). Cognitive Impairment and Cardiovascular Disease: A Comparison of Risk Factors, Disability, Quality of Life, and Access to Health Care［J］. Public health reports.

［15］ You Y,Liu Z,Chen Y,et al. The prevalence of mild cognitive impairment in type 2 diabetes mellitus patients: a systematic review and meta-analysis［J］. Acta Diabetol, 2021, 58（6）: 671-685. doi:10. 1007/s00592-020-01648-9.

［16］ Xue M,Xu W,Ou YN,et al. Diabetes mellitus and risks of cognitive impairment and dementia: A systematic review and meta-analysis of 144 prospective studies［J］. Ageing Res Rev, 2019, 55: 100944. doi: 10. 1016/j. arr. 2019,100944.

［17］ Diniz Pereira J,Gomes Fraga V,Morais Santos AL,Carvalho MDG,Caramelli P,Braga Gomes K. Alzheimer's disease and type 2 diabetes mellitus: A systematic review of proteomic studies［J］. J Neurochem, 2021, 156（6）: 753-776. doi:10. 1111/jnc. 15166.

［18］ Durazzo TC,Mattsson N,Weiner MW; Alzheimer's Disease Neuroimaging Initiative. Smoking and increased Alzheimer's disease risk: a review of potential mechanisms. Alzheimers Dement［J］, 2014, 10（3 Suppl）: S122-S145. doi:10. 1016/j. jalz. 2014. 04. 009.

［19］ Koch M,Fitzpatrick AL,Rapp SR,et al. Alcohol Consumption and Risk of Dementia and Cognitive Decline Among Older Adults With or Without Mild Cognitive Impairment［J］. JAMA Netw Open, 2019, 2（9）: e1910319. Published 2019 Sep 4. doi: 10. 1001/jamanetworkopen. 2019,10319.

［20］ van den Brink AC, Brouwer-Brolsma EM, Berendsen AAM, van de Rest O. The Mediterranean, Dietary Approaches to Stop Hypertension (DASH), and Mediterranean-DASH Intervention for Neurodegenerative Delay（MIND）Diets Are Associated with Less Cognitive Decline and a Lower Risk of Alzheimer's Disease-A Review ［J］. Adv Nutr, 2019, 10（6）: 1040-1065. doi:10. 1093/advances/nmz054.

［21］ McGrattan AM, McGuinness B, McKinley MC,et al. Diet and Inflammation in Cognitive Ageing and Alzheimer's Disease［J］. Curr Nutr Rep, 2019, 8（2）: 53-65. doi: 10. 1007/s13668-019-0271-4.

［22］ Yin S, Yang Q, Xiong J, Li T, Zhu X. Social Support and the Incidence of Cognitive Impairment Among Older Adults in China: Findings From the Chinese Longitudinal Healthy Longevity Survey Study［J］. Front Psychiatry, 2020,11:254. Published 2020 Apr 7. doi:10. 3389/fpsyt. 2020. 00254.

［23］ Liu D,Cheng G,An L,et al. Public Knowledge about Dementia in China: A National WeChat-Based Survey［J］. Int J Environ Res Public Health, 2019, 16（21）: 4231. Published 2019, Oct 31. doi:10. 3390/ijerph16214231.

# 第 15 章
# 老年医学科园艺治疗

## 一、园艺疗法概述

随着社会的发展和城市化的不断推进，人们开始追求更加宜居的环境，希望能将更多自然元素带入城市生活中。因此，园艺疗法作为一种心理调适和精神康复的方法，成为公众关注的焦点。园艺疗法（horticultural therapy），简单的定义是利用园艺来治疗。美国园艺疗法协会（American Horticultural Therapy Association，AHTA）提出，园艺疗法是对于有必要在其身体及精神方面进行改善的人们，利用植物栽培与园艺操作活动从其社会、教育、心理及身体诸方面进行调整更新的一种有效的方法。美国、英国、日本等国家越来越多的卫生医疗机构，如医院、老年护理院及精神病院等都在青睐"园艺疗法"，用园艺活动作为患者的一种辅助治疗手段。研究发现，"园艺疗法"能够起到减缓心率、改善情绪、减轻疼痛等功效，对患者康复具有很大的帮助作用。

## 二、老年医学科建立园艺疗法实践活动平台

2021 年，是解放军第八医学中心老年医学科不平凡的一年。在王亮主任的带领下，老年医学的创新之路迈开了新的步伐。从人文医学的理念出发，他们用专业的医学知识结合老年患者的特点和需求，融入爱和陪伴的心灵呵护，向患者传递他们心中浓浓的情，深深的爱，助力老年患者的健康和幸福生活。他们践行"有时治愈，常常帮助，总是安慰"的

现代医学理念，对老年患者具有现实的帮助和深远的意义。在这种发展背景下，园艺疗法走进了解放军总医院第八医学中心老年医学科。

从 2021 年 7 月 22 日起，在 Femanda 花艺设计工作室的赞助与支持下，北京园艺疗法团队进入解放军第八医学中心老年医学科，建立了园艺疗法在医学领域的实践平台。老年医学科的园艺疗法活动得到了中国风景园林学会园林康养与园艺疗法专业委员会的全程支持，专委会主任委员、清华大学建筑学院景观系李树华教授、后现代心理学专家魏臻副教授参与和指导了老年医学科的园艺治疗工作。老年医学科王亮主任带领医护人员亲自体验和参与园艺治疗活动，并在总结实践经验的基础上，和清华大学李树华教授的团队一起撰写《老年常见疾病的园艺治疗》一书，目前书稿已完成，出版在即。在老年医学科的园艺治疗中，我们还设计了园艺疗法病房的方案并初步实施。

## 三、老年医学科园艺疗法活动内容简介

解放军第八医学中心老年医学科的园艺治疗已持续开展近一年的时间，颇受医患的欢迎。园艺治疗是通过唤醒五官六感的知觉感受，唤醒感知觉，用心、眼、耳、鼻、口、身等身体器官，真实而自然地觉察环境，发现过去不曾或许久遗忘的美好感知。任何一种活动或体验，都会包含一个以上的感官知觉。每一项活动的目标，还可以和患者的主治医师

进行个案目标讨论,以期达到园艺治疗的良好效果。

园艺治疗的效果分析一般有以下几个方面,生理功能,如身体功能评估、康复方向、运动与手眼协调、动作技巧能力、肌耐力等;知觉与认知功能,如感官的刺激训练、注意力、记忆力、持续度、理解力、视觉空间能力、抽象思考能力、问题解决能力、想象力、创造力等;情绪调适,如情绪纾解、提供接纳且不批判的环境、感受安全感、感受放松自在感、提供关怀与照顾的对象、感受自我价值感与自信、感受生命力、提供希望感等。人际关系,如以自然植物或活动做媒介,获得达到与他人互动、合作、分享、沟通等不同方面的效果。

在这里,简要介绍解放军第八医学中心老年医学科开展的1～11期园艺疗法活动。

第一期,"园艺疗法之花艺设计",打开视觉、嗅觉、触觉感知,加强人际交流,愉悦心情,疗愈身心(图 15-1-1)。

第二、三期,芳香疗法和植物画活动。通过芳香体验,用嗅觉增强参与者的感知,唤起美好感受,用植物的香气传递能量,增强信心。一叶知秋,用植物的叶子作画,在肢体活动的同时,激发参与者的创造力、想象力,提高专注力(图 15-1-2)。

第四、五期,"园艺疗法之压花和植物书签制作活动"。压花是园艺疗法中的常见活动,通过这一活动,可以引导参与者接近大自然,发现和留住生活中的美好,收藏生命的感动。植物书签也是园艺疗法的手工制作内容之一,用干花和永生花制作书签,新颖美好,有特别的意义(图 15-1-3)。

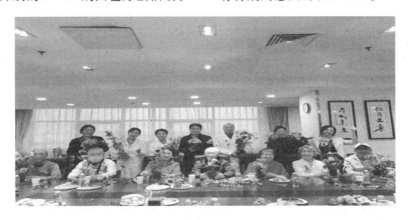

图 15-1-1　园艺疗法之花艺设计

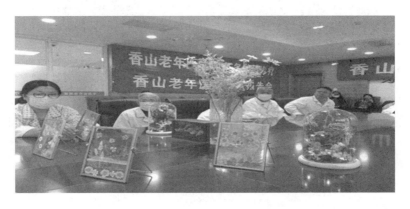

图 15-1-2　芳香疗法和植物画活动

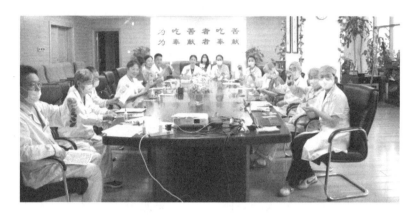

图 15-1-3　园艺疗法之压花和植物书签制作活动

第六期,花叙时光,重阳节组织老军医座谈,插花(学习花艺技术),回忆美好时光,在鲜花的香气和自己的作品中享受自然之美、生活之美,提高参与者对生活品质的理解和认识。

第七期,"银为有你,三生有杏"。用银杏叶和永生花制作花束,以银杏玫瑰为主题是园艺疗法活动中的又一项手工制作内容,学习了银杏玫瑰和花束的制作方法,参与者乐在其中,提升自我价值感和希望感(图 15-1-4)。

第八期,微景观是干花压花作品的另一种形式,在制作过程中参与者锻炼了思维和手指的灵活性,提高了审美和艺术水平,体会到园艺疗法让生活更美好。

第九期,园艺主题的元宵节花灯制作活动,以植物花卉为图案制作花灯,建立人与植物更多的联接方式,享受大自然带给人们的福祉,增添节日的喜庆气氛(图 15-1-5)。

第十期,香薰蜡牌制作活动,在香气和美感中感受美好,疗愈身心,学习技艺,专注当下,纾解情绪,提高艺术审美能力。

第十一期,三八妇女节主题插花活动。所插的花材,或枝,或花,或叶,均不带根,只是植物体上的一部分,根据一定的构思来选材,遵循一定的创作法则,插成一个优美的形体(造型),借此表达一种主题,传递一种感情和情趣,使人看后赏心悦目,获得精神上的美感和愉快(图 15-1-6)。

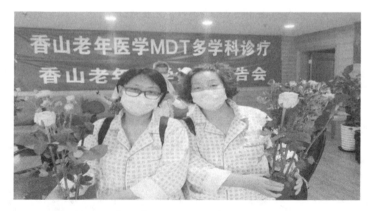

图 15-1-4　银为有你,三生有杏

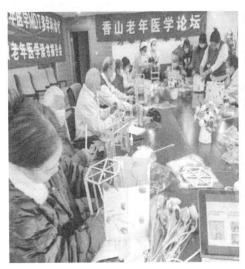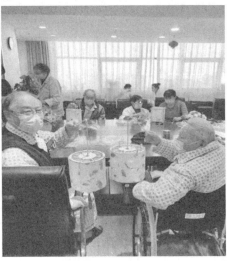

图 15-1-5　元宵节花灯制作活动

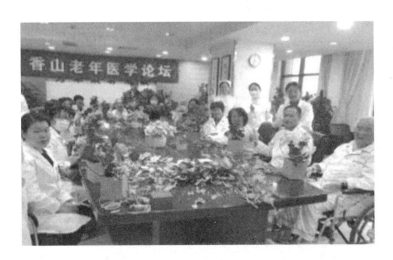

图 15-1-6　三八妇女节主题插花活动

## 四、老年医学科园艺疗法活动调查表

下面是为老年医学科园艺治疗活动设计的调查表。

1. 个人信息调查表　解放军总医院第八医学中心老年医学科,园艺治疗实践活动个人信息调查表。

(1)您的姓名

_____

(2)您的性别

○ 男

○ 女

(3)您的年龄

○ 60—65 岁

○ 65—70 岁

○ 70—75 岁

○ 75—80 岁

○ 80—85 岁

○ 85—90 岁

(4)您的病症：

＿＿＿＿＿＿＿＿＿＿＿＿＿＿

(5)对园艺的喜爱程度

很不喜爱　○1○2○3○4○5 非常喜爱

(6)您对本次活动

很不满意　○1○2○3○4○5 很满意

(7)您认为本次活动最能提升哪方面

○ 园艺知识

○ 肢体活动

○ 社交活动

○ 逻辑思维

○ 情绪舒缓

(8)留下一些您的感受与建议吧

＿＿＿＿＿＿＿＿＿＿＿＿＿＿

2. 生理指标记录表　解放军总医院第八医学中心老年医学科,园艺治疗实践活动生理指标记录表。

(1)平均收缩压

＿＿＿＿＿＿＿＿＿＿＿＿＿＿

(2)平均舒张压

＿＿＿＿＿＿＿＿＿＿＿＿＿＿

(3)平均动脉压

＿＿＿＿＿＿＿＿＿＿＿＿＿＿

(4)血糖值

＿＿＿＿＿＿＿＿＿＿＿＿＿＿

3. 园艺操作活动成果评估量表　解放军总医院第八医学中心老年医学科,园艺治疗实践活动园艺操作活动成果评估量表。

(1)参与者的需求状况

○ 好

○ 中

○ 差

(2)参与者与老师的语言沟通情况

○ 全部没有沟通

○ 有一些,但不多

○ 一般

○ 比较多

○ 沟通良好

(3)参与者有无和其他参与者做语言沟通

○ 全部没有

○ 有一些,但不多

○ 一般

○ 比较多

○ 沟通良好

(4)参与者有无表现出对其他参与者的信任感

○ 没有

○ 有一些,但不多

○ 一般

○ 比较信任

○ 很信任

(5)参与者是否有顽固的想法

○ 没有

○ 有一些,但不多

○ 有比较顽固的想法

○ 有很顽固的想法

(6)参与者是否有讨论如何解决问题

○ 没有

○ 有一些,但不多

○ 比较多

○ 一直在讨论如何解决问题

(7)参与者是否有讨论自己的感觉

○ 没有

○ 有一些,但不多

○ 比较多讨论自己的感觉

○ 一直在讨论自己的感觉

(8)参与者是否有讨论活动内容可运用在他们的生活上

○ 没有

○ 有一些,但不多

○ 觉得课程内容可以用在生活中

○ 觉得课程内容对生活没有影响

## 五、老年医学科园艺疗法活动方案展示(以元宵节活动为例)

1. 活动简介　元宵节中国的传统节日之一,又称上元节、小正月、元夕或灯节,时间为每年农历正月十五。正月是农历的元月,古人称"夜"为"宵",正月十五是一年中第一个月圆之夜,所以称正月十五为"元宵节"。根据道教"三元"的说法,正月十五又称为"上元节"。元宵节习俗自古以来就以热烈喜庆的观灯习俗为主。每年正月十五的元宵节又称灯节,其形成根源于民间开灯祈福古俗。

据一般的资料与民俗传说,正月十五在西汉已经受到重视,在汉魏之后真正成为全国民俗节日。正月十五燃灯习俗的兴起也与佛教东传有关,唐朝时佛教大兴,仕官百姓普遍在正月十五这一天"燃灯供佛",佛家灯火于是遍布民间,从唐代起,元宵张灯即成为法定之事。

元宵节主要有赏花灯、吃汤圆、猜灯谜、放烟花等一系列传统民俗活动。此外,不少地方元宵节还增加了游龙灯、舞狮子、踩高跷、划旱船、扭秧歌、打太平鼓等传统民俗表演。

本活动将元宵节的赏灯文化与园艺活动结合,引导参与者进行压花花灯制作,并设计、制作灯谜签悬挂,完成后可进行猜灯谜活动。在感受传统文化的同时进行手工活动,此后又增加彼此交流,保证活动的趣味性。老年患者因住院不能回家过元宵节,这项活动在园艺文化和赏灯文化的体验中,带给他们节日的快乐和美好的祝福(图 15-1-7)。

2. 策划详情　活动主题/口号为花灯寄寓,凝万千心愿,祝山河常新。活动内容是将元宵节的赏灯文化与园艺活动结合,引导参与者进行压花花灯制作,并设计制作灯谜签悬挂,完成后可进行猜灯谜活动。活动时长为 1.5 小时左右。

3. 活动方案

(1)方案一:压花花灯制作

①准备材料:现成的压花花灯材料包(包括骨架、花草纸、串灯、流苏)、长方形彩色卡纸及彩笔(用于制作灯谜签)、剪刀、乙醇胶。

②优点:简单组装即可,成功率高,操作简易。

③缺点:成品缺乏个性,雷同度高,参考

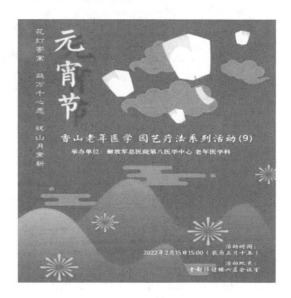

图 15-1-7　园艺治疗系列活动

案例策划详情。

(2)方案二:特色花灯制作:与方案一不同,为了保证花灯制作的成功率,花灯的骨架依旧选择现成的组装材料包,但选用空白灯面,为参与者留出设计空间,制作出更具个性的灯笼。花灯通常有多个灯面可以结合压花艺术、剪纸艺术、绘画、书法等进行创作设计(图 15-1-8)。

①准备材料:花灯材料包(包括骨架、空白灯纸、串灯、流苏)、长方形彩色卡纸及彩笔(用于制作灯谜签)、压花标本、窗花专用剪纸、书画用品、剪刀、乙醇胶。

②优点:趣味度高,成品更具个性。

③缺点:操作难度相对较高,参考案例策划详情。

## 六、老年医学科园艺治疗活动效果及展望

在中国风景园林学会园林康养与园艺疗法专业委员会的支持下,园艺疗法实践活动在老年医学科的医护人员和老年患者中持续展开,活动取得了圆满成功。参与者纷纷表示,在活动中忘却烦忧,心情明显好转,十分

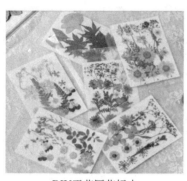
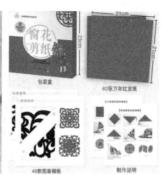
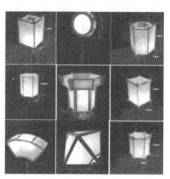

DIY干花压花标本　　　　窗花专用剪纸　　　　灯笼制作材料包

图 15-1-8　特色花灯制作

期待再次参加园艺治疗活动。随后实践活动依次以花艺、植物、芳香为主题在医护人员和老年患者中开展起来。园艺治疗实践活动受到医务人员和患者的普遍欢迎。在活动过程中，参与者一致反映心情放松了，专注地投入到活动参与中，享受当下的美好，感受与植物的联接与能量，情绪有了明显的转变，每一位参与者都在温馨的气氛中带着快乐的心情离开，实践活动取得了令人满意的效果。园艺疗法实践活动为老年医学科的工作环境增添了美好的感受和氛围，给予参与者支持和信心。参与者在身心疗愈的同时，对园艺疗法的意义和作用越来越明确。与此同时，园艺疗法病房的设计和实践也在进行中，具体方案见附录。

2022 年春节过后，解放军第八医学中心老年医学科园艺疗法实践活动得到医疗企业的支持和赞助，为老年医学科的园艺疗法实践注入了新的动力。老年医学科王亮主任组织团队，将科研和实践相结合，进行了园艺疗法在老年医学科新的探索。我们相信，解放军第八医学中心老年医学科的园艺疗法实践定会如春天般朝气蓬勃，在辛勤的耕耘中迎来美丽开花，并享受馨香的硕果。

## 七、附录

见图 15-1-9 至图 15-1-14。

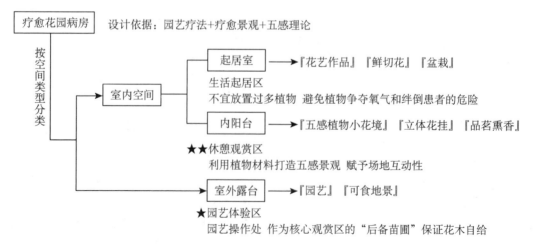

图 15-1-9　解放军第八医学中心老年医学科园艺疗法病房设计

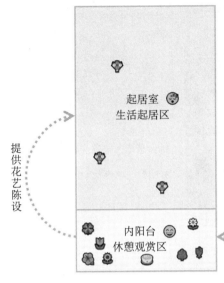
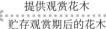
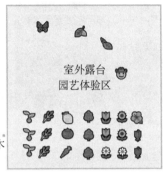

起居室
生活起居区

室外露台
园艺体验区

提
供
花
艺
陈
设

内阳台
休憩观赏区

提供观赏花木
贮存观赏期后的花木

图 15-1-10　花园病房功能区示意图

内阳台休息观赏区为花园病房的核心区域，可根据五感理论选择植物构建五感植物小花境，同时利用花挂丰富墙面空间，并设置品茗熏香休闲区，打造集疗愈、展示、交流为一体的室内疗愈花园空间

材料选择：植物材料根据五感理论进行选择，尽量做到四季有花，规避不耐阴植物和月季等病虫害多发植物；壁挂材料选择免打孔花架、挂钩及轻质花盆；品茗熏香区桌椅选择木质或藤编等自然材料

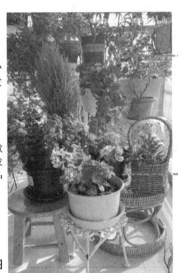

**背景：** 花架 + 木本

空间有限的情况下可省略；在符合五感理论的大前提下选择抗病虫害能力强的植物，如瑞香、清香木等

**前景：** 板凳 + 时花 + 特色木本

板凳为加高盆栽，同时不同高低度的板凳可增加植株的错落感，选择具年代感的老物件更具特色；时花多选择当季草花，可自行播种培育；木本可选择常绿异色叶植物，如小香松等

**五感植物小花境模式图**

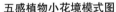
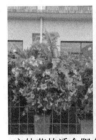
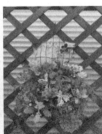
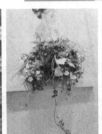
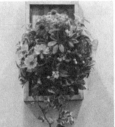
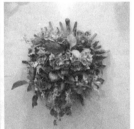

立体花挂适合阳台、花园营造立体观赏效果，是一种活的艺术作品，有人将它称之为"无声的诗，立体的画"，国外有很多商铺、花园、走道都会利用这种形式，将空间装扮得格外好看。

材料选择：免打孔花架、哈皮挂、棕榈垫、干水苔、园艺培养土、缓释肥料；常用的花材有牵牛花、马齿苋(太阳花)、天竺葵、倒挂金钟、凤仙花、五色梅(马缨丹)、秋海棠、马鞭草、三色堇、常春藤等

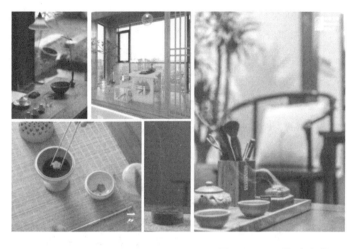

结合茶道、香道开展

材料选择：桌椅选择木质、藤编等天然材料

图 15-1-11　休憩观赏区

开展园艺活动的主要场所，可进行播种、育苗、养护、修剪等相关活动，作为阳台核心景观区的"后备苗圃"，向其输送花木，并作状态不佳花木的缓冲场所；需注意抬高种植槽，以减少参与者弯腰下蹲等动作，保证其安全；利用蔬果打造可食地景；资金充足则可根据疗愈景观的原则打造五感花园，从服务于核心区转变为核心的室外区块。

材料选择：种植槽、种植土、园艺工具、种苗；植物选择需符合五感理论，可加种一些草药、切花植物，并规避不耐阴植物。常见有蓝雪花、天竺葵、三角梅、姬小菊、禾叶大戟、风铃花、繁星花、绣球、香茶菜等。

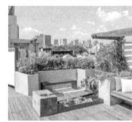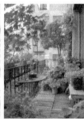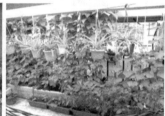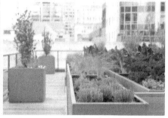

图 15-1-12　园林体验区

起居室不宜放置过多植物，避免植物争夺氧气的同时避免花盆绊倒病人的危险，主要发挥展示功能，可悬挂或放置花艺作品，将植物融入日常生活。

展示形式：插花艺术，压花作品，鲜切花，仙客来、蝴蝶兰等室盆栽

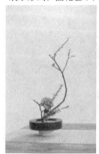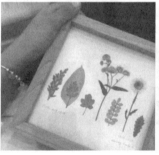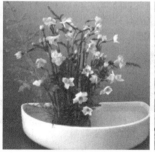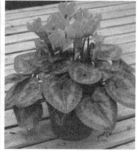

图 15-1-13　生活起居区

| 项目 | 管理措施 |
|------|----------|
| 水分 | 应掌握"不干不浇，浇则浇透"的原则。夏天需向叶面喷水。冬天应少浇水，防止水温低多水而引起的叶子发黄，生长不良，甚至死亡的症状 |
| 施肥 | 室内盆栽植物选择在春季末施一次稀薄肥，夏季、秋季每隔周施一次稀薄肥，切忽多施浓肥 |
| 光照 | 通常室内植物散射光即可生长良好，不需要太多的阳光，阳光太强烈反而生长不好，偶尔还是要拿出去晒晒，增强它们的光合作用 |
| 病虫害 | 通常的病虫害主要有蚜虫、红蜘蛛和受真菌等病毒侵染而引起的叶斑病。要及时喷药预防、保持室内通风透气，注意水、肥养护及光照管理 |
| 其他 | 植物放好之后，尽量不要经常变动它的位置。部分室内植物对温度的变化非常敏感，在温度比较低的月份，温度骤降就会对生长很不利，一旦为它们找到合适的地方就尽量不要移动了 |

图 15-1-14　植物种植环境可持续保障系统

（李树华）

# 参 考 文 献

[1] 李树华.园艺疗法概论[M].北京:中国林业出版社,2011.

[2] 李树华.中国园艺疗法研究与实践论文集

[M].北京:中国林业出版社,2020.

[3] 沈瑞琳.绿色疗愈力.城邦文化事业股份有限公司麦浩斯出版,2010.

# 第16章
# 老年医学科森林治疗

## 一、森林疗养简介

森林疗养起源于德国,发展于日本,在韩国、美国、北欧一些国家及我国台湾地区根据当地民情和林情,形成各具特色的森林疗养模式。在这些模式中,以德国、日本和韩国的发展模式最具有代表性。

1. 森林疗养在德国　作为古老克奈圃疗法的一部分,森林疗养深受德国民众喜欢,半数以上德国人的疗养目的地选在森林。德国的森林疗养发展模式有两个特点:一是森林疗养偏重于治疗功效,包含森林疗养课程的克奈圃疗法已被纳入了医疗保障体系,经医师处方后,患者进行森林疗养是不需要额外支付费用的;二是森林经营过程中,以疗养为主导功能的定位清晰,在最近100年中,利用森林开展疗养始终优先于木材生产。

2. 森林疗养在日本　日本在亚洲国家中率先引进森林疗养理念,经过30年的发展,其模式特征已非常清晰:一是森林疗养偏重于预防功效,社会对通过森林疗养预防生活习惯病认可度高;二是通过森林疗养缓解压力的研究水平世界领先,森林疗养课程已相对固定化;三是日本建立完备的森林疗养基地认证制度和森林理疗师考核制度,森林疗养管理工作非常规范。

3. 森林疗养在韩国　韩国的森林疗养起步较晚,但是发展迅速,其森林疗养发展模式有三个特点:一是专门为森林疗养立法,成立了专门管理机构,森林疗养基地建设和运营管理均由国家出资,政策和机构保障做得好;二是森林疗养偏重于保健功效,建立了服务胎儿、幼儿、中小学生、成年人和老年人等各年龄段的森林讲解体系;三是预约制入园,公众参与热情高,通常一票难求,经营管理工作做得非常好。

4. 森林疗养的产业与福祉　森林疗养产业发展较为成熟的日本,森林疗养被分为两个主要流派。这两个流派由日本森林疗法协会和日本森林保健协会分别主导(表16-1)。不同流派有不同技术特征,不同技术支撑着不同的发展模式,这为森林疗养产业化和福祉化发展提供了多种可能。未来我们不仅要推动森林疗养适用医疗保险,培育新兴产业;也要融合养老、助残和儿童疗育工作,推动国家立法保障公民的福祉。

表 16-1　日本森林疗养的主要流派

| | 日本森林疗法协会 | 日本森林保健协会 |
| --- | --- | --- |
| 方法 | 以科学研究为主 | 以临床试验为主 |
| 对象 | 以健康人群为主 | 以疾患和残障人士为主 |
| 应用领域 | 放松和休闲,主要用于生活习惯病的预防 | 福祉、医疗和心理咨询 |
| 场地要求 | 主张森林疗养基地认证,旨在建立以森林为主体的自然疗养地 | 主张任何森林都可服务健康管理 |

## 二、森林疗养的概念

1. **森林疗养定义**　森林疗养是利用特定森林环境和林产品,在森林中开展森林静息、森林散步等活动,实现增进身心健康、预防和治疗疾病目标的辅助和替代治疗方法,它的本质是以森林为主体的疗养地医疗。传统医疗是去医院,打针、吃药、做手术是主要手段,而疗养地医疗是以自然为药,日光浴、空气浴、气候疗法、地形疗法、芳香疗法、作业疗法、森林疗法、温泉疗法都是主要手段。森林疗养就是以森林为主体的疗养地医疗,应该主要应用植物、森林及其环境有关的辅助和替代治疗方法。

森林疗养是在森林浴基础上提出来的,是森林浴的进一步发展。不同的是森林疗养有明确的疗养目标,需要对森林环境进行评估,疗养课程需要得到医学证实,疗养效果评估监测方法可信,一般还需要森林疗养师现场指导。对森林环境进行评估是为了确保疗养环境的有效性;疗养课程是为了解决在什么样的森林中、开展什么样的活动、对身体有什么影响;而森林疗养师是为了确保森林疗养的科学性、安全性和趣味性的专业性人才。

2. **森林疗养基本属性**　目前,与健康有关的话题包含健康生活方式(养生)、保健和治疗三个层面,而森林疗养正是介于保健和治疗两个层面的过渡区域。森林疗养与按摩、催眠和针灸一样,均属于替代疗法,包含治疗、康复、预防和保健四个属性。

(1)治疗属性:森林疗养的治疗属性主要集中在心理疾病领域。认知障碍、自闭症等心理疾病患者长期或定期进行森林疗养,其精神和情感表现为安定化,恐慌行为减少,交流行为增加。日本称这类森林疗养为"疗育",欧美和日本均有大量疗育效果的证实报告。此外,森林疗养对治疗部分生理疾病也具有重要意义;早在 100 年前,德国通过森林疗养来治疗肺结核。随着证实研究的进一步

发展,森林疗养对肿瘤等疾病的治疗机制也有望得到证实。

(2)预防属性:森林疗养的预防属性主要针对生活习惯病。生活习惯病是在城市紧张生活中,由不良生活习惯所造成的亚健康状态,包括肥胖、高血糖、高血压、过敏、头痛、抑郁、男性 ED 等。据调查,北京城区平均每 10 个成人中,就有 5 个人受生活习惯病困扰。生活习惯病大多因为压力而产生,由心理问题传导为生理病态,而森林疗养可有效调节生活压力,因此预防生活习惯病效果显著。日本相关研究表明,每月进行 3 天 2 晚的森林疗养,可有效预防生活习惯病。

(3)康复属性:森林疗养的康复属性是指疾病治疗之后的健康恢复过程。人与森林有一种天然亲和感,森林里的溪流和植物光合作用可释放大量负氧离子,为患者提供了符合康复要求的身心环境。

(4)保健属性:森林疗养的保健属性以高端休闲业态存在。政府、公众和研究机构都非常关注森林保健功能。研究表明,森林中高浓度的负氧离子可起到调节中枢神经、降低血压、促进内分泌功能等作用,而植物芬多精则可杀死细菌和真菌,增加 NK 细胞活性,提高人体免疫力。

## 三、森林疗养在健康养老中的应用

1. **森林疗养在健康养老中的作用和应用**

(1)改善老年人身体健康:作为一种替代治疗方法,森林疗养可以直接用于改善老年人的身心健康。例如,老年痴呆的预防,包括疼痛、"老慢支"在内的老年病的缓和治疗、心脑血管等疾病的运动锻炼、身体各器官作业能力的维持、延缓衰老、临终关怀等。

①预防老年痴呆:老年痴呆是发生在老年期及老年前期的一种神经活动失常,主要表现为记忆、思维、分析判断、空间辨认和情绪控制等方面的障碍。老年痴呆仅次于心脏

病、癌症和卒中,已成为成年人致死的第四大原因。目前我国已经进入老龄化社会,老年痴呆患者在逐渐增多。据报道,我国 65 岁以上人群老年痴呆患病率为 5%,80 岁以上人群患病率达 40%。老年痴呆随时间推移病情逐渐加重,病程可长达 10～20 年,给自己和周围人带来无尽的痛苦和烦恼,引发社会问题不可小觑。

崔德华先生是北京大学神经科学研究所教授、北医三院阿尔茨海默症研究首席专家。他认为,森林运动有助于健脑。运动能够促进血液循环和呼吸,脑细胞由此可以得到更多氧气和营养物质供应,使得代谢加速,大脑活动越来越灵敏。另外,通过机体运动,可以刺激大脑皮质保持兴奋,从而延缓大脑衰老,防止脑动脉硬化。森林环境是典型的富氧环境,森林运动可以达到事半功倍的脑保健效果。对老年痴呆尚无有效治疗方法,目前主要以预防为主。医学界普遍认为,治愈老年痴呆最好的时机,也是唯一的机会,就是在没病的时候开始预防。如果从现在开始,每周做 3 次 40 分钟的有氧运动,就能够有效预防老年痴呆。有氧运动的方式很多,森林快步走比较适合中老年人。当然,平常多动脑,少吃含有反式脂肪酸的食物,多吃不饱和脂肪酸,多吃蔬菜水果,多吃五谷杂粮,及时补充维生素 E 和维生素 $B_{12}$ 也是预防老年痴呆的有效措施。

②改善睡眠:住进养老院的老年人,社会接触和日常活动不多,白天经常打盹,导致晚上睡不着,生活节奏因此乱得一塌糊涂。除了失眠之外,身体健康每况愈下,再加上离开家庭后没有安全感,养老院中的很多老人会有抑郁倾向,这使得院方的健康管理工作面临巨大挑战。我们知道,住院患者经常到森林中散步,能够显著改善患者的心理状态,甚至能够缩短康复过程。如果养老院的老人也定期森林散步,会产生哪些效果呢?

2002 年 4 月到 2003 年 3 月,秋田县本庄市的一家养老机构以入住老人为对象,开展了森林疗养实证研究。白天在溪边森林中散步的疗养效果,是这项研究的重要评估内容。研究者将便携式运动传感器佩戴在老年人身上,前四天老年人保持原本的生活状态,后三天研究者安排老年人白天到溪边森林中散步。研究共收集到 17 位老年人的有效数据,这些老年人平均年龄 75.5 岁,其中女性 11 人,男性 6 人。

研究发现,有 11 位老年人在森林散步之后,睡眠节奏发生了显著变化。大部分老年人日间活动时间增加了,夜晚睡眠时间有所压缩,但是中途醒来的次数明显减少了。之前有研究认为,“接触社会和晒太阳能够改善睡眠障碍”,本研究似乎能够印证了这样一种观点。但出乎意料的是,即便是短期内每天短时间的森林散步,也能够对睡眠节奏产生重要影响,这应该归功于森林的治愈力。除了睡眠节奏,研究者还调查了老人们的抑郁程度和幸福指数,结果发现森林散步之后,这两项指标都有不同程度的改善。

和居家养老相比,养老院的老年人白天活动比较少。如果老年人处于生活不能自理状态,养老院医疗护理工作人员数量又不充足,老年人每天森林散步是比较困难的。所以在家属会面的时候,一定要协助老年人去屋外或森林中走一走,这对于改善老人的睡眠节奏和生活质量都有很大帮助。

③老年病的缓和医疗:一些疾病与衰老有很大关系,如高血压病、冠心病、糖尿病、高脂血症等,这些疾病也被称为“老年病”。对于老年病,一味追求治愈是不切实际的,可以通过森林疗养来缓解症状,减轻生理痛苦和心理恐惧,这种类似于“缓和医疗”方式越来越受到关注。

解放军武汉疗养院曾对鸡公山疗养地的老年病康复疗效进行了跟踪观察,统计分析了 2006－2012 年期间 3099 名老年访客的疗养效果,相关研究结果发表在 2012 年的《中国疗养医学》上。鸡公山位于湖北与河南之间,平均海拔712米,是武汉人的传统避暑地。当地森林覆盖率超过87%,主要自然疗养因子就是森林,以及基于森林环境的气候和景观,满足我们对"以森林为主体自然疗养地"的设想。在鸡公山疗养地,老年访客的疗养周期为30天,除维持老年病原有的治疗方案之外,疗养院会安排森林、日光、气候和景观等疗法,对老年病进行干预。

统计发现,鸡公山的自然疗养因子对老年病有较好的康复作用。经过一个月的疗养,老年病症状明显减轻或基本消失、功能障碍恢复正常的访客占10.5%;症状有一些好转或功能障碍明显改善的访客占57.0%;没有明显效果的访客占32.6%。

(2)老年人精神慰藉:在养老机构中,老人们需要重建人际关系、重新适应环境,又缺少亲情关怀和精神慰藉,所以相对于身体问题来说,老人的精神问题更为突出。作为人本主义疗法的一部分,森林疗养在改善老年精神健康方面具有良好效果:如通过森林劳作加强老年人之间交流而减少孤独感;如通过分享劳动成果使老人产生价值感而觉得回归了社会等。这些都能够弥补机构养老"精神赡养"和"亲情滋养"的不足。

①失独老人的精神干预:2018年,森林疗养师曾对社区失独老年人进行过森林疗养干预。参与老年人年龄在65-80岁,人数为35人。服务人员有医师1名,森林疗养师1名,志愿者和社区干部若干。活动利用大自然的五感刺激,激发老年人的生活热情,放松身心。

课程内容分为林间漫步、止语进食、静坐减压和自由活动四部分组成,每部分都有特别目标和方法。比如说林间漫步,活动目标是利用视觉、听觉、嗅觉和大自然链接,同时利用触觉激发身体感觉,调整走路姿势,放松身心。在活动过程中,森林疗养师评估走路姿势,在木栈道带领老年人缓慢行走,林间漫

步,注意身体感觉,体会行走动作——重心转移、抬脚、提臀、推前、放下——缓慢的行走过程中发现不良的走路姿势,了解身体平衡,并预防和纠正不良的步态。

出发前,森林疗养师在车上非正式地和老年人交流,了解老年人身体状况,简单介绍森林疗养及活动流程,一方面普及森林疗养,一方面使老年人对活动有所了解,获得部分掌控感。活动结束后回程车上,和老年人非正式交流活动感受,了解到老年人对本次活动感到好奇、兴奋和喜欢,身心得到了放松,品味了香甜农家美食,体会了大自然带来的轻松和愉快,感觉生活真美好,很多人期待下次再有机会参与。

②独居老人的园艺疗法:很多人是园艺疗法的践行者和受益者,虽然没有得到过任何专业人士的指导和辅助,也不懂太多理论知识,但是很多人都信奉人要多运动、吃有机食物、要接地气地活着。

陈姥姥是一位教师,教了一辈子语文,最向往自然质朴的田园生活。退休后在城乡接合部找了一个宅基地,每天种种小园子、伺候花草、养养猫狗,悠闲自在。老伴2000年过世后,陈姥姥搬回城市楼房独居,两年后感觉生活寂寞无所事事,钢筋水泥包裹着,人渐渐失去了鲜活,遂决定搬回林区,继续当一个劳动者。

相比时下老年人对广场舞的热爱,陈姥姥更喜欢面朝黄土背朝天的在地里挥洒汗水,春播秋收夏除草,按时令每日生活都很规律,闲暇喂了鸡鸭调剂生活,养了猫狗做伴看家。完成每天的劳动量看着自己的成果都很有成就感,生活得健康充实。陈姥姥心脑血管一直不太好,三年前得了脑血栓虽然抢救及时,但是半边身子不太利落,左脚抬不起来无法上楼梯,左手无法抓握拿重物,没有在医院进行任何复健,出院后直接回到地里,继续劳动生活、缓慢劳作,现在基本痊愈。

森林疗养的相关理论在陈姥姥身上得到

切实验证。森林疗法可以调节血压和降低心跳数,增加免疫力,增加活力;森林运动是有助于健脑的,延缓大脑衰老、防止脑动脉硬化,预防老年痴呆;作业活动可以对心理及身体诸方面进行调整更新,以对老年人起到改善肌肉强度、促进睡眠、改善情绪、延年益寿等功效。

③老年夫妻的情感陪伴:中国很多老年夫妻间不善于表达情感,以至于老年生活中相互的陪伴更多是生活上的,精神上的陪伴缺失,从而大大降低了老年人群的幸福感。

在森林疗养师赵小玲带的一次老年人群活动中,她注意到安排的课程体验中很多老年夫妻竟然很多年来都没牵过手,于是临时更换了课程,策划了"森林婚礼"。她安排男士们去山上采花,女士们则化好妆等待。当男士返回后森林疗养师请他们戴上眼罩蒙着眼,同时请新娘们站成一排,双方面对面地站成两排。之后森林疗养师请男士们去摸哪一双手是自己老婆的手,有的夫妻一辈子直到昨天才第一次牵手,这个过程很有意思。最后,当全部夫妻都摸对了以后,男士们摘下眼罩,向老伴儿献礼物、拥抱,然后看着对方的眼,默默地对视一分钟。有的人看着看着,真的流泪了。夫妻双方彼此真正注意到身边相濡以沫的人如此宝贵。

这个案例成为森林疗养在老年人群中应用的一个经典案例,疏于直接表达情感的老年夫妻可以借助森林等自然环境,通过课程设计帮助他们互相表达情感,并带回到日常的生活方式中来,将极大地提升其幸福感,老年生活的陪伴更有质量。

2. 森林疗养与创新养老模式　"居家化"是机构养老的最高目标,这一方面需要舒适的居家环境,满足老人恋家需求;另一方面也要有符合康复景观要求的室外空间,满足老人亲近自然和室外活动需求。如果养老机构室内有森林的装饰,室外有森林的空间,一定可以增加老年人的满意度,说不定还能增加家属的探视次数和停留时间,从而带动相关消费。

目前,解放军总医院第八医学中心创新养老科在王亮主任的带动下,已经启动借助森林疗养进行森林治疗的活动,并在实践中取得了非常好的效果。

当然,森林疗养与医院、机构养老还有很多创新养老模式,如借助医院和机构周边自然环境引入森林疗养技术、把儿童森林疗育和养老人群森林疗养结合在一起;也可以考虑为能够接受生态葬的老年人提供树木葬等。

此外,现在很多老人抵触住进养老机构,与"养老院"这样的称谓相比,或许"森林疗养基地""森林疗养地"更容易为老年人接受一些。

把森林疗养引入养老人群的日常生活和治疗中,是一种创新性的思维,也是必然会达到良好效果的探索和实现路径。

(范永霞)

## 参 考 文 献

[1]　周彩贤,南海龙,马红,等.森林疗养师培训教材——基础知识篇[M].北京:科学出版社　(S-1587.31).

# 第17章
# 老年医学科叙事医学

## 第一节 叙事医学的诞生与发展

### 一、医学人文回归

医学是科学,也是人学,医学应是为了减轻人类痛苦而诞生的,因此自其诞生起,人文属性就天然地包含在医学的内生逻辑中。对患者而言,疾病带来的最主要和首要的认知是主观不适,这种不适除了躯体不适,还包括由疾病引起的羞耻感、孤独感、恐惧感,以及经济压力、自责懊悔等。人文性的内涵是重视人、尊重人、关心人、爱护人,是对人的尊严、理想、个性、情感,以及人自身完善的关注与追求。医学人文属性的体现和被重视程度,在医学的发展过程中经历了起伏变化。在古代的神灵主义医学模式和自然哲学医学模式时期,如希波克拉底宣言,如我国的"德不近佛者不可为医,才不近仙者不可为医"(《裴子言医·序》)等论述,体现了浓烈的人文情怀。随着文艺复兴、工业革命的到来,机械观迎来了医学技术的飞速发展,然而其将人比作机器,将疾病解释为人体机器零部件损坏的叙事隐喻也忽视了人的整体性。医疗技术进一步发展,高技术、高概念、大数据对医疗的影响愈发重大,然而技术是把双刃剑。当患者患病的过程、病痛的感受,被医师简化套入教科书式的症状,医患之间具有温情的对话被冷冰冰的术语取代了。在这种趋势中,患者对疾病的叙述权被削弱,医师并不能恰当地理解患者身上究竟发生了什么,患者

亦因这种生硬的"机器关系"对医师难以产生信任、依从。医患之间信息的阻塞、情感的封闭,既会让双方互相感受到对方的"不近人情",最终还会影响疗效的呈现。患者难以得到满意的躯体上和心理上的抚慰,医师难以获得工作上的成就感。

近年来,社会对医学人文回归的呼吁愈发高涨。1967年,世界上第一个医学人文系在宾夕法尼亚州立大学医学院成立。1977年,美国罗彻斯特大学医学院精神病学与内科学教授恩格尔提出了生物-心理-社会医学模式,人们意识到对人文精神的忽视、对技术的过度依赖,会产生严重的医疗问题,医学重新对人文张开怀抱。哈佛大学医学人类学家凯博文(1988)的《疾病叙事:苦难、疗愈和人的境况》就对病痛(illness)、疾病(disease)和生病(sickness)三个词进行了区分。1995年出版的《患者为中心的医学:临床方法的变化》表述了"以患者为中心的医学"(patient-centered care)的标准及临床方法的六个要素,其中一条要素即把患者作为"全人"来理解。

中医学人文始终强调"医乃仁术""大医精诚"的职业道德要求,注重关注患者人格心理、社会因素及自身感受,同时遵循"天人合一"和人自身的"身心合一"这两个整体观。据此,有学者提出中医学的模式是时间-空间-社会-心理-生物,其模式是前

瞻性的,指导了中医学两千多年来的实践和发展。

## 二、叙事医学诞生

哥伦比亚大学医学教授丽塔·卡伦(Rita Charon)将医患双方不同的痛苦体验称为一种"平行痛苦",于2001年正式提出了叙事医学概念。2006年,将叙事医学定义为"由叙事能力所实践的医学,叙事能力是认识、吸收、解释并被疾病的故事所感动的能力"。疾病指发生在患者身上的,关于生活的经历、疾病的发生、躯体心理的痛苦、社会层面的诉求等,叙事医学要求医师能获得、接收到这些信息,理解并解释其意义,共情患者,提供科学和人文的治疗决策,最终疗愈患者的身体和灵魂。叙事医学的核心内容包括三个焦点、三个要素、两个工具。

1. 三个焦点 关联性、共情、情感。

(1)关联性:指医患之间的关联、关系。医患的关系本质上是人与人的关系,患者的对话对象并非一台机器,医师也需要穿越疾病,看到疾病背后完整的患者本人,与之建立人际关联。这种关联是医患双方沟通和接近的前提。

(2)共情:指能准确体会并理解他人的感受,不仅是一种需要经历锻炼的技术,更是一种价值观,能够放下自身去关注对方情感、倾听对方语言、理解对方观点、尊重对方价值观。共情是叙事能力的关键,拥有共情意愿和能力的医师,可以倾听患者疾病的故事,理解故事的意义,并被故事感动,而后采取适合患者的医疗行动。

(3)情感:既指患者的情感,也指医师的情感,特别是指负面情感。医患双方在医疗过程中都不可避免地会产生一些负面情感,于医师而言,这将影响工作积极性,和对患者的共情意愿。将其讲述出来,是双方可以合理有效地宣泄这些负面情感的渠道。

2. 三个要素 关注、再现、归属。

(1)关注:卡伦指出,"任何医疗卫生工作都始于对患者的关注",将关注描述为清空自己,献出自己,作为意义产生的容器。这种关注需要医师将全部注意力集中在患者身上而非自己,不仅是关注患者的语言、检验报告,还包括患者的表情、姿态、动作,甚至是沉默,其本质是关注患者所有表达了的、未能表达的或表达不清的疾病感受,并理解其中的意义,这样才能真正对患者的呼唤做出回应。

(2)再现:是关注之后的步骤。再现是将医疗过程中的所见所感用语言叙述出来,但它不是简单地还原复制。卡伦认为,再现是用创造性的语言再现事件,赋予其新的形式,从中创造出价值和意义,关注行为的完成,必须借由再现来实现,同时,没有再现就没有关注。再现是医师延续清空自己的状态,把自己作为创作载体再现他人,这个步骤帮助医师重新审视事件的过程和细节,并探寻和理解其含义。

(3)归属:是叙事医学实践的顶峰,是叙事的结果,归属关系存在于医患之间,也存在于医师与同事之间。在与患者的充分沟通,和与同事对患者的轮流关注、再现之后,众人一同参与叙事实践,共同经历、见证疾痛,建立起彼此之间信任默契、同心协力的归属关系。

3. 两个工具 细读、反思性写作。

(1)细读:卡伦将文学和医学教学结合在一起,通过对文本的细读,即除情节外还要关注文本的形式因素,达到叙事能力的培养。拥有细读这项技能,可以帮助人们注意事件的细节、理解不同的视角、接受事情的多种可能性和不确定性。通过文学分析方法,提升医务人员医学人文素养,有助于他们在疗护过程中的聆听与沟通、共情理解与临床决策,构建更良好的医患关系。

(2)反思性写作:是对亲历事件的记录,关键在反思。当一个事件结束后,我们抽身出来看那个历程,才能相对公正客观地评价事件、反思自己。反思是基于共情之上的自我督查、自我检讨、自我纠偏、自我升华，"需要具有一定的理论修养，还要具有超越自我的高度，批判自我的气魄"，其意义是从事件中提炼出新的认识和价值观。

平行病历是卡伦教授提出的一种叙事医学的实践方法，它是一种不同于临床标准病历的，以一般性语言书写的医疗过程记述，目的是使医师在记录过程中与患者共情，理解患者的经历感受，并反思自己的临床实践。共情和反思是平行病历的核心，比起对疾病的记录，它更着重于对人的书写。作为一种叙事作品，不同于临床病历表述专业性、结构程式化、风格共性化的特征，平行病历在真实性和专业性的要求上，可以采用文学创作的方法，用叙事语言，而不是专业术语来叙写。平行病历将临床中的人文关怀具象化，在写作中对患者的共情会促进医务人员反思自己的行为并思考最佳的治疗护理方案，在平行病历的分享中，还将促进医患、同行之间的了解、团结和互助。重视文本是叙事医学的特点，三个焦点、三个要素、两个工具让叙事医学的实践有抓手，可以落地，通过叙事医学的实践助力医学人文落地。

## 三、国内外叙事医学实践与发展概况

国外医学院校基本开办了叙事医学课程教学，通过实践项目、跨专业或多校合作等方式进行叙事医学教育和实践。哥伦比亚大学于 2000 年率先开设叙事医学课程，启动了"叙事医学"研究项目，2009 年开始招收叙事医学方向的理学硕士。哥伦比亚大学针对实习生开展了"哥伦比亚合作性老年人计划（CCAP）"，开办了"教育学时刻（Teaching and Learning Moments，TLM）"专题，通过反思性写作和阅读的实践来改善反思性实践，包括哥伦比亚牙科、医学、护理和公共卫

生四所健康科学学校的学生和教师开展了名为"健康、疾病和医疗文化"的跨专业教育研讨会，针对学生开展了纵向反思性"叙事医学档案袋"写作项目，让学生通过写作学习反思。此外，2005 年新墨西哥大学针对一年级学生开设的 8 周社区见习——"实践性融入式体验（practical immersion experience，PIE）"。宾州州立大学 2008－2009 学年为四年级的医学生提供了包括以绘画形式讲故事和医学叙事在内的医学人文选修课。布朗大学沃伦·阿尔伯特医学院（Alpert Med）在一门博士课程中实施了一项关于学生反思性写作（现场笔记）的叙事医学课程改革。南加州大学医学院与人类学家合作，开辟了叙事与疾病，治疗的文化建构研究领域。

国内王一方、郭莉萍、杨晓霖等于 2011 年将叙事医学概念引入国内，医学界和医学教育界对此接纳积极。2015 年，丽塔·卡伦的叙事医学奠基之作《叙事医学：尊重疾病的故事》中译本出版发行，国内叙述医学研究有了系统的理论指导，2018 年 1 月，学术期刊《叙事医学》获批创刊，《中国医学伦理学》《中国医学人文》《中医现代临床》等杂志也开设了叙事医学专栏；在医学教育界，2018 年 9 月，国家卫生健康委员会"十三五"住院医师规范化培训教材《叙事医学》立项，2019 年国家卫生健康委员会"十三五"规划临床医学专业教材《临床医学导论》第二版新增了"叙事医学"章节，叙事医学也被运用到临床教学当中；中国中医科学院研究团队 2015 年开展的叙事医学实践研究，初步形成对中医平行病历书写规范的相关建议。2018 年，中国老年医学会急诊分会成立叙事医学专业委员会。2019 年，中国急诊人成立了民间"叙事医学学院"。此外，以叙事医学为主题的学术会议数量近年来增长明显。目前，国内叙事医学在概念、实践、课程、护理等方面的研究较多，对理论、实证研究的文章尚较缺乏。

# 第二节　叙事医学对老年医学科发展的支持

老年医学是医学的一个重要分支,研究对象为 60 岁及以上(特别是 75 岁以上)的老年人,重点关注失能和半失能的老年人、80 岁及以上高龄老年人及衰弱的老年人。如今,老年医学的理念从疾病诊疗上升为疾病的预防和诊疗,诊疗模式从"以疾病为中心"转向"以患者为中心",从慢性病治疗模式转向失能预防模式,不以治愈疾病为主要目标,而是为老年人提供全面的治疗和护理,尽可能维持或改善老年人的身体功能,维护心理健康,提高自理能力和生活质量。

## 一、叙事医学应对衰老的医疗

由于生理功能的衰退,大部分老年人承受着长期的慢病病痛,还面临着由离退休、丧偶、子女离家、亲朋离世、自身临近死亡等带来的负面情绪。老年人随着经历的增长,常常在情绪表达上更含蓄,倾向于对情绪和想法隐忍不发,身边人不能恰当理解自己,加上前面所述的生理-心理-社会情况的变化,容易导致老年人悲观、抑郁的情绪,身心陷入一种停滞状态。约翰·多恩《突发事件的祷告》说"如果说生病是一种极大的痛苦,那么生病的最大痛苦是孤独,与整个世界隔离开来"。老年人的听力功能一般最早出现下降,海伦·凯勒说:"失明使我们与物隔绝,而失聪使我们与人隔绝。"所以,一个处于疾病中的老年患者,如果还丧失了与人顺畅交流的能力,便可能感受到巨大的被隔绝的孤独、无力感。医务人员除了重视其生理状况,也不得不重视患者的精神状态,对老年人心理状态的忽略,容易引起老年人的不配合,除了给医疗和照护带来困难,也增加了职业倦怠,伤害了医务人员的职业价值感。

因而老年患者的故事格外需要被倾听、被呈现。面对人生历程的回顾,更需要回味生活中经历的闪光记忆,并以故事的形式呈现,来抵抗衰老过程中的衰弱感和丧失感。卡伦指出:"只有听得懂他人的疾苦故事,才能开始思考如何解除他人的苦痛"。对老年患者故事的重构可以让老年人提升生命价值感,同时让医务人员以学习和欣赏的心态面对老人,其视角从行将就木的患者转换为具有丰富体验和难得品质的"人"。杨晓霖认为,可以通过叙事介入,帮助老年人提升叙事素养,重启再次体验和阐释人生的按钮,赋予他们由内而外突破闭锁的能量,由此经历一种健康和谐的生命进程。

叙事医学的工具之一——精细阅读,可以培养医师阅读和解释文本的能力,这种能力包含着对关注和共情能力的要求。通过细读,医务人员在面对老年患者时,能更准确地洞察患者的情感,与之共情,理解疾病的故事和患者的意愿,增强医师再现故事和解释决策的能力,促进医患进行沟通交流。郭莉萍认为,"这种'医学问诊之外'的对话给了患者打开心扉的机会,通过这个机会最终对自己面对的问题有了更明确的认识,也创设了治愈和救赎的可能性"。此外,医务人员鼓励患者阅读叙事医学文学作品,或阅读自己或他人的平行病历,有助于患者了解疾病,唤起患者的共鸣和对医务人员的理解信任。还可以鼓励患者用书写、口头叙述等方式描述自己"疾病"或"问题"的来由、影响等内容,有助于降低疾病带来的负性心理。同时,医务人员帮助患者对问题外化、解构、改写,重构生命故事,可以唤起患者自身积极的力量,提高其对生活事件的应对能力,促进疾病康复。

国内已有实践研究证明将叙事医学应用在老年疾病治疗和护理中可以抚慰老年患者的精神。如老年双心病治疗的结果表明,多学科协作模式下的叙事疗法可有效缓解患者的心理障碍、提高科室满意度、提升医疗团队专业能力、创新学科建设与人文服务。老年乳腺癌根治术的实践研究表明,在叙事医学模式下护理干预可缓解术后患者病耻感,改善患者应对方式,提高生存质量及护理满意度。对实施保护性医疗的老年癌症患者实施叙事护理干预,可减轻患者的负性情绪,帮助患者建立积极的心理防御,提高患者社会功能活动度及生活质量。针对老年抑郁症患者采用叙事护理的方式进行干预,能显著降低患者的 SAS 评分及 SDS 评分,从而有效提升患者的老年抑郁症治疗效果,有利于促使老年抑郁症患者的生活质量不断提升,有助于患者精神疾病的康复。目前实践主要将叙事护理或叙事心理治疗方法应用于老年医学,已体现叙事医学对老年人的满意度提升、病耻感减少、负性情绪调整等心理感受有显著的影响,仍有多种方式可以实践来提升老年医学医疗品质。

## 二、叙事医学应对生命终末期

还有一部分老年人,因年事已高,或疾病不可逆地进入生命终末期。20 世纪 50 年代,终末期病患的痛苦逐渐被医学界关注,现代缓和医疗起于 1967 年英国的 Dame Cicely Saunders 在伦敦创建了 St. Christopher 临终关怀医院。缓和医疗,或称为安宁医疗、临终关怀,其意义在于能正视死亡。世界卫生组织于 1990 年首次提出缓和医疗(palliative care)这一概念,2002 年将缓和医疗定义为是一种通过早期识别、积极评估、控制疼痛和其他痛苦症状,包括身体、心理、社会和精神困扰,来预防和缓解身心痛苦,从而改善面临威胁生命疾病的患者(成人和儿童)及其家属生活质量的一种方法。缓和医疗的原则包含以患者为中心,而非以患者家属为中心;关注患者的意愿、舒适和尊严;不是以治疗疾病为焦点;接受不可避免的死亡;不加速也不延缓死亡。而在国人的认知中,死亡多被回避讨论,

对于家中生病的老年人,家属多选择采用医学技术治疗至患者生命最后一刻,哪怕这种技术治疗带来的痛苦严重影响了患者余生的生命质量。我国也在不断发展缓和医疗,更积极地面对死亡。

面对死亡不得不面对重大的医疗决策。临床决策既是技术决策,也是伦理决策。当下的临床决策面临着如下问题:医师做决策,由于医师在专业上的权威性,患者和亲属在决策中失去话语权,医师从生物学角度看待疾病,而忽略了患者的心理、社会因素,这是一种家长式的临床决策;家属过度参与决策,此时的对话双方被限定在医师与家属身上,而患者本身被排除在外,患者的真实诉求同样不能被完整看到;患者或家属做决策,有些医师考虑减少医患矛盾,和“以患者为中心”,却“矫枉过正”,医师在决策上退让,处于被动的解释地位,失去医师为患方做出理性决策的作用。最佳的临床决策应是医师和患方都充分参与进决策过程,患方(包括患者和亲属等)积极提供自身信息和愿望诉求,医师仔细聆听患者的故事,用易于理解的语言进行解释,帮助患方从多维角度了解疾病,提供专业的、理性的治疗方案,或给予合适的病情告知。

叙事医学在生命医学伦理四原则(尊重、有利、无伤、公平)的普适性基础上,补充个体化的伦理学方法。每个患者都是独一无二的个体,面临的现实困境也是独一无二的在临床决策过程中,充分的交流和信任是进行正确临床决策的基石,要求医师能关注、倾听、吸收、解释、共情和反思,来理解患者的处境。拥有叙事能力的医师可以建立起和患者的互动关系和归属,了解患者的生活经历和经验,为其提供最适合他的治疗方案,更好地贴近患者及家属的意愿。

死亡并不意味着故事的消失。叙事医学可以运用叙事理论和技术与患者家属共建患者故事相册,让患者在珍贵的人生故事中坦

然离开。患者离世后,它可为家属提供丧亲辅导,抚慰了家属的心理。叙事医学寻求技术与人文的结合,将观察视域与体验视域,科学视域与人性视域,疾病关注与生命关怀统一起来,与"全人""全程""全家"强调了解患者及家属的身心困境和期望,给予身体和心理的照护的理念不谋而合。

同时,对疾病和死亡的思考不应局限于医师或停止于死亡,这涉及整个社会的死亡教育,这也是缓和疗法的追求。医师和患方共同参与临终叙事,并为更多的人展现疾病的故事,一同促进社会对疾病和死亡的思考。

科技求真,人文求善,艺术求美,而医学是人学,既不仅是科学,也不能只有人文,而是科技、人文的结合,在医患关系的升华中成为可能的艺术。老年医学关乎生命的全程,也是爱最终汇聚的地方,叙事医学为老年医学中的爱提供了展示的平台,为老年医学创新性发展提供了重要的人文支撑。

(王　昊　郭　琦)

## 参 考 文 献

[1] Charon R.编著,郭莉萍,译.叙事医学:尊重疾病的故事[M].北京:北京大学医学出版社,2015.

[2] 郭莉萍.叙事医学[M].北京:人民卫生出版社,2020.

[3] 王昊,杨秋莉,王子旭,等.关于中医平行病历书写规范的建议[J].现代中医临床,2019,26(3):6-10.

[4] 杨晓霖,田峰,张广清.生命健康视野下的叙事闭锁[J].医学与哲学,2020,41(23):10-15+25.

[5] 金妍艳,孙美洁,杜丽娜.叙事治疗在老年双心病患者中的实践[J].医学与哲学,2022,43(2):51-55.

[6] 冷雪.叙事医学护理干预对老年乳腺癌改良根治术后患者病耻感及积极应对方式的影响[J].长治医学院学报,2020,34(6):456-458,462.

[7] 张丽丽,付逗,徐旭,等.叙事护理在老年癌症病人实施保护性医疗中的应用效果评价[J].护理研究,2021,35(23):4298-4301.

[8] 潘艳,陈耀英,江秋平.叙事护理对老年抑郁症患者干预效果的分析[J].中外医疗,2022,41(2):126-129.

# 第 18 章
# 后现代心理学的尝试与创新老年医学的建设

说到医学,我们通常会联想到科学、严谨、求真、疗愈等概念。说到医师,人们的期待又往往是医者仁心、妙手回春。这些都是建立在现代医学思维范式下的普遍认同,其逻辑假设是凡病皆可医。逻辑三段论里,如果假设层面就错了,难怪老百姓会有错误的推断:若不能医,则要么医术不行要么医德不行。

同时,患者对医疗和医护人员的依赖性极大提升,而个体自主性和潜能则受到了压制。这种在医患关系中形成的医方的绝对权威性,也很容易在医治无效或者效果不佳的时候引发医患冲突。患者叹看病之难,医者哀治疗之无奈。而在老年科这种疑难杂症频发、医疗局限性凸显的地方,医者的无奈则尤甚。

## 第一节　现代性心理学的困扰

上面提到的这些问题,都是现代思维模式带给医学的困扰。医学是最具现代性的一门学科和实践。现代性有几大特点,如求真、理性和实证等,在医学中体现得淋漓尽致。

现代性的第一大特征是"求真",追求"唯一的外部真相",不得含糊。这容易让医患把精力和注意力都投向病症本身,都以铲除症状为目标,忽视症状本身所具有的功能。

所谓功能,指的是疾病除了表现出的症状以外,还承担一些其他范畴的作用。例如,咳嗽有可能是戒烟的信号;感冒有可能是需要保暖的信号;对于一个废寝忘食的拼命三郎来说,身体患病有可能是对其生活方式的严重警告。后现代认为,每个症状背后都有功能。

现代性的第二大特征是对力量的相信和追求,"动力冠绝天下",强调掌控感,崇尚权威性。这在将医疗水平、医师的自我要求和患者的期待不断提升到新高度的同时,也绑架了人们的认知。虽然在医学领域,人们不

再回避科学像世间万物一样所具有的局限性,但医师这个群体仍然是对"卓越""权威性"等追求度最高的群体之一,甚至将其作为专业工作中的一种自觉和惯性。这种对权威性的崇尚,不仅可能成为医师要背负的自我苛责,也会在医患关系中将患者排除在治疗资源之外,将其视为自己的工作对象而不是同盟,忽略了患者作为一个鲜活的生命个体至关重要的诸多因素,如生命本身的自主性和能动性等。

现代性的"理性"和"实证"的特征,则容易让医学将生命当作"物体"来看待,重视局部,忽略整体性。更倾向于相信病理分析、数据推断、眼见为实的"唯物主义",忽略人的内心世界所创造的很多看不见、摸不着的因素。例如,人对意义感、价值感的追求及每个人独特的文化、情感和关系等因素,后现代将其统称为在地知识(local knowledge)。老年患者在这些方面的生命资源比较丰富,恰恰可以转化为宝贵的治疗资源。

# 第二节　后现代的尝试

后现代是一种思维模式,是一种价值视角,是对现代性的反思而不是反对。其反思对象是那些我们常常认为理所应当、习以为常和自以为是的东西,甚至包括对后现代本身。它强调过程导向、关系取向和多元开放。用句比较通俗的话说就是,后现代看重过程比结果重要,走心比讲理重要,不知(not-knowing)就是道。敬畏生命之复杂,承认个体之局限,赞美其神奇,珍惜其短暂,像花开花谢、四季更迭一样自然。

## 一、后现代看重多元视角而非唯一真理

其典型隐喻是盲人摸象,对大象的认知除了大象本身,更取决于人们看待它的视角。例如,对于患病这件事,医学有医学上的解释;患者有患者的感受,如疼痛、影响正常生活、需要接受治疗等;社会文化还有文化方面的赋意,如曾经有些地方将麻风病视为"妖"病、有些疾病会被认为是"富贵病"、很多人把患抑郁症看成是懦弱和不光彩等。总之,不同的个体经验或在地文化(统称为在地知识)都会影响对疾病及治疗的认知。后现代称之为"多重现实",共同参与并影响治疗的过程。

后现代认为,人生问题的解答在于这个问题的消除;解决人们在生活中遇到问题的途径,是以促使疑难问题消失的方式去生活(维特根斯坦),之所以能够如此,在于视角的转换。因为现实生活中,真的是有许多问题是现在的科学根本无法解决的。因此,创新老年医学可以基于这样的多元视角和思维模式来展开。

## 二、后现代重视和谐关系而非权威博弈

后现代的理论假设认为人是"关系性存在",关系是思维的集体本质。作为治疗方案的"知识"不应是掌握在医师手里的即成品,而是由医护患三方在关系中共创的。医护人员贡献其专业视角的病理知识,患者则贡献其独有的在地知识(local knowledge)。

关系可以成为创新老年医学诊疗模式的着力点。关系一般包括三个方面,即人与环境的关系、人与他人的关系及人与自我的关系。应将三种关系均纳入治疗系统,帮助医患更好地理解疾病、理解自己。

后现代的哲学基石是相信人是自己生命的专家,相信人天生具有面对困难的复原力。老年患者自身也是重要的治疗资源,将其纳入治疗成员之中,不仅可以提升其参与感和能动性,也将彻底改变医护患之间权威与被动承受者的关系模式,形成合作共创的新的关系模式。

## 三、相较于现代的理性思维,后现代更偏向于认为人是有情感和意义的动物

后现代重视语言对人的认知行为的影响,认为建构意义比聚焦问题更重要。老年群体人人都有着丰富的个人历史、经验脉络,受他们成长的时代和文化背景的影响,有着独特的价值取向和情感动力。所有这些都可以通过语言的诠释,建构成有助于治疗的宝贵资源,调动患者的个人自主性、能动性,帮他们树立或者看到自己的价值方向,赋予疾病和患者以新的意义,为治疗创造新的可能性。依此对老年患者进行死亡教育也会收到很好的效果。

这方面的例证不胜枚举。例如,一位90岁高龄的患者,除了忍受病痛之外,还愧疚于自己叱咤一生、到头来却成为社会和儿女的双重累赘,因而甚至想到自杀。从现代的视

角看,这是事实,而且无解,但后现代会转而关注她 90 年的生命历程,让她看到自己患病并以 90 岁高龄接受治疗这个过程,对她的儿女甚至孙辈所产生的使命和意义。

我们很难理解患病还有什么使命可言。事实是,不但患病,甚至死亡都有其意义和使命。很多人对生命的理解和对死亡的认知都是从亲历家族成员的死亡而获得的。很多人会因为看到祖辈面对死亡时所表现出的安详、坦然或者坚强,而学会了在生活中遇到困难时的从容和坚强;有人会因为照看病患中的亲人而在彼此之间多了一层深刻的理解。心理学家陆晓娅将她面对罹患认知症、逐渐失去感知力的母亲并照护母亲直至去世的过程写成了一本书《给妈妈当妈妈》,她在与母亲的角色互换中,重新诠释了"爱"的生命纪实。所以,当一个人想到自己对待病魔的一举一动实际是在为后辈做行为示范,是在传承家族的品质(爱与奉献)的时候,她对病魔的态度就会完全改变。

# 第三节　创新老年医学的实践

后现代的尝试有助于将治疗看作一个系统性行为,调动医学之外的资源,创新医患关系模式,提升患者自我认同和价值感,理解医学的局限,升华对生老病死的认知,提高生命质量。后现代取向下的老年医学创新呈现如下倾向。

## 一、对话化倾向

后现代心理学各个取向和疗法均以语言为基础,纳入多元视角,通过对话创造思考和新关系、新意义生成的空间,为对话者增强心理灵活性、提升思维转变创造可能性。对话包括外部对话和内在对话,对话永远是流动和生成的。一段外部对话会引发内部对话,而内部对话又会促成对外部对话的反思,在这样的过程中,新意会不断生成,改变也可以随之发生。患者甚至可以将自己罹患的疾病拟人化,给它起个名字,然后跟它对话。我们曾经做过案例,让患者真诚地感谢自己罹患的疾病,患者开始很茫然,但稍作思考后竟然列出来很多:感谢菲菲(肺),多年来一直默默地工作,毫无怨言;感谢菲菲发出呐喊,唤醒我戒烟,因为呵护她就等于呵护我的生命;感谢菲菲闹脾气,让我有机会停下来回顾过去,思考一下今后的路;感谢菲菲,让我懂得责任和珍惜等。后现代对话的具体方法有叙事取向治疗、合作取向治疗、焦点短程治疗、接纳承诺疗法、开放对话、反思团队等。每一个取向都有在医疗界成功运用的范例。

## 二、具身化倾向

"关系性存在"包括人与自然及人与自我的和谐关系。因此,后现代心理治疗呈现具身化的趋势,注重调动眼、耳、鼻、舌、身、意等身体感官与外界刺激及与自我内心的连接,增强人的觉察力和感知力,从大自然和自己的身体中寻找智慧和力量。具体方法有正念疗法、音乐治疗、绘画治疗、舞动治疗、园艺治疗、手工治疗、香薰治疗等,一些传统的运动(如太极、八段锦、瑜伽),甚至禅坐均适于老年病的辅助治疗。关于正念疗法的循证文献非常多,正念疗法用于缓解疼痛效果颇好。

## 三、整合化倾向

后现代被认为是与中国传统文化最契合的一种思潮。后现代哲学和心理学都是整合的产物。因此,整合中医和中国传统文化也是医疗的必然趋势。中国传统文化被认为是"生"的文化。生命的重要程度等同于天,仅从成语上就可看出,如人道法天、人命关天等。儒、释、道三家的精髓均涉及人的生老病死和道德情操,强调反求诸己,精神内守。中国智慧具有先天的在地性。

## 四、关系化倾向

一定程度地公开诊疗方案,征询患方的意见和建议,邀请患方加入到诊疗方案的制订当中;医护人员放下权威,谦卑开放,化身为学习者和请教者,向患者请教和学习人生及与病魔做斗争的经验,帮助患者提升自我认同感和自主性,为患者赋予新的意义。

任何创新,都意味着医护人员对自己惯性的打破,对自身舒适区的挑战。但从长远看,后现代的尝试恰恰是对医护人员根底的解放。人生本是一个过程,你注重了过程,对结果就会释然;你赢得了一个人的心,自然也无须多讲道理;当你抱定不知(not-knowing)的态度,就不会妄下断言,你会好奇地探询、探寻、探索,让对方告诉你他们期待的答案。

（魏　臻）

# 第 19 章
# 老年医学科音乐治疗

创新老年医学科于 2021 年 4 月开展了音乐治疗,老年医学科住院患者每天在病房听音乐,每天 30 分钟到 1 小时,或根据患者情况进行。

## 一、音乐治疗概述

音乐治疗于 1944 年在美国密歇根州立大学正式成为学科,经过半个多世纪的发展,音乐治疗已成为成熟完整的边缘学科,已确立临床治疗方法多达上百种。美国有大约 4000 多个国家注册的音乐治疗师在精神病医院、综合医院、老年病医院工作。从 20 世纪 70 年代开始,音乐治疗传入亚洲。

音乐治疗涉及学科广泛,不同国家、不同民族的音乐治疗师,受不同的文化、历史、经济、政治、医疗条件等多方面因素的影响。音乐治疗就是运用一切音乐活动的各种形式,包括听、唱、演奏、律动等各种手段对人进行刺激与催眠并由声音激发身体反应,使人达到健康目的。音乐治疗是一个系统的干预过程,在这个过程中,治疗师利用音乐体验的各种形式,以及在治疗过程中发展起来的,作为治疗的动力的治疗关系,帮助被治疗者达到健康的目的。

我国对音乐治疗学定义的是研究音乐对人体功能的作用,以及如何应用音乐治疗疾病的学科。

## 二、中西方音乐治疗的历史

中医学的经典著作《黄帝内经》两千年前就提出了"五音疗疾"。古人的音乐疗法是根据宫、商、角、徵、羽 5 种民族调式音乐的特性与五脏五行的关系来选择曲目,进行治疗。如宫调式乐曲,风格悠扬沉静、淳厚庄重,有如"土"般宽厚结实,可入脾;商调式乐曲,风格高亢悲壮、铿锵雄伟,具有"金"之特性,可入肺;角调式乐曲构成了大地回春、万物萌生、生机盎然的旋律,曲调亲切爽朗,具有"木"之特性,可入肝;徵调式乐曲,旋律热烈欢快、活泼轻松,构成层次分明、情绪欢畅的感染气氛,具有"火"之特性,可入心;羽调式音乐,风格清纯、凄切哀怨、苍凉柔润,如天垂晶幕、行云流水,具有"水"之特性,可入肾。

在西方,古埃及有"音乐为人类灵魂妙药"的记载,古希腊罗马的历史著作也曾有过记述。《旧约》上就曾记载扫罗王召大卫鼓琴驱魔(其实是精神不宁)的故事。到了 19 世纪中期,音乐疗法曾在欧洲一度风行,奥地利医师 P·利希滕塔尔(1780－1853)则在 1807 年写成了 4 卷集的《音乐医师》,更详尽地介绍了当时的探索成果。到了第二次世界大战期间,由于音乐治疗精神疾病伤员的疗效显著,被迅速推广。1950 年,在美国成立了世界上第一个音乐治疗学的国家协会,专事探讨、推广音乐疗法,并出版论文集及定期刊物。西方各国也纷纷成立了这类组织,并有国际性的专业交流活动。至此,音乐疗法已发展为一种专门疗法。所以,世界上大多数国家都有音乐治疗协会。

## 三、音乐治疗机制

尽管对音乐治疗的机制研究还比较薄

弱,但是许多研究报告还是能说明一些问题。综合国内外的研究和一些生理实验报告,音乐治疗机制大体可概括为以下几个方面。

1. 音乐刺激能影响大脑某些递质(如乙酰胆碱和去甲肾上腺素)的释放,从而改善大脑皮质功能。

2. 音乐能直接作用于下丘脑和边缘系统等人脑主管情绪的中枢,能对人情绪进行双向调节。

3. 情绪活动的中枢下丘脑、边缘系统及脑干网状结构与自主神经系统密切相关,也是人体内脏器官和内分泌腺体活动的控制者,因而情绪的紧张状态能直接导致某些内脏器官的病变,而罹患"心身疾病"。音乐能调节人的情绪,所以也就能帮助治疗某些心身疾病。

4. 大脑听觉中枢与痛觉中枢同在大脑颞叶,音乐刺激听觉中枢对疼痛有交互抑制作用,同时音乐还能提高垂体脑啡肽的浓度,而脑啡肽能抑制疼痛,所以音乐有镇痛作用。

5. 音乐能改善大脑功能,协调大脑左右半球,从而促进人的智力发展,所以常被应用于儿童的早期智力开发;音乐能改善智力障碍儿童的能力,所以音乐广泛地应用于特殊教育。

6. 心理学研究显示,音乐能影响人格,情感培养对人格成长至关重要,而音乐包容了人的情感的各个方面,所以能有效地铸造人格;音乐能超越意识直接作用于潜意识,因而在心理治疗中有特殊功效;音乐活动是相对有序的行为,有助于协调身心及建立和谐的人际关系,因此被广泛应用于行为治疗。

## 四、音乐治疗诊治疾病

音乐治疗主要应用在听力障碍、语言障碍、学习障碍、智力缺陷、分娩、早产儿、外科手术、精神病、神经损伤、脊椎损伤、老年痴呆、脑卒中后遗症、儿童心理治疗、临终关怀、哮喘、舞台表演紧张、家庭治疗、正常人心理治疗、视力损伤、外形损伤、沟通障碍或损伤、自闭症、情感障碍(儿童、青少年、成人)严重的多种残疾的人群,还包括医院治疗者、接受身体康复项目者、老年人及要达到身心健康的普通人群等。

## 五、音乐治疗的方法

音乐治疗是心理治疗的一种方法手段,因此应遵守与一般心理治疗相同的一些治疗原则,如保密原则,交友原则等。除此之外,音乐治疗还有一些特殊的治疗原则。

听、唱、演奏、创作、律动、音乐其他艺术形式等方法技术,使被治疗者达到健康的目的。

(王 亮 张 明 张玉想)

# 第 20 章
# 老年医学科骨质疏松健康管理

老年医学科的多学科综合诊疗理念还体现在健康教育师在患者整个诊疗中的重要作用。建立了以内科医师为主、外科医师、康复医师、心理师、营养师、健康教育师、中医师等组成的多学科诊疗模式。科室有专职的健康教育师负责门诊、病房患者的健康教育。

## 第一节　健康教育对于骨质疏松症的重要性

骨质疏松是一种常见的老年退行性疾病，呈进行性而难以逆转的病理过程，一旦发生骨量丢失便难以恢复骨的正常结构。国际骨质疏松基金会的统计数据显示，骨质疏松目前危害全球大约 1/3 的 50 岁以上女性和 1/5 的 50 岁以上男性，其发病率在世界常见慢性病中已跃居第 7 位，成为中年妇女骨痛、骨折及因骨折致残、致死的主要原因之一。

骨质疏松及骨质疏松性骨折已经成为危害我国公民健康的严重公共卫生问题，降低其发生率已迫在眉睫。但是，迄今为止，骨质疏松尚缺乏理想而可靠的治疗方法，而且通过治疗只能缓解已发现患者的症状，却不能减少新患者的增加，也不能控制危险因素。目前已知，老年、女性、白人和亚洲人、阳性骨折家族史及身体瘦小、运动过少、不良饮食结构等是骨质疏松的重要危险因素。根据流行病学调查研究证实，骨质疏松症的危险因素，很可能通过改善生活方式和习惯等可控因素而降低甚至消除。健康教育正是通过改变人们的知信行，促使人们建立新的行为方式，减低危险因素，预防疾病的发生发展。健康教育引导人们自愿放弃不良行为和生活方式，减少危险因素的影响，有效降低骨质疏松及骨质疏松性骨折的发生率及其危害。因此，健康教育是骨质疏松综合防治的关键。

## 第二节　骨质疏松症教育的原则

应根据骨质疏松症的发病危险因素、复发加重因素及对功能影响的程度，按照如下的几个方面对患者及其家属进行健康教育。

### 一、饮食起居

戒烟、戒酒、戒饮浓茶及浓咖啡。注意节制饮食，防止过饱，饮食要清淡，少盐饮食为宜，宜饮用强磁化水。多吃瘦肉、鱼虾、豆制品、牛奶、海带、紫菜、芝麻、花生、核桃、瓜子、芹菜、油菜、荠菜、苹果、香蕉等食品。已绝经的妇女要在医师的指导下服用少量的雌激素，遵照医嘱服维生素 D 和钙剂。老年人一定要慎用利尿药、异烟肼、泼尼松等药物。宜多到户外活动，经常晒太阳。适当参加体育锻炼，循序渐进增加运动量，常做载重式的运动，如慢跑、骑自行车等，每周 3～4 次，每次 30 分钟。步行锻炼适合老年骨质疏松患者。日本学者发现，步行能有效维持脊柱及四肢骨盐含量，每日步行 <5000 步，则骨量明显下降，>10 000 步则骨量增加不明显，而两者之间则骨量明显增加,步行锻炼能防止下肢及脊柱的骨质疏松。

## 二、自我运动训练

在医师指导下,在家中长期坚持进行肌力、肌耐力、关节活动度和平衡功能训练,以提高运动的反应能力和对环境的适应能力、防止跌倒。对骨质疏松症患者首先应教会他们在日常生活中保持正确的体位或立位时应伸直腰背,收缩腹肌、臀肌,增加腹压;吸气时扩胸伸背,接着向前压肩,或坐直背靠椅。卧位时应平卧、低枕,尽量使背部伸直,坚持睡硬板床,对所有骨质疏松症患者无论其有无骨折都应进行本项训练,使其习惯本训练所要求的姿势,以防骨折驼背的发生。

## 三、休闲性作业活动

宜多到户外参加文体活动,如各种球类运动、跳舞、扭秧歌等全身运动。

此外,在骨质疏松的情况下,骨的力学强度明显降低,所以在扭身、持物、弯腰、下楼、坐汽车的抖动、站立倒地等情况下都可以引起骨折。治疗的初期应用双腋拐帮助行走,逐渐改为手杖,然后改为不用拐杖。老年人如不训练,神经、肌肉的应激能力差,稍步态不稳,易于跌倒引起骨折,所以应帮助老年人及骨质疏松症患者神经肌肉系统的训练,增加其灵活性和应激能力,照明好、地面防滑、地面无杂物,都可以减少跌倒危险。

# 第三节 骨质疏松症健康教育的具体内容

认识骨质疏松的危害及危险因素是预防骨质疏松的基础。据 WHO 预测,骨质疏松症将是亚洲公众健康的新负担。由于人口的老龄化、体力活动减少、生活方式的西方化,至 2050 年,全世界将有 50% 髋部骨折发生在亚洲。老年、女性、白种人或亚洲人,正常或过早绝经;吸烟、过量饮酒、饮用咖啡和浓茶、久坐、较少或不锻炼、钙摄入不足、接受日照少、用药和疾病及遗传等是其危险因素,除年龄、性别、种族和遗传史外,生活方式是可控制因素。因此,坚持健康的生活方式、改掉不利的习惯有利于骨质疏松的防治,是防治骨质疏松的基础。

建立有利于骨健康的生活方式是防治骨质疏松的核心。钙营养摄入,钙是形成骨组织的主要成分,只有摄入足量的钙才能有效促进骨形成。20 岁之前,是骨量迅速增长的阶段,此期争取获得更多的骨量,使 30-35 岁达到尽可能高的峰值骨量;之后,骨量呈缓慢下降,50 岁以后女性骨量迅速下降,应力争最大可能减少骨矿物的丢失,降低骨质疏

松症的发病率。故从儿童时期起就要有合理的营养,多吃含钙、磷高的食品,特别是牛奶、奶制品、豆类、鸡蛋、绿色蔬菜、海带、鱼等,牛奶是钙质和维生素 D 的良好来源,牛奶的含钙量高(100 ml 牛奶含钙 100~120 mg),而且易吸收,成人每天应摄取 250~500 ml 牛奶,并注意合理配餐;坚持低盐饮食,并注意多饮水,保持大便通畅,可增进食欲、促进钙的吸收;低钙摄入是骨质疏松膳食危险因素中起枢纽作用的最重要的因素,可引起肠钙吸收量减少,血钙含量趋于降低,继发性甲状旁腺素分泌增加,骨吸收增加而使钙丢失。据近年的调查,我国人群平均食物摄钙量为每人每天 400~500 mg,属于低钙膳食,而食物中钙含量不够应通过钙剂补足。我国根据 FAO/WHO 专家委员会建议,规定的每日钙需要量为青春发育期每天 1000~1200 mg,怀孕期为每天 1200~1500 mg,母乳期为每天 1000~2000 mg,成人为每天 400~500 mg,绝经期妇女为每天 1200~1500mg,老年人为每天 1000~1200mg,其中多数专家

认为成年人每日钙需要量应为 800 mg。每天钙摄入 2000mg 以内对大多数个体都是安全的。钙剂服用最佳时间在晚上临睡前比较好,因为甲状旁腺介导的骨吸收主要发生在晚上空腹时。另外,适量的维生素 D 摄入对钙的吸收很重要,不能充分得到日照的老年人,每日应补充维生素 D 400～800U,含维生素 D 丰富的食物油、动物肝、奶;避免嗜烟酗酒,因为吸烟会影响女性体内的雌激素的作用,酗酒可因乙醇毒性作用及营养状况不良,使人体内的钙吸收受到影响;少喝浓咖啡、浓茶和碳酸饮料,这些饮料都会或多或少地造成钙的流失增加。资料显示,骨折的发生率与咖啡因的摄入量成正比;适当接受阳光,坚持每天晒太阳 20～30 分钟,以促进维生素 D 的合成,有利于肠道钙的吸收;学会自我控制,保持良好心态,有利于保持体内环境的平衡。

加强运动是构造强健骨骼的有效手段,锻炼对保持骨健康至关重要,长期缺乏运动会导致严重的骨质丢失。负重锻炼如散步、慢跑、爬楼梯和跳舞等,可通过神经内分泌调节而影响机体的钙平衡,有助于减少骨量丢失和保持晚年的骨量。资料显示,户外活动时间与骨质疏松和骨折明显相关;承重运动可刺激骨细胞形成新骨,促进骨量增加;坚持每次 45 分钟,每周 3～4 次的负重锻炼可通过提高身体的灵敏性和协调性来增加骨密度和预防跌倒。高龄者可按 Goodmann 的建议,卧位或立位锻炼时均保持腰背挺直,避免弯腰弓背。每天站立 3 小时以上也可产生效果,重要的是使身体活动,步行、蹲下、起立,努力强化足和腰的运动也很重要。Bloomfield 等研究发现,非负重锻炼(如骑自行车)也对逆转健康绝经妇女的骨量丢失有效。Sagiv 等研究发现,40 岁后长期中等强度的锻炼有助于阻止老化过程中的身高降低,已患有骨质疏松症的老年人锻炼方式和强度要遵循医师的建议。近年来,太极拳运动被认为是防跌倒的最有效方法而受到高度关注,美国国家卫生研究院老年研究所在全国 8 个机构中,分别用走路、游泳、太极拳、健身操、举重等不同锻炼方法研究对老年人跌倒的影响,经过 3 年随访显示,太极拳运动的老年人降低 47.5%;香港理工大学的学者研究 4 周太极拳强化锻炼后对正常老年人的平衡能力影响显示,明显增强老年人的平衡控制能力。

合理药物是预防骨质疏松的必要措施,绝经期妇女严格遵医嘱使用雌激素、降钙素、钙剂和维生素 D 等药物预防。因为这些药物虽然可促进骨形成和抑制骨吸收,但是,也可能出现便秘、胃部不适等不良反应;特别是雌激素替代疗法可引发乳腺癌和子宫内膜癌,增加心肌梗死、脑卒中和静脉血栓的危险性。对绝经期妇女有关激素替代疗法的远期益处的教育是提高用药依从性的关键,也是提高安全性的重要举措,使个体根据自己的家族史和疾病史选择是否用激素治疗和用量大小,并在进行治疗时严格做好监测,治疗期间每 6 个月测量体重和血压,每 12 个月检查乳房和盆腔。

# 第四节　老年医学科健康教育

老年医学科健康教育包括病房教育、门诊教育、骨质疏松俱乐部公益讲堂等。其中病房健康教育的形式包括一对一教育、小组教育、小课堂教育等;门诊健康教育的方式包括多媒体讲课、小组讨论、现身说法、模具示教、播放视频、发放教育资料等。病房健康教育时间为每周四 15:00－16:00,门诊教育时间为每周一 15:00－15:30。

# 第五节 健康教育护士的工作职责

## 一、临床健康教育的实践者

负责评估患者疾病康复相关的知识和接受教育的能力,了解患者的知识需求,负责与患者及家属共同制订有针对性的健康教育计划,并按照科学的教育程序实施教育,评价教育效果;监督和指导患者建立对疾病康复的信念和行为,并不断引导、激发患者的学习愿望,使患者促进对疾病康复的知识学习处于螺旋上升的良性循环中。

## 二、临床健康教育的指导者和培训的参与者

通过讲课、护理查房、组织讨论、个别指导等方式训练科室护士健康教育的能力,指导辅助健康教育工作,协助护理管理者对健康教育培训的策划与评估。

## 三、临床健康教育的研究者

开展临床健康教育科研工作,通过实践不断探讨提高临床健康教育效果的有效途径和方法,不断学习新方法、新技能,勇于改革创新,独自或带领其他人员一起参与健康教育科研工作。

## 四、各科临床健康教育中解决疑难问题的合作者

当其他科室在健康教育中遇到不能独自解决的问题时,通过会诊形式,协助解决相应知识和技术难点。

健康教育护士在多学科糖尿病管理团队中扮演重要角色。主要角色有临床照护者、信息咨询者、沟通协调者、团队管理者、研究创新者等多重角色。除进行常规教育管理工作外,糖尿病专科护士的工作范围也在不断扩展,如出糖尿病教育门诊,优化就医流程,对糖尿病个体进行教育与管理。另外,还进一步走向社区,负责社区糖尿病教育、个案管理、糖尿病家庭护理等工作,参与相关研究工作,推动领域内科研工作的开展。

(郭 聪 郭玉松)

# 第 21 章
# 老年医学科护理特色

## 第一节　老年医学科住院患者护理工作规程

适用于老年患者心脑血系统疾病、呼吸系统疾病、内分泌系统疾病、消化系统疾病及老年骨病在院期间的各项护理工作。

### 一、主管班护士接收患者入院规程

1. 评估　患者身份、特殊需求、入院诊断、病情；评估医师情况；是否有预约床位。

2. 实施　根据患者病情及预留床位情况合理安排病床，军队患者收入军人病房；患者特殊需求尽可能满足，如暂时无法满足，做好解释工作；结合患者住院经历，进行入院宣教。

3. 标准　按照科室医师轮收原则收治患者，兼顾患者特殊需求；按护理规范服务接待新入院患者，六个一，即一张卡片，一杯热水，一把椅子，一本手册，一个微笑，一句问候，让患者掌握入院规定。

### 二、老年医学科专科检查项目护理工作规程

1. 评估　评估是否有专科检查项目医嘱；患者是否了解专科检查目的及注意事项；是否需要协助预约；是否需要陪同检查；费用是否及时计价。

2. 实施　主管班护士根据医嘱及预约单通知责任护士检查项目内容；责任护士持预约单至床旁通知患者检查项目及宣教注意事项，再次评估患者对检查项目的了解程度；

根据患者病情、需求协助陪检；病情较重的患者需备好抢救药物及仪器，且医护陪同检查；主管班护士归档检查报告单，查看医嘱、报告、计价三者是否相符。

3. 标准　患者了解专科检查情况，能正确地做好检查前准备并顺利完成检查项目；报告单归档完整，计费准确。

### 三、责任护士入院护理评估规程

1. 评估　进行护理记录单首页内容；患者基本生命体征的测量；患者对高危风险、安全防范措施的知晓程度及依从性；患者对老年医学科情况了解程度及了解途径；患者对专科检查、理疗项目的了解程度。

2. 实施　对照护理入院评估单首页进行系统评估；进入风险评估系统进行跌倒、坠床、压疮、营养、导管滑脱评估；评估患者是否了解老年医学科专科特色及建设情况；评估患者是否了解老年医学科开展的专科检查；书写护理记录单；初步宣教及健康指导。

3. 标准　护理评估及时准确；患者了解老年医学科总体情况。

### 四、骨质疏松症患者护理健康教育工作规程

1. 评估　患者健康教育需求及意愿；患者对自身用药、饮食、护理等级、风险知识及康复锻炼情况的掌握程度；患者及家属的依

从性;患者接受健康教育的能力。

2. 实施　责任护士在患者入院当天对照健康教育评估表对患者及陪护人员进行环境介绍、外出和探视制度、呼叫器使用、在院作息时间及就餐须知、化验标本留取时间及方法、科主任查房时间。护士长介绍等级护理活动范围、陪护的需求。经治医师及责任护士根据患者自身情况向患者或家属宣讲预防跌倒、坠床、压疮、误吸知识及防火、防盗教育。入院一周内给予患者用药指导、饮食指导、脑卒中筛查及健康指导,必要时给予患者用冷用热指导、PICC 导管维护指导、雾化吸入指导、咳嗽咳痰指导、康复功能训练指导、导管滑脱指导、气管切开及 VTE 宣教。患者住院过程中,责任护士将每周对患者及陪护人员至少做一次健康教育,出院后向患者及陪护人员讲解出院结算的流程、进行复诊及用药指导、饮食与营养指导并发放名片及满意度测评。为强化讲解,组织科室健康教育讲座,组织健康教育大讲堂,根据老年患者特点,开展延伸服务。

3. 标准　患者知晓健康教育内容,患者健康教育依从性不断提高。

## 五、老年医学科静脉输液护理工作规程

1. 评估　患者对药物相关知识的掌握程度;患者血管情况;患者对输液工具的掌握情况;患者心肾功能;患者输液期间的生活需求。

2. 实施　责任护士评估患者对药物相关知识的掌握情况,并随时进行健康教育;落实"三查七对"查对制度和身份核查制度,保证用药准确无误;根据药物性质、疗程选择恰当输液工具;观察药物的不良反应,异常情况及时报告,准确记录,根据患者心肾功能调节输入速度和输入量;及时巡视,观察输液相关并发症。

3. 标准　患者知晓药物相关知识;患者输液过程顺利;不良反应及时发现,有效处理;输液操作规范,符合流程要求。

# 第二节　老年医学科护理亮点

## 一、静脉血栓栓塞症预防护理

静脉血栓栓塞症(VTE)是一种由于静脉内血栓形成引起静脉阻塞性回流障碍及其一系列相关病理生理改变的潜在致死性疾病,包括深静脉血栓形成和肺血栓栓塞症,是外科术后常见并发症和医院内非预期死亡的重要危险因素之一,也是恶性肿瘤患者的第二大死亡原因。早期预防可以降低 VTE 的发生率,确保患者的生命安全。

VTE 预防的方式主要分为基本预防、机械预防、药物预防三种(图 21-2-1)。

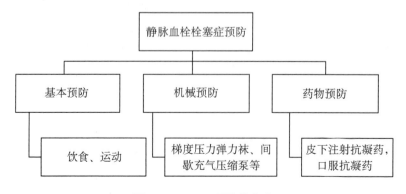

图 21-2-1　VTE 预防的方式

1. **基本预防** 护士定期对住院患者做健康教育;正常住院患者可以通过适当活动、避免不良的生活习惯、积极控制基础疾病等,预防静脉血栓栓塞症的发生,如减肥、戒烟、戒酒、控制血压及血糖等。

(1)饮食方面:鼓励患者多饮水,多摄入高纤维食物,如芹菜、粗粮、菠菜、高蛋白(瘦肉、鱼类、鸡蛋、豆乳制品)、高热能及易消化的饮食;不要喝咖啡及浓茶;禁烟禁酒;少吃动物肝和油腻的食物,以免增加血液黏稠度。如果有高血压、高血糖,要注意控制血压、血糖水平。

(2)运动方面:护士指导家属或者是患者被动运动和主动运动。卧床,术毕即可按摩比目鱼肌和腓肠肌、踝关节,进行被动运动;卧床,麻醉清醒后或术后6小时主动做踝泵运动,下肢足趾用力做上勾和下踩的动作,每10个动作一组,早中晚各练习4~5组;绕环动作,踝关节的跖屈、内翻、背伸、外翻组合在一起的"环绕运动",分顺时针、逆时针两个方向,交替活动,对于增加股静脉血流峰值速度的效果要比单独进行踝关节屈伸运动练习更好。能行走的患者尽早下床活动是预防静脉血栓栓塞症最基本的方法。

2. **机械预防** 患者遵医嘱使用气压式血液循环驱动器和分级弹力袜。气压式血液循环驱动器是对靠在肢体末端的袖套充气和放气来促进血液流动,分级弹力袜是通过作用于静脉管壁的外部压力来增加血液流速,促进血液循环。

3. **药物预防** 常用药物有低剂量普通肝素、低分子肝素、磺达肝癸钠口服抗凝药物。

## 二、老年医学科气道护理

机械通气是保持气道通畅、改善氧合、防止机体缺氧和二氧化碳蓄积的一种治疗手段,是为急危重症患者或不能自主吸氧患者提供氧气的有效措施。人工气道是通过使用气管导管经口或鼻置入气管中或直接行气管切开而形成的气体通道,以帮助患者进行有效通气及肺部疾病的治疗。但人工气道在保障患者有效通气的同时也存在对患者不利的因素,如气管导管的存在会减弱呼吸道的原有功能,使咳嗽反射减弱,影响上气道加温及湿化功能,分泌物排出能力降低。若不及时清除气道分泌物,淤积的痰液使气道变窄,甚至堵塞,导致肺不张,这就需要护士为患者进行气道的护理。

1. **气道护理的目的** 旨在维持气道的通畅,减少痰液的淤积,保证肺功能和换气过程的顺利进行,改善缺氧状况,预防并发症的发生。

2. **护理要点**

(1)清醒患者:予以系统健康宣教。根据不同患者的心理状况及病情,由责任护士对其进行一对一宣教,并制订合理、系统化、个体化健康教育计划,定期进行评估,发现不足及时改正;指导患者进行腹式呼吸、有效咳嗽排痰、缩唇呼吸等呼吸训练方法;通过交流了解患者心理状况,出现不良情绪时及时予以心理疏导;建立良好的生活习惯,鼓励患者多进行户外运动,给予饮食指导,控制钠盐、糖的摄入,补充优质蛋白及纤维素的食物;病情允许的情况下多饮水,保持气道湿润;协助患者深呼吸,指导患者尽量采取半坐位或坐位,以利于呼吸道分泌物及时排出;选择合适的吸氧方式及氧流量;必要时可以遵医嘱给予患者雾化吸入,湿化气道。

(2)昏迷患者

①气道内吸引:是机械通气患者保持气道通畅的必要操作。但可能诱发缺氧、心率变慢、心律失常、颅内压增高、炎症发生、气道黏膜受损及出血等不良事件。所以,吸痰前首先要对患者进行充分的评估,做好相应的准备工作。

吸痰时机和指征应按需吸痰,指征如下:人工气道内有可见的分泌物或血液;双肺明显湿啰音及痰鸣音或呼吸音降低;指脉氧/氧分压下降,或伴有二氧化碳潴留且怀疑是气道分泌物增多引起;出现急性呼吸窘迫的表现,如呼吸频率增加、三凹征等,考虑为气道堵塞引起;呼吸机报警,如气道压力增高、潮气量降低等,管路积水和(或)打折等因素引起;反流、呕吐、误吸;体位变化前后;气囊充、放气时,体位为侧卧时头稍后仰并将床头抬高 $15°\sim30°$。

②物理治疗:每 1~2 小时更换体位一次,采用左右侧位交替进行,翻身时配合对双肺两侧胸壁进行规律性叩击,每次 2~3 分钟,不仅有利于压疮的预防,而且有利于呼吸道分泌物的排出。必要时,给予振动排痰机进行物理治疗,根据病变部位取合适的体位,选择合适的叩拍头,频率 20~35 次/秒,按由外向内、由下而上的顺序叩拍,胸壁承受压力为 1 kg 左右,重点是痰液多而黏稠的部位,先叩拍 3~5 分钟,再振动 3~5 分钟,每天 3 次,随后及时清除气道内痰液。

③口腔护理:加强口腔护理,及时清除口腔分泌物,并根据口腔感染细菌种类和 pH 选择合适的口腔护理液。

### 三、心理护理

心理护理是指在护理过程中,由护士通过各种方式和途径(包括应用心理学和技术),积极影响患者的心理活动,从而达到护理目标的心理治疗方法。为缓解老年患者在陌生环境中的不适感及疾病带来的焦虑,老年医学科护理人员可以为患者做好以下几点。

1. 在入院当天及每周一次的健康宣教。

2. 做好临床工作,专业的护理,把握临床质量,可减少患者疑虑。

3. 护士在临床护理过程中以鼓励、安慰的态度安抚患者,恰当地为患者说明病情,解除患者的精神压力,及时了解患者的需求,帮助患者接受事实,减少患者的担忧,增强他们

对治疗的信心。

4. 环境上提供舒适安静的病房。

5. 为患者制作好影片式健康教育,详细为患者讲解疾病相关知识,包括疾病发生机制、预后效果、转归情况等。

6. 同时在病房走廊悬挂图画式常见疾病信息:疾病诱因,机制,用药指导及运动饮食指导。

7. 为老年患者专设图书角,排解老年人失落孤独寂寞感。

8. 定时带领老年患者做八段锦,增强体质。

9. 定期发放报纸,丰富住院生活,提高生活质量。

10. 鼓励患者多参与科室特色活动:森林疗法、音乐疗法等,可通过转移注意力来缓解患者的抑郁、焦躁等不良情绪。

11. 家庭支持,提醒患者家属多与患者进行交流沟通,通过亲情关怀方式降低患者的心理压力,缓解患者的负性情绪。

12. 纠正患者对有关疾病的错误认知,为患者讲解不良情绪对疾病发生发展产生的不良影响,告知患者健康、正向的心理能够推动病情好转。当患者不良情绪好转、出现积极行为或者是情绪时,需要及时给予患者鼓励和表扬。

开展多种护理特色疗法,具有明显改善老年患者的症状,增强老年患者的免疫力,提高老年患者的生活质量,减少疾病的发生率的作用,为患者提供优质的服务(图 21-2-2)。

### 四、拟安宁疗护

老年医学科拟安宁疗护旨在以患者和家属为中心,减轻临终患者生理、心理、社会及精神问题,根据患者及家属的需求,提高临终期患者的生活质量,使其安宁舒适地走完人生的最终阶段。我们可以为患者做的有以下几点。

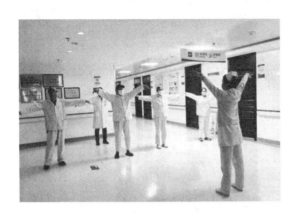

图 21-2-2　护理特色疗法之一

1. 使患者在住院期间感受到家人的陪伴，尊重患者意志。

2. 预立医疗照护计划，根据个人对其未来的健康问题和照护偏好的价值观及意愿制订，避免过度医疗，责任护士协助患者和家属做出符合其偏好的决定，并将预立护理计划付诸实践。

3. 安静舒适的环境。

4. 专业的医疗护理，减轻患者生理痛苦。

5. 开设定期心理辅导，评估患者的心理，减少不良情绪。

6. 开设园艺疗法、营养疗法、音乐疗法、森林疗法。

### 五、老年医学科"爱心小剪刀风采"

老年医学科"爱心小剪刀"义务免费理发成立于 2014 年，由护士团队组成，服务于全院年龄大、行动不便、病情较重的患者，至今已为 900 余名患者免费理发（图 21-2-3）。"爱心小剪刀"体现了对老年人的细节管理，提升了住院患者基础护理质量，解决了住院患者理发难的问题。

### 六、延续护理

延续护理让医疗卫生服务走进社区，能更好地方便老年人及一些出行不便的居民，

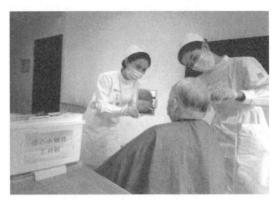

图 21-2-3　"爱心小剪刀"义务免费理发

主要面向社区患有慢性病的老年居民和军队离退休老干部，针对个人健康行为、心理和环境因素及用药相关事宜进行宣传教育、健康指导。医护团队精心筹备，确保活动顺利进行。老年医学科延续护理包括义诊、干休所巡诊、出院随访（图 21-2-4）。

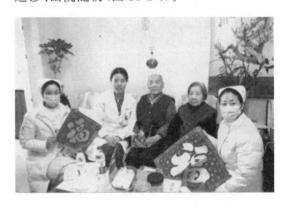

图 21-2-4　延续护理

### 七、老年医学科适老辅具

适老辅具是指适合老年人康养用的辅具，具有补偿、提升护理者护理能力，改善失能、失智、认知症老年人功能障碍，代偿失能、失智、认知症老年人环境功能障碍的作用。适老辅具的广泛应用，可以保护老年人的环境安全、提高护理效率、维护自身尊严，同时减缓失能过程（图 21-2-5）。

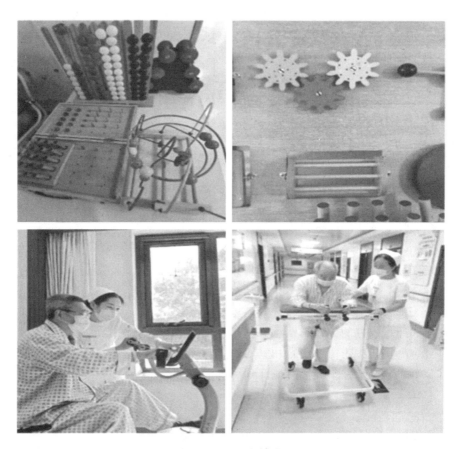

图 21-2-5　适老辅具

（刘　雪　李新英）

## 参 考 文 献

［1］　高英,郭焕云,于伟亚,等.浅谈住院老年患者的心理状态及心理护理［J］.心理月刊,2019(09):35-36.

［2］　管玉玲.老年人老年护理服务需求影响因素及对策研究［J］.心理月刊,2019(02):71-72.

［3］　张青青,王文超,顾莺.成人安宁疗护相关临床实践指南的内容分析［J］.护理学杂志,2022(09):99-102,110.

［4］　纪梅香,冯春香,李哲妹.个性化心理护理对老年糖尿病患者的影响［J］.心理月刊,2021(22):189-191.

［5］　平燕汝,李雪,许虹.智能适老辅具在失能老年人照护中的应用进展［J］.全科护理,2021(30):4217-4220.

［6］　吕秀丽,赵伟,纪晓莲.心理干预用于肺结核合并慢阻肺老年人护理中的效果探讨［J］.心理月刊,2021(17):141-142.

［7］　罗椅民.适老辅助器具与现代养老康复护理［J］.标准科学,2018(05):59-62.

［8］　裴彦方.心理护理在老年人高血压患者护理中的疗效观察［J］.中西医结合心血管病杂志(电子版),2020(24):128.

［9］　何山,潘婷婷,朱金霞.不同气道护理方式对机械通气患者相关病原菌定植分布的影响［J］.实用医院临床杂志,2017(06):162-165.

［10］　农明,赵凯丽,陶嘉怡,等.机械通气人工气道吸痰护理进展的总结与归纳［J］.护理实践与研究,2022(10):1471-1474.

# 第22章
# 老年医学科综合评估

## 第一节 老年医学科综合评估概述

### 一、概念

老年医学科综合评估（comprehensive geriatric assessment, CGA）是一个多维度跨学科的诊断过程，用以确定老年脆弱群体在医学、社会心理学及其功能状况等方面所具有的能力和存在的问题，以便为患者制订一个协调的、综合的治疗、康复、照护计划和长期随访计划。CGA 不单纯是评估，也包括评估后的处理，实际上是多学科的诊断和处理的整合过程。是筛查老年综合征的有效手段，它不同于医学评估，还包括非医学的评估、社会服务评估、智能量表的评估和功能评估等。CGA 强调老年人的功能状态和生活质量。

### 二、对象

1. CGA 的目标人群　CGA 的对象没有明确的界定范围，一般认为具备以下任意情形者均需进行 CGA。

（1）65 岁以上，具有多种慢性病（共病）和多重用药者或合并有精神行为异常者。

（2）已出现生活或活动功能不全（尤其是最近恶化）者。

（3）经过急性期医院住院治疗有一定程度功能下降的患者，或经常住院者。

（4）经过运动、神经、呼吸、心脏或智能康复的患者。

（5）具有跌倒、痴呆、尿失禁、晕厥、谵妄、抑郁症、慢性疼痛、睡眠障碍和帕金森综合征等常见老年综合征的患者。

（6）存在压疮、便秘、营养不良、运动功能障碍或肢体残疾等常见老年照护问题的患者。

（7）存在社会支持问题，如独居、缺乏社会支持、疏于照护者。

（8）存在居住环境、社会环境和文化环境不良者。

（9）其他需要根据实际情况做 CGA 者。

2. CGA 的非目标人群

（1）基本健康或经治疗已完全康复的比较年轻的老年人。

（2）处于急危重症中的老年人。

（3）严重痴呆或功能完全丧失的老年人。

（4）处于疾病终末期或完全卧床的老年人。

### 三、类型

概括地讲，CGA 可根据评估的目的、场所和时间等进行分类。

1. 按评估目的分类　可分诊疗评估、康复评估、护理评估和临床用药评估等。

2. 按评估场所分类　可分医院评估、社区评估和家庭评估等。

3. 按评估时间分类　可分院前评估、入院评估、院中评估、出院评估和院后追踪评估等。

### 四、实施要求

1. 评估人资质　老年综合评估的实施,《中国老年综合评估技术应用专家共识》建议由具备老年综合评估技术开展资质的专职人员,或老年科特有的多学科团队成员,如老年科医师、临床营养师、康复治疗师、临床药师、护师、精神卫生科医师等分别进行。老年综合评估根据评估者资质的不同、完成评估所需时间的不同、被评估对象所处环境的不同、被评估者疾病等基础状态的不同及评估目的的不同,其侧重点可有不同。

以医疗团队为主导,主要包括康复师、药剂师、营养师、心理医师等,由老年全科医师领导团队成员。全科医师需要评估患者的需求和负担,领导、协调团队成员,跟踪、随访患者,并及时调整治疗方案。

以护理团队为主导,护理人员可通过及时评估和有效支持进行老年综合征的早期识别和预防。有利于充分利用医疗资源,改善和维持老年人日常生活能力,充分体现"以患者为中心"的护理理念(图 22-1-1)。

2. 评估要求　专家共识建议,综合医院或老年病专科医院应开展全面、详细的老年综合评估工作,从一般情况、共病、多重用药、躯体功能状况、精神心理状况、认知功能、营养状况、社会支持等方面全面评估患者,可采用不同版本的老年综合评估全版软件。对于综合医院或老年病专科医院门诊或社区卫生服务中心的老年患者,可采用老年综合评估速评软件,通过全版评估量表的简版、经过信效度检验的简单问卷筛查,快速初筛是否合并有老年综合征。而对于中长期照护机构或居家养老的老年人,可采用一些自评量表或简单的他评问卷。专家建议老年综合评估工作的目的是通过不同的初筛工具,多方面、多维度地帮助确诊患者是否合并有老年综合征,同时在老年综合征的综合管理中可作为疗效观察指标之一。

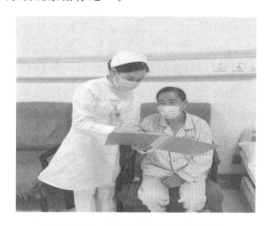

图 22-1-1　指导老年患者综合评估

# 第二节　老年医学科综合评估的内容

CGA 的内容比较广泛,主要包括一般医学评估、躯体功能评估、精神心理评估、社会评估、环境评估、生活质量评估和常见老年综合征或问题的评估等。老年综合评估内容很多,应根据个体情况进行初筛,结合老年人个体特点开展有针对性的评估(图 22-2-1)。

### 一、一般医学评估

传统意义上的医学诊断,是一种以疾病为中心的诊疗模式,评估的目的在于确定患者患的是什么疾病及疾病的严重程度,评估的方法是通过病史采集、查体、医学影像学检查、电生理学检查、化验检查和其他特殊检查,最后得出诊断并做好详细治疗记录等的过程。

### 二、躯体功能评估

老年人群往往伴随多病共存,导致衰弱、功能储备下降等情况,很大程度影响健康及生活质量。护理人员定期对老年人进行躯体

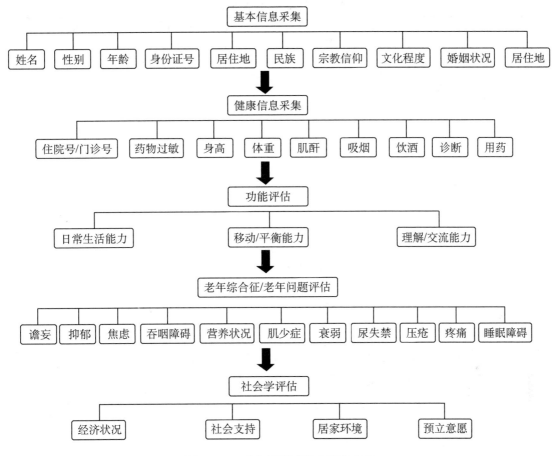

图 22-2-1　老年医学科综合评估内容

功能状态的客观评估,从而促进和维持良好的躯体功能状态。对于提高老年人群的生活质量,降低护理及养老成本意义重大。躯体功能评估是老年人健康评估的重点,包括日常生活活动能力、平衡和步态、营养状况、视力和听力、吞咽功能等方面的评估。

1. 日常生活能力评估　在躯体功能评估中,最重要的是日常生活能力评估(activities of daily living,ADL),是指日常独立功能所涉及的最基本过程,即完成自我照顾所必需的基本日常生活活动,其注重的活动更倾向于家庭基本日常活动的评估。

评估的方法分为直接观察法和间接评定法。直接观察法由评估者直接观察老年人完成各项活动的状况;间接评定法由护理人员通过谈话或评估量表向被评估者或其家属朋友等了解情况,以此来评估其功能状态。

(1)基本日常生活活动能力(basic ADL,BADL)评估:BADL 指个体为独立生活而每天必须反复进行的、最基本的日常生活活动,维持老年人基本生活所需的自我照顾能力。Barthel 指数是 BADL 目前临床应用最广、研究最多、信度最高的评定量表(表 22-2-1)。评估内容包括生活自理活动和开展功能性活动的能力,如平地走、移位(从床上坐到椅子上)、修饰、洗漱、穿衣、如厕、尿便控制、上下楼梯、沐浴和进食 10 项内容。可通过直接观察或间接询问的方式进行评估,通常最早丧失的是沐浴功能,最后丧失的是进食,恢复则反之。

表 22-2-1　Barthel 指数评定量表

| 项目 | 分数 | 评定标准 | 时间段：<br>日期： | 时间段：<br>日期： | 时间段：<br>日期： | 时间段：<br>日期： | 时间段：<br>日期： |
|------|------|---------|------|------|------|------|------|
| 1. 进食 | 10 | 可独立进食 | 10 | 10 | 10 | 10 | 10 |
| | 5 | 需要部分帮助 | 5 | 5 | 5 | 5 | 5 |
| | 0 | 需极大帮助或完全依赖他人，或留置胃管 | 0 | 0 | 0 | 0 | 0 |
| 2. 洗澡 | 5 | 准备好洗澡水后，可自己独立完成 | 5 | 5 | 5 | 5 | 5 |
| | 0 | 洗澡过程中需他人帮助 | 0 | 0 | 0 | 0 | 0 |
| 3. 修饰 | 5 | 靠自己独立完成洗脸、刷牙、梳头、刮须等 | 5 | 5 | 5 | 5 | 5 |
| | 0 | 需他人帮助 | 0 | 0 | 0 | 0 | 0 |
| 4. 穿衣 | 10 | 可以独立完成穿（脱）衣服，系扣子，拉拉链，穿（脱）鞋袜，系鞋带等 | 10 | 10 | 10 | 10 | 10 |
| | 5 | 需部分帮助 | 5 | 5 | 5 | 5 | 5 |
| | 0 | 需极大帮助或完全依赖他人 | 0 | 0 | 0 | 0 | 0 |
| 5. 大便 | 10 | 可控制大便 | 10 | 10 | 10 | 10 | 10 |
| | 5 | 偶尔失控，或需他人提示 | 5 | 5 | 5 | 5 | 5 |
| | 0 | 完全失控 | 0 | 0 | 0 | 0 | 0 |
| 6. 小便 | 10 | 可控制小便 | 10 | 10 | 10 | 10 | 10 |
| | 5 | 偶尔失控，或需他人提示 | 5 | 5 | 5 | 5 | 5 |
| | 0 | 完全失控，或留置导尿管 | 0 | 0 | 0 | 0 | 0 |
| 7. 如厕 | 10 | 可独立完成去厕所、解开衣裤、擦净、整理衣裤、冲水过程 | 10 | 10 | 10 | 10 | 10 |
| | 5 | 需部分帮助 | 5 | 5 | 5 | 5 | 5 |
| | 0 | 需极大帮助或完全依赖他人 | 0 | 0 | 0 | 0 | 0 |
| 8. 床椅转移 | 15 | 可独立完成床椅转移 | 15 | 15 | 15 | 15 | 15 |
| | 10 | 需部分帮助 | 10 | 10 | 10 | 10 | 10 |
| | 5 | 需极大帮助 | 5 | 5 | 5 | 5 | 5 |
| | 0 | 完全依赖他人 | 0 | 0 | 0 | 0 | 0 |
| 9. 平地行走 | 15 | 可独立在平地上行走 45m | 15 | 15 | 15 | 15 | 15 |
| | 10 | 需部分帮助 | 10 | 10 | 10 | 10 | 10 |
| | 5 | 需极大帮助 | 5 | 5 | 5 | 5 | 5 |
| | 0 | 完全依赖他人 | 0 | 0 | 0 | 0 | 0 |
| 10. 上下楼梯 | 10 | 可独立上下楼梯 | 10 | 10 | 10 | 10 | 10 |
| | 5 | 需部分帮助 | 5 | 5 | 5 | 5 | 5 |
| | 0 | 需极大帮助或完全依赖他人 | 0 | 0 | 0 | 0 | 0 |
| Barthel 指数总分： | | | | | | | |
| 评定者： | | | | | | | |

注：根据患者的实际情况，在每个项目对应的得分上划"√"。

日常生活能力评价:总分为100分,得分越高,独立性越好,依赖性越小。

0～40分为重度依赖(Ⅰ级护理)。

41～60分为中度依赖(Ⅱ级护理)。

61～99分为轻度依赖(Ⅱ级护理或Ⅲ级护理)。

100分为无须依赖(Ⅲ级护理)。

(2)工具性日常生活活动能力(instrumental ADL,IADL)评估:IADL评估更加复杂,表示老年人在家独立生活的能力,包括患者独立服药、处理财物、操持家务、购物、使用公共交通工具和使用电话等能力的评估。如果有IADL应提供相应的生活服务,以尽可能维持老年人独立生活的能力,评估社区老年人IADL多采用Lawton-Brody LADL指数量表(表22-2-2)。结果评价,得分越低失能程度越大,如购物、交通、食物储备、家务、洗衣等五项中有三项以上需要协助即为轻度失能。

表22-2-2 Lawton-Brody IADL指数量表

| 项目 | | 得分 |
|---|---|---|
| 您购物的情况是怎样的 | 3＝能独立完成所有购物需求<br>2＝能独完成小额购买(如日常生活用品)<br>1＝每一次上街购物都需要有人陪伴<br>0＝完全不上街购物 | |
| 您做家务的情况是怎样的 | 4＝能独立做所有家务,或在家务繁重的时候偶尔需要协助<br>3＝能做日常的家务,如洗碗、整理床铺等<br>2＝能做日常的家务,但不能达到可被接受的整洁程度<br>1＝所有家务都需要协助<br>0＝完全不能做家务 | |
| 您处理财务的情况是怎样的 | 2＝能独立处理财务,如制订计划、支付租金、账单、去银行,接收并查询收入<br>1＝能完成日常购买,但与银行往来或大宗买卖需要协助<br>0＝不能处理财务 | |
| 您做饭的情况是怎样的 | 3＝能独立筹划、烹煮并摆好一顿饭菜<br>2＝如果准备好原材料,能做好一顿饭菜<br>1＝能加热饭菜,或虽做好饭菜但不能保证饭菜的质和量<br>0＝完全不能做 | |
| 您外出和使用交通工具的情况是怎样的 | 4＝能独自搭乘公共交通工具,或自己开车、骑车<br>3＝能独自搭乘计程车,但不能搭乘其他公共交通工具<br>2＝能在别人的陪同下搭乘公共交通工具<br>1＝在别人的陪同下只能搭乘计程车或私家汽车<br>0＝不会搭乘交通工具 | |
| 您能使用电话吗 | 3＝能独立使用电话,包括查电话簿、拨号等<br>2＝仅能拨打熟悉的电话号码<br>1＝仅能接听电话,不能拨打电话<br>0＝完全不能使用电话 | |

（续 表）

| 项目 | | 得分 |
|------|------|------|
| 您能自己洗衣服吗 | 2＝能洗所有衣服<br>1＝只能洗小件衣服，如袜子<br>0＝完全依赖他人 | |
| 您能自己服药吗 | 3＝能自己服药，即能在正确的时间，服用正确剂量的药物<br>2＝需要提醒或少量协助<br>1＝如果预先准备好需服用的药物，可自行服用<br>0＝完全依赖他人 | |
| 总分 | | |

（3）高级日常生活活动能力（AADL）评估：AADL 表示老年人高级功能活动，如参与社区、娱乐和职业活动，反映老年人整体健康状态的指标，综合性的日常生活能力 AADL 评估量表是 BADL 和 IADL 评估量表的有效整合与利用，或是躯体功能、语言功能、认知功能和社会活动能力等结合的应用量表。在 ADL 中，需要详细询问患者是否能够独立完成上述任务，还是需要别人的帮助，需要评估患者对辅助设备的使用情况，如手杖或助步器，包括使用辅助设施时间的长短和在什么情况下使用。评估应主要集中在患者的活动能力上。

2. 平衡和步态

（1）改良式 Romberg 方法：用来检测平衡功能。此方法为：先将两足分开与肩同宽站立，若患者可保持平衡，可将两足并拢，甚至将一足往后移动一半的距离，最后将一足足跟与另一足足尖接拢，每一步骤分别评估睁眼与闭眼的平衡性。随着足步的移动，患者保持平衡的难度提高。

（2）"起立-行走"测试法：是最常用于评估步态和平衡功能的方法。具体方法为：让患者坐于直背的椅子上，要求患者尽量不借用扶手而站立，要求患者在站立后能迅速保持静止，然后往前走 5 m，转身走向椅子，再转身坐回原先的椅子上。观察的重点在于坐姿的平衡度、由椅子上站起来的移动状况、走路时的步伐和稳定度及是否能稳定地转 360°。

（3）行走试验：是一种动平衡功能检查法。患者闭眼，向正前方行走 5 步，继之后退 5 步，前后行走 5 次。观察其步态，并计算起点与终点之间的偏差角。偏差角＞90°者，提示两侧前庭功能有显著差异；或患者闭目向前直线行走，迷路病变者偏向前庭功能弱的一侧。此法对平衡功能障碍和平衡功能恢复程度的判断有较大的意义。Fugl-Meyer 平衡量表常用于评估平衡功能，包括 7 个检查项目，每个检查项目都分为 0、1、2 分 3 个级别进行记分，最高分为 14 分，最低分为 0 分，少于 14 分，说明平衡功能有障碍，评分越低表示平衡功能障碍越严重（表 22-2-3）。

（4）Tinetti 步态评估量表：见表 22-2-4。

3. 营养状况　目前临床上提倡应用系统评估法，结合多项营养指标评估患者的营养状况。系统评估法包括营养风险筛查（nutrition risk screening 2002，NRS2002）、简易营养评价法（mininutritional assessment，MNA）等。MNA 是一种专门评价老年人营养状况的方法，已在国外得到广泛应用。但 MNA 的评估项目多，调查较烦琐，而微型营养评定法（short form mininutritional assessment，MNA-SF）因与 MNA 有很好的相关性，

表 22-2-3 Fugl-Meyer 平衡量表

| 内容 | 患者反应 | 评分标准 | 得分 |
|---|---|---|---|
| 1. 无支撑坐位 | 不能保持坐位 | 0 | |
| | 能坐但少于 5 分钟 | 1 | |
| | 能坚持坐位 5 分钟以上 | 2 | |
| 2. 健侧"展翅"反应 | 肩部无外展,肘关节无伸展 | 0 | |
| | 反应减弱 | 1 | |
| | 正常反应 | 2 | |
| 3. 患侧"展翅"反应 | 肩部无外展,肘关节无伸展 | 0 | |
| | 反应减弱 | 1 | |
| | 正常反应 | 2 | |
| 4. 支撑站立 | 不能站立 | 0 | |
| | 他人完全支撑时可站立 | 1 | |
| | 一个人稍给支撑能站立 1 分钟 | 2 | |
| 5. 无支撑站立 | 不能站立 | 0 | |
| | 不能站立 1 分钟或身体摇晃 | 1 | |
| | 能平衡站 1 分钟以上 | 2 | |
| 6. 健侧站立 | 不能维持 1~2 秒钟 | 0 | |
| | 平衡站稳达 4~9 秒钟 | 1 | |
| | 平衡站立超过 10 秒钟 | 2 | |
| 7. 患侧站立 | 不能维持 1~2 秒钟 | 0 | |
| | 平衡站稳达 4~9 秒钟 | 1 | |
| | 平衡站立超过 10 秒钟 | 2 | |
| 总分 | | | |
| 评定者 | | | |
| 评定时间 | | | |

注:最大平衡得分为 14 分。

且敏感度及特异度好、指标容易测量,可作为老年人营养不良的初筛工具。2013 年,《中国老年患者肠外肠内营养支持专家共识》推荐:老年患者使用的营养筛查工具主要为 MNA-SF,住院患者可采用 NRS2002(表 22-2-5)。采用 MNA-SF(表 22-2-6)时应注意:优先选测身体体质指数(body mass index BMI),无法测得

BMI 值时用小腿围代替;营养不良风险患者如需深入评估,需要完成完整版 MNA。

4. 视力评估

(1)视功能评估:视力的检查常用通用国际标准视力表检测,可用于检查远视力,用远距离视力表,在距视力表 5 m 处能看清"1.0"行视标者为正常视力;检查近视力,用

表 22-2-4　Tinetti 步态评估量表

| 内容 ＼ 评分 | | 0 分 | 1 分 | 2 分 |
|---|---|---|---|---|
| 1 起步 | | 有迟疑,或须尝试多次方能启动 | 正常启动 | |
| 2 抬脚高度 | 左脚 | 脚拖地,或抬高>5.08cm | 脚完全离地,但不超过 5.08cm | |
| | 右脚 | 脚拖地,或抬高>5.08cm | 脚完全离地,但不超过 5.08cm | |
| 3 步长 | 左脚 | 跨步脚未超过站立的对侧脚 | 超过站立的对侧脚 | |
| | 右脚 | 跨步脚未超过站立的对侧脚 | 超过站立的对侧脚 | |
| 4 步态对称性 | | 两脚步长不等 | 两脚步长相等 | |
| 5 步态连续性 | | 步伐与步伐之间不连续或中断 | 步伐连续 | |
| 6 走路路径 | | 明显偏离到某一边 | 轻微/中度偏离或使用步行辅助器 | 走直线且不需要步行辅助器 |
| 7 躯干稳定 | | 身体明显摇晃或需使用步行辅助器 | 身体不晃,但行走时膝盖或背部屈曲,或张开双臂 | 不摇晃,不弯曲,不用胳膊,不用步行器 |
| 8 步宽(脚跟距离) | | 脚跟分开(步宽大) | 走路时两脚跟几乎靠在一起 | |

说明:受试者以日常行走速度行走。然后进行观察并记录。满分 12 分,分数越低,步态障碍越明显。

表 22-2-5　NRS2002 评估表

| 患者资料 | |
|---|---|
| 姓名: | 住院号: |
| 性别: | 年龄: |
| 身高(cm): | 体重(kg): |
| 体重指数(BMI): | 白蛋白(g/L): |
| 临床诊断: | |
| **疾病状态** | 得分:_____分 |
| 髋关节骨折、慢性疾病急性发作或有并发症、肝硬化、慢性阻塞性肺疾病、长期血液透析、糖尿病、一般肿瘤患者 | 1 |
| 腹部重大手术、脑卒中、重症肺炎、血液系统肿瘤患者 | 2 |
| 颅脑损伤、骨髓移植、加护患者(APACHE>10 分的 ICU 患者) | 3 |
| **营养状态** | 得分:_____分 |
| 正常营养状态 | 0 |
| 3 个月内体重减轻>5%或食物摄入比正常需要量低 25%～50% | 1 |
| 2 个月内体重减轻>5%或食物摄入比正常需要量低 50%～75% | 2 |
| BMI<18.5[或严重胸腹水、水肿得不到准确 BMI 值时,用白蛋白替代(<30g/L)] | 3 |

（续　表）

| 年龄 | 得分：＿＿＿＿分 |
|---|---|
| ≥70 岁 | 1 |
| 营养风险筛查评估结果 | 营养风险筛查总分＿＿＿＿分 |

处理

总分≥3 分：患者有营养不良的风险，需营养支持治疗

总分≤3 分：若患者将接受重大手术，则每周重新评估其营养状态

执行者：　　　　　　　　　　　　　　　　　　　　时间：

备注：适用对象 18—90 岁，住院 1 天，次日 8 时前未行手术，神志清者。

表 22-2-6　MNA-SF

| 指标 | 分值 | | | |
|---|---|---|---|---|
| 近 3 月体重 | ＞3kg | 不知道 | 1～3kg | 无 |
| 丢失 | 0 分 | 1 分 | 2 分 | 3 分 |
| BMI | ＜19，0 分 | 19～21，1 分 | 21～23，2 分 | ＞23，3 分 |
| 近 3 个月有应激或急性疾病 | 否 | 是 | | |
| | 0 分 | 2 分 | | |
| 活动能力 | 卧床 | 能活动、但不愿意 | 外出活动 | |
| | 0 分 | 1 分 | 2 分 | |
| 精神疾病 | 严重痴呆抑郁 | 轻度痴呆 | 没有 | |
| | 0 分 | 1 分 | 2 分 | |
| 近 3 个月有食欲减退、消化不良、咀嚼吞咽困难等 | 食欲严重减退 | 食欲轻度减退 | 无这些症状 | |
| | 0 分 | 1 分 | 2 分 | |

以上总分共计 14 分。

近距离视力表，在距视力表 33 cm 处能看清"1.0"行视标者为正常视力。

老龄化常常伴随视力损失，这限制了行动能力和日常活动。超过一半的视力受损老年人可以通过无创方法（主要是矫正眼镜）改善视力。白内障在 60 岁以上、70 岁以上人群中的患病率分别为 79%、90%，是导致老年人视力丧失最重要的原因。这些患者可以通过白内障手术完全恢复视力。建议老年人应该在初级保健设施中接受视力障碍常规筛查，并及时获得综合眼部保健。

（2）视力障碍筛查：若平日带老花镜或近视镜，应在佩戴眼镜的情况下评估。

0 分：能看清书报上的标准字体。

1 分：能看清楚大字体，但看不清书报上的标准字体。

2 分：视力有限，看不清报纸大标题，但能辨认物体。

3 分：辨认物体有困难，但眼能跟随物体移动，只能看到光、颜色和形状。

4 分：没有视力，眼不能跟随物体移动。

5. 听力评估　全世界超过 1.8 亿的 65 岁以上老年人患有听力损失，影响了他们理解正常的会话。未经治疗的听力损失会影响沟通，并可能导致社会隔离和自主性丧失，并伴有焦虑、抑郁和认知障碍。尽管老年人听力损失具有重要的个人和社会影响，这一问题仍然面临着诊断和治疗不足。这种常见的

内在能力限制常常可以通过简单的干预措施和调试来有效管理,包括佩戴助听器,环境改造和行为适应。行为适应包括减少背景噪声和使用简单的沟通技巧,如说话清晰。建议及时识别和处理听力损失问题,提供听力筛查和相应的助听设备。目前常用听力障碍筛查进行评估,若平时佩戴助听器,应在佩戴助听器的情况下评估。

0分:可正常交谈,能听到电视、电话、门铃的声音。

1分:在轻声说话或说话距离超过2m时听不清。

2分:正常交流有些困难,需在安静的环境或大声说话才能听到。

3分:讲话者大声说话或说话很慢,才能部分听见。

4分:完全听不见。

6. 吞咽功能

(1)饮水试验:患者取坐位,将听诊器放置于患者剑突与左肋弓之间,嘱患者饮水入口,正常人在8~10秒钟后可听到喷射性杂音。如有食管梗阻或运动障碍,则听不到声音或延迟出现,梗阻严重者甚至可将水呕出。

(2)洼田饮水试验:是日本学者洼田提出的,分级明确清楚,操作简单,利于选择有治疗适应证的患者(表22-2-7)。可以预测患者是否发生误吸,但准确率为64.3%,并不高。

表 22-2-7　洼田饮水试验分级

| 等级 | 标准 | 初级评定 | | | 中期评定 | | | 末期评定 | | |
|---|---|---|---|---|---|---|---|---|---|---|
| | | 年 | 月 | 日 | 年 | 月 | 日 | 年 | 月 | 日 |
| 1级 | 能够顺利1次咽下(5秒之内正常) | | | | | | | | | |
| 2级 | 分2次以上,能够不呛的咽下(2.5秒以上可疑1级或2级) | | | | | | | | | |
| 3级 | 能1次咽下,但有呛咳(异常) | | | | | | | | | |
| 4级 | 分2次以上咽下,也有呛咳(异常) | | | | | | | | | |
| 5级 | 全量咽下困难,频繁呛咳(异常) | | | | | | | | | |
| 评　级: | | | | | | | | | | |
| 评定者: | | | | | | | | | | |

备注:患者端坐,喝下30ml温开水,观察所需时间和呛咳情况。

评价:治愈,吞咽障碍消失,饮水试验评定为1级;有效,吞咽障碍明显改善,饮水试验评定为2级;无效,吞咽障碍改善不明显,饮水试验评定为3级以上。

### 三、精神心理评估

精神心理评估主要包括认知功能评估、谵妄评估、情绪和情感等的评估。有效筛查认知功能障碍的工具,包括画钟试验(clock drawing test,CDT)、简易智能评估量表(mini-mental status examination,MMSE)。在痴呆和谵妄的评估中进行认知功能的评估是一种非常重要且十分有效的方法:对于谵妄评估,《美国精神病协会指南》建议采用意识障碍评估法。情绪和情感的评估包括抑郁的评估和焦虑的评估。

1. 画钟试验(clock drawing test,CDT)

是一复杂的行为活动,除了空间构造技巧外,尚需很多知识功能参与,涉及记忆、注意、抽象思维、设计、布局安排、运用、数字、计算、时间和空间定向概念、运作的顺序等多种认知功能。操作更简单、省时,只需要一支笔和一张白纸,要求老年人画一个钟,并标出指定的时间。

(1)方法:要求老年人在白纸上画一圆形的时钟表盘,并把表示时间的数字写在正确的位置,在表盘上用时针和分针标出指定的时间(如 7 点 20 分)。

(2)记分:画钟试验有多种评定方法,以 0~4 分法简单、敏感、易行。画一封闭的圆 1 分;数字位置正确 1 分;12 个数目字无遗漏 1 分;分针和时针位置正确 1 分。4 分为认知功能正常,3～0 分为轻、中和重度的认知功能障碍,其严重程度和 MMSE 计分一致性好,如 CDT 0 = MMSE 3～5,CDT 1＝ MMSE 14,CDT 2 = MMSE 19～20,CDT 3＝MMSE 23～24,CDT 4＝ MMSE 30。

2. 简易智能评估量表(mini-mental status examination,MMSE) 包括定向力(10 分)、执行功能(3 分)、注意力和计算力(5 分)、回忆能力(3 分)和语言(9 分)5 个认知域共 30 分的内容(表 22-2-8)。

表 22-2-8 简易智能精神状态检查量表

| | | | | |
|---|---|---|---|---|
| 定向力(10 分) | 1. 现在是(5 分) | 星期几 | 1 分 | |
| | | 几号 | 1 分 | |
| | | 几月 | 1 分 | |
| | | 什么季节 | 1 分 | |
| | | 哪一年 | 1 分 | |
| | 2. 我们现在在哪里(5 分) | 省市 | 1 分 | |
| | | 区或县 | 1 分 | |
| | | 街道或乡 | 1 分 | |
| | | 什么地方 | 1 分 | |
| | | 第几层楼 | 1 分 | |
| 即刻记忆力(3 分) | 3. 现在我要说三种东西,在我说完后,请您重复说一遍,请您记住这三样东西,因为几分钟后要再问您的(3 分) | 皮球 | 1 分 | |
| | | 国旗 | 1 分 | |
| | | 树木 | 1 分 | |
| 注意力和计算力(5 分) | 4. 请您算一算 100－7＝? 连续减 5 次。(若错了,但下一个答案正确,只记一次错误)(5 分) | 93 | 1 分 | |
| | | 86 | 1 分 | |
| | | 79 | 1 分 | |
| | | 72 | 1 分 | |
| | | 65 | 1 分 | |
| 回忆能力(3 分) | 5. 请您说出我刚才告诉您让你记住的那些东西(3 分) | 皮球 | 1 分 | |
| | | 国旗 | 1 分 | |
| | | 树木 | 1 分 | |

（续 表）

| | | | |
|---|---|---|---|
| 语言能力（9分） | 6. 命名能力（2分） | 出示手表，问这个是什么东西 | 1分 | |
| | | 出示钢笔，问这个是什么东西 | 1分 | |
| | 7. 复述能力（1分） | 我现在说一句话，请跟我清楚地重复一遍（四十四只石狮子） | 1分 | |
| | 8. 阅读能力（1分） | （闭上您的眼）请您念念这句话，并按上面意思去做 | 1分 | |
| | 9. 三步命令（3分）我给您一张纸请您按我说的去做，现在开始 | 用右手拿着这张纸 | 1分 | |
| | | 用两只手将它对折起来 | 1分 | |
| | | 放在您的左腿上 | 1分 | |
| | 10. 书写能力（1分） | 要求受试者自己写一句完整的句子（句子必须有主语、动词，有意义） | 1分 | |
| | 11. 结构能力（1分） | （出示图案）请您照上面图案画下来！ | 1分 | |

**评估总分**

注：总分30分，分数值与受教育程度有关，文盲≤17分，小学程度≤20分，中学或以上程度≤24分为有认知功能缺陷，以上为正常，13～23分为轻度痴呆，5～12分为中度痴呆，＜5分为重度痴呆。

判定标准：最高得分为30分，分数在27～30分为正常，分数＜27分为认知功能障碍。痴呆严重程度分级方法：轻度 MMSE＞21分；中度 MMSE 10～20分；重度 MMSE≤9分。

3. 抑郁评估 老年人因常伴随慢性疼痛、合并有多种慢性内科疾病（如糖尿病、心血管病、胃肠疾病）、存在各种难以解释的躯体症状，或者近期合并有明显的心理社会应激事件，临床上往往合并有老年抑郁症。量表评估在筛查或评估老年抑郁症状的严重程度方面起着非常重要的作用。老年抑郁的初筛尤其是门诊或社区患者可采用4个问题（geriatric depression scale-4，GDS-4）。若满足两项问题，则可进一步行临床评估，尤其是精神检查，必要时建议到专科进一步诊治。老年抑郁量表（geriatric depression scale-15，GDS-15）是专为老年人设计的抑郁自评筛查表，可用于社区服务中心或养老机构。

4. 谵妄评估 《美国精神病协会指南》建议采用意识障碍评估法，该方法简洁、有效，诊断的敏感度和特异度均较高。目前尚无专门用于筛查老年焦虑的自评量表。焦虑抑郁量表评估时应注意：量表可用口述或书面回答两种方式检查，严重痴呆或失语患者不适宜本量表。

## 四、社会评估

主要是对老年人社会适应能力、社会关系网或社会支持、社会服务的利用、经济状况、特殊需要、角色和文化背景等方面的评估，其次还包括老年受虐等的评估，所有这些评估都有可能有益于管理计划的制订。在社会评估中，社会工作者应发挥重要的作用，应高度重视患者的个人价值观、精神寄托和临终护理愿望（如遗嘱）等问题，在任何情况下，都应尊重患者的文化和宗教信仰问题。老年受虐待评估主要从老年人是否被遗弃、被忽视或受不公正待遇及身心是否受虐待等方面进行评估。

## 五、环境评估

环境评估是对老年人生存的物理环境、社会环境、精神环境和文化环境等方面的评估。在对物理环境的评估中,老年人的居家安全评估是最为主要的,常用家庭危险因素评估工具(home fall hazards assessments,HFHA)进行环境评估,HFHA 对预防老年人的跌倒和其他意外事件的发生具有极为重要的意义。

## 六、生活质量评估

生活质量评估是对老年人生活质量的综合评估,对衡量老年人的幸福度具有一定的意义。老年人在生理功能、健康状况、经济状况、社会支持、信仰体系、文化和种族背景、价值观及个人喜好方面都有非常大的差异,老年医学科医护工作者应该充分考虑到这些问题,以便对老年人做出综合的评价,做好生活质量评估有利于老年人的健康管理和疾病管理。目前生活质量评估最常用的工具是"36项健康调查简表"(short form-36 health survey,SF-36)(表 22-2-9)。此外,也有学者应用生活满意度指数量表(LSI)、老年幸福度量表(MUNSH)、诺丁汉健康量表、世界卫生组织生存质量测定量表(WHOQOL-100)和欧洲五维健康量表(EQ-5D)等进行老年生活质量评估。

### 表 22-2-9 健康状况调查简表(SF-36)

下面的问题是询问您对自己健康状况的看法、您的感觉如何及您进行日常活动的能力如何。请选出最符合您情况的答案。

1. 总体来讲,您的健康状况是: ( )

| 1. 非常好 | 2. 很好 | 3. 好 | 4. 一般 | 5. 差 |
|---|---|---|---|---|

2. 跟一年前相比,您觉得现在的健康状况是: ( )

| 1. 好多了 | 2. 好一些 | 3. 差不多 | 4. 差一些 | 5. 差多了 |
|---|---|---|---|---|

以下这些问题都与日常活动有关。您的健康状况是否限制了这些活动?如果有限制,程度如何?

3. 重体力活动能够(如跑步、举重物、激烈运动等) ( )

| 1. 有很多限制 | 2. 有一点限制 | 3. 根本没限制 |
|---|---|---|

4. 适度活动(如移桌子、扫地、做操等) ( )

| 1. 有很多限制 | 2. 有一点限制 | 3. 根本没限制 |
|---|---|---|

5. 手提日杂用品(如买菜、购物等) ( )

| 1. 有很多限制 | 2. 有一点限制 | 3. 根本没限制 |
|---|---|---|

6. 上几层楼梯 ( )

| 1. 有很多限制 | 2. 有一点限制 | 3. 根本没限制 |
|---|---|---|

7. 上一层楼梯 　　　　　　　　　　　　　　　　　　　　　　（　　）

| 1. 有很多限制 | 2. 有一点限制 | 3. 根本没限制 |
|---|---|---|

8. 弯腰、屈膝、下蹲 　　　　　　　　　　　　　　　　　　　　（　　）

| 1. 有很多限制 | 2. 有一点限制 | 3. 根本没限制 |
|---|---|---|

9. 步行 1500 米左右的路程 　　　　　　　　　　　　　　　　　（　　）

| 1. 有很多限制 | 2. 有一点限制 | 3. 根本没限制 |
|---|---|---|

10. 步行 800 米左右的路程 　　　　　　　　　　　　　　　　　（　　）

| 1. 有很多限制 | 2. 有一点限制 | 3. 根本没限制 |
|---|---|---|

11. 步行约 100 米的路程 　　　　　　　　　　　　　　　　　　（　　）

| 1. 有很多限制 | 2. 有一点限制 | 3. 根本没限制 |
|---|---|---|

12. 自己洗澡、穿衣 　　　　　　　　　　　　　　　　　　　　（　　）

| 1. 有很多限制 | 2. 有一点限制 | 3. 根本没限制 |
|---|---|---|

在过去四个星期里,您的工作和日常活动有没有因为身体健康的原因而出现以下这些问题?

13. 减少了工作或其他活动的时间 　　　　　　　　　　　　　　（　　）

| 1. 有 | 2. 没有 |
|---|---|

14. 本来想要做的事情只能完成一部分 　　　　　　　　　　　　（　　）

| 1. 有 | 2. 没有 |
|---|---|

15. 想要做的工作或活动的种类受到限制 　　　　　　　　　　　（　　）

| 1. 有 | 2. 没有 |
|---|---|

16. 完成工作或其他活动有困难(如需要额外的努力) 　　　　　　（　　）

| 1. 有 | 2. 没有 |
|---|---|

17. 减少了工作或其他活动的时间 　　　　　　　　　　　　　　（　　）

| 1. 有 | 2. 没有 |
|---|---|

18. 本来想要做的事情只能完成一部分　　　　　　　　　　　　　　　　　（　　　）

| 1. 有 | 2. 没有 |
|---|---|

19. 做工作或者其他活动不如平时仔细　　　　　　　　　　　　　　　　　（　　　）

| 1. 有 | 2. 没有 |
|---|---|

20. 在过去四个星期里,您的身体健康或情绪不好在多大程度上影响了您与家人、朋友、邻居或集体的正常社交活动?　　　　　　　　　　　　　　　　　　　　　　　　　　　　　　　　（　　　）

| 1. 根本没有影响 | 2. 很少有影响 | 3. 有中度影响 | 4. 有较大影响 | 5. 有极大影响 |
|---|---|---|---|---|

21. 在过去四个星期里,您有身体上的疼痛吗?　　　　　　　　　　　　　（　　　）

| 1. 根本没有 | 2. 有,很轻微 | 3. 有,轻微 | 4. 有,中度 | 5. 有,严重的 | 6. 有,很严重 |
|---|---|---|---|---|---|

22. 在过去四个星期里,身体上的疼痛影响您的正常工作吗(包括上班工作和家务活动)?　　　（　　　）

| 1. 根本没有影响 | 2. 很少有影响 | 3. 有中度影响 | 4. 有较大影响 | 5. 有极大影响 |
|---|---|---|---|---|

以下这些问题有关过去一个月里您的感觉如何以及您的情况如何?

23. 您觉得生活充实吗?　　　　　　　　　　　　　　　　　　　　　　　（　　　）

| 1. 所有时间 | 2. 大部分时间 | 3. 比较多时间 | 4. 一部分时间 | 5. 小部分时间 | 6. 没有 |
|---|---|---|---|---|---|

24. 您是一个精神紧张的人吗?　　　　　　　　　　　　　　　　　　　　（　　　）

| 1. 所有时间 | 2. 大部分时间 | 3. 比较多时间 | 4. 一部分时间 | 5. 小部分时间 | 6. 没有 |
|---|---|---|---|---|---|

25. 您感到垂头丧气,什么事都不能使您振作起来吗?　　　　　　　　　　（　　　）

| 1. 所有时间 | 2. 大部分时间 | 3. 比较多时间 | 4. 一部分时间 | 5. 小部分时间 | 6. 没有 |
|---|---|---|---|---|---|

26. 您觉得平静吗?　　　　　　　　　　　　　　　　　　　　　　　　　（　　　）

| 1. 所有时间 | 2. 大部分时间 | 3. 比较多时间 | 4. 一部分时间 | 5. 小部分时间 | 6. 没有 |
|---|---|---|---|---|---|

27. 您精力充沛吗?　　　　　　　　　　　　　　　　　　　　　　　　　（　　　）

| 1. 所有时间 | 2. 大部分时间 | 3. 比较多时间 | 4. 一部分时间 | 5. 小部分时间 | 6. 没有 |
|---|---|---|---|---|---|

28. 您的情绪低落吗?　　　　　　　　　　　　　　　　　　　　　　　　（　　　）

| 1. 所有时间 | 2. 大部分时间 | 3. 比较多时间 | 4. 一部分时间 | 5. 小部分时间 | 6. 没有 |
|---|---|---|---|---|---|

29. 您觉得筋疲力尽吗？ （ ）

| 1. 所有时间 | 2. 大部分时间 | 3. 比较多时间 | 4. 一部分时间 | 5. 小部分时间 | 6. 没有 |
| --- | --- | --- | --- | --- | --- |

30. 您是个快乐的人吗？ （ ）

| 1. 所有时间 | 2. 大部分时间 | 3. 比较多时间 | 4. 一部分时间 | 5. 小部分时间 | 6. 没有 |
| --- | --- | --- | --- | --- | --- |

31. 您觉得厌烦吗？ （ ）

| 1. 所有时间 | 2. 大部分时间 | 3. 比较多时间 | 4. 一部分时间 | 5. 小部分时间 | 6. 没有 |
| --- | --- | --- | --- | --- | --- |

32. 您的健康限制了您的社交活动(如走亲访友)吗？ （ ）

| 1. 所有时间 | 2. 大部分时间 | 3. 比较多时间 | 4. 一部分时间 | 5. 小部分时间 | 6. 没有 |
| --- | --- | --- | --- | --- | --- |

33. 请对下面的每一句话,选出最符合您的情况的答案:我好像比别人容易生病？ （ ）

| 1. 绝对正确 | 2. 大部分正确 | 3. 不能肯定 | 4. 大部分错误 | 5. 绝对错误 |
| --- | --- | --- | --- | --- |

34. 请对下面的每一句话,选出最符合您的情况的答案:我跟我认识的人一样健康 （ ）

| 1. 绝对正确 | 2. 大部分正确 | 3. 不能肯定 | 4. 大部分错误 | 5. 绝对错误 |
| --- | --- | --- | --- | --- |

35. 请对下面的每一句话,选出最符合您的情况的答案:我认为我的健康状况在变坏 （ ）

| 1. 绝对正确 | 2. 大部分正确 | 3. 不能肯定 | 4. 大部分错误 | 5. 绝对错误 |
| --- | --- | --- | --- | --- |

36. 请对下面的每一句话,选出最符合您的情况的答案:我的健康状况非常好 （ ）

| 1. 绝对正确 | 2. 大部分正确 | 3. 不能肯定 | 4. 大部分错误 | 5. 绝对错误 |
| --- | --- | --- | --- | --- |

## 七、常见老年综合征或问题的评估

常见的老年综合征有跌倒、痴呆、尿失禁、晕厥、谵妄、帕金森综合征、失眠、抑郁、慢性疼痛和多重用药等。常见的老年问题有压力性损伤、便秘、肺栓塞、吸入性肺炎、深静脉血栓、肢体残疾和临终关怀等。对上述综合征或问题的评估就是要利用老年综合评估的方法,通过多学科整合管理团队的协调,共同为患者制订综合的诊疗、康复和照护计划,尽可能减少老年残疾的发生,最大程度提高老年人的生命质量。

1. 跌倒评估 Morse 跌倒评估量表(表

22-2-10)是一个专门用于评估住院老年患者跌倒风险的量表。评估注意事项有询问跌倒史时,患者不愿叙述、合并认知功能障碍、精神障碍者,应询问与患者长期一起生活的家属或照护者;询问现病史和既往史时,可按照老年常见系统疾病询问,或通过查阅患者病案,了解疾病和用药史;行走辅具的使用,可通过观察和询问结合的方式进行了解。

2. 共病评估 共病是指老年人同时存在 2 种或 2 种以上慢性疾病。因老年累积疾病评估量表可对各系统疾病的类型和级别进行评估,对共病评估更加完善,应用较多,推荐使用。

表 22-2-10　Morse 跌倒评估量表

| 项目 | 评分标准 | 分值 |
| --- | --- | --- |
| 跌倒史 | 无 | 0 |
| | 有 | 25 |
| 超过一个疾病诊断 | 无 | 0 |
| | 有 | 15 |
| 使用助行器具 | 没有需要/卧床休息/坐轮椅/护士帮助 | 0 |
| | 拐杖/手杖/助行器 | 15 |
| | 依扶家具 | 30 |
| 静脉输液 | 否 | 0 |
| | 是 | 20 |
| 步态 | 正常/卧床休息/轮椅 | 0 |
| | 虚弱 | 10 |
| | 受损 | 20 |
| 精神状态 | 正确评估自我能力 | 0 |
| | 高估/忘记限制 | 15 |

注:<25 分为跌倒低风险,25~45 分为跌倒中风险,>45 分为跌倒高风险。

3. 多重用药评估　多重用药的诊断标准目前尚未达成共识,当前临床应用最为广泛的标准通常是将"应用 5 种及以上药品"视为多重用药。推荐使用 2015 年美国老年医学会发布的《老年人不恰当用药 Beers 标准》和我国《老年人不恰当用药目录》,评估老年人潜在的不恰当用药。

4. 睡眠障碍评估　老年人睡眠障碍的评估方法主要包括临床评估、量表评估等。临床评估包括具体的失眠表现形式、作息规律、与睡眠相关的症状及失眠对日间功能的影响、用药史及可能存在的物质依赖情况,进行体格检查和精神心理状态评估等。量表评估推荐匹兹堡睡眠质量指数量表。

5. 尿失禁评估　采用国际尿失禁咨询委员会尿失禁问卷简表评估尿失禁的发生率和尿失禁对患者的影响程度。

6. 压力性损伤评估　内容主要分为量表评估和皮肤状况评估两个方面。国内外《压力性损伤预防指南》推荐使用 Braden 量表作为压力性损伤危险的量表评估和识别工具,它是全球应用最广泛的压力性损伤评估量表,可用于老年科。压力性损伤危险的皮肤状况评估内容包括:指压变白反应,局部热感、水肿和硬结,关注局部有无疼痛。

# 第三节　老年综合征的管理模式建议

针对所有符合综合评估实施条件的老年人,建议常规开展信息化、便于随访的老年综合评估工作。根据所在环境的不同、评估人员资质的不同、评估目的的不同、评估时间的不同选用对应的评估工具。

根据上述的老年综合评估结果,采用相应的老年综合征管理策略。

1. 对于评估结果提示躯体活动能力良

好、无焦虑和抑郁、营养状况良好、认知功能正常，非衰弱、无肌少症的老年人，建议可进入传统的老年慢病管理模式，或者单科会诊模式。

2. 对于老年综合评估结果提示合并有跌倒高风险、躯体活动能力明显下降，合并有焦虑抑郁、谵妄、营养不良、认知功能减退，尿便失禁，衰弱或肌少症的老年综合征高危人群，建议启动多学科团队管理模式。老年多学科团队管理模式是在传统医学诊治基础上，以老年科医师、营养师、精神卫生科医师、护师、康复师或相关专科医师等组成的多学科团队为支撑，以老年综合评估工具为手段，不定期地对老年患者疾病、功能状态进行全面评估，制订出贯穿住院和出院后，全面又个体化的老年病治疗新模式。多学科团队管理流程见图22-3-1。

3. 对于老年综合评估结果提示的高危人群，但考虑由于某种急性疾病引起老年综合征加剧，专家建议进一步行专科诊治解决急性病问题。

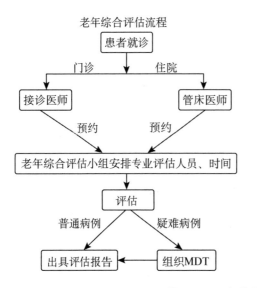

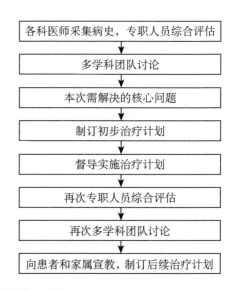

**图 22-3-1 多学科团队管理流程**

4. 合并老年综合征的老年人经多学科团队处理后，症状加剧、功能恶化、考虑由系统疾病状态加剧引起的，专家也建议转专科进一步处理急性事件。

5. 专家建议老年综合评估需要根据患者诊疗地点及评估目的的不同，选用相应的评估工具。如针对综合医院门诊或社区服务中心，考虑到需要快速获得老年综合评估的初筛结果，可采用简化版的评估量表或简单问卷。如询问患者快步走、穿衣、购物、洗澡、干家务活有无障碍，初步判定是否存在生活活动能力障碍；询问体重是否减轻、计算BMI初步判断营养问题；采用 FRAIL 问卷

评估衰弱；询问有无漏尿或便秘，初步判断是否存在尿便问题；测量步速、握力和小腿围初筛肌少症；嘱患者记住 3 个单词，1分钟后再次询问，初步判断认知问题等。

6. 专家建议老年综合评估作为老年科必备的核心技术之一，应该在患者入院后，住院诊疗过程中、出院随访工作中常规开展，社区服务中心也应该常规开展老年综合评估初筛工作，中长期照护机构和居家养老的老年人可将其作为医养护一体化管理模式中重要的组成部分。

老年综合评估是老年医学的一项重要的新技能，而我国老年综合评估的开展正处于

起步和摸索阶段,在技术指导规范、老年综合
评估信息系统研发及老年综合评估门诊建立

等领域仍需进一步探索。

(程代玉　程　鹏　彭　聪　龚文平)

## 参 考 文 献

［1］　陈旭娇,等.中国老年综合评估技术应用专家
　　　共识［J/CD］,中华老年病研究电子杂志,
　　　2017,4(2):1-6.

［2］　宋岳涛.老年综合评估(2 版)［M］.北京:中国
　　　协和医科大学出版社,2019.

［3］　吴欣娟.老年专科护理［M］.北京:人民卫生出
　　　版社,2019.

［4］　王丽芹,等.老年专科护士临床实用手册［M］.
　　　北京:科学出版社,2019.

# 第23章
# 老年医学科血栓管理

## 第一节 概　述

　　静脉血栓栓塞症（venous thromboembolism，VTE）是指血液在静脉内不正常的凝结，使血管完全或不完全阻塞，属静脉回流障碍性疾病。VTE已成为继缺血性心脏病、卒中后重要的血栓类疾病，是患者围术期死亡及医院内非预期死亡的重要原因，每年全世界受影响人数超百万，已成为全球重要的公共卫生问题。

　　VTE包括深静脉血栓形成（deep vein thrombosis，DVT）和肺栓塞（pulmonary embolism，PE），是同一疾病在不同阶段、不同部位的两种表现形式。深静脉血栓形成（DVT）如果治疗不及时会导致血栓形成后综合征，造成血液回流不畅，破坏血管内部结构，常见临床症状包括疼痛、肿胀、麻木、慢性炎症和腿部溃疡。肺栓塞（PE）是指下肢的血栓脱落，随着血液循环流到肺动脉，堵塞肺动脉，造成患者无法正常呼吸，如果血栓足够大会造成患者无法呼吸而死亡，一旦发病抢救时间很短。

　　VTE是一种具有严重危害但可预防的疾病，老年患者是VTE高危人群，研究显示，高龄VTE患者（即年龄≥65岁）患病率显著增加，且随年龄增长而持续升高。老年人身体各项功能逐渐退化、新陈代谢逐渐减慢、身体活动能力下降，且常常多种疾病共存，病情较重。越来越多的老年人因心脑血管疾病、骨折等疾病突然卧床不起。长期卧床患者常常伴有血流动力学异常，更容易发生静脉血栓栓塞症，对患者造成严重不利的影响，使患者病情加重，不仅会延长住院时间，还可能引发致命性肺栓塞，值得重视。

## 第二节　静脉血栓栓塞症的临床表现

　　静脉血栓栓塞症随发生部位和程度不同，临床表现也不同。

　　1. 肢体浅静脉血栓　局部有疼痛、红肿和压痛，急性炎症反复发作后，病变静脉可闭塞或呈条索状，常见于下肢的大小隐静脉及其属支。

　　2. 下肢深静脉血栓的形成　包括小腿肌间静脉丛血栓形成和髂骨静脉血栓形成。前者可表现为小腿疼痛、压痛及轻度水肿；后者起病急、有发热、局部呈持续性疼痛伴压痛、受累静脉呈条索状、下肢肿胀明显、皮肤张紧发亮、胫后动脉搏动消失。

　　3. 肺动脉栓塞　是VTE最严重的表现。临床症状轻重主要取决于血管堵塞的多少、发生速度和心肺的基础状态，轻者仅累及2～3个肺段，可无任何症状；重者可累及15～16个肺段，可发生休克和猝死。

# 第三节 老年静脉血栓栓塞症的危险因素

静脉血流缓慢、血液高凝状态、静脉内膜损伤是老年患者静脉血栓栓塞症的重要危险因素。

1. 静脉血流缓慢 老年患者存在静脉瓣功能减退、静脉血管硬化、肌肉萎缩、肌力下降,这些问题均可导致下肢血液流速减缓;并且老年患者活动减少,且因疾病患者卧床时间增多,从而减弱了静脉回流的肌肉弹力作用,使静脉血流缓慢;不良生活习惯,长期高脂肪、高胆固醇饮食可使血脂升高,久而久之,血管壁易堆积脂质,血液变黏稠,血流速度变慢;静脉血流缓慢易造成血栓形成,诱发老年静脉血栓栓塞症。

2. 血液高凝状态 老年患者下肢静脉回流速度、血液黏滞度、血管内皮细胞中血栓形成因子、血管性血友病因子都会随年龄增加而增多。此外,抗血栓形成因子、肝素等抗凝物质含量降低,纤溶酶原激活剂抑制药-1的浓度增高,均导致老年人凝血-抗凝系统不平衡,易发生静脉血栓;在某些病理情况下

(如骨折、外伤、手术)组织损伤造成大量凝血活酶进入血液循环;红细胞增多症,脱水,血浆蛋白异常和大静脉插管输注高渗营养液均可造成血液浓缩;胰、肺、卵巢恶性肿瘤及白血病本身促使血小板破坏,释放凝血因子,均可促使血栓形成;患者因某些手术应用止血药,致使血液黏稠度改变,导致血液凝固性增高,或因失血,术前、术中输入了库存血,其血小板黏附性大,血液黏稠度高,也是血栓形成的原因。

3. 静脉内膜损伤 老年患者静脉发生老化,主要表现为内膜粗糙、静脉瓣萎缩,容易在瓣膜下方静脉窦处发生血小板黏附,形成血栓;紊乱的激素水平及受损的静脉内膜,也易导致老年人血栓形成;外伤或手术导致血管内膜损伤,损伤处的血管有血流经过时形成逆流,导致血流流动缓慢,血液的凝血因子在损伤处滞留形成血栓,在肢体发生移动或者运动时,栓子掉落跟随血液流动到达狭窄处阻塞血管,诱发老年静脉血栓症。

# 第四节 老年医学科血栓管理流程

住院的老年患者其活动度差,并发症多,住院周期长,血液循环较弱,预防 VTE 尤为重要。VTE 是可防可治的,针对 VTE 危险因素,主动采取恰当的预防措施,可减少或避免发生 VTE;对于已经发生的 VTE 要进行正确的评估,采取恰当的治疗措施,降低死亡率和致残率。为推进医院 VTE 防治管理的标准化和规范化,实现 VTE 的早期预防和精准治疗,在院领导的带领下,医务部、护理部、信息科及其他相关科室的共同参与下,老年医学科开展 VTE 风险评估、危险因素及疾病早期筛查、VTE 综合预防、VTE 规范化治疗等工作,以降低老年患者 VTE 发生率,

降低医疗风险,保障患者安全。

## 一、制定和完善管理制度及 VTE 防治工作手册,规范 VTE 临床管理

科室成立 VTE 管理小组,科主任作为第一负责人负责科室 VTE 防控管理的各项工作,临床经验丰富的医师和护士参与 VTE 管理。对科室发生的 VTE 病例及 VTE 防控环节进行监测,采取有效措施,降低科室 VTE 发病率;发生 VTE 时,及时采取治疗措施,将危害降到最低,24 小时内填写院内 VTE 事件上报单,报送医务部及护理部,并组织分析;定期对医护人员进行

VTE 防治知识培训；每月对科室人员落实 VTE 防治工作进行抽查、考核和持续改进。制订 VTE 防治工作手册，内容包括患者 VTE 风险评估、出血风险评估、VTE 预防护理工作流程（图 23-4-1）、预防实施、质量监控等。

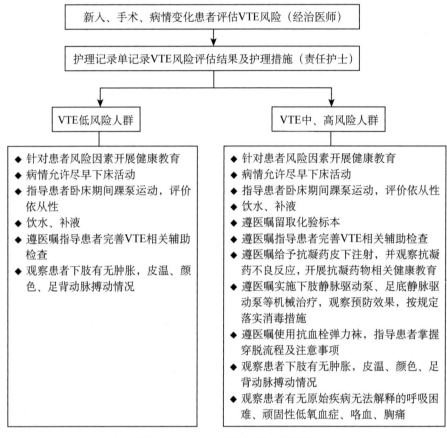

图 23-4-1　VTE 预防护理工作流程

## 二、实施规范化、标准化的 VTE 防治

1. **VTE 风险评估**　准确而及时的 VTE 风险评估，对中、高风险的患者进行早期干预是 VTE 防治的关键步骤。VTE 风险评估是动态过程，覆盖患者入院、转科、病情变化、出院全过程。所有患者入院时均需进行 VTE 风险评估，对所有需要进行 VTE 预防的患者均进行出血风险和其他可能影响预防因素的评估。在充分评估 VTE 风险和出血风险的基础上，选择个性化预防措施，并根据动态评估结果调整预防策略。

（1）VTE 风险评估范围：评估覆盖所有新入院患者。

（2）评估工具

①手术患者采用基于 Caprini 模型评分表（表 23-4-1）。

②非手术患者采用 Padua 评分表（表 23-4-2）。

（3）评估时限

①患者入院后 24 小时内完成首次 VTE 风险评估，并根据风险等级实施相应预防措施。

表 23-4-1　手术及有创操作患者 VTE 风险评估

科室：　　　姓名：　　　年龄：

床号：　　　住院号：　　　临床诊断：

| 高危评分 | 项目名称 |
|---|---|
| 1 分/项 | 年龄 41—60（岁）<br>小手术<br>体质指数（BMI＞25kg/m²）<br>下肢水肿<br>静脉曲张<br>妊娠或产后<br>有不明原因的或者习惯性流产<br>口服避孕药或激素替代治疗<br>感染中毒症（＜1 个月）<br>严重肺部疾病,含肺炎（1 个月内）<br>肺功能异常,COPD<br>急性心肌梗死<br>充血性心力衰竭（1 个月内）<br>炎症性肠病史<br>卧床患者 |
| 2 分/项 | 年龄 61—74（岁）<br>关节镜手术<br>大型开放手术（＞45 分钟）<br>腹腔镜手术（＞45 分钟）<br>恶性肿瘤<br>卧床＞72 小时<br>石膏固定<br>中央静脉通路 |
| 3 分/项 | 年龄≥75（岁）<br>VTE 史<br>VTE 家族史<br>凝血因子 V Leiden 突变<br>凝血酶原 G20210A 突变<br>狼疮抗凝物阳性<br>抗心磷脂抗体阳性<br>血清同型半胱氨酸酶升高<br>肝素诱导的血小板减少症<br>其他先天性或获得性血栓形成倾向 |
| 5 分/项 | 脑卒中（1 个月内）<br>择期关节置换术<br>髋、骨盆或下肢骨折<br>急性脊髓损伤（1 个月内） |
| 合计评分 | 评估人员及时间 |

注：该评分表基于 Caprini 评分修改,评分 1～2 分为 VTE 低危患者,评分 3～4 为 VTE 中危患者,评分 5 分为高危患者。

表 23-4-2　非手术患者 VTE 风险评估

科室：　　　姓名：　　　年龄：　　　性别：

床号：　　　住院号：　　　临床诊断：

| 高危评分 | 项目名称 | 得分 |
|---|---|---|
| 1 分/项 | 年龄≥70 岁<br>心脏和（或）呼吸衰竭<br>急性心肌梗死和（或）缺血性脑卒中<br>急性感染和（或）风湿性疾病<br>肥胖（体质指数≥30kg/m²）<br>正在进行激素治疗 | |
| 2 分/项 | 近期（≤1 个月）创伤或外科手术 | |
| 3 分/项 | 活动性恶性肿瘤,患者先前有局部或远端转移和（或）6 个月内接受过化疗和放疗<br>既往静脉血栓栓塞症<br>制动,患者身体原因或遵医嘱需卧床休息至少 3 天<br>有血栓形成倾向,抗凝血酶缺陷症,蛋白 C 或 S 缺乏,凝血因子 V Leiden、凝血酶原 G20210A 突变,抗磷脂抗体综合征 | |
| 合计评分 | 评估人员及时间 | |

注：≥4 分为静脉血栓栓塞症风险患者。

②手术患者（含介入手术）术后 6 小时内、转科患者转入 6 小时内应进行再次评估。外科手术后直接转入 ICU 的患者,由手术医师完成术后评估。转出 ICU 时如无特殊病情变化可以不用再次评估。

③住院患者病情变化时应随时再评估。

（4）VTE 风险评估执行：由经治医师负责具体实施患者 VTE 风险综合评估,得到 VTE 风险评估结果,综合评估结果和患者病情,下达预防措施医嘱,护士执行。

（5）评估后处理：患者完成风险评估后,应根据结果选择合适的处理方式并开具医嘱。基本预防措施：加强健康宣教；注意活动;避免脱水;药物预防;机械预防;药物包括阿司匹林、低分子肝素、低剂量普通肝素、华法林、新型口服抗凝药等。对长期接受药物预防的患者,应动态评估预防效果和潜在的出血风险。机械预防措施:包括间歇性充气加压泵、逐级加压弹力袜和静脉足泵。

（6）VTE 风险评估记录与归档

①首次评估结果要记录在入院记录中,预防措施记录在首次病程记录诊疗计划中。

②术后评估结果及预防措施记录在术后首次病程记录中。

③转科评估结果及预防措施记录在转入记录中。

④患者出院时,VTE 风险评估单应随住院病历归档。

2. VTE 常用辅助检查

（1）常规实验室检查:血浆 D-二聚体测定、动脉血气分析和肺功能检查、心电图、X线胸片、超声心动图。

（2）DVT 相关影像学检查:多普勒加压静脉超声（DCVUS）、下肢深静脉核素显影（RDC）、CT 静脉造影（CTV）、磁共振静脉造影（MRV）、X 线静脉造影（CV）。

（3）PTE 相关影像学检查:螺旋 CT 肺动脉造影（CTPA）、磁共振肺动脉造影（MR-PA）、肺动脉造影（PAA）。

3. VTE 预防措施

（1）警示标识:评估高危或极高危患者放置 VTE 高风险警示标识。

（2）环境:保持病室安静、整洁,空气清新,使患者保持良好的精神状态。

（3）基础预防:包括术中和术后适度补液、饮水、避免脱水;抬高患肢,抬高下肢 $20°\sim30°$（略高于心脏水平）,禁止腘窝及小腿下单独垫枕;改善生活方式,戒烟戒酒,控制血糖、血脂;规范静脉穿刺技术,尽量避免深静脉穿刺和下肢静脉穿刺输液;早期活动,尽早下床;被动运动,对于因疾病原因或手术要求等双下肢不能自主活动的患者给予按摩

比目鱼肌、腓肠肌并给予踝关节被动运动。人工挤压腓肠肌,应避开伤口,从足部到大腿由远到近被动按摩,每次 10～30 分钟,每日 6～8 次;足踝关节屈伸运动 10 秒,每组 10～30 次,每日至少 8 组;主动运动,卧床、清醒后或麻醉作用消失后,指导患者主动踝泵运动（用力、最大限度、反复地屈伸踝关节）10 秒,每组 10～30 次,每日至少 8 组;如病情允许可做膝关节屈伸运动;指导术后患者行深呼吸,每小时 10～20 次,增加膈肌运动,促进血液回流。

（4）物理预防:遵医嘱为患者使用间歇性充气加压装置、逐级加压弹力袜和足底静脉泵,以加速血液回流,防止血液淤滞。物理预防适用于围术期患者;不能使用抗凝药的患者;抗凝治疗的患者,起协同作用;长期卧床的患者;肢体瘫痪的患者。

（5）药物预防:遵医嘱给予抗凝药物,加强用药护理。对有出血风险的患者应权衡预防下肢深静脉血栓形成与增加出血风险的利弊。

①普通肝素:可以降低下肢深静脉血栓形成的风险,但治疗窗窄,使用时应高度重视以下问题:常规监测活化部分凝血酶原时间,监测血小板计数,长期应用肝素可能会导致骨质疏松。

②低分子肝素:该药物可根据体重调整剂量,皮下注射,使用方便;严重出血并发症较少,较安全;一般无须常规血液学监测。

③Ⅹa 因子抑制药:治疗窗宽,剂量固定,无须常规血液学监测,可用于肝素诱发的血小板减少症。

④维生素 K 拮抗药:目前临床最常使用的维生素 K 拮抗药（如华法林）,因价格低廉,可用于下肢深静脉血栓形成的长期预防。但该药物的治疗剂量范围窄,个体差异大,需常规监测国际标准化比值（INR）,调整剂量控制 INR 在 $2.0\sim2.5$,$INR>3.0$ 会增加出血危险;易受药物及食物影响。

（6）健康宣教：VTE 风险患者的宣教（三字诀）。

①禁烟酒：烟草中的尼古丁可使血管强烈收缩，指（趾）皮温降低 2.5～3.5℃，影响末梢的血液循环；而过量饮酒会使血细胞受损，二者均大大增加了形成血栓的风险。

②控饮食：饮食宜清淡，忌食油腻、肥甘、辛辣等食物。指导患者多食富含膳食纤维的新鲜蔬菜（如番茄、洋葱、香菇、芹菜、木耳、白菜等）和水果（苹果、鸭梨等），保持大便通畅，以利于下肢静脉血液回流。

③少吃油：减少肉、蛋、油炸食品等高脂肪食物摄入，多吃深海鱼，其体内含有的特殊脂肪酸可以降低胆固醇、中性脂肪，预防血栓形成。

④多喝茶：适当饮茶可抑制血小板凝集，同时能保证充足的液体入量，防止血液浓缩，进而防止血栓形成。

⑤吃早餐：不吃早餐的人，血小板更容易黏稠与凝集，容易形成血栓。

⑥勤锻炼：加强肢体被动活动，对偏瘫和自主活动不便的患者，被动按摩患肢比目鱼肌及腓肠肌，并做足踝被动运动。

⑦常泡澡：条件允许，每周泡次热水澡，水温能加速血液流动，从而使溶栓能力随之增加。每次 20 分钟，水温以舒适为宜。

⑧鞋袜松：衣服、鞋袜不要太紧，血液循环差会促使血栓凝聚。建议患者穿医用弹力袜预防血栓的发生。

⑨慎服药：做好患者的用药指导，告知遵医嘱服药的重要性，不要擅自增加或停用药物，造成血栓或出血。

**4. VTE 的护理措施**

（1）一般护理：病室安静、整洁，减少不良刺激，使患者保持良好的精神状态，有利于疾病的康复；为防止出血，减少穿刺次数，穿刺后静脉局部加强压迫 5 分钟，动脉穿刺后压迫 10～15 分钟；注意观察患肢温度、皮温及肿胀程度。急性期每日测量并记录患肢不同

平面的周径（髌骨上缘上 15 cm，髌骨下缘下 10 cm，踝上 5 cm），并与前日记录和健侧周径相比较，以判断治疗效果。若患肢高度肿胀、皮肤苍白或呈暗紫色、皮温降低、足背动脉搏动消失，说明有发生股青肿或股白肿的可能，应立即通知医师紧急处理。

（2）用药护理：每次使用抗凝药物前，应测定出凝血时间；使用抗凝药后，注意有无出血倾向。

（3）弹力袜及弹力绷带的使用：急性期过后，开始下床活动时，需穿医用弹力袜或使用弹力绷带，通过将外部压力作用于静脉管壁来增加血液流速和促进血液回流，维持最低限度的静脉压，有利于肢体肿胀的消退。应注意，包扎弹力绷带或穿弹力袜应在每日早晨起床前进行。若患者已起床，则应嘱其重新卧床，抬高肢体 10 分钟，使静脉血排空。弹力袜大小必须适合患者腿部周径。包扎弹力绷带应从肢体远端开始，逐渐向上缠绕，注意松紧适度，平卧休息时解除，应用期间应注意肢端皮肤色泽及患肢肿胀情况。

（4）溶栓护理

①静脉溶栓的药物首选患肢静脉。静脉穿刺时止血带不宜捆扎过紧，最好选择静脉留置针，尽量减少穿刺次数，拔针时局部压迫 5～10 分钟。

②用药后每 2 小时观察患肢色泽、温度、感觉、脉搏强度 1 次。注意有无消肿起皱，每日定时精确测量并与健侧肢体对照，对病情加剧者，应立即向医师汇报。

③严密观察患者有无牙龈出血、鼻出血、注射部位及消化道出血倾向。要特别注意有无头痛、呕吐、意识障碍、肢体瘫痪麻木等颅内出血迹象。如有出血倾向及时报告医师、护士，同时监测凝血酶原时间、出凝血时间。

④为了保证疗效，溶栓药物现配现用，遵医嘱或按要求滴注。

⑤血栓机化的过程一般需 2 周左右完成，而静脉血栓的附壁性在 1～2 周最不稳

定,极易脱落,因此在血栓形成后的1～2周及溶栓治疗早期,应绝对卧床休息,床上活动时避免动作过大,禁止按摩患肢,以防血栓脱落造成肺动脉栓塞。观察有无胸痛、呼吸困难、咳嗽、出汗、咯血、休克、晕厥等肺栓塞症状。对突然发生的呼吸困难、发绀、高度提示肺栓塞(PE)。

(5)VTE患者的宣教

①休息与活动:告知患者抗凝治疗期间严格卧床、抬高患肢并制动的重要性,指导并协助患者患肢抬高20°～30°(略高于心脏水平),膝关节屈曲15°～20°,避免膝下垫枕,腘内静脉呈松弛状态,有助静脉回流,减轻患肢胀痛。嘱患者及家属严禁冷、热敷和不能用力按摩下肢,DVT形成后1～2周最不稳定,警惕栓子脱落导致肺栓塞的危险性。当全身症状与局部压痛缓解后,遵医嘱指导患者进行轻便活动,下床活动时可使用弹力袜。

②心理疏导:疼痛、肿胀、活动受限、担心疾病预后、昂贵的治疗费等都会导致患者产生焦虑、忧郁和急躁心理,我们针对不同患者的心理需求,采用心理疏导等方法,消除其不良心理,详细介绍DVT病因、治疗方案、预后及注意事项,有条件时请治愈者现身说法以减轻心理压力。

③抗凝治疗期指导:用药前了解患者有无出血性疾病,指导患者正确服药;在抗凝溶栓期间,要密切观察并教会患者及家属对常见出血部位(穿刺点、鼻腔、牙龈、皮肤黏膜等)的观察,指导患者禁食可能引起黑粪的食物(如肉类、血制品、肝、绿叶蔬菜等);教会患者提高自我防护意识,如刷牙时动作要轻柔,避免抠鼻,防止跌倒等,以避免出血情况的发生。溶栓后患者不宜过早下床活动,患肢不能过冷、过热,以免部分溶解的血栓脱落致肺栓塞。

④出院指导:告知患者出院后3～6个月门诊复查,指导患者规律服用抗凝药物,根据医嘱定时抽血化验出凝血时间。若出现下肢再次肿胀、疼痛或出血现象,请尽快就医。

5. VTE患者出院后的随访 VTE风险评估为中、高危与确诊患者一般出院后需继续应用抗凝药物,并持续存在血栓复发的可能性。由于患者出院后缺乏专业的医疗照护,容易出现抗凝药物用量不足和存在血栓形成高危因素导致的血栓复发与抗凝药物过量但缺少监测导致出血等不良事件。因此,继续对患者进行随访,及时进行预防措施干预和药物调整,可显著降低血栓复发、出血等不良事件的发生,改善患者预后与生活质量。

(曹海虹 郝红霞 胡 超 郭玉松)

## 参 考 文 献

[1] 韩珂,韩莲英,倪丹,等.基于患者参与患者安全理念下的卧床患者静脉血栓知信行调查[J].中国当代医药,2022,29(03):124-126,130.

[2] 秦静静.三种血栓评估模型对老年住院患者深静脉血栓形成风险预测价值的比较[D].武汉轻工大学,2021.

[3] 张竹.中国人群静脉血栓栓塞症患病现状及易感基因研究[D].北京协和医学院,2020.

# 第 24 章
# 智能可穿戴设备在老年医学中的应用

近年来,随着人口老龄化进程的加速,以心脑血管疾病、糖尿病、COPD、癌症和神经退行性疾病(包括阿尔茨海默症和帕金森病)为代表的慢性病已成为影响老年人身心健康的主要因素,其发病人数、患病率和死亡人数逐年攀升,已然成为严重的公共卫生问题。在互联网、物联网和大数据技术的赋能下,以可穿戴设备和其相关大数据平台为纽带的互联网医疗在老年慢性病的诊断、疾病管理、康复和居家远程监测等各个环节发挥着重要的作用,可能成为老年医学科慢病管理的重要助力工具。

连续性或动态采集准确、实时或动态的人体健康生理数据是落实人体健康状态风险量化分层,健康大数据融合分析的基础,也是大健康管理的难点和技术瓶颈。近年来,可穿戴智能设备的飞速发展为解决这一问题提供了契机,智能可穿戴设备可整合各类生物传感器于智能手表/手环、运动耳机、智能眼镜、智能跑鞋等日常可穿戴的设备或消费电子产品中,目前已经实现了对心电、血压、呼吸、血氧、体重变化、呼吸、睡眠、运动、步态、情绪压力、血糖等多生理参数的实时监测,成为老年医学科慢性病管理的重要抓手和纽带。

## 第一节　老年医学科常见智能可穿戴设备介绍

### 一、可穿戴设备传感器、监测生理指标及常见产品形态

智能手表和手环是目前市面上销售最多、使用最广泛、技术最成熟的主流智能可穿戴设备。随着微电子传感器技术和 AI 技术的飞速发展,近年来功能日益完善。已经可以在体积很小的手表和手环上集成光学传感器、三轴陀螺仪传感器、温度传感器、GPS 传感器,压力传感器等多个传感器,可以完成多项生理参数的实时监测。目前已经广泛应用于心脑血管疾病、COPD、癌症、阿尔茨海默症和帕金森病、抑郁症等慢性病管理,在改善强化生活方式干预依从性、提高体验感、改善预后、降低病死率等方面取得良好的效果。

目前市面上常见的可穿戴设备传感器、监测的生理指标及产品形态如表 24-1-1 所示。其中,光电脉搏容积信号(photoplethys-mography,PPG)反映的是人体心血管系统和血液的相互作用在皮肤浅表处的表现,蕴含多种人体生理信息,是目前使用最广泛的生物信号。通过人工智能生物信息学分析,可以同时完成心率、血压、血氧饱和度、呼吸率、心率变异性、睡眠、动脉硬化、情绪压力、疲劳度等多项生理参数的实时、无感监测,是各种智能手表、手环类设备最基本的生物传感器。运动传感器组合可用于运动模式识别(如走路、跑步、游泳等)、运动定量分析和运动能量估算,在慢病管理和运动康复中有广泛的应用。

表 24-1-1 可穿戴设备传感器、监测生理指标及常见产品形态

| 传感器名称 | 检测信号 | 监测生理指标 | 常见产品形态 |
| --- | --- | --- | --- |
| 光电容积信号脉搏波（PPG） | 绿光、红外光 | 心率、呼吸率、血氧饱和度、睡眠、HRV、OSAS、情绪压力、疲劳度等 | 智能手表/手环、戒指等 |
| 生物电（ECG） | 生物电 | 心电图、HRV | 智能手表/手环；心电贴、耳机、心电背心 |
| 生物电（EEG） | 生物电 | 脑电图 | 耳机、脑电头环 |
| 压力 | 脉搏波波形 | 血压、动脉硬化 | 智能手表/手环等 |
| 三轴陀螺仪 | 运动和运动方向、身体活动 | 计步、心率、呼吸率、睡眠相关、OSAS等 | 智能手表/手环，智能跑鞋、步态监测跑鞋或鞋垫等 |
| 运动相关组合 | 陀螺仪、加速计、压力传感器、磁力计、GPS、高度计等 | 用于分析动作和身体数据，包括运动幅度、方向、轨迹的监控；运动模式识别；记录和分析人体步数、户外运动距离、能量消耗等 | 智能手表/手环等 |
| 生物阻抗 | 身体电阻抗变化 | 睡眠、心率、呼吸率、出汗、身体含水量变化等 | 智能手表/手环等 |
| 皮肤电活动 | 皮肤电 | 情绪压力、交感神经活性 | 智能手表/手环等 |
| 皮肤温度 | 温度 | 发热、排卵期预测等 | 智能手表/手环等 |
| 酶传感器 | 氧化还原反应电 | 皮下微针检测连续性血糖、乳酸、酮体 | CGM相关设备； |
| 雷达波 | 毫米雷达波 | 呼吸、心率、睡眠、OSAS | 床旁睡眠监测仪等 |
| 柔性电极 | 多参数 | 心电、血压、呼吸、睡眠、运动等 | 电子皮肤贴 |
| 环保相关组合 | 多环境参数 | 包括温度、湿度、紫外、微粒、气敏、pH、气压等传感器 | PM2.5手持式检测仪器、智能口罩等 |

## 二、智能手表/手环相关生理指标应用

智能手表/手环使用最广，主流厂家苹果、三星、佳明、华为、华米等产品功能大同小异。下文以华米科技 Zepp 系列和 Amzefit 系列智能手表/手环和米动健康、Zepp APP 为例，介绍主要生理指标的检测和应用。

1. 智能手表/手环心率相关指标及其应用 心率是重要的生命体征，高心率提示交感兴奋增高，是心脑血管疾病的一个独立危险因素，而且是预后不良的重要标志。因此，心率监测在临床诊疗、疾病康复中具有重要的意义，表现如下。

（1）心率监测在疾病诊断、药物疗效评价等方面至关重要。

（2）Framingham 一项持续 36 年的前瞻性研究表明，心率增快可增加各种心血管死亡，是死亡和猝死的独立危险因素。

（3）目前在国内外高血压防控指南中，强调血压、心率双达标。

（4）FEVER 试验基线静息心率与心血管事件发生率高度相关，静息心率＞85 次/分，全因死亡率或心血管疾病发病率、死亡率明显升高。

（5）夜间睡眠平均心率可预示未来心血管疾病的发病风险。一项包含 7600 名高血压患者，平均随访 5 年的研究发现，夜间睡眠

时平均心率每增加 10 次/分,致死性和非致死性心血管疾病的发病风险提高 13%。

(6)运动心率可作为运动耐量简单粗略评估指标,在冠心病和心力衰竭危险分层、日常生活指导、制订运动处方、疗效评定方面有重要的应用场景。

PPG 信号反映的是人体心血管系统和血液的相互作用在皮肤浅表处的表现,蕴含多种人体生理信息,目前广泛应用于人体脉搏波、血氧饱和度、心率等参数的监测。最近,还有基于光电容积脉搏波的呼吸监测系统研究的报告。由于 PPG 具有无创、操作简单、多参数测量、成本低等特点,其应用得到高度重视。

和心电图比较,基于 PPG 的心率检测技术有明显优势。其成本低廉,可以同步获得心率、血压、脉氧、呼吸率等多参数信息;能够以小功耗进行连续性、长时间、无感监测心

率。缺点是相对心电图心率计数精确度较差,特别是运动时信号易受干扰,测量精确度有待提高。目前,市面上主流智能手表/手环心率检测静息状态或睡眠状态心率平均误差在 ±2 bpm 以内,中等强度运动状态平均误差约 ±10 bpm 以内。基本上可以满足临床和健康管理需要。因此,从临床需求和产品可用性角度评价,心率监测是智能手表/手环最合适的应用场景。

从心率检测原始指标进行深入挖掘分析,可以产生出很多衍生指标,包括静息心率、运动心率、睡眠心率、心率变异性(疲劳度、压力指数等)、心率散点图指标等(图 24-1-1)。对这些指标进行长时间动态观察,分析不同时间维度(分钟-小时-天-周-年)心率信息变化趋势,对疾病诊疗和预后评估、指导个性化诊疗方案可能有重要意义。

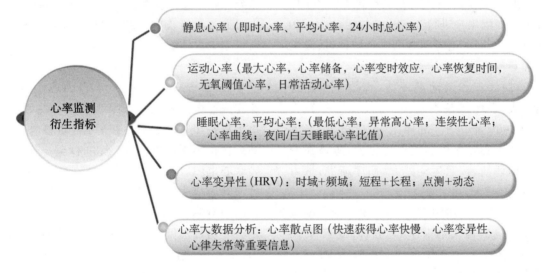

心率监测衍生指标

- 静息心率(即时心率、平均心率,24小时总心率)
- 运动心率(最大心率,心率储备,心率变时效应,心率恢复时间,无氧阈值心率,日常活动心率)
- 睡眠心率,平均心率:(最低心率;异常高心率;连续性心率;心率曲线;夜间/白天睡眠心率比值)
- 心率变异性(HRV):时域+频域;短程+长程;点测+动态
- 心率大数据分析:心率散点图(快速获得心率快慢、心率变异性、心律失常等重要信息)

**图 24-1-1　智能手表/手环心率指标衍生参数**

2.智能手表/手环运动相关指标应用

久坐和心脑血管病、肥胖、癌症、血栓栓塞等多种致命性疾病密切相关。2003 年,世界卫生组织已经指出,全球每年有 200 多万人因久坐而死亡,久坐因此被列为十大致死、致病的杀手之一。顶级医学杂志《柳叶刀》2012 年发布的研究报告,如果不运动的

人们能动起来的话,每年有超过 530 万例死亡是可以避免的。根据 WHO 报告,2020 年 70%的疾病都将由坐得太久引起。控制久坐、加强运动已经成为慢病管理之中不可或缺的环节。

智能手表/手环可进行久坐检测和提醒、运动计步和计量、运动目标心率设定和达标

检测、VO2max 检测和卡路里消耗检测。很多应用 APP,在此基础上开发了运动康复或健康管理应用程序。

(1)久坐检测和提醒:久坐其实不仅仅是指"坐着"的状态,久坐英文单词"sedentary"含义是"静态"。根据 WHO 的标准,清醒状态下,活动强度低于 1.5 Mets 的所有行为都属于久坐。因此,瘫沙发、躺床上、看电视,躺着刷手机、听音乐,抑或坐着伸伸懒腰,其实都属于"久坐行为"。如此定义,很多人一天中的大部分时间其实基本都处于静态中。久坐时间的定义目前不统一。一般观念认为,一天久坐状态不要超过 6~8 小时,一次持续久坐不要超过 60~90 分钟,一天持续久坐不超过 2 次,每月类似上述情况达 20 天以上。虽然时间上没有确切的定义,但能少坐尽量少坐。

通过设置,智能手表/手环每 60~90 分钟可以提醒用户进行 5~10 分钟活动。APP 端可对日、周久坐时间数据进行统计,供健康管理参考。

(2)计步和运动量评估:步数计步是智能手表/手环最基本功能,目前推荐年轻人至少 8000 步以上,健康老年人 6000 步以上。对于心脑血管病等疾病患者,应该经专业医师评估,按照运动处方,循序渐进,量力而行。

运动相关指南推荐每周至少中等强度运动 3~5 次,每次不少于 30 分钟;或累计 75 分钟高强度运动有氧运动。智能手表/手环可检测达到中等强度以上运动步数,命名为"有效运动步数"。运动后心率反应一定程度上能够反映运动效能,减肥、心肺康复强化训练等都要求达到"燃脂心率"或"亚极量心率",并维持一段时间。如果户外运动达到一定时间,如半小时以上,智能手表/手环还可能输出最大摄氧量 VO2max 指标,该指标是评估心肺功能重要参数。每天运动完毕,手表或 APP 可输出当日卡路里消耗量。

(3)运动模式和运动轨迹识别:智能手表/手环对步行、健走、跑步、跑步机可以自动识别。运动前,打开手表运动功能模块,可以对骑行、操场跑、登山、爬楼、力量训练、划船等 100 余种运动进行识别,并进行量化计数。如果产品带 GPS 功能,可以输出 GPS 定位的运动轨迹图。

3. 智能手表/手环睡眠相关指标　睡眠指标包括睡眠时长、上床时间、入睡时间、醒来时间、起床时间、清醒次数、零星小睡(午睡)时间、睡眠分期和占比(包括清醒、浅睡、深睡、REM 期)、夜间氧减事件和 OSAS 检测。在 APP 端,可以查看日、周、月动态数据。

4. 智能手表/手环血氧饱和度参数　血氧饱和度参数利用绿光、红外(或红光)的 2 种 PPG 信号对氧合血红蛋白和血红蛋白反应差异计算得出。该参数可用于疾病早期预警,也可通过计算夜间氧减(OD 值)预测 OSAS,还可用于户外登山高海拔低氧血症预警。

5. 智能手表/手环心电和心律检测　智能手表/手环必须具备心电传感器芯片,才能够完成心电图检测。如果手表戴在左手,右手手指按压表面金属电极,可启动心电图检测。根据不同设置,可记录 30 秒至 4 分钟 Ⅱ 导联心电图,用于心房纤颤、期前收缩、心动过速等心律失常的诊断。智能手表/手环内置的心电芯片,也能够对心电图进行分析,对是否心房纤颤做出自动判断。目前,苹果、华为、华米公司主流设备智能手表/手环心电图自动诊断心房纤颤敏感性和特异性都超过 90%,可满足临床需求。

如图 24-1-2 所示,PPG 信号和心电图在时序上是一一对应关系,实时连续性 PPG 信号中同样包含着丰富的心脏节律信息(心率快慢、节律是否规整等)。对实时、连续性 PPG 信号数据进行分析,可以完成对心房纤颤、期前收缩的诊断。通过期前收缩散点图大数据分析,理论上有可能获得期前收缩来

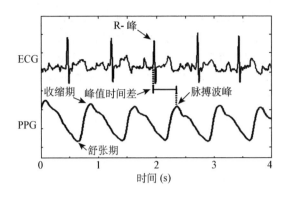

图 24-1-2　PPG 信号和 ECG 信号比较

源信息,辨别房性期前收缩、室性期前收缩、联律等信息,但目前没有得到广泛开发应用。

对心脏节律检测,心电图信号和 PPG 信号各有优势,可以做到优势互补。心电图信号具有 P 波,是心律失常诊断金标准。但手表心电图需要人工启动,不能自动采集,不能实现真正意义上的连续性检测。PPG 同样具有无创、成本低于心电图、不需要操作可进行无感连续性检测,同时可以检测血氧饱和度、呼吸率、睡眠参数等多个关联生理参数,具有独特优势。但因 PPG 信号缺少 P 波,对于心律失常起源、性质不能判别,信号易受运动、末端循环状况等因素干扰,在心脏节律检测方面应用受限制。

心房纤颤有其特殊性,其节律绝对不齐,特征性强,人工智能 AI 算法比较容易判定。通过 PPG 信号连续性检测,在心房纤颤的诊断和筛查方面取得很大的成功,敏感性、特异性均超过 90%。如果一个设备同时具有 PPG 和 ECG 传感器,通过 PPG 连续性检测发现心房纤颤,然后启动 ECG 检测确诊,可以优势互补,形成完整闭环。

6. 智能手表/手环情绪压力、疲劳度指标　通过心率变异性、心率、呼吸率等指标,可以获得情绪压力、身体疲劳度等参数,在健康管理方面有一定应用价值。

7. 智能手表/手环血压指标　无袖带血压检测是腕部智能设备最大挑战。目前,已经有 PPG、表带压力气囊不同原理的血压监测产品上市,或进行临床试验。

## 三、连续性血糖(CGM)监测及其应用

连续性血糖监测(continuous glucose monitoring,CGM)是通过埋植于腹部或上臂皮下组织的微电极,记录组织间液葡萄糖氧化反应产生的电信号,间接反映血糖水平的动态变化的技术,被誉为血糖监测的"Holter"。CGM 近年广泛应用于各种类型糖尿病管理,也越来越多地应用于新生儿低血糖、危重症患者血糖管理、健康保健指导等非糖尿病领域。

目前,CGM 主流设备通常采用酶电极技术测量葡萄糖氧化酶催化下产生的葡萄糖氧化反应电信号,并通过皮下组织间液的葡萄糖浓度估算出人体的血糖水平。系统包含传感器、发射器、接收器三大组成部分,其中传感器是决定测量结果准确性的核心部件。国内外指南和共识均推荐平均绝对相对误差(mean absolute relative difference,MARD)为 CGM 系统准确性评估指标。MARD 是所有 CGM 值和匹配参考值之间的绝对误差的平均值,值越小表示 CGM 读数越接近参考值,误差越小。目前,国际上对于其准确性界值并无共识,多数认为＜15% 可上市,在 10%～15% 能够满足临床要求。

目前全球使用最多,应用最为广泛的是雅培公司推出 Freestyle Libre,产品为一直径为 34mm 的纤薄柔性传感器,贴于手臂上,其微针直径＜0.4 mm,植入皮下仅 5 mm,使用周期 14 天,采用工厂校准,佩戴 1 小时后每 15 分钟可获得一血糖数据,通过手机扫描的传感器可获得即时数据。与指尖血血糖仪相比,准确性评估 MARD 为 9.7%,年使用费用约 1 万元人民币。结合 APP,可以提供一系列国内外专家共识强调的血糖防控核心数据,如低血糖、血糖变异性及 TIR

（血糖在目标范围内的时间百分比），如图24-1-3 所示，数据通过微信远程分享给医师或家人。

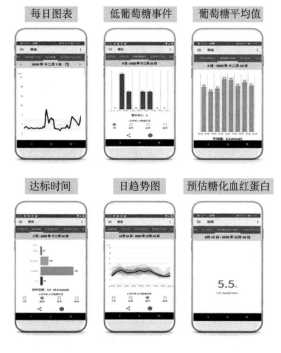

每日图表　低葡萄糖事件　葡萄糖平均值

达标时间　日趋势图　预估糖化血红蛋白

图 24-1-3　Freestyle Libre Link APP 血糖监测数据

## 四、睡眠监测设备及睡眠评估

1. 广义上的可穿戴睡眠设备

（1）穿戴式设备：是指佩戴或贴附于受试者身体上的设备（如智能腕表或手环、简易脑电图头带）。

（2）近置式设备：可以近距离安置于受试者床旁，用来监测患者呼吸和运动信息及环境情况的设备（包括电磁波/雷达波反射接收器、床垫传感器、麦克风、智能手机＋APP等）。

（3）吞服式设备：设备制成胶囊样，以药片般吞服后用于监测身体核心温度。

2. 可穿戴设备可获得的睡眠相关指标

除常规睡眠研究中所监测的信息外，可穿戴设备还可以进行诸如地理位置、体温、心率、皮肤导电性、血氧水平及情绪评估等的一系列监测。目前，可穿戴设备量化指标有睡眠持续时间、睡眠效率、睡眠质量、睡眠规律、睡眠满意度及中枢/自主神经系统状态等特征（表24-1-2）。

3. 睡眠可穿戴设备的应用评价

（1）可穿戴设备可用于探测睡眠中的运动、呼吸、心跳及鼾声等生理信号，可以根据以上监测数据判定睡眠中发生的呼吸暂停等呼吸事件，目前已有研究主要聚焦于 OSA 诊断时的可靠性，其他睡眠呼吸障碍尚缺少相关研究。根据新近文献统计，睡眠可穿戴设备对 OSA 诊断时的敏感性为 87.7%～98%，特异性为 47%～100%。其效果尚需要大样本、长时间临床试验进一步观察。

（2）在睡眠/清醒及判定方面具有较高的敏感度（90%以上）和准确度（80%以上），但其特异度参差不齐（35.0%～80.4%）。

表 24-1-2　可穿戴设备可获得的睡眠相关指标

| 睡眠持续时间 | 睡眠质量 | EEG | 生理 | 呼吸 |
| --- | --- | --- | --- | --- |
|  |  |  |  | 血氧饱和度 |
|  | 睡眠起始后清醒（WASO） |  |  |  |
| 总睡眠时间（TST） | 睡眠潜伏期 | 睡眠阶段 | 心率 | AHI |
| 就寝时间（"关灯到开灯"） | 睡眠效率（%） | 睡眠轴 | 心率变异度 | 呼吸频率和用力 |
|  | REM 延迟（R 期延迟） | 慢波活动 | 血压 | 鼾声 |
|  | 周期性肢体活动 | 慢震荡 | 体位 | 鼻道压力 |
|  |  |  |  | 气流 |

注：REM 为快速眼球运动；EEG 为脑电图；AHI 为呼吸暂停低通气指数。

（3）总体来讲，基于脑电和运动检测者，能够动态评测清醒与睡眠时长，在生物节律相关睡眠障碍及失眠的评估中有较大应用价值。

（4）除针对脑电信号者，可穿戴设备对睡眠分期的价值尚待进一步验证。

### 五、跌倒检测和评估

在我国，跌倒已成为 65 岁以上老年人因伤致死的首要原因。据统计，在我国老年人跌倒的年发生率约为 18％，其中 60％～75％会引起损伤。老人跌倒可能是"最后一摔"，容易造成股骨颈骨折、脑外伤、深静脉血栓和肺梗死等严重致命并发症。

目前，在针对人体跌倒检测途径有以下几种。

1. 基于实时监控的视频分析　通过摄像头进行实时运动状态分析。

2. 基于穿戴式设备生理数据检测装置成本低廉，便于携带，并且可扩展性强，成为目前热门的研究课题。能够在保护隐私的同时，最大限度地减少对日常生活的影响。

理想的模式是跌倒、检测、呼救、救援一体化，即当设备检测到疑似跌倒事件的发生，可进入预报警模式。用户此时可以在一个可设置的时间内取消报警。如用户没有取消，则确认为跌倒事件，发出紧急报警信息，传送跌倒前后的生理数据、位置信息至患者家属或医务人员，并拨打求救电话。

目前不少产品提供跌倒检测功能，但存在的主要问题是传感器易受干扰，误报率较高，离实际应用要求尚有一定的差距。具有类似功能代表性智能手表有 Apple Watch SE、Series 4 以上的系列产品。也有专门服务于老年人的家庭医疗警报系统，推出具有跌倒检测功能的智能穿戴类硬件，如 Philips Lifeline（飞利浦生命线）的 Home Safe，以及 Medical Guardian 机构的 Mobile Guardian 系列等。

（丁仲如）

## 第二节　老年医学科智能可穿戴设备应用实例

### 一、智能腕表对心房纤颤的筛查

男，82 岁，因"反复发作心悸、头晕、乏力 1 周"入院。入院后动态心电图未见明显异常。佩戴心电手表，于入院后第三天凌晨 PPG 预警"心房纤颤"，利用手表记录心电图提示心房纤颤，经值班医师 12 导联心电图证实为心房纤颤；7 天长程心电图示阵发性心房纤颤伴大于 5 秒长间期，后植入起搏器并使用抗心律失常药物（图 24-2-1）。

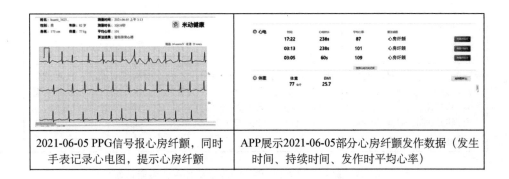

| 2021-06-05 PPG信号报心房纤颤，同时手表记录心电图，提示心房纤颤 | APP展示2021-06-05部分心房纤颤发作数据（发生时间、持续时间、发作时平均心率） |

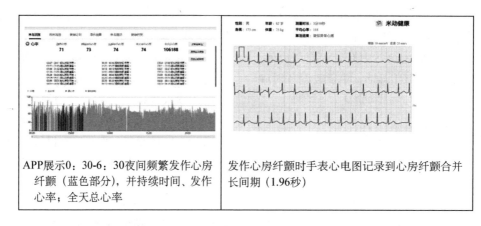

| APP展示0：30-6：30夜间频繁发作心房纤颤（蓝色部分），并持续时间、发作心率；全天总心率 | 发作心房纤颤时手表心电图记录到心房纤颤合并长间期（1.96秒） |

图24-2-1 利用智能手表对一位82岁患者进行监测,结合动态心电图,最终诊断阵发性心房纤颤伴病态窦房结综合征

## 二、利用智能腕表进行睡眠监测

如图24-2-2所示,54岁男性受试者佩戴智能手表后监测三个晚上的睡眠数据。除此之外,APP可统计每周、每月睡眠数据。

## 三、利用智能腕表进行运动心率监测

上述同一用户,利用智能腕表进行运动心率监测,见图24-2-3。

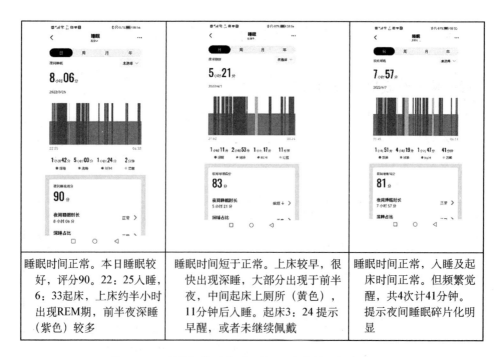

| 睡眠时间正常。本日睡眠较好,评分90。22：25入睡,6：33起床,上床约半小时出现REM期,前半夜深睡（紫色）较多 | 睡眠时间短于正常。上床较早,很快出现深睡,大部分出现于前半夜,中间起床上厕所（黄色）,11分钟后入睡。起床3：24提示早醒,或者未继续佩戴 | 睡眠时间正常,入睡及起床时间正常。但频繁觉醒,共4次计41分钟。提示夜间睡眠碎片化明显 |

图24-2-2 利用智能手表对一位54岁男性进行睡眠监测

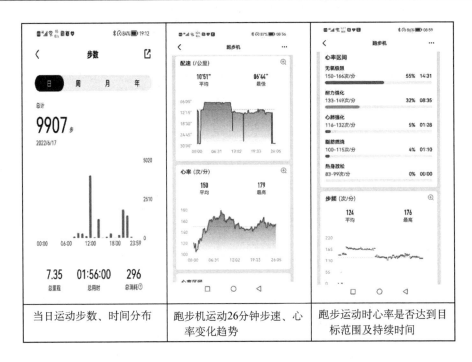

| 当日运动步数、时间分布 | 跑步机运动26分钟步速、心率变化趋势 | 跑步运动时心率是否达到目标范围及持续时间 |

**图 24-2-3　利用智能手表对一位 54 岁男性进行运动和运动心率监测**

（郭　聪）

# 第三节　可穿戴智能设备在老年医学科的应用评价和展望

## 一、可穿戴智能设备在老年医学科的应用

1. 辅助诊断　如上文病例所示，智能手表心电图、PPG 心房纤颤检测功能准确性和特异性均超过 90%，对疑似心房纤颤患者可以提供较好的辅助诊断作用。特别是 PPG 心房纤颤检测功能，可以提供连续性、长时程监测，在心房纤颤射频消融术后随访中有较好应用。OSAS 检测设备敏感性较高，也是很好的筛查设备。

2. 辅助医疗决策　心率监测具有较高准确性，对于心血管疾病用药监测、心率达标药物调整和并发症预防有较好应用场景。CGM 检测可提供连续性血糖数据、高血糖、低血糖事件及其发生时间、血糖达标百分比（TIR）等关键指标，对糖尿病治疗方案制定和药物调整有重要价值。

3. 辅助生活方式管理　可穿戴设备可为老年人提供全方位、多参数实时生理数据，可以帮助健康管理者及时获得真实可信的睡眠、运动、心率、血压等第一手资料，从而制订个性化生活方式干预方案，可进行实时反馈，从而获得较好干预效果，并大大提高患者依从性。

4. 远程医疗或健康管理　"科技连接健康"已经成为互联网时代老年健康管理新理念。运用大数据云服务和人工智能技术，以可穿戴设备及其健康管理平台作为"连接点"和"纽带"，可连接患者个人、家属、社区医院和三级医院，实现从院内到院外、线上到线下、居家和远程、疾病诊断和预警的有机结合，从而实现围绕患者为中心的全周期、个性化健康/病患管理（图 24-3-1）。

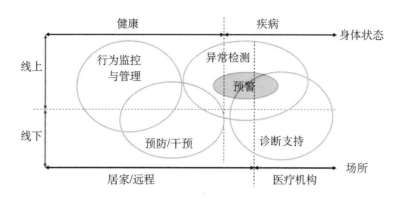

图 24-3-1 基于可穿戴设备作为"连接点"的患者为中心全方位健康/疾病管理模式

## 二、目前可穿戴智能设备在老年医学科的应用中存在的问题和挑战

目前可穿戴设备大部分定位为消费电子产品,医疗健康功能并非其主打功能,因此受重视程度有限。存在如下需要解决的问题。

1. 数据采集、评价标准缺失,监管不力,总体上准确性不尽如人意 目前,可穿戴设备获得心电、心率、无创血压、血氧饱和度、呼吸频率等生理参数通常是基于新的机制或者新的工程原理开发的,在原理上和传统医疗设备存在较大差异,甚至于完全不同,其计量与质控工作常存在不足或标准缺失。例如,传统血压基于压力传感器,智能手表基于 PPG 信号的 AI 计算。我国目前缺乏专门针对医用可穿戴设备的数据采集、传输、保存、测试评价等方面的标准和规范,造成市场上监管缺失,产品质量良莠不齐,监测数据准确性没有保障,数据难以和传统医疗数据进行比较和评价,严重制约了医务人员和大众对类设备的认同和利用。因此,如何完善法律法规,规范数据收集流程,设计精确的测试评价流程或装置,用科学的方法对其准确性进行测试评价,是目前医用可穿戴设备面临的挑战。

2. 可穿戴设备健康数据开发利用不够 目前,可穿戴设备可获得海量的心电、心率、无创血压、血氧饱和度、呼吸频率等生理健康数据。这些同步采集的多参数数据,既包含大量生命健康或疾病诊疗信息,也包含大量干扰芜杂信号。如何对这些数据进行清洗和甄别,利用大数据和 AI 技术进行大浪淘沙,从而去粗取精,去伪存真,提炼出具有高价值的与疾病和健康相关信息也是一大挑战。个人健康大数据是新近出现的新事物,对其认识很有限。在这一过程中,需要医工结合,共同做出大量工作。目前,医务人员参与度是远远不够的。

3. 亟待开发专业性医疗健康专用可穿戴设备 目前,健康可穿戴设备只是消费电子"副产品",针对用户人群主要是中青年消费群体。相对于健康和医疗需求,不需要的其他功能较多,操作界面和展示界面较为复杂,在数据精确度、产品续航、数据传输、适老性软件设计、便利性、数据安全等方面,不符合传统医疗中医护人员或老年人使用习惯。此外,目前产品普遍集成性较差,很少有能够将心电、心率、无创血压、睡眠、血氧饱和度、步态、呼吸频率、体温等生理健康数据集于同一设备,适合专门的医疗健康应用场景产品。

4. 数据隐私和安全性保护问题 可穿戴健康设备可以收集用户各种信息,如人口统计学资料,疾病健康信息、地理位置和生活习惯,信息的泄露可能会引发公共安全问题。如何加强监管,既让数据服务于人类,又能够较好地保护隐私,避免引起公共安全问题也是一大挑战。

（丁仲如　孙　晶）

## 参 考 文 献

[1] 张驰,薛健博,董霄松.可穿戴设备在睡眠医学领域的应用[J].中华医学杂志,2021,101(22):1705-1709.

[2] 卢瑞瑞,李晓晖,陈文武,等.可穿戴设备在帕金森病冻结步态领域的临床应用[J].中华物理医学与康复杂志,2021,43(10):947-949.

[3] 杨富凯,钮美娥,韩燕霞,等.可穿戴设备在COPD患者中的应用进展[J].中华现代护理杂志,2021,27(09):1245-1248.

[4] 黄巧,舒甜心,钟丽,等.可穿戴设备在AD"数字化生物标志物"诊断体系构建中的应用进展[J].中华神经医学杂志,2021,20(06):630-634.

[5] 吕梦轩,祁祯楠,迟春花.基于可穿戴设备的智慧医疗对慢性阻塞性肺疾病管理的影响[J].中华全科医师杂志,2022,21(03):213-218.

[6] 聂煌,董海龙.智能可穿戴设备在围术期医学中的应用[J].中华麻醉学杂志,2020,40(10):1153-1155.

[7] 张平辰,高超,陈生弟.可穿戴设备在帕金森病诊治中的应用[J].中华老年医学杂志,2019,38(1):91-95.

[8] Depner CM,Cheng PC,Devine JK,et al. Wearable technologies for developing sleep and circadian biomarkers: a summary of workshop discussions[J]. Sleep,2020,43(2).

[9] 韩德民.睡眠呼吸障碍的大众化诊疗[J].中华耳鼻咽喉头颈外科杂志,2021,56(12):1233-1237.

[10] Krishnaswami A,Beavers C,Dorsch MP,et al. Innovations,Cardiovascular Team and the Geriatric Cardiology Councils,American College of Cardiology. Gerotechnology for Older Adults With Cardiovascular Diseases: JACC State-of-the-Art Review[J]. J Am Coll Cardiol,2020,76(22):2650-2670.

[11] Roberts LM,Jaeger BC,Baptista LC,et al. Wearable Technology To Reduce Sedentary Behavior And CVD Risk In Older Adults: A Pilot Randomized Clinical Trial[J]. Clin Interv Aging,2019,14:1817-1828.

[12] Yen HY,Liao Y,Huang HY. Smart Wearable Device Users' Behavior Is Essential for Physical Activity Improvement[J]. Int J Behav Med,2021,8(6). doi: 10. 1007/s12529-021-10013-1.

[13] Cote AC,Phelps RJ,Kabiri NS,et al. Evaluation of Wearable Technology in Dementia: A Systematic Review and Meta-Analysis[J]. Front Med (Lausanne),2021,11(7):501104.

[14] Cendoroglo MS. Exercise programs for people with dementia[J]. Sao Paulo Med J,2014,132(3):195-196.

[15] Teixeira E,Fonseca H,Diniz-Sousa F,et al. Wearable Devices for Physical Activity and Healthcare Monitoring in Elderly People: A Critical Review[J]. Geriatrics (Basel),2021,7,6(2):38.

[16] Evans L,Mohamed B,Thomas EC. Using telemedicine and wearable technology to establish a virtual clinic for people with Parkinson's disease. BMJ Open Qual,2020,9(3):e001000. doi:10. 1136/bmjoq-2020-001000.

[17] Wu CT,Li GH,Huang CT,et al. Acute Exacerbation of a Chronic Obstructive Pulmonary Disease Prediction System Using Wearable Device Data,Machine Learning,and Deep Learning:Development and Cohort Study[J]. JMIR Mhealth Uhealth,2021,9(5):e22591. doi: 10. 2196/22591.

# 第四篇

## 专科特色案例分享

# 第 25 章
# 骨内科创新模式

解放军总医院第八医学中心（原解放军309医院）全军骨科中心由脊柱外科、关节外科、创伤骨科、脊柱微创、骨内科组成，是集临床、科研、教学为一体的大型综合性学科。全军骨科中心在国内率先倡导并开展骨内外一体、手术康复一体、医护患一体、中西医一体的"骨科综合诊疗模式"，打破了传统外科医师诊治患者的单一模式，引入内科医师、康复医师共同对患者进行诊治，使骨科患者得到全方位综合诊疗。

全军骨科中心骨内科创建于2009年3月，率先倡导以患者为中心的"创新综合"诊疗模式，专注于军队中老年患者骨质疏松、骨关节病、颈椎腰椎病等慢性退变性疾病的内科综合诊疗。

2016年，解放军309医院全军骨科中心骨内科成为中国老年学和老年医学学会骨质疏松分会主任委员单位，与此同时，骨内科王亮主任牵头全国的骨内科专业委员会，骨内科主办由原国家卫生部主管的《医学参考报——骨质疏松频道》。

骨内科集临床、教学、科研于一体，包括医疗单元（病房、门诊）、实验室、理疗室、健康管理研究室、《医学参考报——骨质疏松频道》编辑部。骨内科主要诊疗特色为军地中老年干部骨质疏松及骨折全程管理、痛风诊疗、颈椎腰椎病等骨科常见病非手术治疗、骨科围术期慢性病的管理、疼痛管理。科室多次获得中国老年学学会创新奖、先进集体奖、杰出贡献奖，承担并参与国家自然科学基金、全军十一五、十二五、总参军事医学和老年病

重点项目、民政部课题子课题等多项省部级课题，获多项省部级、军队医疗成果奖。

## 一、原解放军309医院骨内科成立的背景

随着我国经济快速发展，国民生活水平的不断提高，人们的预期寿命也有了显著增加，军队中老年干部人群也逐渐呈上升趋势。随着年龄的增长，人体各器官都在发生或多或少，或快或慢的变化，并产生相应的临床表现，通常称之为"慢性退变性疾病"。这些疾病大多起病隐匿，致病因素复杂，大家对其危害认识不足，与人们熟知的肿瘤、心脑血管疾病相比，不仅人群中知晓率低，而且在科研方面长期以来得不到重视。然而，这些慢性退变性疾病，如骨质疏松、骨关节炎、脊柱退变性疾病、慢性肾病等都是目前影响人民健康和生活质量的普遍性疾病，发病率高，医疗费用昂贵，致残率高，并发症严重，造成了巨大的社会及经济负担。慢性退变性疾病防控刻不容缓。

慢性退变性疾病发病随年龄增大而增加，涉及范围广，几乎遍及全身各个系统，而且各系统退变性疾病又各具特点，对骨质疏松、骨关节炎、脊柱退变性疾病等疾病的流行病学调查显示发病率均呈上升趋势。军队中老年干部承担着我军作战指挥、教学培训、国防科研等重大任务，是军队卫生保健工作的重要保障对象，做好该人群健康保健对保证我军的战斗力具有重大意义。目前，军队中老年干部慢性病研究主要集中在糖

尿病、高血压、冠心病、代谢综合征等方面，而对军队中老年干部慢性退变性疾病的诊治情况并不理想，对其危害认识也不足，且长期得不到重视，为我军中老年干部的医疗保健带来隐患。

## 二、骨内科成立的意义

随着人口老龄化，老年骨病患病率明显增高，颈椎病、腰椎病、骨关节病、骨质疏松等慢性退变性疾病几乎波及每一个人。这些慢性退变性疾病起病隐匿，干预不及时将导致骨折，并且造成心、肺、代谢等系统并发症，影响患者运动功能，降低生活质量，医疗费用支出大大加重了社会和家庭负担，随着老龄化日趋加剧，慢性退变性疾病还将消耗国家大量医疗资源和经济资源。老年骨折 30% 以上与骨质疏松相关，脆性骨折的高病死率及高昂的治疗费用给家庭及社会带来沉重的经济负担。据报道，仅 2003 年，美国骨关节炎治疗支出的医疗费用高达 1280 亿美元，约占美国 GDP 的 1%。在美国，颈肩痛和腰腿痛是骨科门诊老年人群最常见的表现，是到医院就诊的五大原因之一，发病率高达 60%～90%。每年医疗费用高达 500 亿美元以上。

根据原国家卫生部资料，髋部骨折患者平均住院天数为 22～24 天，不论是住院时间还是住院治疗费用都远高于其他老年常见病，如乳腺癌、卵巢癌、前列腺癌等。可见骨质疏松症也是一个消耗国家大量医疗资源和经济资源的慢性病，按发病率逐年增加估算，2020 年用于髋部骨折治疗的费用预计会增至 850 亿元以上，到 2050 年则将达 18 000 亿元。因此，积极开展骨质疏松症的防控有重大的社会意义和经济意义。

传统骨外科手术只限于少部分患者，大部分患者可以通过非手术治疗获得改善。以颈椎病和腰椎病为例，80% 的病例不需要手术治疗，在有手术适应证的病例中，患者不愿意做手术，或因年龄大、身体其他并发症等原因

因不适合或暂时不适合手术的患者又占很大一部分，总的来看，诊断为腰椎病和颈椎病的病例中 90% 左右不选择手术治疗。对于这些患者，骨外科医师不愿意收住院，内科医师又不看、不收、不治，大多数骨科医师就在门诊内给予镇痛药或康复指导后让患者回家，或转至中医理疗科治疗。这种情况下，一来患者没有得到系统、正规、个体化的治疗；另一方面，医师也没有对这些疾病进行系统、深入的研究。不论是对患者还是对医师、医学科学都是一大损失。而若设立骨内科，将这些患者进行集中收治和研究，无疑具有重大的社会效益和经济效益。原解放军 309 医院骨内科的设立正是在这一背景下应运而生的。

骨内科和骨外科的协调发展，二者互通有无、相辅相成。骨内科的发展使骨科领域中不能手术或不适宜手术的疾病得到妥善解决；骨内、外科相互协作，共同预防和治疗骨科疾病，有助于实现"预防为主"和"防治结合"的长远规划。

原解放军 309 医院骨科综合诊疗理念是将骨外科与骨内科统一于骨科的领导下，这些科室并非各自独立，而是综合骨科整体的组成部分。综合骨科各亚专科之间协调、团结，患者在同一科室内就能得到不同专业专家的治疗。不仅大大简化了就诊的程序和流程，而且真正把患者的需求放在了首位。而对于手术的患者，骨科患者术后在不离开病房、不离开病床的情况下，就能得到骨内科、骨外科及康复科医师的共同专业治疗。患者入院后，骨内科、骨外科医师、康复科医师、护士便会组成医疗小组联合查房，共同为患者制订治疗、护理、康复计划。

## 三、骨内科的发展状况

1. 骨质疏松症规范诊疗体系建立　骨内科自建立以来，建立了骨质疏松症规范诊疗体系，对骨质疏松患者坚持早期干预、早期

筛查,进行全程个体化管理的综合诊疗模式(图 25-1)。患者入院后根据性别、年龄、病情等多方面因素,将早期筛查、健康教育、营养处方、运动处方、药物、理疗、心理诊疗等融为一体,让每一个患者都能得到适合自己的诊疗方案。

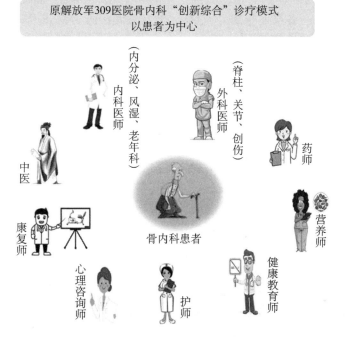

**图 25-1　综合诊疗模式示意图**

骨内科开展了骨质疏松筛查(超声骨密度筛查、TUG 跌倒评估、Frax 十年骨折风险评估)、骨质疏松健康教育(病房健康教育小课堂、骨质疏松健康教育公益大讲堂)、骨质疏松诊疗(病房、门诊、药物、理疗、中医治疗)、骨质疏松数据库建立、参与骨质疏松报纸与杂志(医学参考报骨质疏松频道、中国骨质疏松杂志),并与国家级与国际骨质疏松学会合作(中国老年学学会、中华医学会、国际骨质疏松联盟 IOF 等)。

2. 积极推进骨质疏松科研工作　骨内科成立以来,高度重视科研工作,以骨质疏松临床与基础为研究方向,与中科院材料所、上海中医药大学附属龙华医院、上海理工大学、北京交通大学生命科学研究院、军事医学科学院、航天研究院等科研院所建立了互助的科研协作关系,共同进行骨质疏松及相关疾病的基础研究,主要方向为骨衰老机制及新药的研发。进行骨质疏松流行病学方面的研究,建立骨质疏松数据库,研究北京市海淀区人群峰值骨量、骨峰值年龄,为本地区骨质疏松诊断和预防干预提供了重要依据。

3. 推行骨质疏松全程化综合健康管理模式　以骨内科为中心,涵盖骨外科、康复医学科、营养科、内分泌、妇产科、心内科、高干科、放射科、核医学科等医院多个临床科室及体检中心、周边社区及部队门诊部等,纳入中医、康复医师共同管理骨质疏松患者。骨内科建立骨质疏松健康管理数字化信息系统,对骨质疏松患者进行全程健康管理,提出门诊、病房、相关科室(包括脊柱骨科、营养科、康复科、心理医学科、妇产科、放射科等辅诊科室)、体检中心、社区及门诊部等医疗护理人员进行系统化骨质疏松患者管理模式。形成了以骨内科为中心的骨质疏松患者共同进行骨质疏松的临床病历讨论、健康教育讲座、临床及基础科研实施,形成从健康教育、临床诊疗、临床及基础科研为一体的骨质疏松全程化综合健康管理体系。各层面指定专人负责,专人联络,达到和谐统一管理。

4. 普及军地中老年慢性退变性疾病健康教育　2010 年 3 月,由解放军总医院第八医学中心(原解放军 309 医院)全军骨科中心骨内科牵头创办了国内第一个规模化、系统化骨质疏松健康教育平台——骨质疏松健康俱乐部,俱乐部的宗旨是普及骨质疏松的预防、保健及治疗知识,提高全民对骨质疏松的认识,搭建一个分享新资源、新科技、新信息的平台。俱乐部致力于为广大中老年人群及军队老干部提供骨质疏松防治知识、健康指导、经验交流、免费骨密度检查、快捷诊疗、健康活动等多项内容,从而达到医务人员与骨质疏松患者携手共同抵御并最终战胜骨质疏松、防治骨折、保障骨健康的目标。

俱乐部每个月定期在医院大礼堂为骨质疏松患者开展健康教育讲座,迄今已连续举办 13 年。俱乐部邀请国内骨质疏松领域知名专家授课。俱乐部每年都会定期走入周边社区和军队干休所进行义诊活动,为中国人民大学、北京体育大学、国际关系学院、人民日报社、总参香山干休所、总参三部干休所、军事科学院第一干休所、国防大学干休所、总参北极寺干休所等 10 余个社区和军队干休所进行义诊几十余次,累计为 20 000 余名地方和军队中老年人群进行骨密度筛查,并对社区和干休所医务人员进行骨质疏松诊疗培训。

5. 开展以"精准医学"为核心的骨质疏松诊疗工作　精准医学是生物技术和信息技术在医学临床实践的交汇融合应用,是医学科技发展的前沿方向。系统加强精准医学研究布局,对于加快重大疾病防控技术突破、占据未来医学及相关产业发展主导权、打造我国生命健康产业发展的新驱动力至关重要。

在国内实施精准医学计划的战略意义包括:提高疾病诊治水平,惠及民生与国民健康;推动医学科技前沿发展,增强国际竞争力;发展医药生物技术,促进医疗体制改革;形成经济新增长点,带动大健康产业发展。其指导思想是贯彻创新驱动发展战略,面向我国重大疾病防治和人口健康保障需求,与深化医疗卫生体系改革紧密结合,与发展生物医药和健康服务等。

骨内科积极推广以"精准医学"为核心的骨质疏松诊疗工作,将"骨质疏松症"和"精准医学"紧密结合,发挥体制优势和市场配置资源决定性作用,提升了骨内科骨质疏松工作的自主创新能力,为医疗、教学、科研等方面提供了强有力的支持和助益。

6. 拓展视野,加强国内外学术交流　多次主办、协办并参加国际国内骨质疏松会议(图 25-2)。协办国际骨质疏松研讨会,参与协和医院邱贵兴院士牵头的中国工程院重大咨询研究项目"骨质疏松与转化医学战略项目"。举办国家、全军、北京市继续医学 1 类教育等。主编《医学参考报——骨质疏松专刊》。

7. 媒体关注,业内认可　经过多年的发展,原解放军 309 医院骨内科得到业内专家认可和关注,由协和医院邱贵兴院士牵头的中国工程院重大咨询研究项目,经过沈阳会议(2012 年 8 月 31 日)和苏州会议(2012 年 9 月 20 日)两次磋商,最终全体委员决定"慢性退变性疾病防控"的四个子项目之一"骨质疏松与转化医学战略项目",由原解放军 309 医院骨科和协和医院骨科共同负责。中国工程院重大咨询研究项目,负责提出我国慢性退变性疾病防控转化医学的发展战略、模式和线路图,并提出实现战略目标与路线图所需的对策与建议,为国家制定转化医学发展战略提供决策参考,具有非常重大的社会意义。

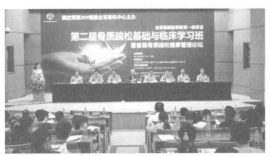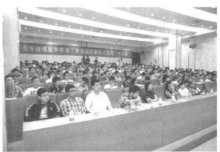

图 25-2　学术会议现场

在由中华医学会主办的第一届全国骨质疏松与骨折治疗高峰论坛上,王亮主任做了题为"让骨科插上翅膀"的骨内科学科建设经验报告,得到与会专家学者的广泛关注,原解放军 309 医院骨内科在业内的影响力进一步彰显和提高;在北京、上海、山东、山西、吉林、福建等全国多个省市地区的骨内科论坛上,骨内科带头人王亮主任出席并分享学科建设心得(图 25-3),并帮助多个省市医院培训业务骨干并建立骨内科,目前全国已经有多家大型三甲医院纷纷建立骨内科。香港中文大学秦岭教授特邀骨内科参与编写由骨科戴尅戎院士任名誉主编的《骨内科学:从临床到实验室到临床和社区》。2013 年,骨内科获得了由原国家卫生部主管的《医学参考报——骨质疏松频道》的主办权,目前已出版 21 期。由原国家卫生部主管的《健康报》在第 2 版"综合新闻"里详细报道了原解放军 309 医院综合骨科"为骨科患者提供'四位一体'服务",《解放军报》也对骨内科进行了特别报道,《中华创伤骨科杂志》刊登了"综合骨科理念的探索与实践——解放军总参谋部总医院骨科创新发展纪实"的文章。此外,《国医》《中国科技成果》《大众健康报》《健康时报》等

期刊报纸也对骨内科和王亮主任进行了深入报道。

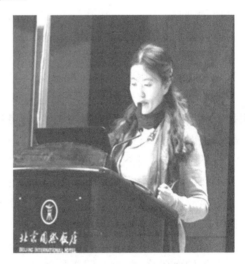

图 25-3　王亮主任大会发言

2010 年,原解放军 309 医院骨内科荣获中国老年学学会骨质疏松委员会先进集体奖。原解放军 309 医院骨内科,一个朝气蓬勃的团队,将在未来的道路上披荆斩棘、一往无前,在学科建设的道路上越走越宽、越走越远!

（刘聚伟　王钰静　孙淋霞）

# 第26章
# 骨质疏松俱乐部及华佗工程公益行

## 第一节　建立"骨质疏松俱乐部"及
## "华佗工程公益行"的背景

老年病(包括骨质疏松症、骨性关节炎、高血压、糖尿病、脑卒中、癌症等)等慢性疾病成了人们普遍关注的健康问题。对待这些疾病,除药物治疗外,非药物的应用亦要强调,如饮食、运动和睡眠等。没有有效药物可以根治这些疾病,只有有限的药物通过持续服用控制疾病的发展,而行为改变是预防疾病发生的主要手段。

骨质疏松是一种与人类生活方式(包括个人生活习惯、饮食习惯)和环境密切相关的慢性疾病。随着人口平均寿命的提高和社会老龄化的进程,骨质疏松的发病率呈上升趋势,现已跃居各种常见病、多发病的第四位,成为老年妇女骨痛、骨折及因骨折致残、致死的主要原因之一。中国已步入老龄化社会,骨质疏松发病潜在威胁及对大众健康的影响越来越严重,但同时中国骨质疏松患病知晓率和治疗率都很低。中国健康促进基金会的调查发现,约75%患骨质疏松症的绝经后妇女没有得到治疗,超过半数的人仅仅选择补

钙来治疗骨质疏松,骨质疏松疾病的防治形势十分严峻。但骨质疏松是可以防治的,可以开展骨质疏松防治的健康教育和健康促进,改变人们的不良生活习惯和行为,建立有利骨骼健康的生活方式,降低骨质疏松的发病率、致残率、致死率。

对于预防骨质疏松症来说,健康教育是最经济、最有效的手段。解放军总医院第八医学中心(原解放军309医院)老年医学科积极转变观念,由单一的治疗转向健康促进、疾病预防、疾病治疗结合的模式,并提出了健康教育理念,建立了全国首个"骨质疏松俱乐部健康教育公益大讲堂"。

"华佗工程"是经国家卫生健康委员会批准同意的项目,以下沉优质医疗资源、提升基层服务能力为目标。"华佗工程公益行"是由中国医疗保健国际交流促进会骨质疏松分会主办,承办单位是中国老年学和老年医学学会骨质疏松分会、北京医学会骨质疏松及骨矿盐分会社区学组。

## 第二节　"骨质疏松俱乐部"的建立与管理

### 一、俱乐部的建立

2010年3月25日解放军总医院第八医学中心(原解放军309医院)老年医学科骨质疏松俱乐部成立大会在医院大礼堂召开,院

领导给予高度重视,科室工作人员与骨质疏松俱乐部会员500余人齐聚一堂,面对面交流答疑(图26-2-1)。俱乐部拥有一支高水平、高素质的专业团队和国内先进的诊疗设备,致力于为广大会员搭建一个专业、高效的

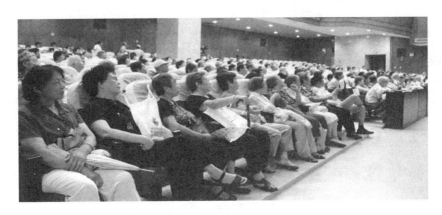

图 26-2-1　骨质疏松俱乐部成立大会

信息交流平台,通过无微不至的服务,帮助会员解除骨质疏松带来的各种危害。俱乐部的宗旨是普及骨质疏松预防、保健及治疗知识,提高全民对骨质疏松的认知度,搭建一个分享新资源、新科技、新信息的平台,从而达到医务人员与骨质疏松患者携手共同抵御并最终战胜骨质疏松的目标。

## 二、俱乐部的管理

俱乐部采用会员制方式统一管理,参加俱乐部时填写调查表,建立数据库,包括一般资料、生活习惯、相关病史、骨质疏松认知水平测试、疼痛评分、骨密度及实验室检查数据、治疗用药等。为会员提供骨质疏松预防知识、健康指导、经验交流、优惠诊疗、健康活动等多项服务内容,邀请国内知名专家每月定期为骨质疏松患者进行授课,目前会员人数已达到数千人,在社会上引起了强烈反响。"骨质疏松俱乐部"的会员可以免费获得每年一次的骨密度检测、享受医院综合骨科门诊一号通服务,包括骨内科、手足外科、脊柱科、关节科、中医骨伤康复科五个专业诊治,并且享有门诊-住院绿色通道。俱乐部对会员参与活动实行积分奖励制度,积极参与俱乐部活动的会员,每年年终将凭借自己的积分可以评选"优秀会员"等精神和物质奖励。为方便患者加入,特别开设多种入会方法,可以通过医院骨内科网站、骨内科门诊或病房、活动现场、电话申请等多个渠道入会。

## 三、开展"骨质疏松俱乐部"的活动

随着"骨质疏松俱乐部"的苗壮成长和现代互联网技术的发展,俱乐部开展的形式由最初的线下形式发展到今天的线下与线上相结合的形式。

1. 线下形式　俱乐部每年除了定期在我院礼堂进行健康讲座外,还会定期组织会员参加"颐和园游园活动""登山活动"及利用我国传统节日定期走进军地社区和干休所进行义诊活动,包括妇女节、劳动节、母亲节、教师节、建党节、建军节、国庆节、世界骨质疏松日、元宵节等节日,先后走进中关村、北京体育大学、国际关系学院、西北旺、总参香山干休所、总参三部干休所、军事科学院第一干休所、国防大学干休所等 10 余所社区和军队干休所进行义诊几十余次,为 20 000 余名地方和军队老年人群进行骨密度筛查、诊断、治疗、健康教育等一体化的健康管理(图 26-2-2)。

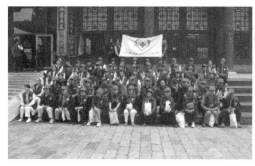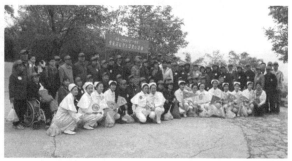

图 26-2-2 骨质疏松俱乐部线下活动

2. 线上形式 为了发挥"骨质疏松俱乐部"在人们骨健康中的最大作用,科室建立了骨质疏松俱乐部网站(www.gzssz.com.),骨质疏松俱乐部网站共分成 9 个模块,包括医院骨质疏松俱乐部、全军骨科中心介绍、骨内科等的介绍,帮助大家了解俱乐部、医院和科室新闻。视频区提供往年俱乐部专家授课视频及颈肩操视频等大家感兴趣的内容,足不出户,就能让大家温习骨质疏松相关知识。骨质疏松知识模块包括骨质疏松症、颈椎病、腰椎病、痛风等骨内科常见疾病的诊疗,让大家对这些疾病有一些基本了解;新闻动态板块实时更新的骨质疏松相关新闻及学术活动和骨内科科室新闻,让大家更方便地查看每一次俱乐部活动。会员风采板块为大家搭建一个自我展示的平台,每一位会员朋友的绘画、书法、诗歌等作品都可以上传到俱乐部网站上;专家风采板块包括一些大家喜爱的俱乐部授课专家教授,内有各位专家的照片和详细简介。"加入我们"板块,如果您还没有正式成为骨质疏松俱乐部会员,请点击"加入我们",只要填写您的基本信息,就可以轻松地成为我们大家中的一员。进入"论坛"模块,注册会员后,可以让您与医师和俱乐部会员朋友更方便地沟通和讨论,论坛将为大家搭建一个交流学习的

平台(图 26-2-3)。

## 四、开展"骨质疏松俱乐部"课程的具体内容

俱乐部课程设置包括骨质疏松的一般知识、骨质疏松的危险因素、骨质疏松的诊断、骨质疏松的治疗、骨质疏松的预防、骨质疏松的健康教育及与骨质疏松相关疾病的知识,包括营养、运动、环境、心理等内容,课程采取普遍与个性化相结合的授课模式,课程结束后,可以和专家进行面对面的交流和网上交流。

骨质疏松俱乐部发展至今,从骨内科到老年医学科,逐渐融合老年多系统慢病健康教育,吸纳全国各地各大医院多学科专家,加入骨质疏松俱乐部老年慢病教育的队伍中来。迄今为止,已邀请包括山西省人民医院、山西白求恩医院、南京医科大学附属南京医院、安宁市第一人民医院、海南省三亚市人民医院、武汉市第四医院、福建医科大学附属第二医院、昆明医科大学第一附属医院、中国中医科学院广安门医院、安徽医科大学第一附属医院、内蒙古医科大学第二附属医院等多家医院为患者和临床医护人员开展线上授课,内容包含骨科、心血管、内分泌、血液病、呼吸、中医、护理等多学科。

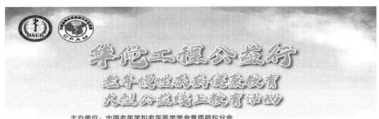

图 26-2-3　骨质疏松俱乐部线上活动

## 五、开展"骨质疏松俱乐部"的成效与展望

1. 社会效益　俱乐部的建立很大程度上为广大群众关于骨质疏松等老年慢病的诊断、治疗、预后和预防措施等进行系统讲解与指导。俱乐部的建立不仅充分发挥了专家的作用,还在提高公民健康意识传播与普及中,体现专家们的专业背景与文化素养,将健康理念根植于民族文化中,寓教于乐,开展丰富多彩的健康传播活动。俱乐部还为会员提供骨质疏松及老年多系统慢病预防知识、健康指导、经验交流、优惠诊疗、健康活动等多项服务内容,最终达到战胜疾病、防治疾病、保障健康的目的。通过俱乐部的健康教育,患者知识水平显著提高,对疾病的基本知识、危害、治疗及预防等方面都有了充分的认识。大部分骨质疏松患者做到了长期用药、定期检测骨密度,遵循健康的生活方式,保持轻松愉快的心情;坚持户外锻炼、晒太阳,坚持每

日喝牛奶的患者比例大幅度提高,很多患者成功戒烟戒酒,骨质疏松症带来的疼痛程度得到有效缓解,骨密度值增加,生活质量明显提高,患者依从性大大提高,节约了医疗资源,受到了中央电视台、中国国际广播电台、央视网、人民日报、健康报、解放军报、大众健康报、健康时报、生命时报等多家媒体报道和关注,收到了很好的社会效益和经济效益。

2. 发展展望 骨质疏松俱乐部网站的建立,标志着俱乐部健康教育的发展已步入一个新台阶,解放军总医院第八医学中心老年医学科骨质疏松健康教育受到骨质疏松学术专业领域的广泛关注,作为国内首个大规模的骨质疏松俱乐部,吹响了国内医学界普及骨质疏松健康教育的号角。为了更好地为中老年人群服务,充分发挥综合骨科的专业团队和技术优势,树立解放军总医院第八医学中心老年医学科"捍卫健康"的品牌形象,俱乐部将一如既往地致力于为广大老年人群及老干部提供疾病防治知识,不断开拓创新,锐意进取,从而达到医务人员与患者携手共同抵御并最终战胜疾病,预防骨折、保障大众健康的目的。老年医学科骨质疏松俱乐部一直坚持的目的在于予人以快乐,让更多人了解疾病相关知识。送人玫瑰,手有余香,俱乐部始终在行动,它拥有温暖强大的力量,为的是更多人的健康,让我们的爱和科普传遍星辰大海。

(郭 聪 吴亚娟 陈鹏卉 朱冰冰)

# 第27章
# 老年医学科与为兵服务

## 第一节　干部病房在为兵服务方面的工作

科室承担着体系部队师职以上首长的医疗服务保健任务,为严格落实为兵服务和医疗保障各项指标要求,努力凝聚医疗保障力量,拓宽医疗服务领域,提升医疗保健效能,积极打造为兵服务保障特色品牌。具体做法如下。

一是抓服务态度,科室把抓服务态度落实为兵服务每个细节,礼仪服务、温馨服务、精细服务、规范服务。军人陪检率100%,科室创建了"爱心便民箱",给每个住院军人发放洗漱包,"爱心小剪刀"服务队为住院及居家军队老干部理发,得到老干部一致好评。

二是抓技术水平,积极安排经常性的常见病业务技术学习交流;科室人员参加南楼学习交流;进行院内外会诊交流。常态化练兵备战训练,定期进行考核,确保每个医护医术娴熟、技术精湛。

三是定期对部队伤病员进行院内外健康知识讲座,发放健康知识材料。对饮食有特殊要求的老干部,与食堂管理人员沟通,予以饮食个体化。检查有专人陪伴、出院有人亲切送行,全程无障碍服务。定期家庭、电话随访,军人随访率达100%。发放温馨提示卡及材料,方便病员就医复诊。

参加全国"两会"、重大军事演习、大阅兵、四川壤塘支援、北戴河保健等各种医疗保障工作,出色完成保健任务,受到医院及上级单位的多次表扬。住院患者平均年龄70岁以上,多伴有全身多脏器功能不全。工作量大,急重症救治多,全体医护人员团结协作,圆满完成,医疗护理质量全面达标。

申报并取得了中华护理学会呼吸道专科护士临床教学基地、北京护理学会老年专科护士临床教学基地、解放军总医院规范化服务教学基地,并取得了解放军总医院"同质同优示范病区"称号。积极参与军队保健专项课题,开设了认知障碍门诊,并多次深入周边干休所进行义诊和健康知识讲座。

新冠肺炎抗疫防控期间,家属禁止探视,积极与家属进行微信联系,让住院老军人每天和家属视频,创建模拟家属在身边陪伴的温馨病房,让老军人感受到家人般的温暖。科室患者服务满意率、各项医疗护理指标达标,做到了零投诉。收到锦旗20余面,表扬信40余封,连年被评为医院基层建设先进单位、医德医风建设先进单位、全军保健先进集体等。

## 第二节　骨内科在为兵服务方面的工作

2009年3月,解放军总医院第八医学中心(原解放军309医院)建立全国首个骨内科,科室创新性开展骨科常见疾病全程、一体化非手术诊疗管理,建立骨科疾病围术期管理模式,推行"骨内外一体、手术康复一体、医护患一体、中西医一体"的"综合骨科诊疗模式"。全国包括积水潭医院、解放军总医院第一医学中心(原解放军 301 医院)、中日友好、北大一院、南京鼓楼医院、郑大一院等多家医院院长、主任来参观学习并派人员进修,并在全国医院纷纷建立骨内科。

骨内科是中国老年学和老年医学学会骨质疏松分会主任委员单位,是中国医疗保健国际交流促进会骨质疏松分会主任委员单位。

2010 年 3 月,由骨内科牵头创办了我国第一个规模化、系统化骨病健康教育平台——"骨质疏松俱乐部",俱乐部每月定期开展健康教育讲座,迄今已连续 10 年,举办 100 期活动,累计为数万余军地老干部进行

骨病健康宣教,得到军地媒体的赞誉,解放军报曾经特别报道。2017 年,骨内科"骨质疏松俱乐部"荣获"海淀区市民学习品牌"称号!骨内科自成立以来,帮带医联体医院,每年定期走入社区及军地干休所进行义诊活动,包括五一劳动节、七一建党节、八一建军节、十一国庆节、世界骨质疏松日等节日,共走访了 20 余个干休所,为数万名军地中老年人筛查骨内科疾病,并对干休所医务人员进行了骨内科疾病非手术诊疗培训。2018 年批准全军远程医学教育《骨质疏松综合诊疗》授课项目,骨内科专为军队老干部编写的《骨质疏松健康管理手册》《骨质疏松百问百答》《骨内科系列疾病健康教育》和《骨内科临床病例荟萃》也得到官兵好评。

# 第三节　老年医学科在为兵服务方面的创新举措

## 一、确立工作目标,上下齐心努力

老年医学科全体工作人员一盘棋、一条心,坚决贯彻落实为兵服务要求,优化为兵服务流程,为军队伤病员提供暖心服务,确保伤病员服务满意度 100%。

## 二、为兵服务多措并举,成效成果显著

1. 舒适环境称军心　老年医学科设置军职病房 12 间,师职病房 17 间,设施设备齐全,环境优美,温馨舒适,为伤病员带来家一般的感觉。科室公共区域设置读书角、综合评估区、音乐治疗区、园林治疗区、心理治疗区、营养评估区、健康教育区、康复锻炼区、安宁治疗区等,为伤病员提供全面、丰富、身心并护的治疗休养环境。

2. 天使形象赢军心　科室外塑形象,内修素养,常态化进行人员礼仪培训和军事化训练,科室为总医院护理规范服务培训基地,

承担中心护理人员规范服务培训带教工作,用有形的日常行为,促进无形的内在素养。

3. 细节服务暖军心　科室细化爱心举措,为伤病员提供床旁坐便器、沐浴椅、助行器、雨伞、充电器、吸管糖果等,"爱心小剪刀"服务队为老年患者理发,用有限的条件提供无限的服务。住院军队患者生日、节日送上温馨贺卡、香包等祝福,同时邀请首长为我们讲解红色英雄事迹及人文生命知识,更好地传承老一辈革命军人优秀传统,发扬牺牲奉献、勤奋创新精神。

4. 延续疗护暖军心　老年医学科由科主任带领老专家和护士长、护理骨干组成医护专家团队,常态化定期去干休所进行巡诊、义诊、家庭访视,为出院部队伤病员进行延续性治疗护理,指导居家照护和康复锻炼。

5. 健康教育多样化　根据患者个体化需求,提供多样化健康教育模式。每个病房一本《老年科健康饮食营养食谱》,采取图片和文字结合的方式,进行普通餐和治疗餐营

养搭配,方便伤病员选择。科室每周带领患者进行健康养生操锻炼,每天下午病房电视循环播放科室自行拍摄的健康宣教视频。每个床旁放置了一本《健康教育手册》,供患者进行疾病相关知识查阅学习。每周进行医护联合,多学科协作开展营养、心理、园艺、森林等治疗,进行身心并护。

（谢金凤　马金奎　弓　滟）

293